新世纪美容医学继续教育丛书

总主编　彭庆星

美容医疗技术

第2版

主编　吴继聪　张海霞

科学出版社

北京

内 容 简 介

本书是“新世纪美容医学继续教育丛书”六部之一。全书共10篇。阐述了美容医疗技术的概念、学术定位、实施范围和实施规范等问题，荟萃了各类美容医疗技术，包括已经广泛应用、临床证明疗效可靠的成熟技术，也有一些正在兴起并且具有广阔应用前景的新技术。这些美容技术涉及面广、实用性强、科技含量高。全书遵循理论与实践相结合、基础与临床相结合的原则，注重可读性、实用性和规范性，同时注重相关理论的运用指导，有较高的学术价值，是目前较为全面、系统和新颖的美容医疗技术专著，对美容医疗临床实践具有指导作用。

本书是全国美容医学继续教育教科书，又是培训医疗美容主诊医师的教学用书，也是初、中级美容医学技术人员的必备参考书，也可作为美容医学专业教育、继续教育及各类美容专业培训班教学用书。

图书在版编目(CIP)数据

美容医疗技术/吴继聪，张海霞主编．—2版．—北京：科学出版社，2004.3

(新世纪美容医学继续教育丛书/彭庆星总主编)

ISBN 978-7-03-012596-5

Ⅰ．美…　Ⅱ．①吴…　②张…　Ⅲ．美容术　Ⅳ．R622

中国版本图书馆CIP数据核字(2003)第115850号

责任编辑：裴中惠/责任校对：包志虹

责任印制：徐晓晨/封面设计：卢秋红

科学出版社出版

北京东黄城根北街16号

邮政编码：100717

http://www.sciencep.com

北京凌奇印刷有限责任公司印刷

科学出版社发行　各地新华书店经销

*

2002年2月第　一　版　　开本：787×1092　1/16

2004年3月第　二　版　　印张：19 1/4

2019年7月第五次印刷　　字数：472 000

定价：58.00元

(如有印装质量问题，我社负责调换)

新世纪美容医学继续教育丛书

总主编　彭庆星

总顾问　张其亮

《美容医疗技术》编委会

主　　编　吴继聪　张海霞

副主编　孙玉萍　曾维惠　王光护　陈　媛　刘彦普　夏继华

编　　者　(以姓氏笔画排序)

王永贤　王光护　匡　薇　刘彦普　刘淑娟　刘　玮

刘素鹏　孙庆宁　孙玉萍　孙　瑛　李　江　李　谆

李　明　李春霞　沈　军　吴　红　吴启帆　吴继聪

时　岩　邵航燕　陈丽华　陈　媛　陈晓玲　陈鞠红

张海霞　张琳西　林茂昌　屈　晶　居　云　赵永耀

胡著卿　郜　杰　徐国士　郭　杰　郭树忠　萧庆昌

萧　葵　曾维惠　廖冬莲　廖　颖

绘　　图　康维更

总　　序

20 世纪 80 年代末，我国医学美学学者提出了美容医学的学科对象是“医学人体美”的论断，并认为其学科目标是为了帮助人们实现对美的追求，力图达到“健”与“美”的高度和谐和统一，从而逐渐达到提高人的生命质量和生活质量的目的。由于这一观点的提出，导致一些原本存在于各门医学“母体学科”(如整形外科学、皮肤科学、口腔医学、理疗技术、中医学等)中的有关分支学科(如美容外科、美容皮肤科、美容牙科、物理美容、中医美容等)被顺理成章地重新组合为一个新的学科群——美容医学。

我国的美容医学学科目前仍处在初创阶段，但在短短的 10 年里发展很快。这说明她不仅具有理论依据，而且符合历史潮流。这潮流，一则是改革开放，二则是当代医学模式的转变。特定的历史时期，势必催萌出特定的新生事物。美容医学就是当代萌发的许多医学新生事物中的一支奇葩。

在我国当代美容医学学科形成的历程中，由于广大理论医学学者和临床医学者的共同努力，已出版了许多具有系统性、规范性价值的著作和教学参考用书。本系列丛书旨在集以往同类出版物之精华，扬中国美容医学之特色，顺应现代医学模式转变的历史方向，瞄准 21 世纪医学发展的目标，为丰富美容医学的宝库添砖增瓦。这就是本系列丛书拟称为“新世纪美容医学继续教育丛书”的基本思想所在。

本系列丛书分为《美容医学基础》、《美容外科学》、《美容皮肤科学》、《美容牙医学》、《美容中医学》和《美容医疗技术》六部。这六部专著之间，既有一定的内在联系，又有各自独立的主干体系。每部书本身都力求其自身学科内涵之丰富，外延之完整，因此各著之间难免有部分内容的合理交叉。这既是各著的内在规律所决定，也是学科阶段性发展过程中的一种必然，这对于提高各相应分支学科的专科医师的专业水平也是十分必要的。

本系列丛书体现了借鉴与创新相结合、基础与临床相结合、理论与应用相结合、医学与美学相结合，努力达到系统性、科学性和实用性的统一。适合初、中级以上各级美容医学工作者阅读，可作为广大医务人员和医科学生参考用书，也可供美容医学专业教育、继续教育及各种中、高层次的专业培训用书。

本丛书中各著的主编和部分副主编是国内近几年在美容医学教学、科学研究以及临床实践等方面取得突出成绩的中青年学者，由他们主持主编写这套丛书，一是给他们提供总结经验、展示才华的机会，二是使美容医学学科及其事业更具活力。不言而喻，由于种种原因，丛书不可能是完美无瑕的，对于广大读者的批评，作者一定会十分感激的。

张其亮　彭庆星

1998 年 12 月

第2版说明

“新世纪美容医学继续教育丛书”自1998年12月起陆续出版，至2001年11月止，第1版全套六册出版完成，并分别再次印刷或第三、四次印刷。四年多来，本丛书深受广大读者欢迎，产生了广泛的影响，故决定再版。

众所周知，2002年1月22日，卫生部“第19号令”发布了《医疗美容服务管理办法》，其配套文件《医疗美容机构、医疗美容科（室）基本标准》和《医疗美容项目》也相继下发，从而法定地把“医疗美容主诊医师”的培训工作提上了议事日程。据此精神，并据有关领导机关的授意，以及中华医学会医学美学与美容分会的推荐，本丛书不仅是一套“新世纪美容医学继续教育丛书”，而且已被列为全国“医疗美容主诊医师”的培训教材。这是本丛书再版的又一重要原因。

本丛书包括《美容医学基础》、《美容外科学》、《美容牙医学》、《美容皮肤科学》、《美容中医学》和《美容医疗技术》。在培训美容外科、美容牙科、美容皮肤科和美容中医科四类“医疗美容主诊医师”的过程中，除分别使用各自分支专业的相应教材外，还应同时使用《美容医学基础》和《美容医疗技术》，即达到“人手三册”的培训要求。在相应于“医疗美容主诊医师”级的“医疗美容技师”的培训过程中，则使用《美容医学基础》和《美容医疗技术》两册。

2003年3月

目　录

1　　概　论

1.1 开　篇

卫生部与中华医学会组织编写的《临床技术操作规范·美容医学》分册已将“美容医疗技术”定义为：以医学美学和美容心理学为指导，运用药物、手术、医疗器械以及其他具有创伤性或侵入性的医学手段和方法对人的容貌及各部位的形态加以修复和再塑，以达到维护人体健美为目的的一类医学技术。与本书第1版所给的定义基本一致。

1.1.1 美容医疗技术的定位

自20世纪80年代以来，医学领域里相继出现了“美容医学”这个新兴学科。经过10余年的实践，美容医学发展迅速，相继有了自己的分支学科：美容外科学、美容皮肤科学、美容牙科学和美容中医学。随着美容医学的蓬勃发展，许多美容技术诸如激光、冷冻、电疗、注射、文饰和皮肤养护等日益显示出其应用的重要性。这些技术来源于医疗技术（如物理化学医疗技术）、保健技术（如按摩技术）和传统的文饰技术（如文眉、文眼线和文唇），现在这些技术有的从属于美容医学的分支学科如美容外科、美容皮肤科等科室里，有的独立成室如皮肤护理（养护）室、激光美容治疗室和文饰（文眉、文眼线及文唇）治疗室等。把这些散在的、操作性强的医疗美容项目统一起来，并将其定位为美容医学中的一个应用技术群势在必行。

1.1.2 美容医疗技术的基本任务

美容医疗技术是在美容医学、医学美学尤其是在医学人体审美理论指导下，应用医疗美容技术、仪器、用品来维护和改善人体容貌和形体美的一个应用技术群。它与美容医学的分支学科同时出现，并且广泛应用于美容医学的临床实践中，是美容医学整体学科中的重要组成部分，其基本任务如下

A. 在医学美学和临床医学理论指导下，逐渐形成和完善美容医疗技术的专业理论；研究各类维护、修复和改善人体美的技术、技巧和方法；研究美容护肤（发）品的美容作用原理，研究并优选、识别各类美容方法及其操作技巧。

B. 用医学美学和美容医学理论充实提高美容医疗技术理论，充分吸收美容医学的先进方法来丰富和完善这个年轻的技术群体，使之从众多学科中集中起来，升华为专门的美容医学技能学科。充分运用现有的美容医学中业已成熟的实践技能，发展安全有效的医疗美容技术。

C. 不断提高美容医疗技术的科技含量。虽然美容医疗技术在我国发展迅速，但其理论基础和技术水平还不够完善和成熟，与国际先进水平相比，其技术的科技含量和实践精度还有一定的差距；受科技水平和经济条件的限制，有些技术有急功近利的倾向。因此，将美容医疗技术的发展与科学技术的进步同步起来，是一个重要任务。

D. 结合美容医疗技术的临床实践，探索和发展人体美学和美容心理学的内涵。人体美学是医学美学的重要内容之一，也是美容医疗技术的基础研究内容之一；美容心理学对于医学美容领域中心理学问题的研究还比较欠缺。因此，今后在美容医疗技术操作中必须重视人体美学和美容心理学技能的结合，在提高美容医疗技术的同时，进一步用人体美学和美容心理学理论指导美容技术。只有使美容就医者和施美者达到美容心理上的沟通和共识，才能获得最佳的美容效果。

E. 进一步科学地借鉴美容外科学、美容皮肤科学、美容护理以及保健、生物医学工程、美术和造型艺术等相关学科的知识和技能，不断丰富、发展和完善美容医疗技术。

1.1.3 美容医疗技术的特点

美容医疗技术作为一个特殊的应用技术群，它具有以下特点。

1) *美容医疗技术是"生活美容"和"医疗美容"结合的产物* 随着社会生产力的发展，生活美容与医学的联系越来越密切，从美容术历史的三个阶段(人体美的修饰、人体美的养护、人体美的塑造)来看，生活美容和医学美容虽然存在着本质的区别，但二者之间有着内在联系。而美容医疗技术就是连接生活美容和医学美容的纽带。例如文眉、文眼线、文唇等，无疑是"文身"这一古老美容术的发展。

2) *建立美容医疗技术群是美容医学整体学科发展的需要* 各种"美容医疗技术"项目，有的本来就具有医疗美容的独特性，如美容文饰技术、美容皮肤养护和保健等；有的往往在美容医学整体学科的原有各分支学科被普遍运用，如激光、冷冻、高频电等物理美容治疗技术，已普遍用于美容外科、美容皮肤科、美容牙科、美容中医科等分支学科的临床实施中，不宜长期孤立地仅在某一个分支学科中单向发展。若把这些共性的美容医疗技术项目聚集为一体，更有利于在临床实践中研究提高，更有利于培养其专业技术人才，更有利于促进其系统发展，丰富了美容医学整体学科的学科内涵。因此，卫生部与中华医学会组织编写的《临床技术操作规范·美容医学》分册就把这些分散的"美容应用医疗技术"项目归类为一个整体，并在此前提下规范其技术操作，从而产生了一个十分明显的学科效应："美容医疗技术群"的整体性，丰富了美容医学学科的整体性。

3) *建立美容医疗技术群是社会文明与发展的需要* 一个学科的生命力，在很大程度上取决于该学科所处时代的社会需求。改革开放给文化审美带来的变化，是民族文化对外域文化的引进、吸收、融合与改造，从而改变了人们传统的审美观，人们更注重追求基本生存需求之上的东西，如身体的健美、感官的愉悦和精神的享受，追求自身容貌和形体的美化，使之更符合时尚审美的眼光，从而获得更好的社会认同、更好地融入社会生活。不同层次的人群对自身容貌及形体美有不同层次的追求，因此满足社会人群多层次的审美需求，并与医学发展的更高目标相适应，这正是美容医学的主要任务，而美容医疗技术正是实现这一目标的重要手段。

1.1.4 美容医疗技术的实施范围

美容医疗技术是一个应用技术群,美容医疗技术在实施方面大致可分为四部分:一是皮肤毛发医学美容技术,其中包含皮肤专业养护技术、毛发美容技术和美容文饰技术等;二是物理化学美容技术,包括激光美容治疗技术、冷冻美容治疗技术、高频电美容治疗技术、磨削美容技术(擦皮术)、化学剥脱(含中药)美容治疗技术等;三是微创或非手术塑形美体技术,包括不切开重睑美容术、注射充填美容技术、吸脂塑形美容技术及其他美体技术;四是美容保健技术,包括按摩保健、药物瘦身、食物美容等美容保健技术。

随着现代医学模式的转变及医学高新技术的发展,21世纪社会人群审美需求的剧增,美容医疗技术的操作项目将会不断的丰富和发展。

1.1.5 美容医疗技术的实施规范

美容医疗技术作为一个应用技术群,其操作项目分属于美容医学的各个分支领域,从事美容医疗技术的医务人员可以是美容医师、美容技师或美容护士。虽然美容医疗技术在我国发展迅猛,但由于起步较晚,其理论水平和技术水平还不够完善与成熟,相关部门的监督管理相对滞后,实施操作也不尽规范。由于医疗美容技术的实施范畴有其特殊性,即与“生活美容”有部分交叉内容,如美容文饰技术,它源于民间,兴起于生活美容,但最后的完善和提高则有赖于医学的规范。因此,必须重视美容医疗技术操作的规范化问题,这将是人类健美需求的不断增长和美容医学科学技术发展的一种不以人的意志为转移的必然。

国家卫生部颁布的《临床技术操作规范·美容医学》分册已对包括美容医疗技术操作在内的各类美容医学临床技术提出了医学审美原则、美容医学心理诊断和辅导原则及美容医学伦理学原则,从事美容医疗应用技术的专业人员必须严格遵循。即:

(1) 医学审美原则

在美容医学临床技术操作中,医学审美不仅仅是一种指导原则,还必须成为一种医疗操作技能,并贯穿于其实践的全过程。

1) *医学审美是一种对人体美的直觉* 它与人的心理因素息息相关,其中包括人格特点、社会心理背景、个人审美习惯等方面。因此,在美容医学临床审美的操作过程中,一定要顾及美容就医者的心理因素,把握审美技能、心理技能与临床技能三者的综合实施这一重要原则。在这三者中,医学是基础,心理是条件,审美是核心。这是每一美容医师的必备条件。

2) *不断提高医学审美技能的水准* 美容医者的医学审美技能水准,是建立在其对医学人体美学要则的深刻理解和长期临床实践的基础上的,是反映其医疗水平高低的表现之一。医学人体美的要则主要有对称、比例(如黄金定律等)、对比、协调、和谐、整体性和多样统一等形式美规律,以及对色彩、亮度、层次和角度的掌握。医疗美容专业技术人员,应将上述理论与规律运用于美容医学临床审美的始终,并不断总结提高,才能使自己的医学审美技能日臻完善。

3）*在临床审美实施中贯彻整体性原则* 从对人体健康状态和审美评价整个过程都应遵循整体与局部并重的原则，既重视局部美化，也不可忽视整体的审美和健康。

4）*审美具有极强的社会特性* 作为社会的医疗美容专业人员，应了解人体审美的社会流行性，如体形、眼形、脸形、眉形、鼻形等的造型变化，不同职业、不同年龄的差异。但绝不允许损害人体功能而一味追求时尚性，甚至追求改变人种的面型等错误做法。

（2）美容医学心理诊断和辅导的原则

人们的美容就医行为在实质上是一种美容医学心理的需求，美容医学临床技术实施的心理学目标就是力求最大限度地满足美容就医者社会的审美心理需求。因此，在美容医学临床技术操作的全过程中，美容医学心理诊断和心理辅导必不可少。

美容医学临床技术操作中的心理诊断的目的，是切实把握每一美容就医者个人的美容医学心理适应证和禁忌证，选择适合于某一医疗美容技术操作的对象，以预防美容医疗纠纷的发生。

美容医学临床技术操作中的心理辅导的基本原则是：舒缓美容就医者的焦虑情绪，纠正其异常审美心理，在充分沟通的基础上，给美容就医者以积极的心理指导。

美容医学临床与护理人员必须在实施技术操作之前，对美容就医者进行耐心的仔细的心理判断和辅导。

（3）美容医学伦理学原则

医疗美容技术操作的主要目的在于满足美容就医者的审美心理的需要。因此，在医疗美容技术操作的全过程中应遵循以下伦理学原则：

1）*知情同意原则* 美容就医者对所接受的医疗美容技术操作的优缺点、局限性、并发症及治疗程序等有知情权。医疗美容各科可根据本专科的特点和要求，分别制定知情同意书。必要时，美容医者与美容就医者双方签订知情同意书一式两份，作为病历资料保存。

2）*局部微创原则* 在实施医疗美容技术操作的过程中，应尽量达到创伤最小、美学效果最佳的目的。

3）*整体上的不伤害原则* 任何医疗美容技术操作都不能伤害美容就医者的器官功能和整体健康，更不能危及其生命安全。

4）*尊重和保密原则* 医疗美容技术操作者应尊重美容就医者的隐私权和肖像权。例如，在未经美容就医者同意，不得在非学术性刊物上公布其术前、术后照片等。

1.1.6 美容医疗技术的发展前景

随着美容医疗技术群的确立，如何加强其专业技术队伍建设的任务日益迫切，已经引起国家教育部门和医学美容界专家学者的足够关注。美容医疗技术作为美容医学整体学科中的一个应用技术群，在社会需求不断增长的新形势下迅速壮大起来。各种美容医疗技术不仅早已广泛地应用于美容医学的各个分支学科，而且许多独立的“美容医疗”门诊部、美容中心是以美容医疗技术为主开展工作的。一支在美容医师指导下或者独立开展各项美容医疗技术工作的“美容医疗技术队伍”正逐步形成和扩大，他们所从事的各项美容医疗技术的工作范围已经形成了一个独特的技术群,无论是从机构还是人员方面都可望发展成为医学美容学科的一个分支。

(吴继聪 张海霞)

1.2 美容医疗中的心理沟通与纠纷防范

在美容医疗技术实施的环境中,美容医护人员和美容就医者都是审美的主体,而审美的客体主要是指美容就医者所需要解决的美容问题、目的及实施美容医疗技术的审美环境。

实施美容医疗技术,是人们在天生容貌和形体基础上的锦上添花,或者在容貌和形体遭受损害后,为满足自己求美需求的一种审美行为,其目的是增进其自身的美感。然而,正如康德所说,“美是不依赖概念而作为普遍愉快的对象被表现出来的”。美感的第一个特征是直觉性,人们做出审美判断时,首先依赖的是自己的直觉,而直觉是一种心理现象,它与人的心理活动直接相关。了解美容就医者的审美心理,加强主客体沟通,重视美容就医者的心理特点,有针对性地加以疏导,对于提高美容技术实施的成功率,避免不必要的纠纷有着极其重要的意义。

1.2.1 美容心理及美容心理咨询

(1) 美容心理

1) *心理需要与美容* 现代比较心理学家和社会学家马斯洛(A.Maslow)认为,“审美需要的冲动在每种文化、每个时代都会出现,这种现象甚至可以追溯到原始的穴居时代。”爱美是人的一种正常的社会心理需求,人们追求自身人体之美,努力增强自身人体的美感是人类文明进步的表现。人类为了生存和发展,要满足自己各种各样的需要,其中包括审美需要。我国学者彭庆星曾根据马斯洛的需要层次理论,结合现代医学模式转变的要求,提出了“医学审美需要三层次”说。他认为人的审美需要包括生理学的审美需要、心理学的审美需要和自我实现的审美需要。随着社会的进步,人们对生活质量的要求越来越高,对每一个层次的审美需要也会越来越强烈。

通过美容医疗技术的实施,人们能够在一定程度上满足自己的审美需要,或为满足自己的其他需要创造条件。对于有容貌和形体缺陷的人来说,美容手术帮助其恢复生理结构上的完整性,使之容貌和形体得到社会的认同、肯定和赏识,在心理上获得了一种归属感,不再觉得自己是“另类人”。同时,容貌和形体的改变也使他们在择业、交友、婚姻等方面有更好的条件。对于希望通过美容使自己的容貌和形体变得更加完美的人,美容医疗技术的实施,不仅使其获得社会更多的赏识和赞美,而且满足了自己的审美需求,实现了自己的容貌和形体理想,美容的过程实际就是美容就医者自己与美容医务人员一起创造美的过程。

2) *美容心理与人体审美标准* 在社会实践过程中,人类不仅形成了对于外界客观事物的美感与丑感,而且也形成了对于人体自身的美与丑的评判。美容行为意味着人将自己的身体按照社会的、观念的要求和规定加以改变,显示自然人向社会人(文化的、民族的、阶级的和时代的人)的生成过程,以获得社会的认同。实际上,它是在认知基础上的容貌审美的过程,与人体审美标准有着密切的关系。

人体的审美标准是人类在长期社会实践基础上的审美经验的概括和总结,有些可以用科学理论加以解释,有些则否。比如,人体审美的黄金分割律就是依据人体视觉器官的适应性提出来的。人体美,一方面要符合社会的审美要求,反映出一定社会的政治、经济和文化的水平,体现时代的、民族的和阶级的特征;另一方面又反映出人的个性特点。因此,人体的审美标准是复杂的,它既有统一性,又有多样性,不存在永恒的、绝对不变的标准。人们在对自己或他人的容貌进行审美时,总是自觉或不自觉地以社会的容貌审美标准作为基本依据。从美容医学的角度来看,评判人体美一般遵循以下四个原则:

A. 人体生理功能健全和机体健康是容貌美的基础:任何一种美都离不开审美对象本身所具有的正常规律,人体的美也必须符合人体正常的生理规律。如果人体生理功能有问题,会直接影响到容貌的审美,并有可能形成容貌的生理缺陷,而容貌的生理缺陷又会引发心理的问题,从而进一步影响人体的美感。

B. 人体比例要符合形式美的规律和社会普遍的审美要求:人体的美是自然美和社会美的统一。自然美一般侧重于形式,作为自然美的人体美是自然美的最高形态,它遵守形式美的一般规律,同时,人体的审美也要符合社会普遍的审美要求。

C. 个性化原则:任何一种事物都是既有同类事物的共性,又有自己独特的个性,人体美也是共性和个性的统一。审美活动不可避免地受到社会环境的制约,在人体的审美过程中,首先要适应社会的评判。而普遍的人体审美标准只是反映出人体美的共性,它不能包括人体美的个性。在遵循人体美基本规律的基础上,每个美容就医者的外貌具体形态、审美素养、兴趣爱好、性格特征和气质都是不同的,美容医生不可能给所有的隆鼻者隆出一模一样的鼻子,也不可能给所有的文眉者文上一模一样的眉毛。千人一面是不符合一般的审美心理规律的。

D. 发展性原则:人体的审美标准不是一成不变的,随着社会的进步,人类对于自身的审美观念也不断发展,人体审美标准也不断变化。一方面要淘汰那些有害人体健康的审美标准,一方面又要对正确标准进行调整和完善。例如,黄金律被广泛的运用于医学美容的研究与实践,但是人体本身处在一种不断进化的状态,人体的比例也不是永恒不变的。

关于人体审美的标准问题有两种偏激的观点:一种认为存在绝对不变的标准,把人体审美标准绝对化;另一种观点认为根本不存在任何的人体审美标准。其实,当人们做出美与不美的判断时,就使用了审美的标准。如果人体美没有一定的标准,美容医生也就没有了依据。人体是生命的表现,人体美是生命之美的象征。美容医学的研究者和实践者,一方面要通过科学的研究去发现人体审美的一般规律,另一方面又要努力体现个性化和发展性的原则。

3) 美容就医者的基本心理特征　美容心理是美容主体对自己身体外观原型和通过美容医疗技术改变后的外观形态的认知、评价、情感、情绪和体验等心理感受的总和。美容就医者基本的心理特征包括:

A. 求同心理:人是社会的人,而每一个社会、每一个时代都有约定俗成的人体审美标准。如果一个人的容貌符合社会对人体审美的要求,就会得到社会的认同、肯定和赞赏,使个人获得良好的社会适应感和自信心,有利于个人的就业、择偶和交友,从而有利于人的心理健康;反之,如果一个人的容貌不符合社会容貌审美标准的要求,就会受到社会否定的评价,使个人形成自卑心理和挫折心理,引起心理问题,甚至会导致心理障碍,不仅影响个人的就业、择偶和交友,而且会影响身心健康和日常生活。因此,人们总是自觉或不自觉地用社会的人体审美观去认识和评价自己的容貌,并努力通过各种途径使自己的容貌达到社会的审美要求。

B. 求异心理:有些美容就医者喜欢标新立异的感觉,这种标新立异只是求得与大众审美的有所区别，并不背离社会审美和形式美的基本规律。比如在文眉者中，有些人喜欢文上富有个性特点的眉型，但眉毛的位置、基本的形状仍然遵守形式美的基本规律，眉型既有个性，但又很协调。

C. 完美心理：有些人的容貌天生就比较美或很美了，只是有微小的瑕疵。由于人普遍有追求完美的心理倾向，所以，有些美容就医者为了使自己的容貌变得理想完美，也要求做锦上添花的美容手术。

（2）美容心理咨询

1）*美容心理咨询的概念*　咨询是指一种提供信息、释疑解惑、忠告建议的活动，求询的一方称为美容就医者，供询的一方称为咨询者。当今社会有很多咨询服务，比如法律咨询、投资咨询、管理咨询等。心理咨询不同于一般的咨询活动，因为它的对象是有心理问题或心理障碍的人，其目的是促成美容就医者心理方面的积极改变。

美容心理咨询是美容心理咨询医生和美容就医者通过心理咨询的技术和方法解决容貌审美的心理问题的过程。美容心理咨询不是一般的美容咨询，它是心理咨询学和美容医学的交叉学科。一般的美容咨询包括一切与美容相关的咨询活动，诸如美容医疗技术、美容种类、各种美容手术的适应证等，它的对象可以是美容就医者，也可以是希望了解美容业的非美容就医者。美容心理咨询的特点在于其"心理"性，它的目的在于帮助那些在容貌审美方面存在心理问题以及接受美容手术前或接受美容手术后有心理不适应的人，也称为"心理美容技术"。具体地说，其基本对象有四种：①自我体像认识错误者；②美容手术前有不良情绪者；③接受美容手术后心理不适应者；④希望通过心理调节达到美容效果者。美容心理咨询只能解决心理问题和较为轻度的必理障碍，如果美容就医者有严重的心理问题，牵涉到人格和严重的心理障碍，则应求助于专业的心理治疗。

2）*美容心理咨询的作用*　美容心理咨询的作用主要体现在以下三个方面。

A. 作为实施美容医疗技术的辅助手段：美容就医者主要是想通过手术解决容貌的缺陷或容貌的不协调问题。然而，大多数的美容就医者都有不同程度的心理问题或心理障碍。如果这些心理的问题或心理障碍不能得到有效的疏导，对手术效果的影响是很大的。在美容手术前后，引导患者做必要的美容心理咨询，可以提高美容手术的审美评价效果。

B. 通过心理美容途径以改善美容就医者对自我体像的审美评价，提高自我体像的认识能力，引导人们正确的求美行为：一般来说，认识自我是最困难的。人们对自己外貌的认识、评价也存在不符合实际的情况，尤其是对自己容貌的某些缺陷或不协调，由于过分的注意而造成对自我体像的错误认识，往往会夸大相貌上的缺陷和不协调，影响心理的健康。通过美容心理咨询，可以纠正这些认识偏差，形成正确的自我体像，促进心理健康。

C. 作为一项独立的美容医疗技术（即心理美容）：有些人实际上并没有真正的容貌缺陷或不协调，也不存在容貌的心理问题或心理障碍。但通过美容心理咨询可以更好地认识人体的美，进行适当的心理调节，进一步提高自己的人体审美能力，建立良好的自我体像意识，意识上的美感经由心理而作用于生理，使得内在的美转化为外在的美。

3）*美容心理咨询的基本方法*　成对会谈是普通心理咨询的基本形式和手段，也适用于美容心理咨询。成对会谈是一个咨询双方信息交流的过程，通过咨询双方的信息交流来对彼此的认知、情感和行为产生影响。会谈包括听、说、看、演四个途径来进行。听和说是用言语进行交流,这是最直接、最基本的会谈途径;看和演是用体态的语言交换信息,包括面部表情、形体动作、声音特征、空间距离及相对角度、沉默等。

会谈包括倾听和询问两个最基本的部分。在倾听和询问时,要做到态度认真、耐心引导、提问适当。一方面注意解读美容就医者的体态语言,另一方面要重视用体态语言表达自己的态度和情感。

4) 美容心理咨询的基本原则

A. 维护美容就医者利益:就目前的情况看,美容心理咨询还没有专门的机构,一般是由美容医生来做(从严格的意义上说,很多美容医生不是做真正的心理咨询)。在咨询的过程中,涉及美容就医者是否要通过手术或通过何种手术来解决其心理问题时,咨询者应客观地考虑手术的必要性,在提出美容手术时,也应该尽量减少美容就医者的经济负担。

B. 专业原则:并非任何美容医生或者美容医务人员都能胜任美容心理咨询,也不是一般的心理咨询者都能够从事其实施,而是具备美容心理咨询的专业知识和技术能力者才能担当此任。美容心理咨询者应该具备美容医学和美容心理学两个方面的知识,掌握一定的心理咨询的理论、方法、技术和技巧,并经过心理美容的专门训练。否则,不仅达不到治疗目的,反而会出现加深心理问题或引发新的心理问题的可能。

C. 保密原则:美容心理咨询不同于一般的美容咨询,在咨询的过程中,为了解决美容就医者的心理问题,有可能会涉及美容就医者的隐私,比如容貌缺陷的原因、要求做美容手术的动机或者引起容貌审美心理问题的生活事件等,这就要求咨询者为美容就医者保守秘密。

1.2.2 美容就医者的心理特点和类型分析

美容就医者的分类可以从不同的角度、依据不同的标准加以区分。根据不同心理特征对美容就医者进行分类是一种比较常见的方法。认识美容就医者的心理类型及其心理特点,有助于美容医生准确把握美容就医者的心理状况,从而确定用何种方式帮助美容就医者稳定情绪,使其保持良好的心理状态,积极配合手术操作。

人的行为的背后总是隐藏着其行为的理由,这个理由就是人的行为动机。动机是人对自己的需要的一种体验,是与满足个体某些需要有关的活动的动力,它总是指向那些能够满足个体需要的某种事物或行动。美容就医者的动机大致可分为四种类型。

(1) 生理缺陷型

这种美容就医者由于先天或后天的原因,都有不同程度的容貌或形体畸形(即有生理上的缺陷),被社会认为是不正常的,这类美容就医者被称为容貌形体缺陷者。他们需要医生“雪中送炭”,期望通过美容手术使容貌或形体恢复正常。容貌形体缺陷者有先天性和后天性两种。容貌形体缺陷严重者在社会交往、婚姻、求职中遭遇到困难或不公正的对待;容貌形体缺陷较轻者只是在心理上影响了他们正常的社会生活。容貌形体缺陷者在精神上忍受着极大的痛苦,自卑是这个人群的普遍心理。对于先天性的容貌形体缺陷者来说,他们对与生俱来的生理缺陷有某种适应性,自幼形成的强烈的自卑感影响其个性的正常发展,他们敏感、内向,一般对手术的期望不是很高,只要能够“正常”,能够被社会所接受即可。但这类美容就医者的心理比较脆弱,很容易受到伤害。后天性的容貌形体缺陷者对缺陷有强烈的排斥心理，他们的心理压力比先天性的容貌缺陷者大得多，焦虑感特别强烈，对于手术寄予很高的期待，希望能够完全恢复自己的"原貌"，或者比原来更美。

(2) 社会观念障碍型

这类"美容就医者"不是为"求美"而来的，是迫于某种社会观念的压力要求做美容手术。由于旧观念、旧思想的影响，有的人把相貌与命运联系起来，比如颧骨高被说是"克夫相"。这类美容就医者对手术后的容貌审美期望很低，手术比较容易成功。但这部分人的心理疏导如何进行是一个值得探讨的问题，因为医生是科学工作者，不能助长封建迷信思想，不能宣扬或传播迷信的或封建的观念，但是又不能拒绝为其手术。

(3) 追求完美型

这类美容就医者的容貌在公众看来已属正常范围，但希望通过美容手术使自己的容貌更完美，即要求在原有容貌基础上达到"锦上添花"的效果。这类美容就医者中有的人对美容手术没有正确的认识，有的人则对美容手术可能存在的风险没有任何的心理准备。因此，此类美容就医者心理最复杂，美容医生要特别慎重。

(4) 从众模仿型

从众模仿型的美容就医者可分为两种：自觉从众模仿型和盲目从众模仿型。自觉从众模仿型的美容就医者对于社会审美时尚有理性的认识，能根据自己的容貌特点确定自己的从众模仿行为。通过手术确实能增加其容貌的美感，美容手术既是对自己容貌正确审美分析的结果，又是对社会审美时尚的追随。盲目从众模仿型的美容就医者缺乏自己的审美观点，对自己的容貌没有正确的认知，仅仅把美容作为一种时髦的行为，或者是对自己崇拜的某个人的简单、机械的模仿。对这类美容就医者，要给予一定的审美引导，帮助他们正确认识自己的容貌特点，并把手术的效果予以较为详尽的解说。

1.2.3 美容医疗技术实施中的医患沟通与心理疏导

如前所述，美容就医者的心理素质、求美动机、审美要求、审美理想存在很大的差异性，对美容手术的心理适应性也各不相同。术者和美容就医者在术前、术中和术后应该进行充分的沟通，一方面使美容医生能够全面、准确地了解美容就医者的基本情况、心理状态、手术期望和术后的心理感受和审美评价；另一方面使美容就医者能够了解手术的基本过程、手术的可能效果。通过对美容就医者进行心理疏导，使其在手术过程中保持正常的、平和的心态，积极配合手术。

(1) 美容医患沟通

1) 美容医患沟通的概念和内容　医患关系的沟通是相互合作的基础和前提，没有沟通或沟通不够充分，任何合作都只能以失败告终。沟通也是人的一种能力，具备这种能力的人，才能够与他人达到彼此的认识和认同。

美容医患沟通，是美容医生和美容就医者之间通过交流达到对医学美容的共识的过程，是美容医学的一个重要组成部分，也是美容手术取得成功的重要条件之一。医学美容的目的不同于一般医学技术。一般医学技术是为了帮助人们解除疾病折磨，获得机体上的健康；医学美容则是为了满足人们美化自身、实现自己容貌审美理想的需求，属于自我实现的内容。然而，美与不美没有绝对的标准，它与人的审美观念、美学修养、自身素质、审美习惯、心理状态有着密切的联系。美容主客体沟通可以促进美容医生和美容就医者彼此之间的认同，获得对医学美容的一致认识，最终达到期望与效果的完美统一。

美容医患沟通包括多方面的内容，一般来说包括美容态度、美容动机、美容期望、技术操作的基本过程、经济负担等方面，其中人体审美沟通是其核心内容。

2）审美沟通的核心　审美沟通的核心是美容医患双方人体审美标准的统一。

A. 审美沟通的涵义和目的：审美沟通是两个或两个以上的审美主体面对着相同的审美客体时，通过有声语言的交流和体态语言的解读，对审美客体进行认识和评价，最终形成审美共识的过程。在医学美容领域里，审美沟通是美容就医者和美容医护人员以美容就医者的身体或身体的某一个部分作为审美客体，经过审美评价，对审美客体进行再塑造，以获得美容就医者所期待的效果的过程。在这个过程中，美容医生、美容就医者是审美的主体（有时美容就医者的家属、同事、朋友等也可能成为审美主体）。审美沟通的目的是达到对人体审美的一致性，它以人体审美的标准为依据，主客体双方进行充分的交流，达到对美容就医者的人体美以及某一部位在整个人体中的原有形态、理想形态和医学美容改善后的形态的审美一致。

B. 美容医患审美沟通的作用：美容医患审美沟通在两个环节上的作用最突出：一是确定美容手术设计方案，方案的确立过程实际上就是美容医生与美容就医者审美沟通的过程，在这个过程中，美容医生和美容就医者就美容手术的审美目的、审美条件、审美内容和审美效果进行讨论，确定美容技术的方式、方法、步骤，预测术后的审美效果，最终确定手术的详细方案；二是对美容手术评价起画龙点睛的作用。美容手术结束后，美容医护人员、美容就医者、与美容就医者相关的特定社会群体等都会对术后审美效果进行评价。第一次评价在美容医护人员之间进行，第二次评价在美容就医者和与美容就医者相关的特定社会群体（例如美容就医者的同事、亲友）之间进行。其中前者是最关键的环节，因为这次沟通会直接影响到美容就医者对手术效果的心理感受，并进一步影响美容就医者和特定社会群体的沟通。

C. 审美沟通的障碍分析：目前的医学美容实践中，审美沟通的主要障碍有三个方面：

其一，美容医护人员和美容就医者双方不够重视。美容医生和美容就医者都有想当然的心理：美容医生认为美容就医者能够自己做出选择，对其审美的需求没有进行科学的引导；美容就医者认为美容医生能够掌握完全的审美信息，对美容就医者的审美需求总是能够做出正确的判断。由于双方有这样的心态，在美容手术实施之前未进行审美沟通，或者审美沟通不充分。这样，在美容手术方案的设计中只注意美容就医者的要求在技术上是否具有可操作性，而忽略了手术的整体审美效果，影响了美容手术的质量，甚至引起医患纠纷。

其二，美容医护人员和美容就医者缺乏平等意识。审美主体的平等意识是审美沟通的基础，作为美容医生尤其需要强化这种意识，否则就很容易误导美容就医者。在医学美容实践中，美容医生经常无意识地过分主动，忽略了美容就医者的主体作用，以致手术方案的设计无法体现美容就医者的审美动机和需求；而美容就医者有时又表现出过多的依赖性，在手术前没有充分表达自己的求美动机、求美内容和审美标准，手术后觉得自己的求美愿望、审美理想没有得到满足，由此引发带有负面情绪的主观评价，影响了美容手术的效果完美。由于大部分的美容就医者没有经过专业的审美学习与训练，他们常常是凭着感性认识确定自己的审美标准，作为专业工作者的美容医生对于美容就医者很容易产生一种权威性的影响。但是，最终的手术结果是由美容就医者及其周围的人去评价和认可的，如果美容就医者认为自己被误导，就有可能产生医疗纠纷，或者给美容就医者带来精神上的负担，美容医生的声誉也因此受到影响。

其三，美容医护人员和美容就医者的审美意识存在差异。这在很大程度上制约着审美沟通的效果。从美容医生方面来看，如果他们缺乏系统的美学理论的学习，在审美素养（如素描训练、色彩知识、形式美的规律、审美心理等）方面亦缺乏训练与积累，没有较好的理论素养和审美素质，仅仅依靠一些感性经验的积累，审美沟通的质量势必受到影响。从美容就医者方面来看，美容就医者群体的构成很复杂，由于其职业、年龄、文化修养、心理素质、民族的不同，审美水平和审美标准有很大的差异，给美容主客体间的审美沟通增加了难度。

D. 美容医患审美沟通的方法：①了解基本信息：根据美容就医者的职业、年龄、居住地、既往病史等，对美容就医者的文化素养及周围群体的审美水准做出判断。②进行询问与交谈：这是最常用、最普遍的沟通方式，它是美容医生与美容就医者进行审美沟通的交互作用过程。美容医生借助这种形式可以获取关于美容就医者的求美动机、手术意愿以及对手术结果评价能力等方面的信息，以便确定美容手术的方法、手段、药品的使用、器械的选择等，为手术方案的确定、手术过程的操作、手术后的审美评价打下良好的基础；与此同时，美容就医者也可以通过这一环节向美容医生表达自己的求美愿望、审美理想和要求，了解美容医生对自己求美愿望的满足方式、满足程度及经济负担等情况，以确定自己是否要进行手术，以何种心态面对手术。③解读体态语言：有声语言的表达虽然有直接便利的好处，但在很多情况下不能准确地或完整地传达双方的意愿。例如，医生为了掌握美容就医者的心理特征，往往需要了解求美者就医的求美动机，但有一部分美容就医者会有意识地隐瞒自己的求美动机。在这种情况下，医生可以通过美容就医者的表情、动作等身体的语言来判断美容就医者真实的动机。因此，在审美沟通中应注意解读体态语言。通过这种方法，医生可以更准确地判断美容就医者的意愿及要求，美容就医者也可以更好地了解医生的意图。④借助现代科技手段进行审美沟通：随着计算机应用的日益普及，图像处理技术获得了迅速的发展。目前，真彩专用医学图像处理的应用软件已经开发出来。利用这些软件辅助设计美容手术方案，可以在手术前生动地把美容手术的术后效果进行模拟展示，美容医生和美容就医者对模拟效果进行讨论，使审美沟通更具体、更切实可行。

美容医护人员和美容就医者的审美沟通直接影响到美容医疗的效果，应引起美容医护人员的高度重视。由于美容就医者的来源十分复杂，提高美容就医者的审美素质是一件极其困难的事情。因此，要发挥美容就医者的积极主动性，提高其审美水平，但更主要的是美容医生应自觉提高自己的审美水平和沟通能力，以便在审美沟通的过程中正确引导美容就医者。

(2) 对美容就医者的心理疏导

心理疏导不同于带有专业性质的心理咨询，它是对人进行的心理辅导或心理帮助的行为，任何心理咨询的过程中都包含着心理疏导，但心理咨询是更专业、更深层次的心理疏导。在美容手术的过程中，美容就医者在选择美容手术之前、接受手术之时和手术之后心理经历着激烈的变化，除了手术前和手术后必要的美容心理咨询外，美容医生为美容就医者作适当的心理疏导，对提高美容手术的效果有着重要的作用。

1）*术前心理疏导* 术前心理疏导的主要目的是建立良好的主客体关系，使美容就医者对手术的方法、过程、作用和最终效果有所了解，为手术的顺利进行和手术效果的评价打下一个良好的基础。从目前的情况看，美容专科医院或综合医院的美容科室，基本上没有设立专门的美容心理咨询服务，一般是由美容医生以简单的询问或术前的心理疏导代替美容心理咨询。美容就医者在术前的心理状态一般不是很稳定：一方面美容就医者对手术抱有良好的期望；另一方面又对手术存有一定的疑虑，由于对手术的不了解，对手术可能带来的疼痛和危险有恐惧感。因此，术前心理疏导的内容应该包括对手术的方法、作用、过程及效果做必要的说明，消除美容就医者的恐惧心理，稳定其情绪，使其积极配合手术的进行；调整美容就医者对美容手术的期待，每个美容就医者对于手术的效果都抱有不同程度的期待，有的美容就医者的期待是积极的、合理的，有的美容就医者的期待则是消极的或不合理的。有研究表明，美容就医者术前的期望值和术后的满意程度有显著的关系，因此调整美容就医者的期望值是术前心理疏导的重要内容。

2）*术中心理疏导* 术中的心理疏导主要是解决美容就医者的紧张心理，可以适当地与美容就医者聊一些手术之外的轻松话题，或者播放一些优美的音乐，分散美容就医者的注意力，使其轻松地度过手术过程。

3）*术后的心理疏导* 术后的心理疏导主要是解决美容就医者对手术的评价问题。手术后患者的心理问题较为突出。一般外科手术的患者在手术后多数有比较好的心理反应，因为手术解除或减轻了疾病的痛苦。但美容手术是为了改变其容颜或形体而进行的，一方面手术后疼痛和不适会持续一段时间，有一些手术的疼痛和不适较为严重，而大多数手术的效果有待恢复后才能准确知道，这时美容就医者既要忍受身体的痛苦，又无法立即体验手术带来的审美愉快和满足，心理状态很不稳定；另一方面，即使伤口恢复后，对于术后容貌的变化也有一个重新认识、评价和接受的过程。即使美容就医者对手术感到满意，对新容貌也有一个特殊的心理适应过程。因此，如果有条件，美容医疗机构应该设立美容心理咨询服务，帮助美容就医者度过手术后的心理适应期。如果出现严重的心理不适感，就必须进行专门的美容心理咨询和治疗。如果美容手术失败，除了采取必要的补救措施之外，还必须对美容就医者做好心理疏导的工作。

1.2.4 美容医疗纠纷的发生与防范

美容医疗技术为人们美化自身的形体提供了广泛的可能性，人们可以根据自己的工作生活需要和人体审美追求，通过美容医疗技术再造和重塑自己的形体，可以说，美容手术为人们带来了更多的美丽、自信和快乐。但是，美容手术引发的医患纠纷也日益增多。

（1）美容医疗纠纷的界定

美容医疗纠纷是指由于美容受术者对美容施术结果不满意，对结果产生的原因和如何处理与施术者或施术机构产生分歧，美容受术者由此向美容施术者或美容施术机构提出赔偿或其他要求的纠纷。美容医疗纠纷必须是因受术方对医务人员或对医疗机构的医疗服务不满意，与医方发生争执而造成的，这里需要明确两点：

1）美容医疗纠纷不等同于美容医患纠纷　美容医患纠纷泛指发生在美容医患之间的一切摩擦和争执，它包括美容医疗纠纷和非美容医疗纠纷。非美容医患纠纷是因美容诊疗护理以外的原因引起的医患纠纷，包括美容医护人员的态度、手术费用、患者隐私、履行义务等问题引发的医患纠纷，大部分非美容医疗纠纷属于普通民事法的范畴。而美容医疗纠纷只是美容医患纠纷的特殊部分，它属于医学法学的范畴。

2）美容医疗纠纷也不等同于美容医疗事故　根据国务院2002年2月20日颁布的《医疗事故处理条例》第二条规定，医疗事故"是指医疗机构及其医务人员在医疗活动中，违反医疗卫生管理法律、行政法规、部门规章和诊疗护理规范、常规，过失造成患者人身损害的事故。"由此可见，医疗事故是引起医疗纠纷的原因之一，它的认定有十分严格的标准和程序，医疗事故纠纷是医疗纠纷中的一种，但并不是所有的医疗纠纷都是医疗事故引发的。

（2）美容医疗纠纷的分类和产生原因

美容医疗技术不仅与其他医学临床技术一样存在技术上的风险性，而且由于容貌美丑涉及人们的社会文化心理和审美观念，其纠纷产生的原因比其他临床医疗纠纷要复杂得多。一般来说，根据产生的原因，可以把美容医疗纠纷分为两大类：美容医疗过失纠纷和美容医疗非过失纠纷。

1）美容医疗过失纠纷产生的原因　顾名思义，美容医疗过失纠纷是因为美容医疗过失直接导致不良后果的纠纷，主要责任人是美容医疗从业人员。按照一般医疗过失的分类，医疗过失包括医疗事故和医疗差错两个基本的类型。美容医疗过失纠纷产生的原因主要有以下三种：

A.技术或技能原因：技术或技能原因主要是指施术不当引起的医疗纠纷。包括：①手术适应证选择不当。有些美容医疗技术从业人员专业技术不过硬，虽然主观上很努力，但由于其技术水平不高，在操作过程中不规范、不准确或不娴熟而造成的过失。有些美容医疗技术从业人员对手术后效果预测不足，对适应证及禁忌证（如瘢痕体质者、有中轻度上睑下垂者、有心理障碍者等）掌握不当，结果造成美容医疗事故或差错。②术前准备不足。术前准备是保证手术成功的重要条件，术前准备不足也很容易造成医疗纠纷。例如，术前没有必要的体检、照相、签字，没有完善的手术室设施和器械消毒设备，未备齐术前、术中用药。③美容医师审美能力低。美容医疗技术的核心在于"美"，现有的美容医疗从业人员主要来源于临床各专科医生，系转专业转过来的，他们受过正规的医学教育，医学基础比较扎实，有一定的医疗技术水平，但传统的生物医学模式的观念还是根深蒂固，他们中的大部分人美学素养比较欠缺，不注意或不能判断手术的审美效果，因手术部位在术后不能与整体相协调或缺乏美感而与美容就医者发生纠纷。此外，由各类美容技术培训班培养出来的美容从业者，从执业资格上说，他们只是适宜从事生活美容服务，开展一般的皮肤保养和美容修饰项目，不能开展带有医疗性质的美容手术，但实际上他们的一部分人也提供"重睑、隆鼻"等医疗美容服务，很容易在技术方面与美容就医者发生纠纷，尤其容易发生容貌损毁的事故。

B.美容医患沟通不到位：美容医患沟通直接影响到美容手术方案设计和手术结果的审美评价，是美容医疗技术实施中不可缺少的一个环节。一方面，施术者借此可以了解美容就医者的求美动机、审美理想，并对美容就医者是否存在有心理问题进行排查；另一方面也是为美容就医者提供一个科学认知手术的机会。由于医患双方对手术的审美效果的评价的不一致引起的美容医疗纠纷并不少见。主要有三种情况：①有心理障碍的美容就医者没有排查出来，或者未经适当的心理咨询和治疗就进行美容手术，美容就医者因为心理方面的问题而无法客观地评价美容手术的结果，与施术者产生纠纷。②术前的审美沟通不到位，医患双方因对手术结果的审美评价产生分歧而互相指责或埋怨，从而产生摩擦和争执。③美容就医者的期望值没有调适好。部分美容就医者由于受一些劣质广告的诱导或者出于求职、婚恋的原因，期望通过手术能够彻底改头换面，以想象代替现实，美容施术者没有在术前对其期望值进行调整，术后美容就医者因手术结果没有达到预期的审美效果而与施术者产生纠纷。

C. 违反规章制度：美容医疗机构一般都有各种工作制度和操作规范，医务人员不按照相关的制度进行工作是造成医疗纠纷的重要原因之一。例如，美容医疗技术从业人员违规操作，没有按相关的技术规范程序的要求进行手术，比如术前应该检查设备，但没有检查，结果造成不良后果。

2）美容医疗非过失纠纷　造成美容医疗非过失纠纷主要有以下三个方面原因：

A. 医德素养差：美容医疗技术从业人员职业道德素质低下，一些美容医疗机构急功近利，只顾赚钱，盲目施术。有些美容机构的文饰用品不是一人一套，而是多人共用同一文眉针、文饰液，极易造成交叉感染，酿成恶果。更有甚者，推销和使用伪劣的美容护肤品，甚至使用过期变质的美容医疗用品，从而导致严重的容貌损毁事故。

B. 美容就医者自身的因素：在美容医疗活动中，美容医疗技术实施方没有任何疏忽和失误，仅仅是由于美容就医者单方面的不满意，也会引起纠纷。美容医疗技术的主要目的不是救死扶伤，而是再造和重塑人体的美感，而人的美感是一种对人体美的直觉，受许多主观因素的影响，与人的心理因素息息相关，其中包括人格特点、社会心理背景、个人审美习惯等方面，心理正常的美容就医者在术前、术中和术后如果不给予相应的心理辅导，也有可能因为对手术的心理反应过于激烈而产生不良的后果。有时也可以是由于美容就医者的毫无道理的责难而引起的。

C. 意外情况：美容医疗技术操作和其他医学技术操作一样，其操作过程是非常复杂的，有些美容医疗过程中所发生的变化可以预防，但也有一些情况却难于预见和控制。例如，在注射药物或在麻醉过程中，病人会突然出现心跳、呼吸骤停而死亡。经过尸体解剖、病理检查、生化检验、案情调查、病史分析等手段，鉴定结果认为各个方面均符合医疗上的原则和要求，抢救措施也及时、得当、有力。这类情况是属于意外原因引起的，很难防范。

（3）美容医疗纠纷的防范措施

1）完善和加强美容医疗技术实施规范　加强对美容医疗行业的管理，提高美容医疗技术机构的管理水平，规范和完善美容医疗技术操作水平，建立较为完善的技术规范体系和标准，是防范美容医疗纠纷的基本措施。尤其是要规范美容手术的操作程序，例如术前要对美容部位进行拍照，以便与术后的容貌状况进行对比；手术中的注意事项和可能发生的危险情况要在术前认真、详细地向美容就医者或其家属交代清楚，并签署手术同意书；术后应认真观察和护理，一旦发现感染或其他意外情况，应尽快采取有效措施，防止造成容貌的损毁。对实施美容医疗技术的机构要实行定期检查的制度，对医疗条件差、美容医疗产品的质量差、手术医师的技术水平和技术素质不过关、不严格执行操作规范的美容医疗机构要严格查处。2002年，国家卫生部为加强对医疗美容行业的规范管理，保障医疗美容行业正规有序的发展，根据《医疗美容服务管理办法》，对《医疗机构基本标准》中美容医院、医疗美容门诊部、医疗美容诊所的基本标准进行了修订，并制定了《医疗机构医疗美容科(室)基本标准》,以规范全国美容医学临床与护理的技术操作规程,也为评价美容医学临床与护理技术实施的质量和处理医疗美容事故和纠纷提供依据。但由于各方面的原因,规范执行力度还是不够。

2) *严格执行执业资格审查制度* 美容医疗技术的从业人员应该具备三大基本的技能:临床操作技能、医学审美技能、美容医学心理诊断与辅导技能。现有的从业人员,不管是从临床专科转过来的,还是短期培训班培养出来的,在这三大技能中都存在缺陷和不足。从整个社会目前的美容医疗业市场来看,许多地方还没有对美容医疗技术执业人员的资格进行严格的审查和认定,一些没有美容医疗技术执业资格的人也实施美容医疗技术。严格执行执业资格的认定和考核制度无疑是防范美容纠纷发生的基本措施。就美容医疗技术执业人员的资格认定和考核来说,卫生部虽然制定了美容医疗技术执业人员资格的认定和考核的标准,但全国尚未能统一严格地进行认定和考核。

3) *发展继续教育* 发展继续教育是提高现有美容医疗技术从业人员整体素质的有效途径。美容医疗作为新兴行业,许多技术是属于新兴技术,技术的更新也很快,美容医疗技术是一个变化十分迅速的技术群,继续教育主要是为现有的执业人员提供更新知识、学习新技术和新方法的机会。从美容医疗技术现有的从业人员本身来看,大多数人没有受过系统的美容医学基础理论、基本知识和基本技能的学习和培训,他们的综合素质需要进一步提高。通过各种形式的短期培训学习和网络教育,使现有的从业人员的审美技能、心理技能与临床技能逐步提高,是提高美容医疗技术水平、减少美容医疗纠纷的有效途径。

4) *重视心理诊断和医患心理沟通* 美容医疗机构及其执业人员应该认真把握好心理沟通这一环节。美容医学临床技术操作中的心理诊断的目的,是切实把握每一美容就医者个人的美容医学心理适应证和禁忌证,选择适合于某一美容医疗技术操作的对象,以预防美容医疗纠纷的发生。有心理障碍的患者,必须要等待其心理疾患解除后方能进行手术。一般正常的美容就医者,在手术前要进行充分的心理沟通和心理辅导:术前,美容医患双方对手术的方案和手术的风险性基本达到一致的认识,并通过心理辅导舒缓美容就医者的焦虑情绪,纠正其异常审美心理;术后,美容医患双方对美容手术的结果要达到在评价上的共识,给美容就医者以积极的心理指导。

5) *开展美容医学科普教育* 美容医疗管理机构适当开展一些美容医疗知识的普及工作,帮助人们科学地认识美容医疗技术在美化人体过程中的优势和局限性,避免人们神化美容医疗技术,创造一种科学认识和评价美容手术效果的社会环境。

(陈 媛)

1.3 美容医疗技术人员的基本素质

美容医疗技术人员是美容行业的主导者,这支队伍素质的高低,决定美容事业发展的快慢,也是应该引起我们重视的大问题。正因如此,美容医疗技术人员的任务是在感受美、认识美、鉴赏美的基础上,通过医学美容实践,按照美的规律创造美,改善人体某些部位的形态缺陷或美中不足,从而增进形体和容貌美感。所以一个合格的美容医疗技术人员,必须重视全方位、多元化的自我素质修养。

1.3.1 美容医疗技术人员的素质要求

素质是一种潜能,是一个人在生理、心理、品德、知识、智能、技能等诸多方面的基本特征。狭义的素质指遗传性素质,广义的素质则指在脑功能健全、心理和智能正常的情况下,经过实践使这种潜能得到充分发挥。

从医学伦理学角度看,素质就是高尚的职业道德和思想情操,即心灵美的体现。外在表现为高度负责的精神风貌、认真踏实的工作态度、精益求精的医疗作风和忘我的敬业精神。

(1) 思想品德

思想品德修养是指一个人的道德意识、信念、行为、习惯的磨炼和提高的过程。思想品德作为意识形态,它属于世界观的一部分。其主要内容如下:

1) 奉献　作为美容医疗技术人员,首先要有一颗全心全意为病人服务的心(即爱心);同时,热心投身于美容事业中。

2) 正直　正直是做人的基本之道,在任何情况下都能襟怀坦白、不屈不媚。

3) 忠诚　指一个人对国家、对人民、对美容医学事业尽心尽力的一种高尚品质。在与同志、朋友及就医者的相处中真诚相待。

4) 谦逊　指求实的精神。有了这种精神,才能做到尊重别人,平等待人。

5) 自尊　自我尊重,希望被别人尊重的一种心态,有了自尊心才会自珍、自爱。

6) 热忱　是指对人民、对同事、对正义事业的一种真挚的情感,是一种积极主动的态度。

7) 宽容　是指宽宏大量,能够容忍他人的一种道德品质。表现为责己严、待人宽,善于理解他人、体谅他人。

8) 庄重　指言谈举止不轻浮,态度严肃庄重。作为美容医疗技术人员对人的态度应当和蔼、彬彬有礼、讲究仪表、处事严谨认真。

(2) 职业道德

职业道德是美容医疗技术人员在职业生活中应遵循的基本行为准则。主要表现在高度负责的工作态度、忘我的献身精神和精益求精的医疗作风上。具有高尚的职业道德与正确的价值观念,是建立良好信誉与获得就医者信任的先决条件。

(3) 心理素质

1) 心理健康　作为美容医疗技术人员,必须具有良好的心理素质,具有健康的心理状态,就是说在适应社会生活中保持正常、和谐的精神状态,心理健康主要表现在以下几个方面:

A. 自知——明确地自我认识,即有“自知之明”。

B. 自爱——爱护自己的形象、名誉和身体。

C. 自持——能控制自己的欲望和情绪。

D. 自尊——尊重自己,不向别人卑躬屈膝,也不允许别人侮辱和歧视自己。

E. 自觉——自己感觉到自己行为状态的美丑,自觉遵守各项法规,能觉悟自己的优缺点。

F. 自强——努力向上,不断向新的目标奋进。

G. 自制——恪守社会道德,善于克制自己的思想和行为。

2) *心理素质要求* 由于医学美容执业和所担负的责任的特殊性,对美容医疗技术人员在心理素质方面有着更高的要求。

A. 具备丰富的人文科学、自然科学知识和生活经验:由于美容医疗技术人员所接触的美容就医者来自社会各阶层和四面八方,所以对各行各业、人文风貌、风俗乡情等都要有所了解。要有较宽的知识面,才能较好地了解社会上各种人群的精神面貌和内心世界。在与美容就医者的接触交往中,不至于发生隔行如隔山、知人不知心、只了解其手术情况而不了解其人的尴尬局面。这就要靠长期的社会观察,了解社会,体验生活;还可通过阅读一些文学作品(如小说、剧本等)和观看一些电影电视来认识各种社会角色的典型心态,这对在有限的时间内较快认识和了解不同美容就医者是大有益处的。

B. 了解美容就医者的心理状态:临床实践证明,众多的美容就医者都或多或少存在不同的心理问题,因此,研究美容心理学,了解美容就医者的心理健康状态是美容医疗技术人员必须重视的问题。对于每位美容就医者,要了解其人格特征、年龄层次、职业背景、气质和能力等。只有这样才能把握其就医动机和心理问题的实质。其次,还要了解美容就医者术后可能发生的心理变化等问题及美容就医者周围人群对此的认识评价,因为这种评价关系到美容就医者的心理承受能力。美容医疗技术人员有义务解答美容就医者的疑问,并尽量给予帮助。还应通过自己的言行给予美容就医者心理上的支持、鼓励和疏导,适度的保证及权威性的解释和暗示,其影响之大,有时往往超过药物的疗效。虽然医务人员的言行不是心理治疗的惟一形式,但它确实是构成心理治疗的重要内容之一。

C. 自身具有健康的心理:这里所说的健康心理,主要指美容医疗技术人员自身在遇到种种不快的生活事件时,能够正确应对,随时对自己的情绪、情感加强调节控制能力,做到遇事不慌、悲喜有节、激情含而不露,从而较好地调节情绪和保持心理平衡的状态。当为美容就医者做权威性的解释、答疑时(即为病人做心理治疗时),能够忘却(或至少暂时忘却)扰乱自己心理的种种事件,仍能以一种稳定和饱满的情绪状态进入“治病救人”的角色,全力以赴为美容就医者解除心理的苦恼,并在言谈举止中表现出热情、庄重、充满信心并具有耐心,从而赢得美容就医者的信任。

1.3.2 美容医疗技术人员的形象要求

外在素质是个人通过形象感知的外在表现,即个人的自身容貌、形体、风度、气质、语言举止及修饰等。医学美容实践是一种审美活动,一方面美容医疗技术人员把美容就医者作为审美对象,同样美容就医者也把美容医疗技术人员作为审美对象。因而美容医疗技术人员自身在容貌或形体方面有明显缺陷或不注意自身修饰、缺乏一个美容医疗技术人员应有的职业形象,就会使美容就医者心理上产生不良印象,造成一种不安全和不信任感。因此,美容医疗技术人员的形象素质,对其所从事的工作效果具有重要影响。

(1) 自身形体美

人的自身容貌和形体上的特点是天赋的,是遗传使然。从事医学美容的专业人员首先应身体健康，五官端正，四肢匀称，健全并无畸形，这也是构成人体自然美的基本因素。美容医疗技术人员是塑造人体美的雕刻师，其自身的条件与专业形象是极为重要的。

（2）仪表与修饰美

仪表是一个人精神内涵和内在品格的自然流露，是呈现在他人面前的外在形象，也是一个人的衣着、举止、气质、风度等多种因素的综合统一。生活中认识、判断一个人，往往是最先从其外在的仪表开始，以后随着接触和交往的增加，认识才得到逐步深化。因此，美容医疗技术人员应注意自己的仪表修饰。

衣着整洁、合体、朴素大方：美容医疗技术人员平时工作时衣着应整洁、朴素大方，同自己从事的职业特点相适应，给人以匀称和谐的美感，反映出良好的精神面貌。

饱满的精神状态：美容医疗技术人员应给人一种神采奕奕、精力充沛、充满自信和富有活力的印象，同时活跃交往气氛，使美容就医者感到你有交往、交谈的诚意。

诚恳的待人态度：美容医疗技术人员无论对谁都应平等相待，表现得诚恳坦率，切忌含糊其辞或者言语与表情动作自相矛盾。

受欢迎的性格特征：大方而不轻佻、喜功而不自炫、自重而不自傲、豪爽而不粗俗、刚强而不执拗、谦虚而不虚伪、认真而不迂腐、活泼而不轻浮、直爽而不幼稚等。

幽默文雅的谈吐：风雅而不随便，旁征博引而不芜杂，做到言之有据、言之有理。

适当的表情动作：体势表情上，略为倾向于对方，表示热情和兴趣；微微欠身，显得谦恭有礼；身体后仰，显得坦然随便。在面部表情上，自然的微笑，是一种轻松友好的表示。

修饰时应注意以下问题：其一，符合自己的性别、年龄特征；其二，符合自己职业特点和出现的场合环境；其三，应注意扬长避短。总之，要以整洁、新颖、协调为原则，来展示美、维护美和创造美。

美容医疗技术人员的仪表美，不但能体现出个人良好的精神风貌，而且能使美容就医者产生良好的第一印象，增强其信赖感，这些都有助于诊治工作的顺利进行。

（3）语言与语音美

1）语言美　美容医疗技术人员的语言作为一种信息传递和交流工具，对美容就医者来说，不仅具有沟通和安慰的作用，而且适当的语言可使其心情愉快，感到亲切温暖，并有治疗疾病和促进康复的作用。

语言美的基本内容有三：一是要准确明白，二是要简洁生动，三是要真实文雅。俗话说："言为心声，语为人镜。"所以首先必须把自己的意思准确明白地表达出来，使别人在最短的时间了解你所表述的意思，从而提高单位时间的交际效率。语言美是心灵美的直接反映，而心灵美也需要美的语言给以恰当的表现。

善于使用美好的语言，是美容医疗技术人员与美容就医者沟通的前提。通常使用下列语言：

鼓励性语言——美容医疗技术人员对美容就医者的鼓励，实际上是对他（她）的心理支持。例如，一个美容就医者面部长满了暗疮，你可以说："暗疮皮肤的治疗，贵在坚持，要有信心。"

安慰性语言——美容医疗技术人员对美容就医者的安慰，其温暖沁人肺腑。如在美容治疗中，就可以使用安慰性的语言。

开导性语言——是否做手术,有时美容就医者一时拿不定主意,美容医疗技术人员应给予必要的启发和开导。例如:“像您这样的断眉,实施文眉术后效果应该会比较好的。”

积极的暗示性语言——可使美容就医者有意无意地在心理活动中受到良好的影响。例如:“像您这样的皮肤状况,用这类面膜可以有一定的改善。”

引导性语言——对美容就医者要求其必须严格遵照执行的动作和规定时,引导性语言是必要的。例如:“打麻药针时,请不要动。”

2) 语音美　语音在言语中的地位相当重要,它是思想内容的载体,其大小、高低、粗细、快慢等也具有表达情感的作用。语音美应是声音高低和速度适中、语调柔和、抑扬顿挫、吐字清晰。总之,美容医疗技术人员要善于使用语言与美容就医者沟通。下面是一些常用交际、交谈用语。

日常交际用语:您好,早安,请进,请问您咨询哪方面的问题,请原谅,抱歉,对不起,欢迎您的光临,欢迎再来,谢谢您,不用客气,再见。

谈话主题:有关美容手术方面的问题,有关美容皮肤方面的问题,服装服饰,发型,文学艺术,音乐与人体健美的相关知识等。

不适合的话题:揭人隐私,议论他人,贬低他人等。

1.3.3 美容医疗技术人员的知识和审美素质

作为一个合格的美容医疗技术人员,面对医学模式的转变和新的健康观念,以及美容就医者特殊心理要求,应该认真审视自己的专业知识结构及其水准,力求加以充实和完善自身的知识深度和广度。

(1) 专业知识结构

第一层为公共基础学科知识,包括哲学、数学、语文、政治等,属于一般“了解”的部分;第二层为医学基础学科知识,包括医学基础理论、医学心理学、医学伦理学、医学法学等,属于应“熟悉”的部分;第三层为美容医学专业基础学科知识,医学美学及其他各有关学科知识,属于应该“掌握”的部分;第四层为美容医疗技术知识和技能,以及其他美学医学相关知识,属于应该“精通”的部分。

(2) 美学素养要求

美学素养不是天生的,而是后天培养和养成的。因此,美容医疗技术人员应当学习美学知识,在进行审美实践中不断提高自己的审美能力,欣赏自然美、社会美以及各种艺术美,通过视觉和听觉直接进行审美实践活动。例如,辽阔的大地、蔚蓝的天空、洁白的浮云、明静的湖泊、碧绿的田野、茂密的森林、险峻的高山、无边的大海、悠扬的琴声、甜美的歌声、人体服装的修饰、人物的神采等,无一不是通过人的视觉和听觉得到的情感体验,从而获得美的享受。还有些事物的美感,是要通过其他感官如嗅觉、味觉、触觉来获得美感享受。美容医疗技术人员的美学素养主要来自后天的环境影响、情感陶冶及勤学苦练。

1) 审美能力　审美能力作为人的一种能力素质,在整个智力结构中占有非常重要的地位。人的审美能力,由低到高可分为三个层次。第一是审美直觉能力:接受客体的外在形式美,这是较低的一层，也是建立在人的本能之上的。一般生理心理比较健全的人都具有这种审美能力。第二是审美知觉能力：接受客体的整体结构美，这一层次内涵较深，普遍性较差，有这种审美能力的人能够在别人司空见惯的事物中发现美的东西及其实质。也就是说审美知觉具有特定的选择性，它特别注意选择感知对象的形象特征，使知觉中感觉因素高度兴奋，使对象的全部感性丰富性被感官所充分感受。例如，一个美容医疗技术人员对一个人的面部五官的审美知觉，可以充满许多为常人所忽略的精细的形象内容。第三是审美理性能力：接受客体更为深刻的内在意蕴，并能表现出审美修养中一种"敏锐"的特质，富有创造美的能力，这与人的文化素质、艺术修养、科学技术水平极为密切，也是在长期的审美实践中积累和培养出来的。美容医疗技术人员应当具备一定的审美能力。

2）艺术鉴赏能力　鉴赏与欣赏只有一字之差，但是鉴赏包含着鉴别和欣赏的意思。鉴赏这个概念的内涵要比欣赏的概念更广泛，在具体要求上，也更高一些。对于一个合格的美容医疗技术人员来说，不仅能够欣赏一些古今中外的美术名作，同时也能鉴别一些比较复杂的美术作品，以决定对这些作品所应采取的态度。艺术鉴赏是人们观赏艺术作品时特有的一种精神活动。这种精神活动的重要特点之一，一方面是作品本身塑造艺术形象，把观赏者带到了一个特定的具体的艺术境界，激发起人们这样或那样的思想感情的波涛；另一方面，观赏者又根据自己的思想感情和生活经验，来理解或解释作品中的形象，有时甚至以自己的经验与认识去丰富和补充作品里的艺术形象的内涵。正因为美术鉴赏具有某种艺术再创造的性质，而这种再创造是每一个鉴赏者头脑中进行的一种复杂的精神活动。但是由于鉴赏者所处的时代、地位不尽相同，各人的生活、审美经验也有所差异，因此再创造的结果也是不一样的。俗语说："有一千个读者，就有一千个哈姆雷特"就是这个道理。通过艺术鉴赏，可使我们开阔眼界，增长知识，陶冶思想情操，提高精神境界和艺术素养、审美能力，这本身就是以认识美和评价美为其主要特征的教育方式来进行的。这就是审美教育，不仅有助于端正人的审美观念，培养人的审美能力，而且潜移默化地影响着人的道德品质和情操。

3）色彩审美知识　我们能见到自然界各种绚丽多彩、千变万化的物体色彩，是由于光的照射，凭借光，我们才能看得到物体的色彩。如果在没有一点光线的暗房里，则什么色彩也无从辨别清楚。所以可以这么说，没有光也就见不到色彩。因此，要认识色彩应该从研究光开始。光的来源很多，有太阳光、荧光以及灯光、烛光、电焊光等。太阳光是自然光，烛光、灯光等是人造光。色彩学是以太阳光作为标准来解释色和光的物理现象的。太阳光谱的可见光部分中含有红、橙、黄、绿、青、蓝、紫七种色光。这七种色光的每一种颜色，都是逐渐地、非常和谐地过渡到另一种颜色。其中蓝色处于青与紫的中间，蓝与青的区别甚微，青色可以包括蓝。所以人们皆称为六种色光。我们如果以三棱镜做一个实验，使阳光通过三棱镜后，折射在白色屏幕上，就将看到一条好像"虹彩"的光带（或称光谱）。在色彩学上，人们把这六色定为标准色。

1.3.4 美容医疗技术人员的技能素质

技能素质包括审美技巧与技术。美容医疗本质上讲是运用医疗技术手段在人体的某个部位进行"艺术加工和再塑造"，完成后的每一项美容手术或精心创作的每一个修复体，就等于是、也必须是一件件优良杰出的"作品"，有很强的技术性和艺术性。因此说，美容医疗技术人员不仅仅是传统医学的医务工作者，更是塑造人体美的艺术家。美容医疗技术人员除应具备一般医学操作技能外，还应加强以下几种特殊能力的培养和训练。

（1）绘画技能

绘画是动用平面、明暗色彩、线条和形体在二维空间范围内反映现实美，运用这些手段构成画面形象，造成视觉上的空间感、立体感、光感和质感等，在脑际映出一幅“真实”的画面来。在绘画中，素描是美术创造中的造型基础，是“朴素描写”的意思，它主要以锻炼人们的观察能力和表达物象的形体、结构、动态、明暗关系，以及气质、精神特征为目的。这里所指的美容医疗技术人员技能素质是对美容手术及修复体的设计能力。例如，绘制手术切口图案，绘制眉型、唇型等，都是用线条来表现形体结构、层次、立体感和质感的。因为人体是立体的，而且是不规则的多维立体。因此，在观察人体美时，从整体看局部，又从局部看整体，也要从“形”的认识转入“体”的认识，然后重新认识“形”的表达意义。例如，双眼是否对称，重睑形态及眉型是否与脸型相协调等。从而更准确地把握立体性，并且能够从平面图形中产生明显的立体空间感，这就是美容医疗技术人员需要具备的透视能力、目测能力及视觉记忆能力。

（2）目测能力

有一位画家曾经说过：“画家眼睛的目测准确性往往不亚于器械测量”。而美容医疗技术人员的目测能力直接影响着美容医疗效果。例如，在进行文眉术操作中，眉形的设计就体现出眉与内外眼角、唇等的位置关系。这些都是靠目测来确定的，绝不允许有较大的误差。因此，在平时工作中，美容医疗技术人员应注意自己目测能力的培养和训练，对于一些相关的形态标志和位置关系等，应做到“眼中有数”，熟练掌握。

（3）雕刻能力

雕刻是在三维空间进行实体造型，以表达直观的人体美。例如，在美容假体填充术中，需将填充物在术前精心雕刻出所需的形状（模型），以保证术后形体的立体感；又如，对美容切口走向深浅的把握，运刀力度分寸的控制，都要十分准确、细致、恰到好处。所以雕刻训练是培养美容医疗技术人员的立体视力以及灵活柔软双手的重要手段，从而使其在医学美容技术操作中达到独具匠心、游刃有余的程度。

（4）摄影技术

目前，在医学美容事业中，医学摄影已成为不可缺少的组成部分，它是保留真实、珍贵的形象资料的重要手段，也是对典型病例的术前、术中、术后观察和评价手术效果的有力依据。医学摄影照片还可制成幻灯片，作为教学和学术交流之用。另外，还可以在临床纠纷中作为法律的凭证。因此，美容医疗技术人员在资料的收集时要注意其完整性和可比性，熟练掌握摄影技术，例如，治疗前、后所拍摄的范围、角度、用光及体位的一致性。特别是局部特写镜头，要注意焦点准确等，以保证资料的完整丰富。

（5）书法艺术

书法即汉字的书写法则，它是依据汉字的特点来造型的。它的艺术形式是通过构思，用特制的工具——毛笔书写出的。主要讲究执笔、用笔、点画、结构、分布等方法。如执笔要指实掌虚，五指齐力；用笔要中锋毫；点画要圆满周到；结构要横直相安、意思呼应；分布要疏密得宜，变化错综，全章贯气等。这些都是在长期具体实践中创造出来的造型规律。作为美容医疗技术人员学习书法，其一是把书法当做艺术来欣赏，可使我们修身养性；其二是提高我们的观察能力及书写能力，即读帖与临帖；其三是练就一双灵活的双手，为在美容工作中进行精细操作打下良好的基础。综上所述，全方位、多元化、整体性地提高各种艺术修养与技能，对每个美容医疗技术人员都是必要的，只有这样才能胜任其"成人之美"的神圣使命。

（孙玉萍　刘淑娟）

1.3.5 美容医疗技术人员的法律意识

法律是由国家制定和认可、并由国家强制力保障实施的行为规范的总和。法律对行为主体具有普遍的约束力，依法律己、依法办事、依法治国是社会进步的重要体现、是社会文明程度的重要标志。在我国法律的效力仅次于宪法，每个人都应当遵守法律，否则将会受到法律的制裁，遵纪守法也是每个公民最基本的责任和义务。作为医务工作者更应该知法、懂法，严格遵守各项法律、法规，依法行医，善于利用法律武器保护自身的合法权益、保护美容就医者的合法权益，从而减少或避免医疗纠纷的产生，并推动我国相关法律、法规的建设和完善，更重要的是促进我国美容医疗服务市场的健康发展和壮大，并逐渐与国际先进的管理理念和管理模式接轨，更好的适应广大人民群众日益增长的美容需求。

目前，我国已颁布并实施的各项法律、法规很多，作为美容医疗技术人员，对于国家的宪法和基本法律如民法、刑法等要有基本的了解，但对于与医疗专业相关的法律法规则必须熟悉和掌握。

(1) 美容就医者享有的人身权利受法律保护

我国公民享有广泛的权利，宪法确认公民的基本权利，其中人身权利对公民至关重要，人格权和身份权是公民享有的最起码、最基本的权利。我国公民的人身权利是由国家强制力加以保障的，如果公民的人身权利受到侵害，公民有权要求国家有关机关给予保护，以确保法定权利的实现。另外，我国还专门立法对弱势群体比如妇女、未成年人、老年人和残疾人的人身权利予特殊的保护。人身权利包括生命健康权、肖像权、名誉权、姓名权、隐私权等内容。人身权是民事主体享有的最基本的民事权利，一个人可以因某种原因不享有财产权，但却不能不享有人身权，保护民事主体的人身权不受非法侵害是国家法律的主要任务之一。

1）*公民的人格尊严受法律保护*　人格尊严是指公民的名誉和作为一个人应当受到他人起码的尊重的权利，它包括生命健康权、肖像权、名誉权、荣誉权、姓名权、隐私权等。我国民法通则规定，公民的肖像权、名誉权、荣誉权、姓名权、隐私权受到侵害的，有权要求停止侵害，恢复名誉，消除影响，赔礼道歉，并可以要求赔偿损失。

A. 公民的生命健康权不受非法侵害：公民享有生命健康权，生命健康权是公民对己身享有的生命安全，身体健康，生理功能完整的人身权利，它由生命权和健康权两部分组成。对每个人来说，生命和健康都是非常重要的，因而法律规定，公民享有生命健康权，不容他人侵犯。侵害他人的生命或他人的健康，包括伤害公民身体的肌肤、器官、功能等，都要承担法律责任。生命健康权是公民参加一切社会活动享有任何其他权利的基础，是公民最基本、最重要的人身权利，所以保护公民的生命健康不受非法侵害是法律的主要任务之一。公民的生命健康权受到非法侵害时，受害人有权进行自卫，其他公民亦有权制止侵害行为。公民的身体受到轻微伤害时，受害人有权要求侵害人赔偿医疗费、因误工减少的收入、残疾者生活补助费等；如果非法侵害公民生命健康权情节严重，危害性大，构成犯罪的，还要追究侵害人的刑事责任。

B. 肖像权：肖像是指描绘具体人物形象的绘画或照片，它是公民身体特有的缩影或真实写照。我国法律规定：公民享有肖像权，未经本人同意，不得以营利为目的使用公民的肖像。

C. 名誉权：名誉就是一个人的名声，是社会成员对某个公民的品德、声誉、信誉、资历、身份、才干等方面的综合评价。名誉的好坏直接关系到民事主体在社会上的地位、尊严和信誉。我国法律规定：公民、法人享有名誉权，公民的人格尊严受法律保护，该规定一方面明确宣布公民、法人合乎实际的社会评价受法律保护；另一方面明文禁止损害公民、法人的名誉，公然辱骂他人，捏造事实中伤他人，道听途说、加油添醋诋毁他人，新闻报道中的严重失实行为都是侵犯他人名誉权的行为，为法律所禁止。

D. 荣誉权：荣誉是公民、法人从特定组织中依法获得的积极评价，一般通过表彰授予，属于一种精神鼓励。我国民法通则规定：公民享有荣誉权，禁止非法剥夺公民的荣誉称号。

E. 姓名权：公民的姓名是区别于其他公民的称号或代号，一般情况下，还应当包括公民的曾用名、别名、笔名等。我国民法通则规定：公民享有姓名权，有权决定、使用和依照规定改变自己的姓名，禁止他人干涉、盗用、假冒。强迫他人使用某个姓名，假冒他人姓名签订合同，盗用他人的名字等不正当行为，都是侵犯他人姓名权的行为。

F. 隐私权：隐私是指涉及个人心理、生理以及社会交往过程中的秘密。隐私权就是公民隐瞒不危害社会的个人私事，未经本人允许不得将其公开的权利。每个人都有一些属于不宜公开或不愿公开的、不妨害他人和社会利益的个人私事，如个人生理上的缺陷、隐疾，个人的心理活动、日记的内容等。尊重他人隐私，是每个公民应有的道德品质，也是必须遵循的共同生活准则。随意揭露他人隐私，使它人精神受到损害，造成严重后果，甚至为了达到打击陷害他人的目地，采取揭露隐私的方法，肆意破坏他人的名誉和人格，都是违法行为，应受到法律的制裁。

2) *法律保护消费者的合法权益*　在市场经济中，每个公民都是消费者，作为消费者，每个公民都享有消费者的合法权益，在实行市场经济的法治国家，保护消费者的合法权益是全社会的共同责任，这也是《消费者权益保护法》的基本原则。《消费者权益保护法》是保护消费者权益的基本法律，在我国法律体系中占有重要地位。《消费者权益保护法》保障我国消费者享有以下权利：

A. 消费者人身、财产安全保障权：人身、财产安全，是公民在社会中生存的基本条件，否则，公民的生存权将没有保障。商品的生产者、经营者卖给公民的商品和提供给公民的服务，必须符合这一条件，否则将会受到法律的制裁。

B. 消费者对商品和服务真实情况的知悉权：《消费者权益保护法》规定：消费者享有知悉其购买、使用的商品或者接受的服务的真实情况的权利。消费者有权根据商品或者服务的不同情况，要求经营者提供商品的价格、产地、生产者、用途、性能、等级、主要成分、生产日期、有效期限、检验合格证明、使用方法说明书、售后服务，或者服务的内容、规格、费用等有关情况。

C. 对商品和服务的自主选择权:消费者有权自主选择提供商品或者服务的经营者;自主选择商品品种或者服务方式;自主决定购买或者不购买任何一种商品,接受或者不接受任何一项服务。

D. 公平交易权:消费者在购买商品或者接受服务时,有权获得质量保障、价格合理、计量正确等公平交易条件,有权拒绝经营者的强制交易行为。

E. 依法求偿权:消费者因购买、使用商品或者接受服务受到人身财产损害的,享有依法获得赔偿的权利。

F. 人格尊严、民族风俗习惯得到尊重的权利。

上述法律条款,落实到美容医疗服务领域,体现为美容医学伦理学原则,具体有以下内容:

A. 知情同意原则:美容就医者对所接受的医疗美容技术操作的优缺点、局限性、并发症及治疗程序等有知情权。医疗美容各科可根据本专科的特点和要求,分别制定知情同意书,必要时,美容医者和美容就医者双方应签订知情同意书,一式两份,作为病历资料保存。

B. 局部微创原则:在实施医疗美容技术操作的过程中,应尽量达到创伤最小、美学效果最佳的目的。

C. 整体的不伤害原则:即人身安全原则,任何医疗美容技术操作都不能伤害美容就医者的器官功能和整体健康,更不能危及其生命安全。

D. 尊重和保密原则:医疗美容技术操作者应尊重美容就医者的隐私权和肖像权。例如,未经美容就医者同意,不得在非学术性刊物上公布其术前、术后照片等。

目前,是否将接受医疗服务也列入特殊消费的范围之内?即消费者权益保护法是否也适用于美容医疗服务领域?美容就医者是否也属于消费者?在我国司法界尚有争议。但是,有些地方法院在裁定美容医疗纠纷案例时,根据不同案例的实际情况,也采用《民法通则》和《消费者权益保护法》作为判案依据,对此我们应当予以高度的重视。

(2) 美容医疗技术人员应依法律己、依法行医

在美容医疗技术的服务和实践活动中,美容医疗技术人员必须遵守国家的各项法律、法规,具备良好的职业道德和职业操守,依法行医,净化美容医疗服务市场,规范美容医疗技术操作。提高美容医疗技术的科技含量,树立"以人为本"的服务理念和服务模式,促进我国美容医疗技术向规范化、法制化的方向发展,以适应我国人民日益增长的、巨大的社会审美需求。提高社会人群的生存质量,为我国的社会主义现代化事业做出贡献。

1) 美容医疗技术人员必须持证上岗　卫生部于 2002 年 5 月颁布的《临床技术操作规范·美容医学》中明确规定:美容医疗技术是一个应用技术群,从事美容医疗技术的医务人员可以是美容医师,也可以是在美容医师指导下的医学美容技师或专业性美容护士。因此,从业人员必须持有医师(技师或护士)执业证书、医师(技师或护士)资格证书,两证缺一不可,另外还必须经过严格的专业培训和考核,熟练掌握"三大技能"(即临床操作技能、医学审美技能、美容医学心理诊断和辅导技能)后,才能上岗工作。无证行医、无照行医均属违法行为,将会受到法律惩处。

2) 美容医疗技术人员的医疗技术操作必须严格遵守现有规范　2002 年 1～5 月期间,中华人民共和国卫生部相继颁发了《医疗美容服务管理办法》、《美容医疗机构、医疗美容科(室)基本标准(试行)》、《临床技术操作规范·美容医学》分册等具有指导性和规范性的法规、文件,其目的是：规范全国美容医学临床与护理技术群的技术操作规范，提高其技术实施的质量，同时为评价美容医学临床与护理技术实施的质量和处理医疗美容事故和纠纷提供依据。

3）美容医疗技术人员必须严格遵守相关法律法规　美容医疗技术人员在从业过程中必须严格遵守国家颁布的相关法律、法规，如《执业医师法》、《传染病防治法》、《化妆品卫生规范》、《食品监督管理条例》、《药品监督管理条例》、《临床技术操作规范·美容医学》等，对于未经过国家卫生、药品、食品监督管理部门批准生产、上市的药品、化妆品、美容仪器、植入充填材料、假体等一律不得使用和销售，不得以美容就医者作为实验对象，试用未经过动物实验和临床药理试验的药品、化妆品、充填材料等，以免造成人身伤害。

（3）充分运用法律武器保护自身的合法权益

2002年9月1日起实施的《医疗事故处理条例》规定：医疗事故的鉴定及法律判定采用“举证倒置”，即在法律上判断是否构成医疗事故时，美容医疗技术从业人员和机构如果认定自己没有过错，首先负有举证责任，证明自己在医疗、诊断过程中无过错，必须要有充分的证据证明自己没有过错，从而保证自己的权利。因此，美容医疗技术人员在医疗活动中必须要有强烈的法律意识，注意保存、收集有关证据，保护自己的合法权益。如注意术前签署手术知情同意书，术前讨论记录，术前谈话记录，摄取并保存术前、术后对比照片，保存完整的原始病历资料（包括文字的、图像的）、病程记录、专家会诊意见、处理意见、抢救记录、尸检报告等等，以备不时之需。

综上所述，在美容医疗活动中，美容医疗技术人员必须认真学习法律知识，提高法律修养，加强法律意识，做到学法、知法、懂法、守法，依法律己，依法行医，为规范和净化美容医疗服务市场、提高美容医疗服务质量、美化人民群众的生活做出贡献。

（张海霞　刘彦普）

1.4　医学美容图片资料管理

医学美容是一门依手术操作或仪器、手法操作为手段达到改变人的体形、容貌的学科。在做好翔实的病历文字记录同时，医学摄影以其真实客观的特点，客观、直接地反映医学美容的治疗效果，两者相得益彰，相互补充，医学摄影已成为医学美容常规记录资料以及常规治疗范围之一。正如Gilles在斯德哥尔摩举行的第一届国际整形外科年会所报告的：“整形外科最重要的进展是图片资料的应用”，可见其在医学美容和整形美容外科中的地位及作用。

1.4.1　图片资料的重要性

（1）图片资料是医学美容手术效果的直接评价

医学摄影是摄影技术与医学科学相结合的产物，医学摄影可以及时、准确、形象、生动地反映客观存在，具有高度的可信性，被称为“形象语言”和“视觉文学”。从病历文字资料中不能直接看出医学美容的确切效果，但只需将术前、术后的照片放在一起进行分析比较，手术效果就可一目了然，大大提高了手术的说服力，成为评价手术成功与否的最直接、最可靠的依据。而在美容外科，外形的改善与否是判断手术效果的惟一标准。

(2) 图片资料是科研、教学、学术交流的原始资料

医学美容临床工作中不同阶段的照片可反映出“美容”前、后及恢复变化的整个过程,而同类病人多次手术或典型病例照片的积累,则为我们提供了保贵丰富的资料。目前,研究人员撰写文章、著书、参加会议、介绍一种新技术、新方法,往往借助照片、幻灯等多媒体技术,而这一切有赖于医学摄影。医学摄影作为信息的传播媒介,与语言文字相匹配,使之图文并茂。没有一幅完整的照片,即使您费尽口舌,也不能给人留下鲜明的感性认识。在教学医院,采用照片或其他多媒体手段会使讲课栩栩如生,印象深刻直观,提高教学质量。对于科研工作,则能及时记录研究各阶段的发展,加强科研工作的科学性。对于疑难手术,可利用计算机远程会诊系统,将收集到的病人相关资料传输给国内外同行进行远程会诊治疗。所以,医学摄影是医、教、研的“人工语言系统”。

(3) 图片资料是解决美容纠纷的主要依据

随着我国市场经济体制改革和社会医疗保障体制改革的逐步推行,医患纠纷已成为医院工作中必须面对的一个重要问题。对于某些有争议的美容纠纷,越来越多的人拿起法律武器来保护自己。图片资料作为法律凭证则可客观、准确地反映手术效果,不仅维护了美容就医者的权益,同时也可以保护美容医疗技术人员。目前,图片资料是解决美容行业纠纷的主要法律依据之一。

(4) 图片资料具有广告效应

在某些美容单位或杂志中用图片作为广告媒体传递信息,往往可产生“事半功倍”的效果,提高了医学美容的可信度、有效性和真实性。

1.4.2 如何拍好医学照片

(1) 医学摄影的要求

1) 医学摄影与商业摄影不同　　商业摄影是力图通过摄影技术、化妆艺术等手段来掩饰或减轻缺陷,展示给人以美的形象;而医学摄影则属于纪实性摄影,是人们在认识、探索人类疾病,提高健康水平和生活质量过程中的客观忠实记录。所以,对于医学美容的病人,要实事求是地反映畸形或缺陷,不允许采用任何形式的夸张手法,或者弄虚作假。其次,摄影者不仅要具有摄影知识,而且还应了解相关学科的摄影要求及专业知识。

2) 重点突出,减少陪衬　　取景范围以缺损畸形部位为中心,对病变部位作近似特写处理,但不能使原物变形,并要能从说明问题的几个角度或体位进行拍摄,如正位、侧位、斜位、仰位等。

3) 画面整洁严肃　　术前拍照女性忌化妆或配戴耳环、项链等装饰物,头发梳理整齐,男性术前理发、剃须。表情自然,仪态大方。拍摄时应脱则脱,该露则露。另外,也不宜用病人姓名、病历号的纸片贴在病人身上拍摄。破坏了照片的完美性(手术设计例外)。术中拍摄伤口应干净,周围手术巾平整无血迹、水迹,如果术野内纱布、手术巾和器械等暂时无法整理,可改变拍摄角度，增大光圈减少景深，使背景模糊，突出主题。术后拍摄伤口应去除痂皮、血迹、污垢以及伤口周围皮肤的胶布印迹。

4）鲜明的对比　包括手术前、手术后的对比，及自身的对比，以加强说服力。如面部美容、形体重塑的患者，术前、术后的对比，便能说明手术的效果。

5）双光源照明　摄影学就是用光的科学。医学摄影在灯光处理上力求简单，不宜用多光，也应尽量避免用闪光灯从正面照射，而尽可能使用碘钨灯作主光源。在灯光的布置上，运用主光源侧45°角方向照射、并结合另一辅助灯的方法，对于反映局部皮肤表浅病变效果好。辅助光可使用白炽光，其亮度应弱于主光源，也可使用一块反光板，减弱光亮度。辅助光主要作用是对主光源造成的阴影部进行曝光，使被摄者具有立体感。在用光时也应避免一般灯光与闪光灯混用。在手术室拍摄时应将手术灯关掉，以免所拍照片色彩混杂。布光时还应防止阴影的形成，有三种方法可以防止阴影的产生：①将被摄对象移至背景前1～2m；②用反射闪光灯办法，即将闪光灯头转向天花板，被天花板反射回来的光线比较柔和，平衡布满画面；③将闪光灯放在照相机的一侧，使影子落在画面之外。

6）背景的选择　选择合适的背景是拍好医学照片不可忽视的重要因素之一，如何选好背景取得高质量的照片是拍摄者应重视的环节。应力求做到被摄物与背景在色调、构图等方面达到和谐的对比。黑白摄影多以灰色为背景，彩色摄影以被摄物补色为背景最能突出主题，但这样有时太繁琐。一般常规以浅灰色或淡蓝色或灰蓝色平布做背景为宜。特殊拍摄时可选用补色背景的方法，可获得满意的效果。被摄部位充分暴露、切忌杂乱无章，以免削弱了对主题的突出表现。在病床前拍摄时，在条件不允许的情况下可直接选用洁白的床单或治疗单为背景，但应注意光和距离的选用，防止产生浓重的阴影影响照片质量。

7）照片的标准化和一致性　在照片尺寸大小、横或竖幅选择、手术前后的曝光量、体位、拍摄角度、用光和解剖标志等应该是一致的，否则无从比较手术前、后有何变化，因而使手术效果的说服力减弱，使文章资料的科学性、严谨性大大降低。

8）资料完整成套和系统化　包括术前、术后的照片及必要的术中及随诊照片，缺一则不能说明问题。另外应该系统的收集病例资料，既可包括单一病种，又可包括在其他病种系列之中，如唇裂既是一个单一的病症，也可是唇腭裂系列病种，既要求摄取病例本身的资料，又要考虑收集其家族性、遗传性等资料。

9）特殊部位的拍摄　在拍摄眼、耳、鼻、口等局部特写时，可选用合适的微距镜头或加近摄镜拍摄。

（2）摄影器材的要求

1）照相机　可调焦的手动135型单镜头反光照相机（如国产海鸥DF照相机，日本产美能达、佳能、尼康等）最为适宜。可更换多镜头及近摄装置。

2）镜头　标准镜头及小范围可变焦距镜头，此类镜头摄影真实、变形小、构图容易。有条件的情况下加微距镜头。

3）数码相机　所谓的数码相机是一种能够进行拍摄、并通过内部处理把拍摄到的物体转换成为数字格式存放图像的特殊照相机。数码相机由镜头、CCD（电荷耦合元件）、A/D（模/数转换器）、MPU（微处理器）、内置存储器、LCD（液晶显示器）、PC卡（可移动存储器）和接口等部分组成。数码相机的工作原理为：当按下快门时，镜头将光线会聚到光感器件 CCD 上，CCD 是半导体器件，由数千个独立的光敏元件组成，它代替了普通相机中胶卷的位置，CCD 的功能是把光信号转变为电信号。这样，我们就得到了对应于拍摄物的电子图像，但是它还不能马上被送往计算机进行处理，还需按照计算机的要求进行从模拟信号到数字信号的转换，A/D 器件来执行此项工作。接下来 MPU 对数字信号进行压缩并转化为特定的数码图像格式。最后，图像文件被存储在内置存储器中，一些数码相机为扩大存储容量而使用可移动存储器，如 PC 卡或者软盘。拍摄的图片可经数码相机的输出接口与计算机相连。从其工作原理不难看出，镜头和 CCD 是数码相机成像质量的关键。面对琳琅满面的市场，应根据自己的实际需求和经济能力购买不同品牌的数码相机。一般而言，32～64MB 的存储卡、2 倍的变焦镜头，200 万～300 万像素的数码相机就可满足工作的需要。

4）*光源*　用碘钨灯作为主光源，色温高、亮度强、易获得层次丰富、立体感强的照片。白炽灯作为辅助光源，要求比主光源亮度弱。闪光灯作为应急光源，因其为正面光，光线平淡，层次性差。

5）*彩色胶卷*　常用有日光型和灯光型两种型号。日光型宜在室外或 5400K 左右的灯光下拍摄，灯光型宜在色温 3200K 的碘钨灯下拍摄。

6）*三角架*　三角架是必备的器材。室内光线比较弱的环境下拍摄时，一般小光圈慢速度组合效果较好，故应使用三角架为宜，以防照相机晃动，确保影像清晰。

7）*滤光镜*　备用器材。最好少用滤光镜以免歪曲真实形象。

8）*背景*　多选用浅灰色或淡蓝色为背景对比鲜明，无阴影，效果佳。

（3）对医学美容工作者的要求

1）*应对图片资料的收集高度重视*　加强每位医师及摄影师的责任心，认识到每个病例的珍贵性。

2）*加强法律观念*　在对病人拍摄之前，应对病人解释清楚摄影的必要性、摄影目的和意义，以防因侵犯其“肖像权”而被诉诸法律。

（4）美容外科常见手术部位摄影要求

1）*头面部*　头部正位像、侧位像（90°）、半侧位像（45°）。头部正位像画面应包括头部全部边缘，下至胸锁关节，上衣不能覆盖颈前区域。侧位像以面部正中线为一侧轮廓线。半侧位像头偏向一侧转至鼻尖与面颊部轮廓线重叠。如面部瘢痕或除皱术的摄影。

2）*鼻部摄影*　体位为正位像、侧位像、鼻底位（后仰 45°）。摄影范围包括上至眉毛，下至下唇。如隆鼻术、唇裂术的摄影。

3）*耳部摄影*　头部正位像、侧位像、半侧位、耳后侧位像、耳局部像。摄影范围同全头部。如小耳畸形手术的摄影。

4）*眼部摄影*　体位为正位、侧位、睁眼、闭眼或微笑像。摄影范围上至前额部，下至鼻尖，左右两侧颞区。如眼袋整复、重睑术的摄影。

5）*唇部摄影*　体位为正位像、侧位像、鼻底位、张口、闭口。摄影范围上至眼部，下至下颏。如唇裂修补术、小口开大术的摄影。

6) 颏部摄影　头部正位像、侧位像、半侧位像、头后仰 45°。注意颌颈角位。如下颌角截骨术的摄影。

7) 胸部手术　体位为正位像、侧位像、半侧位像。摄影范围上至锁骨，下至脐部，双臂自然下垂。如隆乳术的摄影。

8) 腹部手术　体位为正位像、侧位像、半侧位像、后侧位。摄影范围上至剑突下缘，下至膝部。如吸脂术的摄影。

9) 手足手术　镜头轴线与摄影部位垂直，以病变部位为中心。体位为掌、背和功能位。

1.4.3 资料的收集与保管

(1) 资料收集

随着美容医疗技术的发展与应用，照片日积月累，如果不能及时整理，妥善保管，时间长了，必然就会混乱无章，需要时而无从查找，达不到使用的目的，使珍贵的照片资料成为一堆废纸，非常可惜。因此，管理好照片资料是一件长期而又艰苦的事情，需有一套完整的管理体系及工作人员持之以恒、耐心细致的工作态度，方能万无一失。

照片资料的收集从开始就必须高度重视，作为医学美容的一项常规工作。首先，应固定专人负责，负责此项工作的人员要熟练掌握摄影技术，并要求有一定的美容医学专业知识，工作认真细致，这是做好临床医学摄影工作的根本保证。其次，建立医学摄影照相的申请单(其中包括病人住院号、姓名、性别、年龄及照相部位的要求等等)。临床医生对每个病人进行手术前、后或治疗前、中、后照相，首先应常规填写申请单，摄影师按照相申请单要求对病人进行照相，如有疑问，拍摄前应与主管医生及时联系，否则出现差错将造成不可挽回的损失。在临床医生中普及医学摄影知识是非常必要的，要提高他们对医学摄影的重视，使医生与摄影师之间配合更加默契，这也是搞好医学摄影及资料收集工作的一个重要环节。如急诊病例照相，在摄影师不在场的情况下，若临床医生不会拍照或怕麻烦不重视而漏照，事后又发现手术方法和效果比较满意，需与术前对比时，往往悔之晚矣。

照片资料的收集要及时完整，一般常规照相，照完后及时冲洗、及时分类、登记，底片与照片编号(最好与住院号一致)归于同一照片袋中，卡片按编号放于专门的卡片柜中存档。检查拍摄登记本是否有漏拍或拍坏以及没有归档的情况，如发现上述情况应立即补拍，但最好不要发生此类事故。同时还要注意照片的完整性，对一个病例应有术前、后或治疗前、中、后照片及底片，对每个病变部位如一个体位不能说明问题，应根据病情从不同角度多拍几张以补充说明。另外，手术或治疗的前后照片在拍摄的范围、角度、体位、用光等方面应保持一致，以加强对比性、一致性，加强说服力。这一点是不易做到的，但至少也要做到治疗前后在以上各方面的相近，以保证照片资料的可比性。一个理想的摄影记录，应该包括手术前、后或治疗的前、中、后能说明病情问题的一张或几张照片，并且其底片都必须完整，而且质量要高。这里要特别说明的一点是，对于术后病人在其出院前由于伤口未完全愈合而没有拍照手术后照片的病人，一定要在其出院前完成拍照，虽然此时拍出的照片对手术后的效果不能充分说明问题，但如不拍照而等其伤口完全恢复后再拍随诊照片，那时能配合的病人寥寥无几，资料无法保存完整。最好的方法是在出院前进行手术后前期照相，给病人说明或随诊写信再拍手术远期后照片。临床医生在检索照片或底片后必须及时归还入档，禁止乱拉乱放，造成不必要的混乱。

总之，照片资料的收集和管理是非常艰苦的工作。必须从拍照一开始就认真对待，在每个环节上都不能马虎，稍有不慎就会酿成大错，造成不可挽救的损失。

（2）几种照片资料的管理方法

1）*照片放入病历中保存*　此方法将照片放入病人病历中保存，查找时从病案室借阅。其优点是病历资料完整，照片由病案室统一保管，安全可靠，病人前来复查或二次住院时，非原主管医生可了解掌握病例的全面情况及时处理。缺点是一个医院科室众多，各科不能单独存放，如病历很多不易查找，且不便于同类病例的比较与统计。

2）*卡片法保存*　这种方法目前最为常用。此方法是用特制的照片底片袋保存照片和底片，按病变部位、病种住院号等进行分类建立相应的卡片，病种可根据实际情况分得很细致，就如同图书馆存放书籍一样。其优点是分类清晰易于对比，查找便利，井井有条；弱点是类别多较繁琐。另一种方法是按住院号顺序存档保管，用时查找住院号即可，另备有分类登记卡。对临床医生和管理人员要求高。

以上两种方法存在以下缺点：①分类整理工作量大而且需要内行人负责管理，费人、费时、费物力；②需按事先既定的分类进行检索，但不能进行交叉检索、模糊检索，检索速度太慢；③分类简单，用途单一，通用性较差；④无法脱离传统的拍照方式，照相费用昂贵。

3）*计算机医疗信息管理系统的应用*　鉴于以上原因，许多单位开发研制了计算机医学信息管理系统软件，如在全军实行的"军卫一号"、"牙博士"、"整形外科多媒体医疗信息管理系统的开发和研究"等软件，以期提高病人资料的管理。这些软件的运行环境包括：计算机、真彩扫描仪、数码相机、摄像机等。

图片信息管理软件总的技术路线是将数码相机、扫描仪、摄像机、内镜等输入设备所拍摄到的病人在治疗前、治疗中、治疗后各个阶段的治疗图片，按软件各项的要求输入计算机中。一个病人一个新文件，写入一定量后刻入光盘保存或备份。医生可根据自己的需要行各种类型的检索，进行病例讨论、经验总结、统计、远程会诊等，选择有用的资料打印或储存。

图片信息管理软件除了强大的医学图片资料管理能力之外，还具有更加完善的病例信息管理功能，如病人的诊断、治疗方案、手术名称、治疗过程、主管医师等详细记录。对于新的病人可编辑新的病例，对于多次就诊病人可继续添加。另外，这些软件采用菜单法，界面简洁，操作方便，避免大量的文字输入，用户不必专门学习即可使用。

随着计算机的迅速发展和信息时代的到来，应用计算机管理照片资料也是势在必行。

1.4.4 多媒体技术对医学摄影的影响

21世纪是人类全面进入信息社会化的新世纪。随着计算机技术的迅猛发展，多媒体技术逐渐取代了传统的媒体走进千家万户。以计算机技术为标志的"多媒体技术"和基于宽带网的"信息化高速公路"正在以惊人的速度改变着人们的工作、学习和生活方式。"无所不在的电脑将不仅会改变科学发展的面貌，而且会大大地影响我们生活的每一层面"。

多媒体这一概念常用来兼指多媒体信息和多媒体技术。所谓的多媒体信息是指集数据、文字、图形和图像为一体的综合媒体信息。多媒体技术则是将计算机技术与通信传播技术融为一体,综合处理,传递和储存多媒体信息的数字技术。目前广泛流行的多媒体概念主要是指多媒体信息。

近20年,由于新技术、新设备雨后春笋般地进入医学研究和医疗领域,摄影成像技术在医疗领域受到了空前的重视和巨大的发展,医学摄影的范围和概念也发生了巨大的变化,这样就对医学摄影工作者提出了更高的要求。计算机和微小芯片将大量应用到摄影领域,现有的这些摄影成像技术也会更加成熟,精度也会大大提高,视野愈来愈细微或超细微,模拟三维成像技术将广泛使用,虚拟现时也会很快引入医学教学、科研和医疗中。数字化设备将大大丰富医学摄影的内涵。医学美容工作者将不再被动地选择传统意义上的专业摄影人员,而是利用便捷的摄影工具即见、即显、即得,不论是病例积累、实时诊断,还是研究分析将更加方便。面对新的挑战,21世纪的医学摄影,无论是从人员组成还是摄影室整体设施,都应该体现新世纪高新科学技术的应用。医学摄影室应由单一的医学摄影师转变为管理人员、教学课软件编辑人员、计算机操作人员和医学摄影师组成的有机组合,充分利用现代化教育技术——多媒体技术来完成医学摄影的工作,以便更适合现代医学教育的需求。

总之,充分利用多媒体技术,是下个世纪高科技在医学摄影工作方面必须深入研究的课题,我们应该认识到这一点,迎接挑战,抓住机遇,提高和改善摄影人员素质和摄影设施,更好地为高等医学院校教学、科研和医疗等方面工作服务。

(张琳西 郭树忠)

参 考 文 献

孔繁祜.1996.应该高度重视和加强美容整形外科照片的标准.实用美容外科杂志,7:267

孙建秋等.1986.美国纽约摄影学院摄影教材.北京:中国摄影出版社,306

仝润泽.1994.浅谈美容整形外科照片标准性、一致性.实用美容外科杂志,5:84

魏清文等.2000.整形外科多媒体医疗信息管理系统开发与研究.中华整形外科杂志,5:184

吴继聪.2001.美容医疗技术.北京:科学出版社,1~3

吴继聪.2002.美容医疗技术群的定位与规范.中国美容医学杂志,(4):385~386

吴继聪.2002.美容医疗应用技术——美容医学中的一个应用技术群.实用美容整形外科杂志,(3):158~159

张琳西等.1996.2561例整形病人照片的分析.中华医院管理杂志,12:502

张其亮等.2000.实用医学美容技术学.北京:科学出版社,1~3

Hawery et al. 1984. Standards of photography. Plast Reconstr Surg, 74:137

Irene Talamas et al. 2001. Specific requirement for preoperative and postoperative photos used in public. Aesth Plast Surg, 35:307

2 美容医疗技术实施中的医学美学基础

2.1 美容医疗技术实施中的审美原则和环境审美建设

2.1.1 美学与医学美学

(1) 关于“美学”

关于“美”的探讨，无论中外皆可谓是古已有之。但是直到1750年，德国学者鲍姆加通发表《Aesthetics》一书之后，“美学”才第一次成为一门学科的命名，也就说，“美学”这个专门学科才开始被正式认定。因此，鲍姆加通被尊为“美学之父”。

Aesthetics一词的德文原意是“感性学”，首先由日本学者中江肇民(1847～1901)意译成“美学”。他的译法颇能揭示Aesthetics这门学科的本质，所以为汉语学界所完全接受。20世纪初由中国学者王国维把这个词引进我国。从Aesthetics一词的原意可以知道，美学是对人的感性的研究。人有理性、感性，理性又可分为“理论理性”和“实践理性”。理论理性的职责是通过概念思维和逻辑推理等方法来“认识世界”，实践理性的作用是通过把知识转化为生产力和建立规章制度等方法来“改造世界”。前者代表着人对世界的认知态度，后者代表着人对世界的实用态度。但人类不仅是理性的存在者，而且是感性的存在者。感性一方面是认识的低级阶段，另一方面又代表着不同于“认知”和“实践”的人对世界的第三种态度，即人对世界的“鉴赏态度”。在认知活动中人们追求“真”，在实践活动中人们追求“善”；而在鉴赏活动中，人们所追求的则是“美”。

任何一次审美事件的发生，实际上取决于两个因素：人在主观上是否愿意以鉴赏的态度来接物；物的形象属性在客观上是否足够引人注目。有时，物的形象平淡无奇，但是某人愿意以鉴赏的态度来关注它，于是对于该人而言，此物就成为审美对象；有时，物的形象属性引人注目，以至人心中的原本“沉睡”着的鉴赏态度被物形象的强大吸引力所“唤醒”，被唤醒的鉴赏之心随即对物的形象属性投以更多的关注，从而在使自己成为审美主体的同时，也使物的形象成为了审美对象。

无论是人对物的主动鉴赏在先，还是物形象的“引人注目”在先，都不改变一个事实，即产生“心理距离”(悬搁“人对物的非鉴赏态度”)是导致任何审美事件发生的先决条件。在任何已经发生的审美活动中都包含三个构成元素：①“审美主体”(对事物抱鉴赏态度的人)；②“审美对象”(事物的形象属性)；③“审美关系”(“审美主体”与“审美对象”间的关系)。审美活动中的这三个构成元素，也就是美学的全部研究对象。

(2) 关于“医学美学”

医学美学是医学与美学在研究对象上相互交叉的产物，是美学的一般原理在医学实践中的特殊应用与发展。例如，在口腔科和皮肤科等临床实践中，医务人员的医疗活动不仅致力于患者身体的康复，而且致力于患者形体的美化；其就诊者往往把求医动机与求美动机融为一体，他们要求医生既把自己当作医疗的对象，又把自己当作审美的对象。这种情形，在美容医学的临床实践中更为突出，它的服务对象已不再是传统意义上的“就医者”，而是一类特殊的“美容就医者”；医疗技术已不仅用于治疗身体的疾病，而是用于维护、修复和再造人体之美。

随着融生物、心理、社会等因素于一体的“整体医学模式”的提出(1977 年)，以及其对于传统“生物医学模式”的革命性取代，人们对于包括审美在内的人文社会因素在疾病防治中的重要作用日益取得共识。当代我国学者关于医学审美环境建设的提出，艺术治疗诊室的成立和发展，生命美学和医学文学的出现等，所有这些无不表明，医学与美学之间确实存在着目标的兼容性和功能的互补性；把美学引进医学，是医学发展和美学发展的共同需要，也是时代潮流的大势所趋。

正如普通审美活动是美学的研究对象，在医疗中发生的特殊审美活动就是医学美学的研究对象。在医疗中发生的特殊审美可具体区分为两种不同的类型：①以“治疗结果”为审美对象的审美，如在美容外科、美容牙科、美容皮肤科和各种医学美容治疗活动中的审美；②以“治疗手段”为审美对象的审美，如在艺术治疗活动中的审美，以及各科患者对于包括医院设施及医疗器械造型在内的“医学审美环境”的审美。前者可称为广义的“医学美容审美”，后者可称为广义的“艺术治疗审美”。在前一类型审美活动中，接受治疗者是被审美的对象；而在后一类型审美活动中，接受治疗者却是进行审美的主体。由于存在着这种明显的差异，使得医学美学在实践中可以进一步分类为“医学美容美学”和“艺术治疗美学”。前者主要以“美容治疗中的审美”为研究对象，后者主要以“艺术治疗中的审美”为研究对象。

2.1.2 美容医疗技术实施中的审美原则

美容医疗技术以医学为基础，以“人体美”为其核心和目的，技术则是达到目的的手段，技术的选择、方案的设计、实施的过程都必须围绕着“人体美”这个核心目标，美容医疗技术实施中的审美原则也围绕“人体美”来规定。美容医疗实施中的审美应遵循以下四个原则：

(1) 双主体原则

任何审美活动都必定包含审美主体和审美客体这两个基本的构成要素，美容医疗实施中的审美活动以美容就医者的容貌形体作为审美客体，美容医师和美容就医者都是审美的主体。在审美过程中，美容医师和美容就医者的审美标准都应该得到充分的尊重和体现，美容医师不能把自己的审美标准和审美感受强加给美容就医者，美容就医者也不能强求美容医生能完全按照自己的审美要求和审美理想去实施手术，双方应在充分沟通的基础上达到审美认识的基本一致。这两个审美主体在美容医疗技术实施中的作用又有所区别。

1) *美容医疗技术人员在美容医疗技术实施的审美中的作用* 美容医疗技术人员在美容医

疗技术实施的审美中起引导的作用，所谓引导，就是通过各种方式在美容手术的各个环节与美容就医者进行审美沟通，用自己专业的技能和知识引导美容就医者树立科学的人体审美观。美容医疗技术是以医学科学为基础对人体美的再塑造，是一类具有创伤性或侵入性的医学技术，是为了人体审美的目的而导致的一种对人体不可避免的局部伤害，这种伤害有可能诱发人体的某些潜在性疾病的发作。在追求和塑造人体美感的过程中，必须把功能正常和机体完整作为手术最基本的评价要求，不能因为追求人体某种美而损害人体健康。任何一种美都离不开审美对象本身具有的正常规律，人体美必须符合人体正常的生理规律，保障生理功能的健全和机体的健康是实施美容手术的前提，任何以牺牲人体的生理功能而片面地求得美容的效果的技术实施都有悖美容医学临床技术的宗旨和规范。如果人体生理功能有问题，不仅直接影响到人体美感，而且会进一步影响人的心理感受，从而影响人体的整体美。在这一点上，美容医师不仅要严守规范，而且要引导好美容就医者，使美容就医者能理解美容手术的界限。

2）*美容就医者在美容医疗技术审美中的作用*　了解美容就医者的审美要求和审美理想是美容医学技术进行审美设计的前提。美容手术结果审美效果如何，不是完全由美容医师来判断的，如果美容就医者觉得不美，心理上就不能接受手术。一般的美容就医者比较缺乏美容医学知识，主要是侧重于从社会流行的人体审美标准或自己的人体审美理想去评判美容医学手术的审美效果。美容医师在考虑美容就医者的机体功能健康的基础上，结合美容医学专业审美的一般原则，通过与美容就医者的相互沟通，在最大限度内尊重美容就医者的审美要求。

（2）整体美和局部美相结合的原则

对人体健康状态和审美评价整个过程都应遵循整体与局部并重的原则，即重视局部美化，也不可忽视整体的审美和健康。整体美与局部美相结合是实施美容手术不容忽视的原则。

1）*整体美以局部美为基础*　人体是一个系统，这个系统是由各种不同的要素组成的。人体容貌形体的审美以人体各个器官的整体规律性为基础，没有人体各个器官在功能、形体、色彩的相互辉映，就不会有人体整体的美。也正因为如此，人们才会为了增加自己的人体美感，对人体的某一器官或器官的某一部分进行整形。因此，在美容手术的选择过程中，对人体进行整体审美评价是提高美容手术审美效果的重要前提。

2）*局部美服从整体美的要求*　如果人体的某一个器官的造型、颜色不能与特定人体的气质、整体形象相适应，即使这个器官本身孤立地看时具有审美性，也会因为与整体不相称而显现不出其自身的美，甚至会破坏整体美感，人体局部美必须服从人体整体美的需要。

（3）审美共性与审美个性相结合的原则

任何美都是共性和个性的统一，在美容医疗技术实施中既要反映人体审美的共性要求，又要突现人体美的个性特征。审美共性与审美个性相结合是美容医疗技术实施中审美的又一个十分重要的原则。

1）*审美共性*　审美是对具有特征结构的“完形表象”的内模仿和移情。所谓完形，简单地说就是对物形象的全部细节按照突出单一明确特征结构的需要予以删繁就简式的点线面处理。美容医疗技术操作的目的，就是借助技术操作的力量，把美容就医者的形体容貌塑造成为具有所希望的特征结构的完形样式。而达到这种完形简化的最便捷途径，就是遵循“形式美”的一般法则来进行造型。人体审美的共性要求在美容医疗技术实施中要遵守人们普遍接受的人体形式美的基本法则，一般的人体美表现为左右对称、比例均衡、线条流畅、体形匀称、动姿协调，具体表现为节奏、整齐、对称、均衡、和谐、比例（如黄金定律等）、整体性和多样统一等，以及色彩、亮度、层次和角度的变化规律。

A. 整齐与节奏：整齐是最简单的美，它包括有序、齐一、单纯等方面的要求。眉清目秀之所以美，是因为它的整齐有序；蓬头垢面之所以丑，是由于它的混乱无序。口腔美容对于牙齿排列形式的正畸，就是根据齐一原则。皮肤上有疙瘩、斑点或皲裂之所以不美，是因为它们破坏了肌肤表面色调和质感的单纯，皮肤美容的目的，就是要还肌肤一个单纯的美。节奏是建立在整齐之上的动感美。运动过程中的强弱变化有规律地组合并周期性地重复，就形成节奏。节奏不仅表现在时间向度上，也表现在空间向度上。例如，人体的隆起部位与凹陷部位规律性地交替，所形成的优美曲线就是一种节奏美。

B. 对称与均衡：对称是以一条线为中轴，左右（或上下）两侧的体积和数量均等。斜视、跛足、独眼、残缺等之所以不美，是因为破坏了对称。对称是平衡的初级表现形态。美容医疗技术操作中对于人的体形及容貌的美化，需要遵守和运用对称的原则。均衡是一种重量或感觉上的对称关系，构成均衡的中轴两侧在体积上并不严格对称，仅仅在数量（重量）上仍大体保持相等。发型美容往往要参照均衡的原则，例如有些发型两边虽不对称，但却不失均衡。比例得当也是一种均衡，会给人以“匀称”的感觉。在人体整形美容设计中，黄金定律对确定人体器官各部位间的最佳比例数值具有重要的参考意义。

C. 对比与协调：对比是由两个不同性质的元素所构成的意义关系。例如，红与绿、黄与紫、橙与蓝、黑与白之间，都构成对比关系。在发型与脸型的审美适配中可以用到对比原则。例如，胖圆脸不适合把头发烫成以圆形卷曲为主的发型，而适合选择自然下垂至肩的直发发型，因为这样才能使脸型的圆弧形与发型的直线形构成差异对比关系，从而避免圆脸配圆发的单调与滑稽。和谐是形式美的最高形态，它是单纯与丰富、整齐与错落、对称与非对称、平衡与不平衡、调和与对比等相反因素的相成，对立面的统一。美容审美是一种人际审美，而真正的人际审美主要发生在具有不同气质类型，彼此能在优点上互感神秘、在缺点上互有补救的人群之间，人际审美的个性适配所服从的原则就是和谐。

2）个性美原则　美既有共性，又有个性，美容的目的不是改变人的容貌所具有的天然类型，而是在遵守共性美的基础上突现出每种类型容貌的特殊美，对每种类型容貌所具有的缺点予以掩饰或淡化。经过美容修饰后的人体容貌，不是“千人一面”那样的呆板一律，而是各有个性、不相雷同，既符合形式美的共性规律，又具有容貌美的个性特征。

A. 种族与地理的差异：种族与地域差异是造成不同人群容貌类型差异的主要原因。人类为了适应不同地区的自然环境，各个人种在漫长的种族进化过程中形成了各自的容貌特征。例如，热带地区气候炎热，人体的新陈代谢比较旺盛，需要吸入大量空气，所以热带地区居民的鼻子往往鼻孔较大且向前；而由于不需要将吸入的空气加温，所以他们的鼻子往往较短。相反，居住在北方寒冷地带的人，由于必须将吸入的空气加温，所以他们的鼻子鼻孔小而向下，鼻腔细长。一般而言，黑种人的侧面轮廓以突吻型为主；黄种人多数属于微突型，少数属于直面型；白种人多为直面型，少数甚至凹面型。

B. 年龄差异：人体美具有明显的年龄差异性，不同的年龄段的人体美具有不同的特征，青春期、中年期、老年期的人体美是不相同的。

C. 性别差异：男性与女性的容貌和躯体有明显的差异性，这是自然规律。男性的容貌形体突出其阳刚之美，女性容貌形体则以"柔美"为胜。在塑造人体美时，需遵循"男女有别"的自然之道。

D. 气质特征：人的气质风度与人的成长过程、学识修养、工作环境、家庭背景、社会关系等有着密切的关系，不同的人具有不同的气质特征，审美趣味和审美要求也会迥然不同，在实施美容医疗技术时需要充分考虑型与色的选择。

2.1.3 美容医疗技术实施的环境审美建设

(1) 医疗环境审美建设的一般内涵

医疗环境就是指人们对医疗场所的内部环境和外部环境所产生的心理、生理及社会意识的总和。人对环境美与不美会产生感受，随着现代社会文明的发展，环境美成为人们社会生活的普遍要求。

审美是人被"物形象"的色、线、形、声等形式要素所吸引，身-心过程对于物形象形式结构的内模仿和移情。当人体处于疾病状态时，其生理-心理过程的运行结构是紊乱而失衡的。审美所引起的适当形式的内模仿和移情，能够给予处在紊乱失衡状态的人体生理-心理进程以有益的引导与匡正，促其恢复均衡有序的结构状态。这就是为什么人们常说审美能够祛病健身、益寿延年的道理所在。既然审美能够治疗疾病，那么，环境中的审美因素能对置身其中的人们发生类似艺术治疗的保健作用，也就不言而喻了。

医疗环境审美建设要求从审美的视角来设置医院的环境，与一般环境的审美建设相比，医疗环境审美建设对于治疗疾病及促进健康具有更为直接的意义。医学审美环境建设的任务由此提出。现代整体医学模式把"环境"列为具有治疗意义的重要因素，而环境借以发挥其治疗作用的途径之一，是以其色、线、形、声等形象属性吸引置身其中的人们对它进行审美鉴赏。

(2) 美容医疗技术实施中环境审美建设的特殊意义

早在1988年，我国学者邱琳枝、彭庆星主编的《医学美学》专著中系统地提出了医学审美环境建设的理论。认为可将医学审美环境划分为生理(生物)学、心理(伦理)学和社会(表现自身)学三种类别(也称为三个层次)。这是从整个医学环境条件下提出的，在此用于美容医护技术实施中，则主要应从美容技术实施时所需造就的审美环境来分析，主要是从上述的后两个层面来着手：

1) *心理学审美环境的建设*　在美容医疗技术实施的具体环境中，首先要为美容就医者创造一种视觉上赏心悦目、听觉上动听悦耳、嗅觉上具备植物芳香气息的舒适环境，这是实施美容医疗技术时所要创造的最低条件。因此，美容医务工作者必须加强艺术修养，从室内的装饰色彩、合理采光方面加以考虑，栽培一些季节性鲜花，选择一些轻松的乐曲。美容实施者要在自身职业形象上加强修养，态度上和蔼可亲、彬彬有礼，讲究职业道德；还要学会掌握运用美容心理学知识、善于与美容就医者进行心理沟通和心理疏导。这样就可增进医患情感，提高美容效果。

2) *社会学审美环境的建设*　美容医疗技术的实施环境也是一个小社会。美容医疗技术实施者要了解美容就医者的文化程度、职业性质、兴趣爱好等特点，针对不同的美容对象和要求来实施各种相应的技术项目。美容医疗技术实施者不能自视清高、傲视美容就医者，要正确处理好医患关系，创造一种充满理解与信任的人际环境。

(3) 美容医疗技术实施中环境审美建设的基本要素

美容医疗技术实施的审美环境建设应充分体现美容医疗技术的基本理念，显示其对人体美的追求，为美容医疗技术的实施营造优良的环境，使美容医疗人员不忘自己的使命，使美容就医者获得美的享受和熏陶，达到"景技交融"的效果。卫生、整洁、色彩和谐、形体协调、声音悦耳。色彩、形体、声音是构成美容医疗技术实施中环境审美建设的三个基本要素。

1) *色彩*　美容医疗环境的色彩不仅会引起美容就医者一种生理感受，而且可以转化为一种情绪和体验。色彩和谐是美容医疗技术环境审美建设的第一个要素，美容医疗环境中的室内外布置、各种器械、医务人员的衣着妆容、光线照明等所包含的色彩因素要充分体现美容医学所追求的"生命活力美"的理念，按照色彩的组合规律、情感意味、象征意义进行选择和搭配。冷色可以使人放松、平和、恬静，能够降低人的心理温度；暖色给人温馨、热情、活跃的感觉，能够提高人的心理温度。美容医疗场所一般应以冷色为主色，搭配适当的暖色，原则上不宜使用表情性过于强烈和消极意味太浓的颜色作为主色调，如大红、橙黄、灰黑等，色彩组合从总体上要表达出洁净、温馨、优雅的情调。

2) *形体*　美容医疗技术实施的环境中的各种设施、器材、室内外门窗、天花板等的陈设布置要井然有序、错落有致，富有艺术意味，大小长短，圆方轻重，不仅要有层次感和秩序感，而且要富有节奏感和韵律感，特别是要围绕"人体美"这一主题。例如，室内外可以有适当的人体艺术品作为装饰，雕刻、绘画、摄影作品都可以。

3) *声音*　美容医疗技术实施环境的声音要素包括周边环境的声音、医务人员的言语、音响设备等。美容医疗技术实施需要保持一种宁静的环境，诊疗室和手术室应该选择在噪音少的位置，墙壁应具备良好的隔音功能。医务人员的言语要温和、清晰，动作尽量轻松愉快。诊疗室和手术室配备音响设备，至少要有简单的音乐播放器，针对不同的受术者播放适宜的音乐，不但使受术者有一种轻松愉快的感觉，在心理上缩短手术的时间和减轻疼痛紧张，而且可以起到治疗的作用。

（陈　媛　吴继聪　居　云）

2.2　皮肤毛发的医学美学基础

皮肤是人体最外层、最大的组织器官。健康的皮肤具有柔软、弹性、细腻、光泽等特点，传递着静态或动态的强烈美感，是体现人体外表美的重要组织器官。而毛发则以其生长、脱落的不断变化直接影响着人们对自身美的评价。皮肤的健康与毛发的美密切相关，皮肤和毛发的新陈代谢状况，又是人体各器官生理和病理状况即健康状况的外在反映。

2.2.1　皮肤毛发的解剖生理学特点

皮肤从外向内分为三个部分，依次为表皮、真皮和皮下组织。

(1) 表皮

表皮由两大类细胞组成,即角质形成细胞(角朊细胞)和树枝状细胞。一般将表皮分为五层,由深至浅依次为基底层、棘层、颗粒层、透明层和角质层。

树枝状细胞分布在角质形成细胞各层内,包括:①黑素细胞:位于基底细胞间,具有合成黑色素的作用;②朗格汉斯细胞:大多位于棘层中上层,是与免疫有关的一种细胞;③未定型细胞:常位于表皮下层,此种细胞可能分化为朗格汉斯细胞,也可能是黑素细胞前身;④默克尔(Merkel)细胞:数量很少,目前认为可能是一种触觉感受器。

(2) 真皮

真皮主要由结缔组织组成,包括胶原纤维、网状纤维、弹力纤维及基质,其中胶原纤维最为丰富。神经、血管、淋巴管、肌肉、毛囊、皮脂腺及顶泌汗腺(大汗腺)、小汗腺均位于真皮结缔组织内。真皮厚度约为表皮的15～40倍,有少数细胞成分如纤维母细胞、肥大细胞、组织细胞及淋巴细胞。

(3) 皮下组织

皮下组织又称皮下脂肪层,由脂肪小叶及小叶间隔所组成。小叶间隔将脂肪细胞分为小叶,间隔的纤维结缔组织与真皮相连续,除胶原束外,还有大的血管网、淋巴管和神经。

(4) 皮肤附属器

皮肤附属器包括毛发、毛囊、汗腺、皮脂腺与指(趾)甲等。

毛发:由角化的角质形成细胞构成,可分为长毛、短毛和毳毛。长毛如头发、胡须、阴毛及腋毛等。短毛如眉毛、睫毛、鼻毛及外耳道的短毛。毳毛细软、色淡,分布于面、颈、躯干及四肢。掌(跖)、指(趾)末节伸侧,唇红、乳头、龟头及阴蒂等处无毛。

毛囊:可分为三部分,最上部为毛囊漏斗部,中间为毛囊峡部。自立毛肌附着点以下为毛囊下部,所有毛囊的活动均呈周期性,即分为生长期、退行期和休止期。

皮脂腺:它是一种全质分泌腺,没有腺腔,整个细胞破裂即成为分泌物,皮脂腺与毛囊关系密切,皮脂腺导管大多数开口于毛囊漏斗部。少数皮脂腺与毛囊无关,直接开口于皮肤或黏膜的表面,如唇红缘的皮脂腺直接开口于黏膜表面。皮脂腺的发育及分泌活动主要受雄激素的影响,它并不直接受神经的支配。

小汗腺:除唇红缘、包皮内侧、龟头、小阴唇、阴蒂及甲床外,小汗腺遍布全身。小汗腺由盘曲的分泌腺、盘曲的真皮导管、垂直的真皮导管及螺旋形表皮内导管所组成。

顶泌汗腺(大汗腺):仅见于腋窝、乳晕、脐周、肛周和外阴部。其分泌液为无臭的乳状液,排出后被细菌分解即产生臭味,称腋臭。分泌活动主要受性激素影响,于青春期分泌最旺盛。

甲:包括甲板、甲根及包绕它的组织。甲板由角化的细胞组成。甲根是指甲母即甲母质细胞所在的区域。指甲每日约生长 0.1mm,趾甲生长速度更慢,为指甲的1/2～1/3。疾病、营养状况及生活习惯等的改变可使当时所产生的指(趾)甲发生凹沟或不平。

2.2.2　皮肤毛发的美学特点

(1) 皮肤和毛发美的自然属性

皮肤以其特有的结构和功能包裹着人体表面。在显微镜下,可以清楚地观察到皮肤表面由皮沟、皮嵴构成无数菱形小块。毛发分布于不同部位的皮肤表面。不同部位皮肤的厚薄不同,其厚度通常不到2mm,成人表皮仅仅只有0.1mm。面部皮肤的厚度差别更大,如眼睑部位的皮肤比颊部皮肤薄得多。毛发在人类虽然不像其他哺乳类动物那样需要靠其来保护皮肤,但不同部位的毛发仍有着其特殊的生理功能。如毛乳头有着丰富的神经末梢,有着敏感的触觉功能,就像眉毛和睫毛可以感知极轻微的外力,以极快的速度做出瞬间反应,保护眼球免受外界的刺激和损伤。皮肤和毛发具有保护、分泌、排泄、吸收、调节体表温度、感受外界刺激等作用。毛发是人体生长发育的象征,是人体各器官协调作用的表现,部分硬毛可以保护皮肤防止外界摩擦和刺激,如眉毛、睫毛、腋毛和阴毛等。

(2) 皮肤和毛发的审美

1) *皮肤的审美*　　皮肤在不同的性别所表现出来的美是不同的。男性健美的肌肤,同样对异性有着强烈的吸引力。皮肤审美的标准不尽相同,美的皮肤透出的是人的一种气质。这种美不单单具有形态学上的意义,而且传递出来的是一种美的魅力。女性娇嫩的肌肤,让人的怜爱之心油然而生,这实际上是人爱美的天性。不同人种有着不同的肤色,各种肤色都可以给人以美的视觉感受。尽管人们对美的感受来自其不同的鉴赏能力。但美的共性无时不在给人以强烈的刺激。美的皮肤应该是具有健康的色泽、良好的弹性、光滑细腻的质地,美的皮肤不仅可以愉悦于他人,同时也可以增加自身的自信。

2) *毛发的审美*　　毛发相对于人的五官来说有着更为突出的美学价值,因为在人的日常生活中,无论从哪个角度审视一个人,都无法回避头部毛发对人视觉产生的影响。美的发质和发型给人以美的感受,而且这种美是动态的,因人的性格而异,有时可因人的心情而随意的变换,时而飘逸,时而稳重。头发各种美丽的造型的确让人领略到了无尽的美的创意和各种变化着的美好的心情。因此,人们可以从发型的变换中欣赏美、感受美、创造美。更重要的是毛发在人类不仅有着一般审美意义,同时又是性美学的象征。毛发的脱失和发育不良可给人们带来的心理和精神上的压力,尤其是对女人。飘逸的秀发往往给人以强烈的美感,而枯黄无泽的发质则无美感,各种病态的毛发更会给人的心灵带来抑郁的阴影。因此,毛发具有非常重要的审美学价值。

2.2.3　皮肤解剖学在医学美容应用中的意义

了解皮肤的解剖学,是为了更好地应用这些知识来指导美容医疗操作。对于美容医护人员来说,最重要的是要了解哪些关键层次对美容操作的效果会产生影响、皮肤的自然生理特性及其对皮肤各种损伤修复的意义。

(1) 表皮的生长规律和代谢周期

表皮是一个动态更新着的组织,有着自身的形成和发生发展规律。基底细胞层是各层表皮细胞形成的发源地,因此有人将基底细胞和基膜一并称之为生发层。表皮的自我更新周期一般是28d。从基底细胞发育到颗粒细胞的时间是14d,角质层各层的完全角化成熟仍需要14d。表皮的这一代谢形成规律,对医学美容的各项治疗操作有着非常重要的现实指导意义。换句话说,这一规律只能遵循,不能被任何所谓先进的技术所代替。在对面部皮损进行损伤性治疗后,这一时期的修复和护理是非常关键的。

(2) 表皮各层细胞之间的相互关系

基底细胞形成的质量和数量,直接影响棘细胞层的相对厚度,棘细胞层的正常发育关系到颗粒层形成的时间和质量,颗粒层是角质细胞即皮肤最外层细胞发育是否正常的关键层。在角化不正常的角质层内,我们经常可以发现含有细胞核的角质层,这是颗粒细胞无法形成正常角质细胞的细胞学标志。病理上把这一现象叫做“角化不全”,角质细胞形成不良的另一种现象是“角质松解”,我们看到的皮肤表现是皮肤脱屑。这一常见的皮肤表现仍然与角质形成细胞各层的形成质量有关。因此,在对皮肤进行美容、护理、治疗时应该掌握和运用好这一规律,才能科学地掌握皮肤美的规律,违背这些规律势必导致相反的结果。

(3) 真皮乳头层和网状层与瘢痕形成的关系

真皮和表皮是以波浪线的界面镶嵌在一起的。每一个“波峰”形成了真皮的所谓“乳头层”,该层分布着皮肤的浅层血管和各种感觉神经末梢。由于该层几乎不含网状纤维,因此真皮乳头层的修复过程不会形成瘢痕。在临床上判断该层的重要标志是皮肤的“滴状出血现象”,这一现象在皮肤磨削术中最为常见。值得一提的是,在一些损伤性操作治疗中,所谓“瘢痕体质”患者往往被列为实施治疗的禁忌证,从皮肤解剖的角度来看,浅表的表皮操作和深度不超过乳头层的损伤性治疗,理论上是可行的,同时也被大量的临床病例证实,对这类患者精心操作,并确保无菌愈合过程,完全可以达到无瘢痕愈合的目的。近些年来随着科学研究的进一步深入,真皮作为表皮生长和发育的代谢基础,受到了越来越多的关注和研究。健康的真皮和完美的表皮是密不可分的。有人幽默地说,日本女人的美是画出来的,强调了化妆品对美容的作用;而法国女人的美是吃出来的,强调了饮食和营养对美容的重要性。就像表皮和真皮的关系一样,相信美容和真皮的关系将会越来越受到重视。

(4) 色素的生成与代谢

色素的生成和消退是皮肤色素的正常生理过程,色素的形成有利于皮肤对紫外线辐射的防护。色素的异常生成则是皮肤美容的一大天敌,表皮色素的形成,目前认为不单单是色素细胞单一的功能失调导致的,更与角质形成细胞功能的正常与否密不可分,与全身各器官功能的协调与否密切相关。在表皮是以表皮-黑素细胞单位作为一个单一的色素生成和代谢单位的。黑素细胞合成黑色素是在黑色素体内进行的,黑素细胞的合成分为四个过程:①合成酪氨酸酶后Ⅰ期黑色素体形成;②酪氨酸酶重新排列,促使Ⅱ期黑色素小体形成;③黑色素沉积,酪氨酸酶活性降低,形成所谓Ⅲ期黑色素体；④黑色素聚集，酪氨酸酶失活，形成所谓Ⅳ期黑色素体。在这一过程中，酪氨酸酶始终扮演着举足轻重的角色。因此，在对色素性皮肤病的治疗上，认为阻止酪氨酸酶的形成或降低酪氨酸酶的活性均可达到抑制黑色素形成的目的。

（5）毛发的生长与代谢周期

在人类，头部是毛发最密集的部位，人的头发是非同期性生长，正常人头发生长过程可分三期：①生长期：约70%～80%的头发处于该期，时间可持续2～7年，该期头发的生长速度为平均每月生长的长度为1cm左右，若不修剪，头发的长度可达1m以上。而眉毛和睫毛的生长期仅约2个月，故较短。头发的生长速度，与许多因素有关，如季节、年龄、健康状况等均可影响头发的生长。②静止期：约10%～20%的头发处于该期，时间为3个月，该期的头发停止生长，取而代之的是新毛囊的诞生。③脱落期：约2%的头发处于该期，时间为2周。正常人的头发平均为10万根左右。加上头发的生长脱落方式是非同步的，所以正常人每日脱发一般不超过100根。这一点有别于其他哺乳动物的毛发生长形式。在新生儿或儿童有时会看到一种所谓"同期脱发的现象"，即头发一起步入脱发期。这是生长发育的个体头发各个周期尚未协调好的缘故。这种脱发有别于斑秃的"普秃型"。头发的生长和脱落在不同年龄段是有区别的，尤其是"脂溢性秃发"和"少年白发"受毛发生长基因的控制，表达着很强的遗传学特性。因此，目前所谓的疗效，只有统计学上的意义，真正的治疗是一项很复杂的临床工作。

对毛发美有影响的有以下一些毛发特性：①发的粗细和密度：发的粗细和人种有着密切的关系，东方人的头发的密度比西方人大，但发的直径要比西方人的细。②发的强度：有人测过单根头发可以悬吊100g的重量，说明毛发中所含的角蛋白的强度是很大的。毛发不仅可有一定的抗拉性，更可以被扭曲，这与构成毛发角蛋白的氨基酸链的排列和结构有关。毛发的角蛋白是由一种长链氨基酸组成，每个链形成一个螺旋。无数的螺旋像电话上的螺旋连线形成了长长的发干。链中的半胱氨酸，通过二硫键相连，这种结构非常稳固，只有用化学的方法才能改变。③发的弹性：美丽的秀发和毛发良好的弹性是分不开的。弹性好坏也是衡量头发好坏的一个重要指征。这与毛发含水量有一定关系，一根潮湿状态下的毛发受牵拉时的长度可以增加30%。干燥后又可恢复原来的长度。正常无损伤的毛发，发干含有少量的水分，由于毛小皮的保护，水分很少会从毛皮质溢出，因此完好的毛小皮是毛发弹性的重要保障。美发过程中的化学物质，日常的梳理时静电的产生都会使毛小皮受到不同程度的损伤，从而导致毛发弹性被破坏。出现毛发光泽消失、断发等现象。因此，要特别注意保护好毛干最外层的毛小皮。④发的颜色：发的颜色是由黑素的质和量所决定的。黑素颗粒有两种，真黑素和褐黑素。真黑素为深色素，存在于黑发和浅黑发中；褐黑素为淡色素，存在于红色和褐黄色毛发中。毛发的颜色有着很强的遗传特征。

（6）毛发再生的条件和意义

综上所述，毛发的生长和代谢有其自身的规律，人为地改变这一规律是不可能的。处于生长期的毛发被拔除后，需129d后方可见新发萌出，而处于脱落期的毛发，可在日常梳洗时自然脱落。这种脱落是正常意义上的脱落，毫无治疗和改变的意义。因此，从毛发的生理过程来看，所谓毛发再生是指维持毛发的正常生长速率，尽可能的维持毛发的生长期，方可达到延长毛发整个生长周期的目的。在毛发生长的整个过程中，合成毛发的各种必需蛋白质及微量元素，是毛发生长的条件。有利于改善毛发局部代谢的因素,应该对毛发的生长有利。通过局部外用“生发剂”促进毛发生长,要配合使用促渗剂,否则很难达到理论上的“生发”目的。在日常的毛发的护理过程中,选用合理的洗发护发用品,有利于保护毛干的毛小皮,有利于毛发在长达几年甚至十几年的生长期保持完好的结构,达到美发的目的。

2.2.4 皮肤及毛发的形态缺陷

(1) 与皮肤疾患密切相关的美容问题

1) *色素对皮肤美的影响* 色素加深的缺陷通常有以下几类:先天性色素性疾病、后天的色素代谢异常、外伤或人为着色导致的异物性色素。例如:雀斑、黄褐斑、色素痣、太田痣、外伤性色素和色素脱失等。

2) *皮肤附属器疾病* 如痤疮、酒渣鼻、腋臭等。

3) *病毒性皮肤病* 如扁平疣、寻常疣等。

4) *皮肤血管发育异常* 如鲜红斑痣、草莓状血管瘤、血管痣等。

5) *皮肤肿瘤及其他* 如汗管瘤、粟丘疹、睑黄瘤、疣状痣等。

(2) 毛发异常所引起的美容问题

1) *毛发脱失* 根据性质和后果不同分为暂时性脱发和永久性脱发。常见的有斑状脱发、脂溢性脱发。

A. 斑秃:斑秃是常见的由于头发缺失而引起的毛发缺陷,儿童或成人均可发病。轻者仅有小片秃发区,重者可成全秃,甚至引起眉毛及胡须的脱落,发病者均有明显或不明显的心因性诱发因素。虽说一般无全身症状,但由于毛发生长速度缓慢,可引起患者很大的心理压力。斑秃一般情况下是可自行恢复的。但对于心理压力大,毛发生长条件差的患者,积极的治疗是非常必要的。一般从以下几个方面着手进行治疗:①调整自身的免疫状态。部分患者有着明显的免疫功能的异常,因此全身免疫状态的调整是必须的,可以使用小剂量的皮质类固醇激素或是免疫调节剂。②毛发脱失需补充氨基酸和多种维生素。③中成药和外用药的辅助治疗。局部治疗可以给患者以强烈的暗示,并非治疗的关键所在,因此要客观的评价局部治疗的效果。总之,斑状脱发除非是极个别伴有严重免疫缺陷的患者,绝大多数患者预后是良好的。

B. 雄激素性脱发:它是一种常见的脱发类型,男女均可发生,男性多见。显微镜下可观察到终毛毛囊变成了毳毛毛囊,这类脱发和遗传因素有关,发生年龄可早于25岁。毛发的生长期明显缩短,大多数的毛发处于脱落期。形态因人而异,常见的脱发形态有“前发际后退”型和“顶部扩散”型。与脑力劳动过度似乎没有明确的关系。因而所谓“聪明的脑袋不长毛”是不科学的说法。该型脱发不影响眉毛、胡须、腋毛和阴毛的生长。治疗主要是要针对体内雄性激素过剩进行调整,我国目前主要是通过局部用药进行治疗,常用的药物种类有:2%的米诺地尔溶液、3%黄体酮酊等,长期使用,对部分患者有效。对于外用药物无效的患者,可考虑行自体毛发移植。

2) *多毛症* 女性长出一层黑茸茸的胡子,多是激素分泌失调所致,也可能是药源性的,如使用皮质类固醇激素、补骨脂素或链霉素等。这种药源性多毛症通常在停药后症状即可消失。若少女长出较明显的茸胡子,应该到有条件的医院进行内分泌检查,以发现可能致病的原因。但绝大多数多毛症患者仅需要对症治疗。常见的脱毛的方法:①过氧化氢漂白黑硬的茸毛,以达到美容效果。使用前先用乙醚清除皮肤上的油脂。过氧化氢的浓度开始时以常用浓度的 1/10 为宜。②修剪或剃除也是可取的,剃剪可促进毛发生长的说法是毫无根据的,修剪后再生的毛发之所以显得粗硬一些,是因为剃掉了尖细柔软的顶端而已。③脱毛:脱毛蜡是以蜂蜡和松香制成,将蜡布于皮上包埋茸毛,而后拔除,可暂时脱去显眼茸毛。此法虽稍疼痛,但再生的茸毛具有自然尖顶的优点,避免了剃毛引起的茸毛粗硬感。目前市场上销售的脱毛药,能软化茸毛,使毛脱落,虽然有些毛发脱落后仍能再生,但所长的茸毛细淡而柔软。脱毛药可重复使用,比较安全。

2.2.5 皮肤毛发与全身的关系

(1) 皮肤与全身的关系

1) *健康的皮肤是人体美的完美体现* 健康和美丽像一对孪生姊妹,皮肤的美是基于人体各个脏器、系统之间功能的协调工作来体现出来的。心脏是循环系统的中心,心脏活动的变化会引起皮肤色泽的变化。人在正常状态下,心跳速率的变化可明显引起皮肤色泽的改变。在不同的病理情况下同样可以引起皮肤色泽的改变。如运动后心跳加速,血管充盈可引起皮肤潮红,寒冷时皮肤血管收缩,皮肤可出现苍白的色泽,惊恐时皮肤可出现灰白色,生气时出现铁青色,这都是全身反应带来的皮肤生理反应。肺脏功能的变化可以引起血液中氧合血红蛋白含量的改变,从而间接的改变了皮肤的颜色;阳光可导致皮肤产生黑色素,使得皮肤变成棕褐色。这些说明皮肤自身的变化不是孤立的,是在各器官协调工作的基础上达到自身稳定,从而更好的发挥自身的生理功能,从而体现出自身的美。毛发的美同样也会被人体的各个器官所影响。

2) *拥有健康的身体才会有美的皮肤* 健康从某种意义上来说,已经不再是单纯医学上的概念,它应该包括心理、生理及身心状态的正常。对生活的热爱,积极的生活态度,正确对待自己和他人,无疑可给人的身体健康带来积极的影响。这种状态下的人皮肤的活力是可以被充分表现出来的。所谓人逢喜事精神爽,表达的不仅仅是笑容,更包含了所谓的“气色”,这是通过皮肤表现的健康。健康的皮肤还有一个最显著的特征,即对外界刺激和损伤有着良好抵抗能力和迅速的修复能力,这是机体健康的又一标志。

(2) 毛发与全身的关系

1) *毛发的健康是全身各器官功能协调的标志* 中医认为“肾”主发,用现代中医的观点分析,“肾”对于全身的代谢来说包含了两重意思:一是水代谢的调整,二是内分泌的调整。这是人体最主要的两大代谢系统,水是生命之源,肾乃“先天之本”,与人的生殖发育有着密切关系。中医的“肺”主气、主皮毛,而肾主纳气。《素问》中曰:“肾者……其华在发。”皮肤是全身最大的组织器官,内分泌和水代谢的正常是维持其正常生理功能的关键,毛发的营养和代谢与全身皮肤代谢生长状态是分不开的。所谓“一叶知秋”,毛发的生长状态可反映出全身的健康状态。

2) *健康的皮肤是毛发美的基本保障* 古人云:“皮之不存,毛将焉附。”毛发是皮肤的附属器官。从其解剖结构上来看,毛发的发干从表皮贯穿皮肤全层,皮肤各层的变化都将会对毛发的生存造成影响。从最外层的角质层来看,角化不全或是角化过度都会影响毛干的萌出。毛球中央的真皮乳头部分又称为毛乳头,内含结缔组织、神经末梢及毛细血管等,是毛发生长发育的中心。毛发形成过程中各种氨基酸的合成及必需微量元素的供给与毛发部位真皮的状态是密不可分的。毛发周围的附属结构——皮脂腺，对毛发的发育生长亦有着非常重要的影响。皮脂的过分溢出除了可导致头皮瘙痒，过分发达的皮脂腺可导致毛发的生长期缩短、终毛毳毛变，从而引起非正常脱发。因此，皮肤代谢的正常是毛发正常生长的最根本的保障，美发和健肤是密不可分的。由于美肤的意义不仅仅是局限于对面部皮肤的单一的保护，因而对头部、手部、胸部乃至全身皮肤的护理正在蔚然成风，这充分说明了人们对全身皮肤健康意义的理解和肯定。

（时　岩）

2.3　容貌的医学美学基础

容貌又称相貌、面貌，是指头面部轮廓与五官的形态及皮肤毛发的颜色、质感。容貌结构主要包括颅面骨骼、肌肉、皮肤、毛发及五官。骨骼构成容貌的基本框架，如头型、脸型；肌肉是软组织的主要部分，与骨骼共同形成容貌的基本轮廓；皮肤和毛发是人体美的精美包装；充满个性的五官则是容貌的标签。容貌是人体的“聚焦”部位。

容貌美是指面型（头型）、眼（眉）、鼻、口（齿）、耳及皮肤的综合之美。目前人们公认的容貌美标准为：轮廓清晰，富有立体感的面型；健康、润泽的颜面皮肤；端正的五官，形态正常的眉、眼、鼻、唇、颏，自然闭合的双唇，微笑时不露牙龈，侧貌鼻、唇颏突度适宜；面部双侧对称，颧颊及腮腺咬肌区无异常肥大或凹陷；牙列整齐，牙齿洁白，咬合关系正常等。对容貌美影响程度的大小依次表现在面部轮廓、眼部、口部、鼻部、眉部和耳部等。

2.3.1　容貌轮廓

容貌轮廓主要由头型和面型以及面部的其他特征决定。

（1）头型

对头的形态可定性和定量进行观测。定性即观察法，用肉眼观察头顶部，视其顶面观所看到的头型，分为球形、椭圆形、卵圆形、楔形、五角形、菱形和盾形七种（图 2-3-1）。

头型与遗传有关，也与婴儿时使用枕头的质地及发育期的营养有关，我国北方人在婴儿时枕小米、绿豆或书籍，常使枕骨变得扁平，而南方婴儿睡摇篮，圆头居多。

（2）面型

对面型的评价分为正面、侧面和水平面。古代画论《写真古诀》用“三停五眼”（图 2-3-2）来规范面部的长、宽比例。

面部的高度指面部的长短，即从额部正中发缘点至颏下点的距离。面高可分为基本相等的三部分：从发缘点到眉间点、眉间到鼻下点、鼻下点到颏下点各为一份，称为“三停”。

面部的宽度是指面部左右侧之间的距离，双耳间正面投影的宽度为五个眼裂的宽度，除双眼外，内眦间距为一眼裂宽度，两侧外眦角到耳部各一眼裂宽度，共是五个眼裂宽度，称“五眼”。面宽也分为上、中、下三部分，上面部的宽度指双侧额骨颞嵴之间的距离，也称为最小额宽；中面部

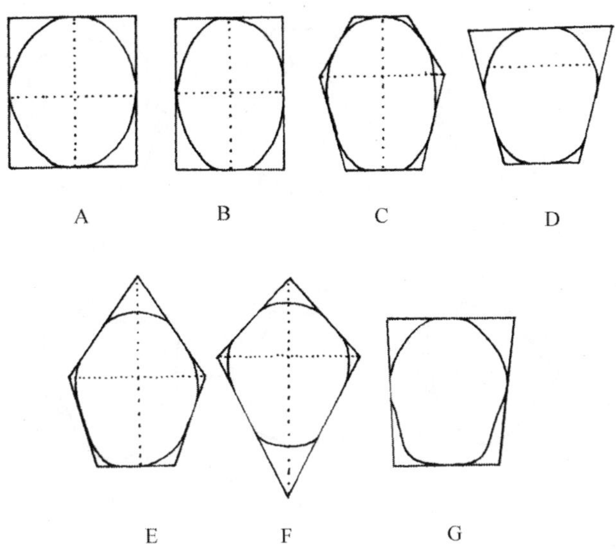

图 2-3-1　头型分类(顶面观)

A. 球形；B. 椭圆形；C. 卵圆形；D. 楔形；E. 五角形；F. 菱形；G. 盾形

的宽度指左右颧点之间的距离,也称全面宽;下面部的宽度指双侧下颌角之间的距离。

1) 面型正面分类　　人的面型各种各样,分类方法很多,有图形分类法、字形分类法、指数分类法、拉丁字母分类法等。

A. 图形分类法:即用几何图形形容面型。根据玻契分类法,将面形分为 10 种形态(图 2-3-3)。

a. 椭圆形脸:特征是脸呈椭圆,额部比颊部略宽,颏部圆润适中,骨骼结构匀称。总体印象是脸型轮廓线自然柔和,给人以文静、温柔、秀气的感觉,是东方女性理想脸型。此种脸型也最受化妆师的青睐。

b. 卵圆形脸:特征是额部较宽、圆钝,颏部较窄,颧颊饱满,面型轮廓不明显,比例较协调,此种面型对女性不失美感。

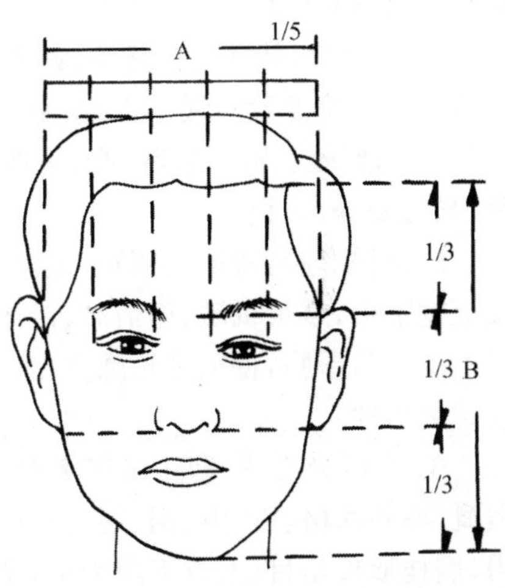

图 2-3-2　面部“三停五眼”

A. 面宽；B. 面高

c. 倒卵圆形脸:特征是和卵圆形脸相反,额头稍小,下颌圆钝较大,此面型不显秀气灵性,但显文静、老成。

d. 圆形脸:特征是上下颌骨较短,面颊圆而饱满,下颌下缘圆钝,五官较集中。总体印象是面部长宽比例接近 1,轮廓由圆线条组成,给人温顺柔和的感觉,此种脸型年轻人或肥胖人多见。

e. 方形脸:特征是脸的长度和宽度相近,前额较宽,下颌角方正,面部短阔。总体印象是脸型轮廓线较平直呈四方型,给人以刚强坚毅的感觉,多见男性。

f. 长方形脸:特征是额骨有棱角,上颌骨长,外鼻也长,下额角方正。总体印象是脸的轮廓线

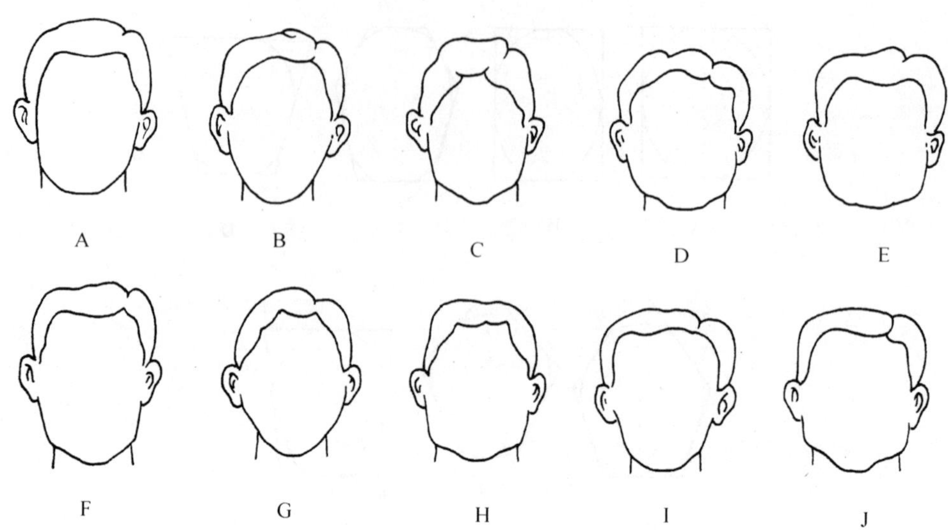

图 2-3-3　面型的图形分类(玻契分类法)

A. 椭圆形；B. 卵圆形；C. 倒卵圆形；D. 圆形；E. 方形；F. 长方形；
G. 菱形；H. 梯形；I. 倒梯形；J. 五角形

长度有余，而宽度不足。多见于身高体壮、膀大腰圆的人。

g. 菱形脸：特征是面颊清瘦，额线范围小，颧骨突出，尖下颏。上下有收拢趋势，呈枣核型。总体印象是脸的轮廓线中央宽，上下窄，有立体线条感，多见于身体瘦弱者。

h. 梯形脸：特征是额部窄，下颌骨宽，颊角窄，两眼距离较近。总体印象是脸型轮廓线下宽上窄，显得安静，呆板。

i. 倒梯形脸：特征是额宽，上颌骨窄，颧骨高；尖下颏，双眼距离较远。总体印象是脸型轮廓线上宽下尖，显得机敏，但清高、冷淡。

j. 五角形脸：特征是轮廓突出，尤其是下颌骨发育良好，下颌角外展，颏部突出，常见于咬肌发达之男性。

B. 字形分类法：即用汉字字形形容面形。元代美术家刘因将人的面形归纳为八个字："相之大概，不外八格：田、由、国、用、目、甲、风、申。"面扁方为田，上削下方为由，方者为国，上方下大为用，倒挂形长是目，上方下削为甲，腮阔为风，上尖下尖为申。实际上字形分类与图形分类有其类似的地方，即：田字形脸扁方而短，类似方形脸；由字形脸上削下方，类似梯形脸；国字形脸方正，类似长方形脸；用字形脸额方，下颌宽扁，类似梯形脸；目字形脸面部稍狭，类似长方形脸；甲字形脸上方下削，类似倒梯形脸；风字形脸额圆，腮及下颌宽大，类似五角形脸；申字形脸上下尖削，类似菱形脸。

当面型不够理想时，可以通过发型或化妆来改善它的不足。要彻底改变面型，需通过美容外科手术进行软组织或骨组织整形。

2）面型侧面分类　从侧面看容貌，其前部轮廓是由上停、中停和下停从上至下连贯而成的一条曲线，根据该曲线的大概弧度可分为凸面形（半圆形）、平面形（直线形）和凹面形（新月形）（图 2-3-4）。

3）面型水平面分类　人平卧，从水平面看容貌，面部各区和五官在水平面上的位置、大小、远近高低的不同,可分为三种:①长头型面貌:额部、眉间、唇和颏部均较前突、鼻背和鼻尖较明显。②短头型面貌:额部较平坦,鼻梁角较小,颧骨稍显前突;颧骨前面与颧弓间几成直角,唇颏略平收。也就是说长头型面貌显得较窄,正中部前突明显;短头型面貌显得较宽,整个面部较平坦。③中头型面貌居二者之间。

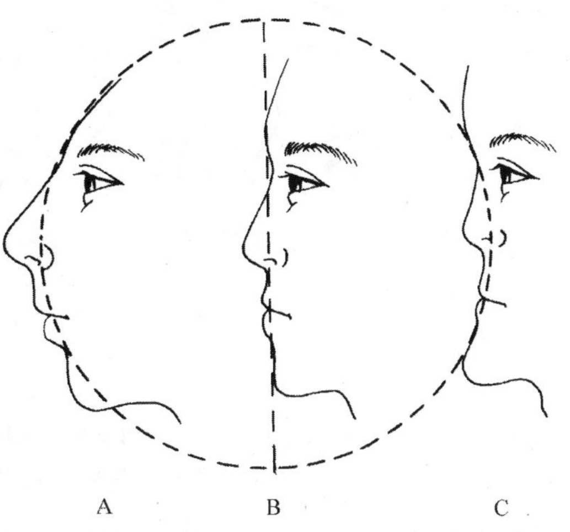

图 2-3-4　面型侧面分类

A. 半圆形; B. 直线形; C. 新月形

(3) 面部的其他特征

1) *额部的形态*　可从正面和侧面来观察。正面主要看发际的曲线和额的高度,侧面主要看额向前凸的程度以及鼻根部的关系。

正面额可分为圆额、方额、M 形额、富士额、秃头额、贫额 6 种(图 2-3-5)。

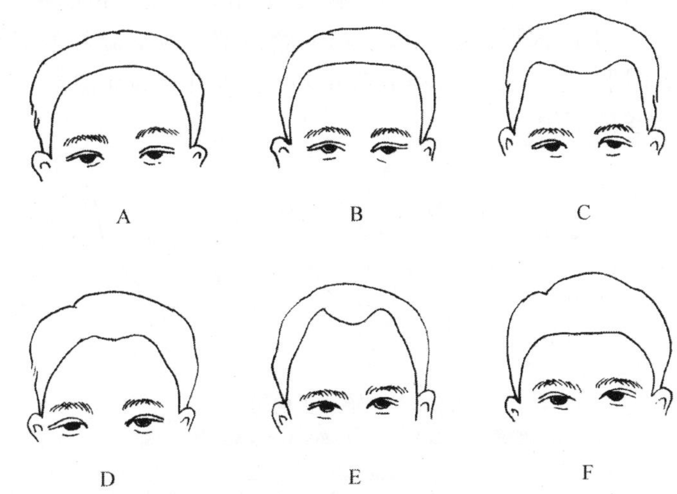

图 2-3-5　额部正面形态分类

A. 圆额; B. 方额; C. M 形额; D. 富士额; E. 秃头额; F. 贫额

从侧面看可分为平额、上突额、中突额、下突额和全突额 5 种(图 2-3-6)。

2) *颧部的形态*　颧部的形态决定了面部中 1/3 的形态。如果颧骨和颧弓肥大高耸就显得面部中 1/3 向前和两侧凸出,而显得面上 1/3 和面下 1/3 凹陷低平,从而使面部看起来粗犷,缺少温柔感,这种面型东方人中较常见。中国的湖南、两广地区颧骨高的面型多见。女性高颧骨不仅显得缺少温柔,在封建社会还被认为是不吉利的面型。颧部的形态主要取决于颧骨。颧骨位于面中部的最外侧,其突度对面形影响很大。

3) *颊部的形态*　颊部主要指眶下鼻旁及颧部以下的范围,颊部形态主要由颊肌和颊部脂肪决定。颊部从正面观分为四型:①椭圆脸颊:为标准颊,颊部位置适中,匀称自然,显得灵巧、秀气;②方形脸颊:颊部呈方形,显得质朴,但缺乏秀气;③高颧脸颊:颧骨突出,使颊部相对显得低凹,脸形显得有立体感,但缺乏热情;④圆形脸颊:颊部鼓满,显得甜蜜、活泼。

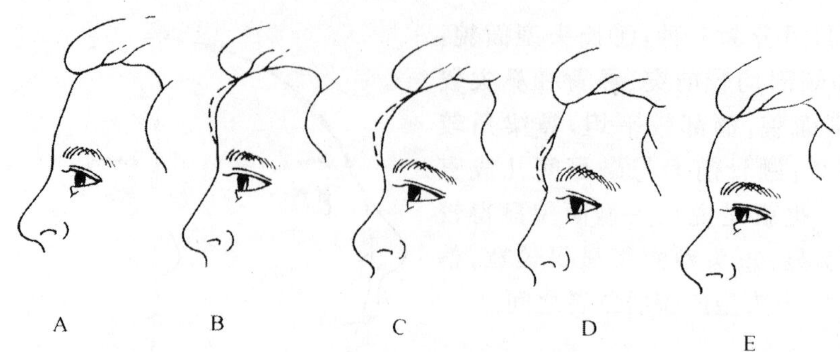

图 2-3-6 额部侧面形态分类

A. 平额；B. 上突额；C. 中突额；D. 下突额；E. 全突额

从侧面观，颊部也可分为四型：①匀称脸颊：位置突度适中，显得端庄自然；②单薄脸颊：颊部脂肪少，显得清瘦文雅，但会给人衰老软弱之感觉；③前突脸颊：颧骨侧面向前突出，颊部饱满，给人华丽、热烈的感觉；④敦厚脸颊：整个面颊部丰满肥厚，给人敦实厚道的感觉。

4）下颌部的形态　下颌部形态分为颏部和下颌角部。对下颌部的形态，由于东西方人种和性别不同，其审美观不同。东方女性希望颏部小巧，下颌角圆钝而隐蔽，即呈卵圆形。而男性则愿意有一个宽大而方正的下颌。

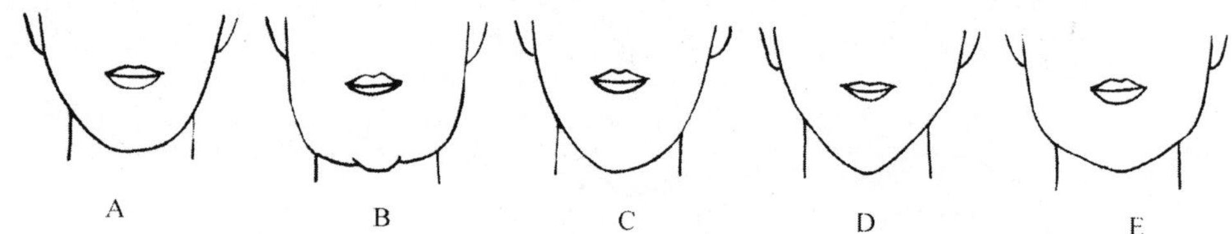

图 2-3-7 颏部正面分型

A. 圆颏；B. 鼓颏；C. 长颏；D. 尖颏；E. 方颏

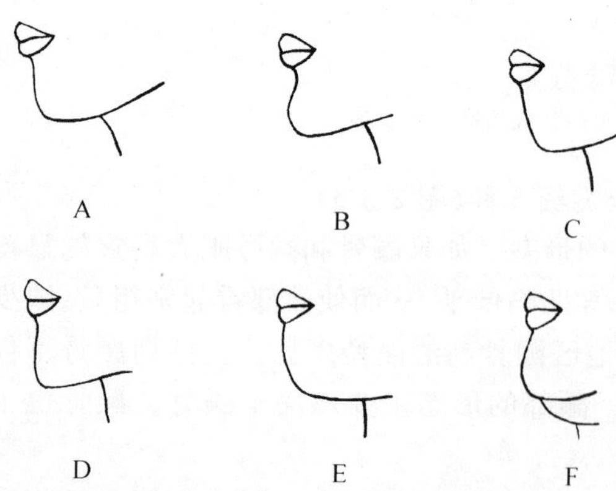

图 2-3-8 颏部侧面分型

A. 标准颏；B. 凹形颏；C. 小颏；D. 平颏；E. 圆颏；F. 重颏

颏部决定面下前部的轮廓。从正面观，颏部的形态可分为五型（图 2-3-7）：①圆颏：颏部圆钝，显得快活、明朗，带孩子气；②鼓颏：颏部丰满、胀鼓，多见于发胖之老人，显得富贵、宽容；③长颏：颏部过长，也就是下颌骨体部过长，显得稳重、大方，但不灵活；④尖颏：颏部尖细，显得敏感活跃，但不够稳重；⑤方颏：颏部宽，两侧突出，显得热情、坚强，但不灵活。

从侧面观，颏的形态可分为六型（如图 2-3-8）：①标准颏：颏部长短适中，颏唇曲线柔和，显得端庄自然；②凹形颏：颏部弧度过长，显得艳丽，但不稳重；③小颏：颏部细小，显得胆小、稚气；④平颏：颏部弧度过小，与下唇几乎呈直线，显得冷淡，缺乏女性美；⑤圆颏：颏部胀饱，颏下软组织丰满，显得稳重大方,但稍迟钝;⑥重颏:俗称双下巴,颏下软组织重叠所致,常见于中年后的肥胖者。

下颌角的形态直接影响面下部的形态,当下颌骨发育良好,下颌角外展度较大或咬肌肥大的脸型被称为"方脸",或"三角脸",或下颌角发育不良,下面部显得短小,整个面容失去大方感。可以通过美容外科手术美化下颌角的形态。

(4) 容貌的解剖学基础

1) 头面部的骨骼　头面骨骼是形成容貌的支架。对容貌轮廓影响较大的骨骼是额骨、颧骨、鼻骨、上颌骨和下颌骨(如图 2-3-9)。额骨决定面部上 1/3 的基本形态,颧骨、上颌骨、鼻骨构成面部中 1/3 的长宽及突度,其中,颧骨的形态决定了面中部的突度;而面中 1/3 的高度取决于上颌骨的发育,外鼻的形状对面中部侧面的轮廓起着至关重要的作用。下颌骨尤其是下颌角和颏部决定了面部下 1/3 的形态。

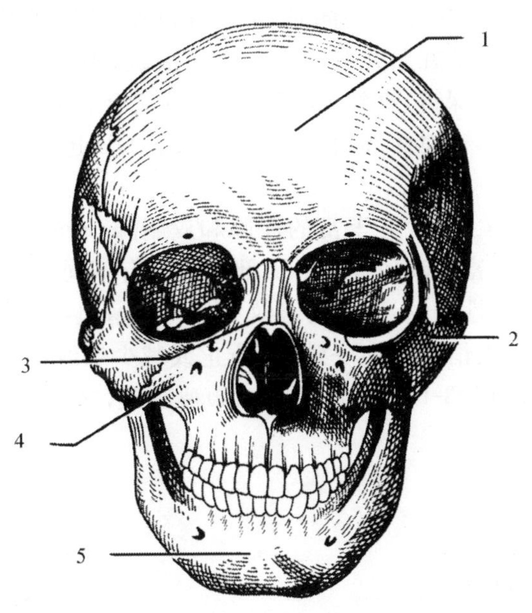

图 2-3-9　头面骨骼正面观

1. 额骨;2. 颧骨;3. 鼻骨;4. 上颌骨;5. 下颌骨

A. 额骨:额骨位于颅的前部,大部分构成颅前壁,一部分参与颅底的构成,并形成眶的上壁。额骨前面隆起,构成面部上 1/3,其前下缘为眶上缘。额骨的前面中部下方左右各有隆起称为额结节,额结节下方左右各有一弓状隆起,称为眉弓。两侧眉弓内侧端之间有一光滑面,称为眉间。额骨的颞面有一弓状突起,称为颞嵴。上面部的宽度是指双侧额骨颞嵴之间的距离,也称为最小额宽。额骨的形态决定头形的前突度和面上 1/3 的宽窄、长短。在面貌描写中的"天庭饱满"、"大奔头"是指额骨形态宽大或饱满前突。

B. 颧骨:颧骨位于面中部两侧,左右各一,近似菱形,突出于颜面的外上部,对面中 1/3 的突度起着决定性的影响。颧骨有三个面,向前的面称为颊面,后外面为颞面,上面为眶面,构成眶底的外侧壁。颧骨与上颌骨、额骨和颞骨相连。颧弓由颧骨的颞突和颞骨的颧突组成,当面部遭受撞击时,首当其冲受伤的是颧骨、颧弓。颧骨、颧弓的凹陷或肥大都影响容貌美观,需通过外科手术进行美容整复。

C. 鼻骨:鼻骨位于面正中,左右成对,呈长方形,两侧在中线相连,是外鼻的骨性支架,影响鼻梁、鼻背的形态。

D. 上颌骨:上颌骨左右成对,是面中 1/3 最大的骨骼。上颌骨上内方与额骨和鼻骨相连,内侧与对侧的上颌骨相连,外侧与颧骨相连,此外,还与泪骨、筛骨、犁骨、下鼻甲和腭骨等相连。其上面、内面和下面分别形成眶底,鼻底、鼻侧壁及口腔顶。上颌骨骨体中空为上颌窦。上颌骨的形态直接影响到面部的形态,面中 1/3 的长度由上颌骨的高度决定,当上颌骨发生骨折下坠时,面中 1/3 变长呈"马脸"状。如果上颌骨过长、前突、后缩、发育不良等,均会不同程度地造成面部畸形。

E. 下颌骨:下颌骨呈马蹄铁形,和颞骨构成颞颌关节,是面部惟一可活动的骨骼。下颌骨分为水平的体和垂直的升支部。下颌骨的关节头在停止发育前的作用是使下颌向前向下生长,增加下颌骨的长度和高度,在关节突生长的同时,下颌骨长大,并且利用骨吸收和骨基质沉积,不断调整着下颌骨的外形。下颌关节在胎儿和出生后发育活跃,到 16～20 岁之间渐趋停顿,但其软骨的生长和关节的发育还继续保持,直到 25 岁才能发育完全。下颌骨的长度和宽度直接影响面长与面宽。下颌骨的发育与形态对面部轮廓,尤其是面下 1/3 起着重要的作用。

2) 面部的软组织结构

A. 皮肤:面部皮肤薄而柔嫩,含有丰富的汗腺和皮脂腺,有的区域还生有毛发,深面附着表情肌,使面部表情形态出现丰富生动的变化。面部皮肤具有不同走向的皮纹,由于后天因素的影响,还出现体位性、动力性、动性皱纹,面部的皱纹大都与表情肌纤维的方向垂直(图 2-3-10)。因此皮肤护理的按摩方向应与表情肌方向一致,以防止或减少皱纹的产生。而面部手术切口方向应尽可能与这些纹沟一致(图 2-3-11),以使切口的瘢痕隐蔽,在无皱纹时,切口则应与表情肌方向垂直。

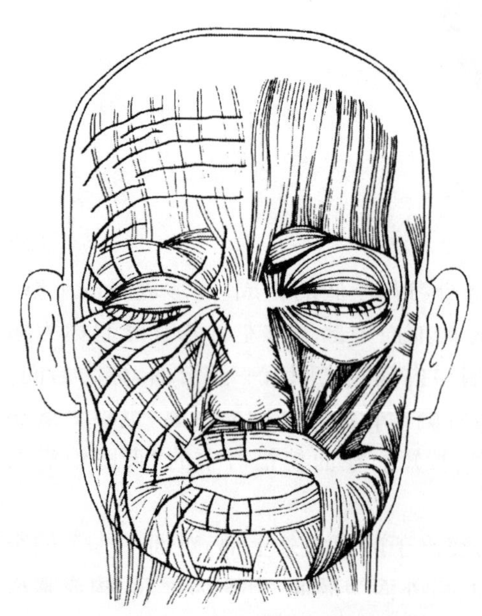

图 2-3-10 面部皱纹与面部表情肌

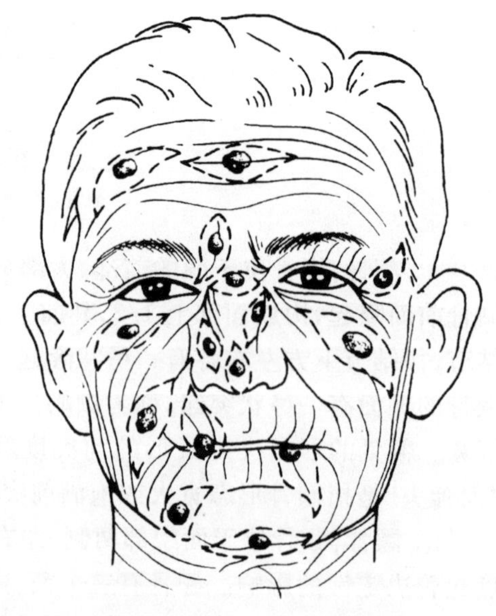

图 2-3-11 面部皱纹与面部切口

B. 皮下脂肪：面颈部各区皮下脂肪量有较大差异，可分为多脂肪区、少脂肪区和无脂肪区(图2-3-12)。

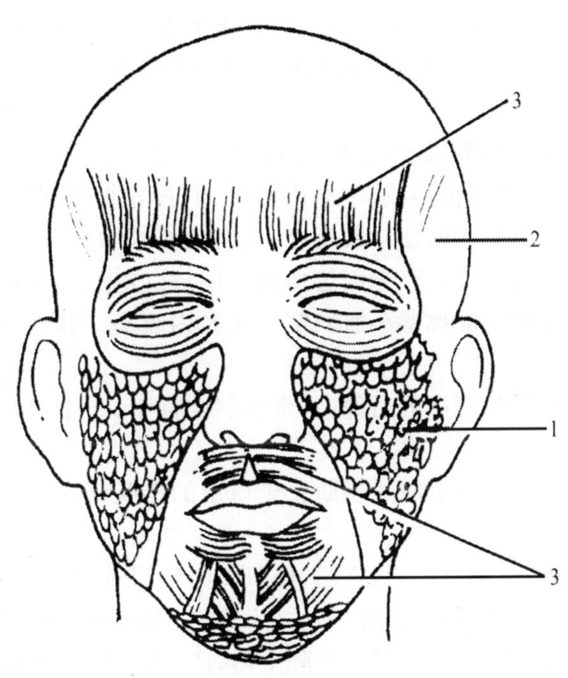

图 2-3-12 面部皮下脂肪分布

1. 多脂肪区；2. 少脂肪区；3. 无脂肪区

多脂肪区：由眼轮匝肌下缘、鼻唇沟外侧、颧大肌内侧形成的三角形凹陷区是面部皮下脂肪最厚的部位，脂肪平均厚度为0.8cm。

少脂肪区：颞区缺乏皮下脂肪。在皮肤和颞浅筋膜之间，仅有少量的薄层脂肪分布。为此，如颞区除皱的手术入路选择颞浅筋膜浅面分离，则要注意如下问题：①在发际内时略偏向深层，以保护浅层的毛囊不受损伤；②达发际外时略偏向浅层，以免损伤面神经颞支。

耳垂下及乳突以下区域是第二个少脂肪区。这里是颈阔肌-耳韧带所在部位。术中分离时只能采取锐性方法，因此既要注意不要分破皮肤，又要小心避免损伤仅有薄层浅表肌肉腱膜系统(SMAS)覆盖的耳大神经、颈外静脉等结构。

无脂肪区：口轮匝肌和眼轮匝肌表面几乎无皮下脂肪分布，真皮和轮匝肌纤维直接连结。因此这两个部位易产生短小细密皱纹。并且，在上唇的口轮匝肌和提上唇鼻翼肌的上外缘，一方是真皮和其深面的多量脂肪相对疏松连结，另一方是真皮与肌纤维紧密连结，二者交界线即是前述的鼻唇沟。

另外，额肌表面也几乎少有皮下脂肪分布。

C. 表情肌：面部表情肌大部分起自骨面，止于皮肤，表浅而菲薄，主要位于口周和眶周，呈环形或放散状排列，起到缩小或扩大裂孔的作用，其运动非常细微而敏捷，从而表达喜、怒、哀、乐、惊等表情。在此仅叙述与面部表情和皱纹的形成密切相关的部分表情肌。

眼轮匝肌：位于眼眶周围，呈椭圆形，由眶部、睑部和泪囊部三部分构成。最外层的部分为眶部，主要起自上颌骨额突及睑内侧韧带，肌束呈同心圆弧形。其作用向下可牵动眉，向上则牵引颊部皮肤。睑部位于眼睑的皮下，起自睑内侧韧带及邻近骨点，上下睑肌束于外眦处相汇。其作用是闭合眼睑。泪囊部位于泪囊深面，起自泪后嵴行于泪囊后方与睑部结合。

皱眉肌：起自额骨鼻部，止于眉内侧半的皮肤。肌束与额肌交叉。作用是紧缩眉头，易在眉间形成"川"形皱纹。

口轮匝肌：呈扁环形，围绕口裂，数层不同方向的肌束组成。其浅层（固有肌束）由唇的一侧至对侧；深层由部分来自颊肌的肌束构成；中层由颧肌、上唇方肌颧头、眶下头、尖牙肌、三角肌和下唇方肌等肌束构成。口轮匝肌收缩使口裂闭合，其表浅纤维收缩，使唇向外噘起，做努嘴、吹口哨动作，与颊肌协同，可做吮吸动作。衰老面容口周出现与口轮匝肌方向垂直呈放散形的皱纹。

上唇方肌：有三个头即颧头（亦称颧小肌）、眶下头和内眦头。其作用为提上唇、鼻翼，使鼻唇沟加深。

颧肌：亦称颧大肌，起自颧骨颊面的后部，呈带状斜向前下，止于口角皮肤。作用为提口角向外上，使面部呈现笑容。

笑肌：起自腮腺嚼肌筋膜，向前下越过嚼肌止于口角的皮肤，作用为牵拉口角向外上，显示微笑面容。

尖牙肌：位于上唇方肌的深面，与上唇方肌、颧肌协同作用时，加深鼻唇沟。

三角肌：亦称降口角肌，其作用拉口角向下，多为悲伤、不满及愤怒的表情。

下唇方肌：参与口轮匝肌的组成，作用为下降下唇，产生惊讶、愤怒的表情。

颏肌：收缩时提颏部软组织向上，使下唇前伸，颏部皮肤呈现凹陷。

颊肌：位于颊部，该肌收缩能牵引口角向后，参与大笑大哭的动作，与口轮匝肌协同做吮吸、吹奏动作。

颈阔肌：位于颈部皮下，老年人由于颈阔肌松弛，常常形成"火鸡颈"畸形。美容手术时，需将下垂的脂肪去除，在中线收紧松弛的颈阔肌，同时还要将下颌韧带切断，以此恢复颈部外形。

另外，对面形有影响的咀嚼肌是咬肌。当双侧咬肌肥大时，会显得下面部变宽，单侧咬肌肥大，则呈现畸形面容。

2.3.2 眉部

（1）眉的美学意义

眉毛是头部与颜部的分界线，"面之有眉，犹屋之有宇"，眉能增强颜面的立体感及参差层次，对眼睛起到衬托、交相辉映的作用。眉毛能配合眼睛表达人的内心情感，在人类美感意识的深层，眼睛与眉毛都是作为美之对象。眉有"七情之虹"的美称。人的心情可以通过眉各种动态表示，如低眉表示不同意、烦恼及盛怒，扬眉表示惊奇、快乐、怀疑、傲慢、希望、疑惑等，皱眉表示烦恼和忧郁等。

女子之眉即"媚"，有多重涵义。早在几千年前，我国妇女对美化眉毛，就有了常识及描画的技巧。画眉之始见于西周，后经春秋战国，到秦逐渐流行于朝野。到春秋战国时代，蛾眉与柳叶眉已成为女性喜好的眉型。明清两代对眉型逐渐去繁取精，式样趋向于纤细弯曲、轻柔工整，以呈现出温柔与内敛的东方女性性格。当今文眉、切眉、绣眉等不仅在眉型上而且在技艺上又更进一步。眉毛的修饰作用举足轻重,因为眉毛在面部是最深的颜色,它的构造及生长方向有一定的规律性,它的形和色与五官的结构组合因人而异。眉的生长呈横向构成,形成前额的高低界限,眉的高低、粗细改变,会使脸型的长短比例结构发生变化;眉毛的长短、粗细、深浅的改变,又会对颞、额、眼、鼻、眶等部位的形态与比例结构产生视错觉,从而在横向上构成脸型宽窄的视觉印象。眉型的聚合、圆直、倾斜,又常与下颌的轮廓线相互呼应,从而在整体上影响脸型。

(2) 眉的形态特征

眉横卧于眼眶上缘眉脊处,分隔额部与眶部。眉由内侧向外侧可分为头、体、尾三部(图 2-3-13)。

眉头约在内眦上方内侧。眉头的最内侧眉毛细而疏,多伸向内上方,中部稍浓密,朝向上方生长。眉体部的眉毛朝向外上方生长,多数略呈微弧向上或呈横直线排列,可分上列、中列和下列:上列略向外下倾斜,中列向外倾斜,下列朝向外上方倾斜,致使三列的毛梢在眉的上、下缘之间较集中并呈横嵴状隆起,加之深部骨生的眉弓突起,使眉富于立体美感。眉体与眉尾分界于眉峰处,眉峰为眉弧线的最高点,多位于眉的中外 1/3 交界处。眉尾为眉的末端,也称眉梢,其最末端与眉头的最头端多在同一水平线上或略高。眉梢的毛细而软,色泽最淡,越向尾端越稀疏,由上下两列排成,上列起于眉峰伸向外下,下列延续于眉体部的下列,朝向外或外上,故上、下两列眉毛末梢交织成较明显的眉毛嵴,与眉体部相延续。由于眉毛上述长势和排列,使眉头部颜色重于眉梢,而体部颜色最深,其上下较淡,在文眉时应注意自然眉的颜色、排列,尽量文出浓淡相宜、层次有序、富有立体美感的眉毛。显然,越接近自然结构及其形态特征的眉毛越美、越自然逼真。

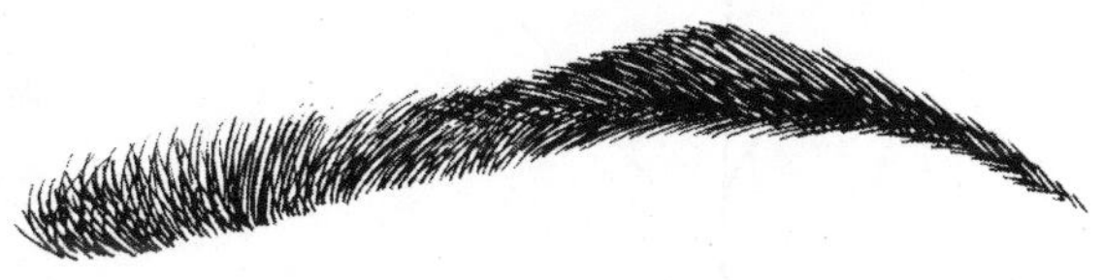

图 2-3-13 眉及眉毛的生长方向

眉毛的密度、长短、粗细、色泽,与年龄、性别、种族、遗传、健康状况和饮食习惯有关。儿童眉毛较短稀而色淡。男性青壮年者眉毛密,粗而黑长,老年则又可变稀软而色淡或变白,部分老年男性眉毛可增长变白,俗称"寿星眉"。而女性眉头则较窄而色淡,老年女性由于性激素的影响眉毛则易脱落变稀疏。眉毛的密度为 50 根～130 根/cm^2,可定性地分为三个等级:①稀少:眉毛不能完全盖住皮肤;②中等:眉毛几乎完全盖住皮肤,但眉间无毛;③浓密:眉毛完全盖住皮肤,眉间有毛,甚至连成一片。通常两眉之间是平滑无毛的眉间,若眉间有毛把两眉连接起来,此种眉称为"连心眉"。

(3) 眉型分类

1) *国人常见的眉型的分类*　依眉的位置、形态变化,可有多种分类。国人中常见眉型大致有以下八种:

A. 标准型:给人以舒展、大方、优美的感觉。

B. 下斜型(八字型):眉梢低于眉头,双侧观看似八字,容易给人留下滑稽、悲伤的印象。

C. 向心型:两眉头距离过近,超过内眼角位置较多,显得紧张、压抑、过于严肃。

D. 粗短型:给人以刚毅、强悍印象,但不温柔。

E. 连心型:两眉头连成一体,虽有刚毅之气,但往往易给人造成"凶相"之感觉。

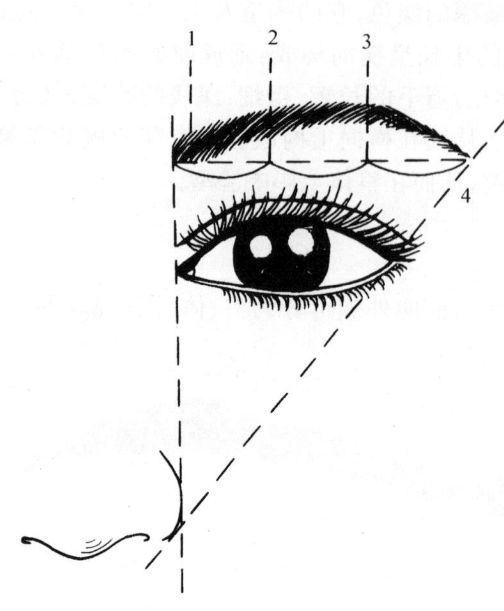

图 2-3-14 眉的标准位置
1. 眉头；2. 眉腰；3. 眉峰；4. 眉梢

F. 散乱型：眉毛分布散而无序，显得迟钝、精神不振，无俊秀之气。

G. 离心型：两眉头距离过宽，显得五官布局松散而不协调，甚至有痴呆的感觉。

H. 残缺型：因眉毛缺乏整体感而有碍美观。

也有将眉型以其形状相似于某物而以该物来命名，常见有的新月型眉、兰叶型眉、剑型眉、柳叶型眉、卧蚕型眉、朴刀型眉等。实际生活中，眉型多种多姿，上述分型只是较普遍存在的种类。

2）*理想的眉型* 何种眉型为美？由于受民族、文化、风俗等各种因素的影响，各种族甚至种族之内审美概念和标准也不尽相同，而且随时代变迁审美观也有所改变，因此没有固定明确的标准。一般认为，应该是眉头在眼睛内眦角上方，稍稍偏里些，眉梢位于眼睛外眦角与鼻翼外侧的连线的延长线上，若将眉长分成三等份，眉峰的位置应在自眉梢起的外、中 1/3 的交点处（图 2-3-14）。

眉的浓淡相宜，富有立体感，其弯度、粗细、长短、稀疏均得体适中。在具有理想标准眉型基础上，双侧对称，与脸型、眼型协调，眉峰高度适中，眉梢略向外上的柳叶眉，是东方女性眉型美的特征，漂亮、秀气、温柔、富有自然美感。

2.3.3 眼部

(1) 眼的美学意义

眼睛充满了美学法则，双眼左右对称；眼裂宽窄、高低，眉眼距离及其与五官、面型等遵循一定的比例；眼也具有许多曲线，睁眼、闭眼、侧面及正面的眼裂、眼球都是流畅的曲线；眼还具有丰富的色彩美学，国人的黄皮肤、黑睫毛和黄褐色虹膜等色衬托下巩膜以其纯净的瓷白色显得格外高雅、庄重和沉稳。角膜无色透明、晶莹亮丽；虹膜虽深居眼球内，但以其深黑色的瞳孔使眼球更具有几分神秘感。

自古以来，人们非常重视眼睛和它对人类的行为所产生的巨大影响。眼睛能显示出人类最明显、最准确的交际信号。喜、怒、哀、乐等思想情绪的存在和变化都能从眼睛这个神秘的器官内显示出来，因此，我们常说“眼睛是传递心灵信息的窗户”。

从美容效果来看，一般认为重睑比单眼皮为美。重睑之所以为美是因为在宽阔的上睑上形成一条优美的曲线，并使整个眼部出现了错落有致的层次变化，增强了曲线美和立体感。并且重睑的作用还可以使睁眼时，眼裂更为开大，显露出更多的角膜和瞳孔，使目光更加有神，充满活力。值得提醒的是，重睑并非绝对地比单睑为美，只有重睑具备上述美学功用时，重睑才有审美价值。眼睛是心灵的窗户，而眼线则是眼睛的生命线，画或文眼线可以加强眼睛的深度，使眼睛黑白分明，神采奕奕。同时，对面部、脸型也起着调整、改观的作用。

(2) 眼睑的形态特征

眼睑俗称眼皮,为眼球前薄而可动的帘状折襞。分为上下两部,上下睑两端相连,当上、下睑分开时,两者围成椭圆形的睑裂,睑裂的两端称为眦。眼睑的沟纹、皱襞、眦角、睑裂、睑缘和睫毛及其与周边关系构成眼部的基本形态特征。

1) 眼睑表面标志　在眼睑皮肤表面可观察到一些皱褶,如上睑睑眶沟、重睑沟、下睑沟、鼻眶窝、下睑颧沟等(图 2-3-15)。

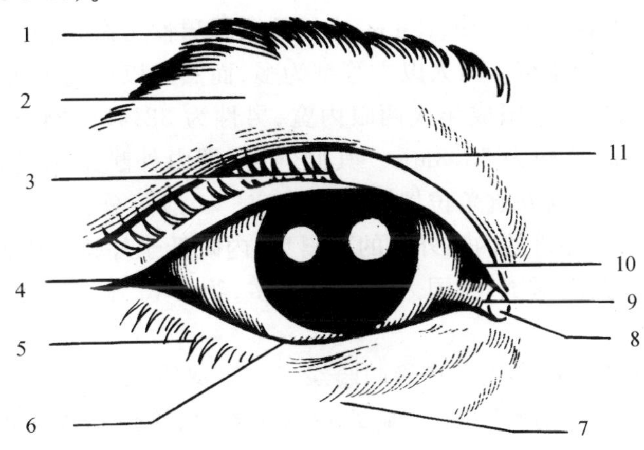

图 2-3-15　眼睑表面标志

1. 眉; 2. 上睑; 3. 上睑缘; 4. 外眦; 5. 睫毛; 6. 下睑缘;
7. 下睑沟; 8. 泪阜; 9. 内眦; 10. 半月皱襞; 11. 重睑沟

睑眶沟为眶上缘下方与眶上缘走行一致的弧形浅沟,此沟在闭眼时不明显,在睁眼时清楚可见,因皮肤张力和皮下组织的丰满度的关系,该沟在年轻者较浅,在老年者较深;此外,黄种人较浅,白种人较深。

重睑沟是在睁眼时,由于提上睑肌收缩,将重睑沟以下皮肤与睑板向上方牵拉提举,而重睑沟以上皮肤则下垂、折叠、悬重于沟前形成上睑皱襞,俗称双眼皮,提上睑肌纤维附着线位置越高,重睑沟越深,形成的重睑皱襞也越宽和明显。反之,附着线靠近睑缘或提上睑肌发育不好,或未能附着于睑皮肤,则重睑沟不显或缺如,上睑在皱襞形成,出现单眼皮或所谓内双。有人上睑有不规则多条重睑沟存在而形成多皱襞,即多重睑。

下睑沟距下睑缘约 3～4mm,相当于下睑板下缘处的不甚明显而微向下凸的弧形浅沟,眼向下注视时更明显。

鼻眶窝为眼睑内眦与鼻梁之间形成的凹陷,也称内眦窝,或"黄金窝"。此窝的存在使鼻根部具有直伏协调的曲线美,若此窝消失或变平坦则对容貌美影响极大。鼻眶窝形态与鼻梁、内眦部有密切关系,鼻梁低平此窝多变低平或不显,而且内眦多有赘皮形成。

下睑颧沟由外眦向下内走行,为下睑疏松组织与颧颊部致密组织接合处的标志,相当于眶下缘部位,也可能出现皱襞;若有眼袋,此沟恰在眼袋下缘。年轻人的颧睑沟不明显,随着年龄增大,皮肤弹性降低,此沟也越来越明显。

2) 眦角和睑裂　内眦呈钝圆的马蹄形,外眦呈锐角,眼睁大时夹角为 60°,平视时为

30°～40°。内眦与眼球之间的球结膜形成一半月状皱襞称结膜半月状皱襞，此皱襞与内眦皮肤间被围成一个低陷区，此处称为泪湖，湖中近半月皱襞处又有一隆起之肉样结构称泪阜。由于内眦赘皮的存在，泪阜常被遮盖，临床根据被遮盖的程度将内眦赘皮分为四级：0 级无内眦赘皮；1 级皱襞微显，遮盖泪阜少许；2 级皱襞明显，遮盖泪阜 1/2；3 级皱襞甚显，大部或全部遮盖泪阜。

睑裂长度即内外眦角之间的连线（称为睑裂轴）的长度。国人睑裂长度平均为：成年男性 28.71mm，女性为 28.13mm；5～10 岁儿童，男孩为 26.15mm，女孩为 25.70mm。

睑裂高度是指平视正前方时两睑缘间最高距离，我国成人睑裂高度为 8.24～9.27mm，男性多为 8.8～8.95mm，女性多为 9.0～9.15mm，女性睑裂较男性为高。根据睑裂高度，可将睑裂分为三型：细窄型、中等型和高宽型。国人以中等型为多，而黑人以高宽型为多。其实，国人的两眼内眦间距要比睑裂长度稍大，我国成年人两眼内宽，男性为 32.47～34.47mm，平均为 33.4mm，女性为 32.87～33.59mm，平均为 33.3mm。其倾斜度（即内外眦角位置高度）直接影响睑裂形态，睑裂横轴的倾斜度，是由内外眦角位置高低而决定。一般可分为三种类型：内外眦在同一水平线上的水平型；内眦高于外眦的内高外低的下斜型；内眦低于外眦的内低外高的上翅型。通常认为，外眦较内眦高者较美。据统计，国人水平位最多，约占 82%；内低外高者次之，占 13%；内高外低者最少，仅占 5%。

3）睑缘和睫毛　上下眼睑的游离缘叫睑缘。睑缘宽约 2mm、长 25～30mm，表面光滑，可分前后两缘或称前唇、后唇。前唇钝圆，以睑缘皮肤为界；后缘锐利成直角，紧贴眼球，其内侧以睑结膜为界。前后两唇有一灰白色线为界，此线称睑缘灰线或缘间线。临床上，睑缘灰线对许多眼睑手术非常重要，用手术刀顺灰线易将眼睑分为前后两部分，前部是皮肤和眼轮匝肌，后部是睑板和结膜。睑缘前唇生有睫毛，睑缘后唇的正前方有睑板腺开口，在睑板腺开口与睫毛根部之间正是上睑缘灰线所在位置。近内眦部上下睑缘各有一乳头状隆起，中央有一小孔称上下泪小点，其为上下泪小管的开口，系泪液排泄路的起点。睫毛系生长于睑缘前唇，排列成 2～3 行短而弯曲的粗毛。上下睑缘睫毛似排排卫士排列在睑裂边缘，有遮光，防止灰尘、异物、汗水进入，协同眼睑对角膜、眼球有保护作用。上睑睫毛较长，为 8～12mm，数目较多，约为 100～150 根，向前上方弯曲；下睑睫毛较短，为 6～8mm，数目较少，约 50～75 根，向前下方弯曲。故当闭眼时，上下睫毛并不交织。睫毛的颜色一般较头发深，也不因年老而变白（偶尔可见数根老年性白睫），但可由于某种疾病，如白化病，而成白色。一根发育完全的睫毛，自拔除至长到原来的长度约需 10 周左右时间。儿童的睫毛最长，也最弯曲。根据睫毛向前伸出的方向，可将上睑睫毛分为上翘型、平伸型和下倾斜型（如图 2-3-16）。

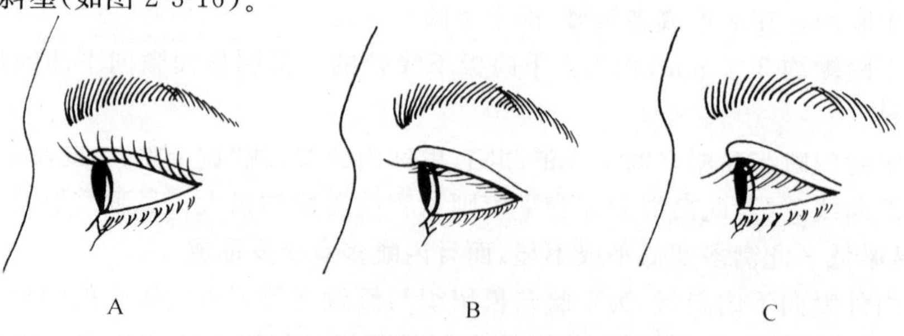

图 2-3-16　上睑睫毛生长方向

A. 上翘型；B. 平伸型；C. 下倾斜型

中国人睫毛的倾斜度为：男性上睑睫毛，睁眼平视时为110°～130°的占79.8%（自睫毛根部所作垂直线的上端为0°，下端为180°），闭眼时为140°～160°的占83.5%；女性与男性大致相同。男性下睑睫毛睁眼平视时为100°～120°，女性较男性平均小10°。了解正常睫毛倾斜度，在临床上对倒睫、重睑术、睑内翻、睑缘赘皮等病的诊断治疗颇为重要。泪点以内的泪部一般无睫毛，少数人在10岁以后此部也有软的睫毛。

(3) 眼型分类

对于眼型的研究和分类，以往虽有不少，但都难以将千姿百态的眼形都包括。眼形美学的分类，依据眼睛位置大小、眼睑、睑裂的形态变化，可以有多种分类。国人常见的眼形有以下几种。

1) 标准眼　又称杏眼，眼睛位于标准位置上，男性多见。特点是睑裂宽度比例适当，较丹凤眼宽，外眦角较钝圆，黑眼珠、眼白露出较多，显英俊俏丽。

2) 丹凤眼　属较美的一种眼睛，外眦角大于内眦角，外眦略高于内眦，睑裂细长呈内窄外宽，呈弧形展开。黑珠与眼白露出适中，眼睑皮肤较薄，富有东方情调，形态清秀可爱。无论男女均为标准美型眼之一。

3) 吊眼　也称上斜眼。外眦角高于内眦角，眼轴线向外上倾斜度过高，外眦角呈上挑状。正面观看呈反“八”字形。显得灵敏机智，目光锐利，但有冷淡、严厉之感。

4) 细长眼　又称长眼，睑裂细长，睑缘弧度小，黑珠及眼白露出相对较少。这种眼形往往显得没神。

5) 眯缝眼　如果细长眼的长宽比例均缩小，就成了“眯缝眼”，眯缝眼睑裂小狭短，内外眦角均小，黑珠、眼白大部分被遮挡，眼球显小。显得温柔和气，但有畏光之感。缺乏大眼睛的神采和应有的魅力。

6) 圆眼　也称荔枝眼、大眼。睑裂较高宽，睑缘呈圆弧形，黑珠、眼白露出多，使眼睛显得圆大。给人以目光明亮，有神过于机灵之感，但相对缺乏秀气。

7) 突眼　睑裂过于宽大，眼球向前方突出，黑珠全暴露，眼白暴露范围也多，若黑珠四周均有眼白暴露则俗称“四白眼”。

8) 小圆眼　主要特征是睑裂高宽度短小，但本身比例尚适度。睑缘呈小圆弧形，眼角稍钝，黑珠眼白露出少，眼球显小。整个眼形呈小圆形态，影响与整体脸型的协调，给人以机灵、执著印象，但缺乏神采和魅力。

9) 垂眼　也称下斜眼。外形特征与吊眼相反，外眦角低于内眦角，眼轴线向下倾斜形成了外眼角下斜的眼型。正面观看呈“八”字形，有的显得天真可爱，有的给人以阴郁的感觉，有的过度显老态。

10) 三角眼　一般眦角多正常，主要由于上睑皮肤中外侧松弛下垂，外眦角被遮盖显小，使眼裂变成近似三角形。中老年人多见，也有先天性三角眼者，但少见。

11) 深窝眼　主要特征是上睑凹陷不丰满，西方人多见。这种眼形显得整洁、舒展，年轻时具有成熟感，中老年给以疲劳感，过度显憔悴。

12) 肿泡眼　眼睑皮肤显肥厚，皮下脂肪臃肿，鼓突，使眉弓、鼻梁、眼窝之间的立体感减弱，外形不美观。给人不灵活、较迟钝、神态不佳的感觉。

13) 近心眼　主要特征是内眦间距过窄，两眼过于靠近，五官呈收拢态，立体感增强，显严肃紧张，过度有忧郁感。

14）远心眼　主要特征是内眦间距过宽，两眼分开过远，使面部显宽，比例失调，两眼过宽显得呆板。

（4）眼睑的应用解剖

1）眼睑的解剖层次　由浅入深，眼睑的结构分别为皮肤、浅筋膜、眼轮匝肌眼睑部纤维、肌下结缔组织、睑板及睑板腺、眶隔和睑结膜。上眼睑还含有提上睑肌和平滑肌。

A. 皮肤：眼睑皮肤是人体中最薄的，其厚度约为 0.6mm，富有弹性，易于移动和伸展，容易形成皱褶，眼睑的表皮层厚约 0.1mm，真皮层厚 0.3～0.55mm。在其真皮层内含有丰富的神经、血管、淋巴管和特别丰富的弹性纤维，使眼睑可以延伸很长，利于眼睑灵活轻巧的运动，人到老年弹性纤维变性，眼睑皮肤因弹性减退而松弛。

B. 浅筋膜：由疏松结缔组织构成，将皮肤疏松地连于肌层，其内含有少量的脂肪，局部炎症或肾炎时易于形成水肿，脂肪增多或眶脂疝出时也易形在“肿眼泡”。由于重睑沟直接连于提上睑肌，内、外眦皮肤分别直接附于内、外眦韧带，睑缘睫毛部皮肤贴于眼轮匝肌，故这些部位没有浅筋膜，皮肤几乎不能移动。单睑者皮下组织稍多。睑缘部的浅筋膜内有睫毛毛囊、汗腺和皮脂腺等皮肤附件，易感染形成小囊肿。

C. 眼轮匝肌睑部：位于眶缘与睑缘之间，眶隔与睑板的前方，形成眼睑较为完整的第 3 层。根据部位，可分为睑板前部和眶隔前部，其纤维主要起自眶内侧韧带的浅层，小部分起自其深层，还有部分纤维起自紧靠韧带上、下两缘的骨骼。这些纤维在眶隔前方跨过眼睑，在睑外侧联合处互相交织成睑外侧缝。一小组纤细的肌纤维紧靠于两眼睑的边缘，睫毛的深面，称为睫状束。睑部眼轮匝肌受双重神经支配，除随意运动外，还有反射性的闭睑运动，其收缩仅可使睑裂轻度闭合，如睡眠时的闭目，平时的瞬目运动以及防御性、反射性闭睑等。

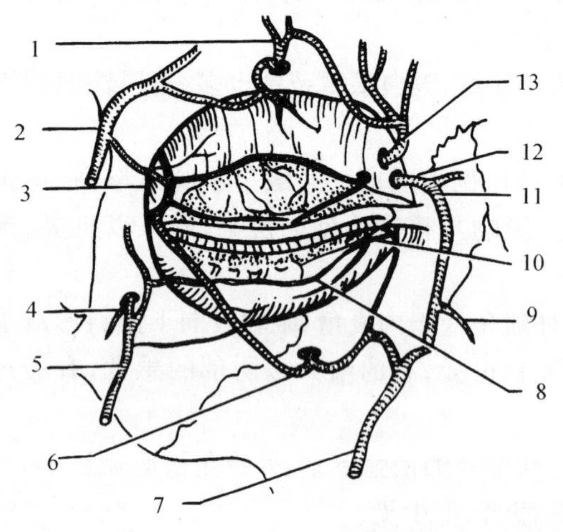

图 2-3-17　眼睑动脉

1. 眶上动脉；2. 颞浅动脉；3. 泪腺动脉；4. 颧面动脉；5. 面横动脉；6. 眶下动脉；7. 面动脉；8. 下睑动脉；9. 鼻外动脉；10. 睑内动脉；11. 内眦动脉；12. 鼻背动脉；13. 滑车上动脉

2）眼睑的血管和神经　眼睑动脉、静脉和神经分别介绍如下。

A. 动脉：眼睑动脉主要有眼动脉的分支（睑内侧动脉）和泪腺动脉的分支（睑外侧动脉）（图 2-3-17）。

睑内侧动脉有上、下两支，分布到上睑的称为上睑内侧动脉，分布到下睑的称为下睑内侧动脉。总之，眼睑的动脉支很多，血运丰富。临床上行眼睑手术，若缝合整齐、压迫紧密（避免皮下淤血）、防止感染，则愈合很快。同理，若见严重的眼睑外伤，切勿轻易剪除皮肤，而宜尽量保存，仔细缝合，以待再生、恢复。在上、下睑美容手术时，应保护动脉弓，以减少出血，加速肿胀消退。

B. 静脉：眼睑的静脉较动脉粗而多（图 2-3-18）。

静脉在睑板前后各列一组，并在上、下穹窿部结膜均形成致密的静脉丛。有的静脉引入前额和颞部的静脉，有的通过眼轮匝肌引入眼静脉的主支。睑部若患疖病，切勿挤压，以免沿静脉扩散，引起眶蜂窝织炎或海绵窦血栓，在行眼缘注射时，极易刺破静脉，引起皮下淤血。

C. 睑部感觉神经：眼睑的感觉神经纤维来自三叉神经的眼支和上颌支。上睑主要由眶上神经支配，其内侧由滑车上、下神经支配，外侧由三叉神经眼支的泪腺神经支配。下睑主要由眶下神经支配，其内、外侧附近分别由滑车下神经和颧面神经支配(图 2-3-19)。

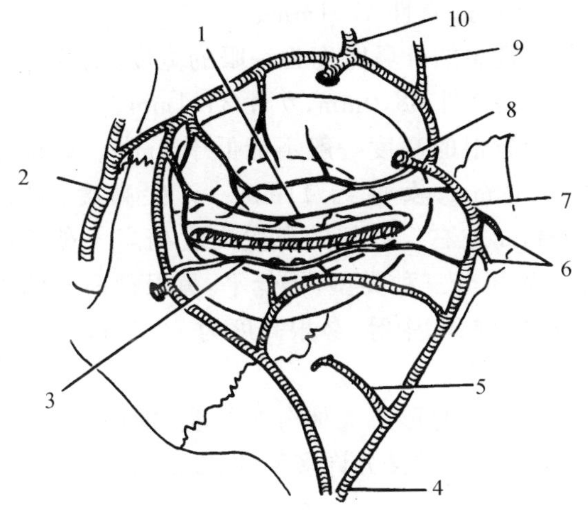

图 2-3-18　眼睑静脉

1. 睑静脉；2. 颞浅静脉；3. 下睑静脉；4. 面前静脉；5. 眶下静脉；6. 鼻下静脉；7. 角静脉；8. 滑车下静脉；9. 额静脉；10. 眶上静脉

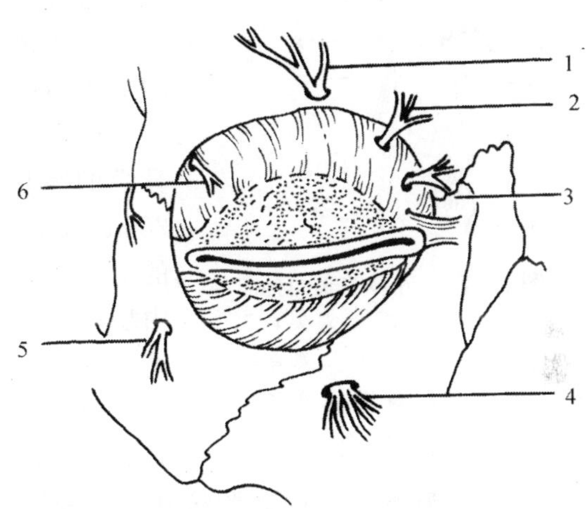

图 2-3-19　眼睑感觉神经

1. 眶上神经；2. 滑车上神经；3. 滑车下神经；4. 眶下神经；5. 颧面神经；6. 泪腺神经

2.3.4 鼻部

(1) 鼻的美学意义

外鼻呈三棱锥体形，高耸而突出，居颜面正中显要位置，占据了整个面部五官的制高点和中心点，使其最具立体感，起到统领全局的作用。所谓“五官端正”，鼻子起着对称中轴的重要作用，其位置决定整个面容的均衡性和对称性。鼻在面部起着承上启下、联系左右的作用。正面看，面部存在两条潜在的、纵横交错的直线，即鼻额形成的纵垂线，鼻根至耳孔的横平线，两线相交成直角具有严格的轴对称性，它能表现出一种平衡与柔和。侧面看，鼻子的轮廓显得更为重要，占据前沿线的中部三分之一，其鼻额角、鼻梁、鼻头、鼻唇角直接构成头面的轮廓。

鼻不仅是呼吸器官之一，同时兼司嗅觉功能。吐故纳新、呼吸新鲜空气，唤起人们的口腹之欲，体验闻香的愉悦。鼻子作为人脸面的最高峰，人们总有意无意地给它附加许多喻示意义。有人认为：男性大鼻是有力量与智慧的象征，而女性小鼻则是沧桑与娴淑的征象。

(2) 外鼻的形态特征

外鼻位于面中 1/3。上端狭窄与额部相连，下端游离与口腔相邻，鼻根部左右为双眼，鼻中部

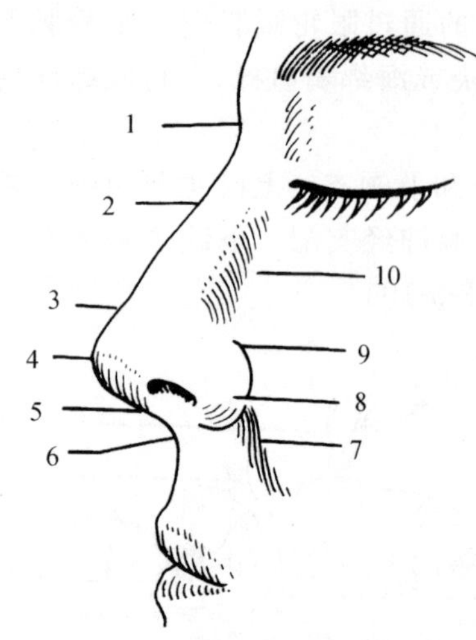

图 2-3-20 外鼻的表面标志

1. 鼻根；2. 鼻背；3. 鼻尖上区；4. 鼻尖；5. 鼻小柱；6. 鼻唇角；7. 鼻唇沟；8. 鼻翼；9. 鼻翼沟；10. 鼻面沟

两侧与颧部、面颊部相毗邻。外鼻形态包括鼻根、鼻背(鼻梁)、鼻尖、鼻翼、鼻孔几部分(图 2-3-20)。

鼻根至鼻尖为鼻长，两鼻翼外侧缘间的距离为鼻宽，鼻高分为鼻根高度和鼻尖高度。外鼻的美学观察包括鼻长度、鼻宽度、鼻高度及鼻梁、鼻尖、鼻翼、鼻孔形态，额鼻角、鼻唇角角度等。

1) 鼻的长度　理想的外鼻长度，为面部长度的 1/3。国人平均鼻长：男性 51.5mm，女性 47.1mm。

2) 鼻的宽度　理想的外鼻宽度为一眼的宽度，约为鼻长的 70%，国人平均鼻宽：男性 38.0mm，女性 34.1mm。

3) 鼻根高度　鼻根的高度一般不能低于 9mm。鼻根部鼻梁的高度男性约 12mm，女性约 11mm。鼻尖高度，男性 26mm 左右，女性 23mm 左右。理想的鼻尖高度相当于鼻长度的 1/2。鼻根高度一般可分三种类型：①低平：鼻根稍高于两眼内眦角连线，在 7mm 以内；②中等：鼻根高度为 7～11mm；③较高：鼻根高度为 11mm 以上。

4) 鼻梁形态　鼻梁的形态大体分为三类，即凹形鼻梁、直形鼻梁和凸形鼻梁。每一类又分许多型(图 2-3-21)。

5) 鼻尖形态　根据形状分为三种类型：①尖小型：鼻尖尖而小；②中间型：鼻尖大小中等，尖圆适度；③钝圆型：鼻尖肥大圆钝。根据鼻尖的方向又可分为上翘型、水平型和下垂型。

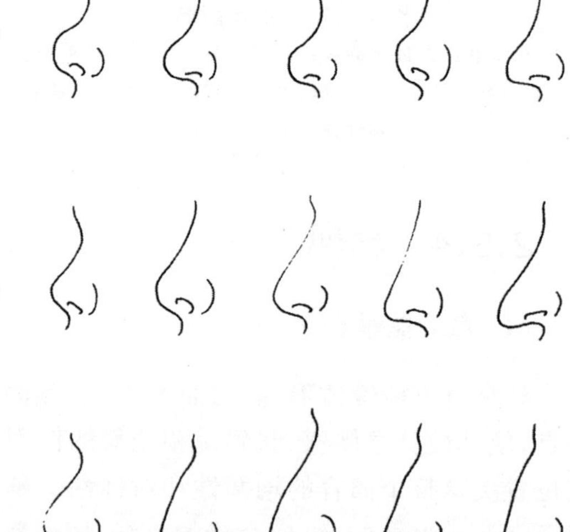

图 2-3-21 鼻梁形态

A. 凹形鼻梁；B. 直形鼻梁；C. 凸形鼻梁

6) 鼻翼形态　鼻翼形态包括鼻翼的高度、宽度和突度。就鼻翼高度而言，可将鼻翼分为低、中、高三级。既鼻翼高分别为鼻高的 1/5、1/4、1/3。鼻翼的宽度可根据鼻翼与两眼内眦间距的关系分为三种类型：①狭窄鼻翼：宽小于两内眦间距；②中等鼻翼：两者几乎等长；③宽阔鼻翼：宽大于两内眦间距。就鼻翼的突度而言，可分为不突、微突和甚突。

7) 鼻孔形态　传统的方法将鼻孔形状分为六类三型：圆形或近方形、三角形或卵圆形、椭圆形及长椭圆形。鼻孔最大径的方向也分为三种类型：横向、斜向、纵向。

中国学者的测量研究发现，鼻孔类型的分布不仅存在人种差异，而且存在着明显的性别差异。提示中国青年人中，男女鼻孔类型分布的集中趋势是明显不同的，证明中国青年女性的鼻孔形状变异较大，而男性变异相对较小。中国人的鼻孔类型呈多样化特点。

8) 鼻额角　由鼻背到额部的角度为鼻额角，此角欧美人为 120°，亚洲人稍大些。一般为

120°～135°。

9) 鼻唇角　鼻小柱与上唇之间的夹角称为鼻唇角，此角一般为 90°～120°。

(3) 鼻型分类

鼻的分型方法有多种，按照东方人的外鼻特点而分为九类常见的鼻型：

1) 理想型鼻　鼻梁挺立，鼻尖圆阔，鼻翼大小适度，鼻型与脸型、眼型、口型等比例协调和谐。

2) 鹰钩鼻　鼻根高，鼻梁上端窄而突起，鼻尖部向前下方弯曲成钩状，鼻中隔后缩。

3) 蒜型鼻　鼻尖和鼻翼圆大，鼻翼与鼻尖的形态不明显。

4) 朝天鼻　鼻尖位于鼻翼之上，鼻孔可见度大。

5) 小翘鼻　鼻根、鼻梁与鼻尖相比略显低，鼻尖向上翘起。

6) 小尖鼻　鼻型瘦长，鼻尖单薄，鼻翼紧附鼻尖，展开度不大。

7) 狮子鼻　鼻梁过宽，鼻翼及鼻尖大而开阔。

8) 鞍鼻　鼻梁塌陷，缺乏立体感，给人以愚笨、木讷之感。

9) 波状鼻　鼻梁凹突不平，缺乏线条美。

什么样的鼻型好看而具有美感？主要看鼻型与整个面型是否相称与协调，而且还要看是否符合本民族的特点和审美标准。一般地说，圆脸人的鼻子不宜太高；而长脸者的鼻型高些、长些较协调好看。方脸人的鼻型相应宽粗些，才更匹配。欧美人以高鼻梁为美，而中国人颜面多纤巧，额骨鼻突一般低平，因此，鼻梁以小巧细窄为美，男性鼻梁以近似直线为好，女性则以轻微的凹线型，鼻端微翘、曲线柔和为美。

(4) 鼻部应用解剖

1) 外鼻的支架　外鼻的支架包括鼻骨及邻近骨骼和鼻软骨(图 2-3-22)。外鼻支架是决定鼻外形的主要结构基础，鼻额角主要由额骨突决定，鼻背高低主要由鼻骨决定，下部的大小和形态主要由鼻软骨决定，而驼峰的形成则与鼻骨及鼻中隔软骨交界处关系密切。

2) 外鼻的软组织结构　由表及里由皮肤、浅筋膜、鼻肌、鼻背筋膜和骨膜构成。

鼻背皮肤的厚薄及皮下组织多少随其部位而不同。在鼻背之上，中部皮肤较薄，皮下组织亦少，与其下组织连接疏松，易于推动。鼻下部皮肤较厚，皮下组织发达，有少量脂肪，并有大量汗腺和丰富的皮脂腺，与深部的软骨连接紧密，移动性小。

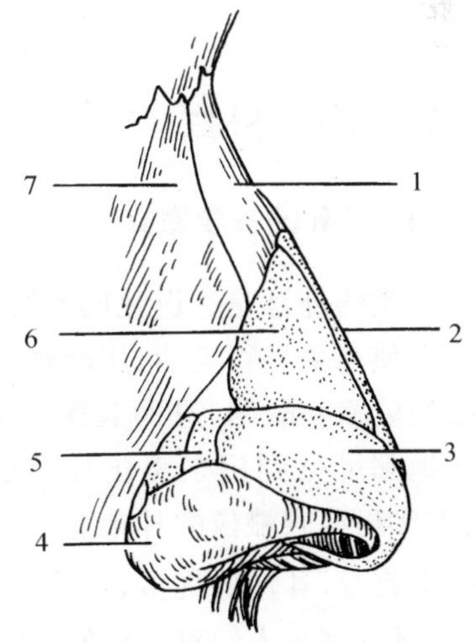

图 2-3-22　外鼻支架

1. 鼻骨；2. 鼻中隔软骨；3. 大翼软骨；4. 纤维脂肪组织；5. 小翼软骨；6. 鼻侧软骨；7. 上颌骨额(鼻)突

鼻部的肌肉，在鼻背主要为降眉间肌和鼻肌横部。降眉间肌上端续于额肌，部分与额肌交错止于眉间皮肤；下端通过纤维膜附着于鼻骨与鼻外侧软骨连接部。鼻肌横部位于鼻背中部，贴附在纤维膜上覆盖于鼻外侧软骨表面。鼻肌的翼部(亦称鼻孔扩大肌)有延长鼻长度和扩大鼻孔的作用。鼻中隔降肌起于犬齿窝，止于中隔软骨下缘的侧面及两个鼻翼软骨

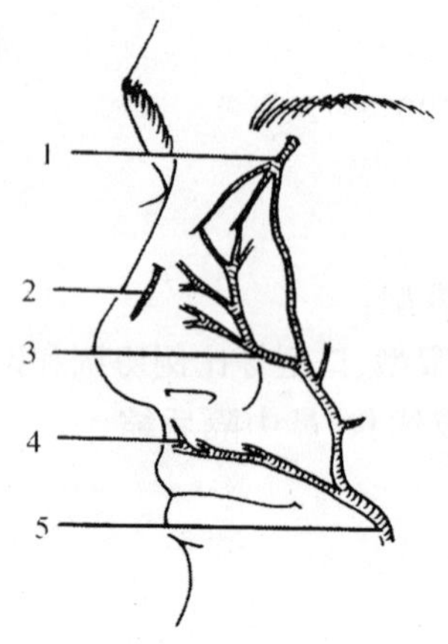

图 2-3-23 外鼻的动脉
1. 鼻背动脉；2. 鼻外动脉；3. 鼻侧动脉；4. 鼻中隔动脉；5. 面动脉

的内侧脚，有降低鼻尖的作用。

在鼻背肌肉深面与骨膜浅面之间，有一腱性纤维织成的阔筋膜层。在鼻背，尤其在黄金点处（眉间和内眦连线的中点），此层筋膜较厚，一直延伸到鼻尖部，但在鼻软骨部分变薄且与软骨膜贴附甚紧。此筋膜即为鼻背筋膜。该筋膜与骨膜间有一潜在间隙，命名为"鼻背筋膜后间隙"。在行固体硅胶隆鼻时，需将假体放置此间隙。

鼻骨骨膜极薄，鼻骨间缝及鼻骨上方与额骨间缝呈"T"型，与鼻骨膜连结紧密，手术时很难在骨膜下钝性剥离出一完整的隧道。鼻软骨膜有垂直纤维连于筋膜及皮肤。

3）外鼻的血液供应　外鼻的血液有来自颈内动脉的眼动脉分支向下形成的鼻背动脉，供应鼻背部鼻根部组织；还有来自颈外动脉的面动脉分支，向上成为内眦动脉，供应鼻下部组织。内眦动脉与鼻背动脉在鼻部两侧吻合（图 2-3-23）。

此外，来自面动脉的上唇动脉和鼻小柱动脉，沿鼻翼软骨的上、下缘分布。鼻部的静脉回流，有一部分经内眦静脉到眼静脉，再由眼静脉至海绵窦；另一部分回流至翼静脉丛，最后也至海绵窦。该区静脉无静脉瓣，所以称为"危险三角区"。

4）外鼻的神经支配　鼻部所有的肌肉运动均由面神经支配。外鼻的感觉神经（图 2-3-24）有：滑车下神经，支配鼻根部的感觉；眼神经的鼻支和筛前神经的外侧支，共同支配鼻背、鼻翼和鼻尖部的感觉。此外，上颌神经的眶下神经，支配鼻翼部和鼻外侧壁的感觉。

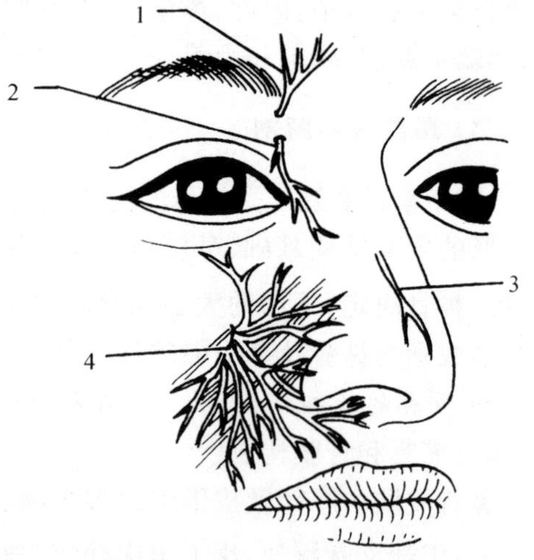

图 2-3-24 外鼻的感觉神经
1. 滑车上神经；2. 滑车下神经；3. 筛前神经；4. 眶下神经

2.3.5 外耳

（1）耳郭的美学意义

人类的外耳是一退化的器官，尽管如此，人们还是努力在使耳朵显得美丽，用配戴耳环、镶嵌耳坠来掩饰耳朵的萎缩和缺陷，进而表露和夸张耳朵的优势。世界各地都可见到用来美化耳朵的耳饰。埃及的木乃伊、古代玛雅族雕像的耳朵上，都镶有耳饰。从我国出土的文物看，耳饰的优劣，也几乎成了其钱财和权势的象征。

现代社会，人们对耳朵的关注越来越强了，耳饰、眼镜、手机、耳机、短发都使耳的审美意义大大扩展。外耳的形态、弧度和曲线与头部轮廓、颈、肩部的搭配及其颜色和质地都十分重要。

（2）耳郭的形态特征

耳郭位于头颅两侧，一般高约 60～65mm，位于眉与鼻翼之间，耳宽因性别而有所差异，一般男性为 31～34mm，女性为 29～33mm，耳垂高度一般为 16～20mm。儿童期耳郭生长迅速，一般认为 3 岁时耳郭的大小已达到成人的 85%，耳郭的长度随年龄的增长逐渐生长，10 岁以后郭宽度几乎停止生长。耳轮至乳突的距离亦在这以后维持不变。耳郭的形态观察包括耳郭的形态、耳郭的外展程度和耳垂的形态。

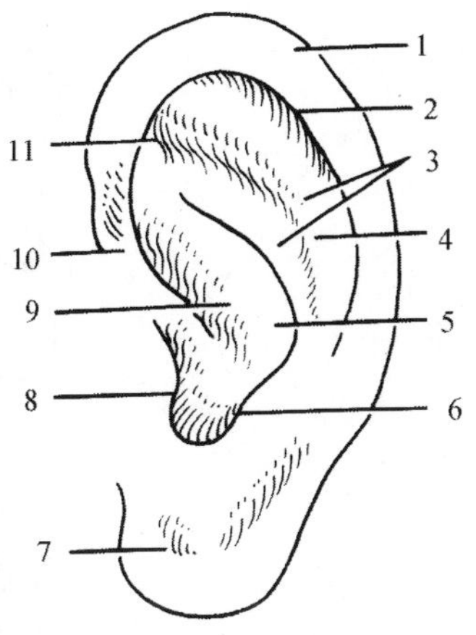

图 2-3-25 耳郭形态标志

1. 耳轮；2. 耳舟；3. 对耳轮上下脚；4. 对耳轮；5. 耳甲腔；6. 对耳屏；7. 耳垂；8. 耳屏；9. 耳艇；10. 耳轮脚；11. 三角窝

1）耳郭形态标志(图 2-3-25) 耳郭位于头颅两侧，可分为前外侧和后内侧面。前外侧面呈不规则凹形，周缘卷曲称耳轮，下端连于耳垂。耳轮的后上有时可见一小结节，称耳郭结节，也称达尔文结节。耳轮上方向前内弯曲终止于外耳道口的上方，称为耳轮脚。耳轮脚将外耳道周围低凹的耳甲分成上下两部分，上为耳甲艇，下为耳甲腔。耳甲平均深度为 15mm。环绕耳甲外侧的隆起部分为对耳轮，对耳轮与耳轮平行。对耳轮向前向上又分为上、下二脚，二脚之间为三角窝。耳轮与对耳轮间的凹沟为耳舟。外耳道前方有一突起称耳屏，其对侧也有一突起，为对耳屏。耳屏与对耳屏间的凹陷称屏间切迹。耳郭最下方不含软骨的部分为耳垂。

2）耳郭外展程度 耳郭的外展程度依据其与颞部所形成的角度分为三种类型：①紧贴型：耳郭横轴与颞部所形成的角度不超过 30°；②中等型：耳郭横轴与颞部所形成的角度在 30°～60°之间；③外展型：耳郭横轴与颞部所形成的角度在 60°以上。

(3) 外耳的分型

1）耳垂形态分型 耳垂的形态变异很大，其大小位置也不尽相同。有的人甚至根本无耳垂。耳垂附着于面部的皮肤的程度亦不同，从完全游离、部分粘连乃至完全粘连，其与面部所形成角度的变异也大。根据耳垂形态的不同，可分为三种：①圆形（卵圆形）：耳垂向下悬垂呈圆形；②方形（附连方形）：耳垂与颊部皮肤相连接几乎成一直线；③三角形（附连三角形）：耳垂下部边缘向上吊起，大部分或完全与颊部皮肤相连(图 2-3-26)。佩戴耳饰可以衬托或修饰耳垂的形态。

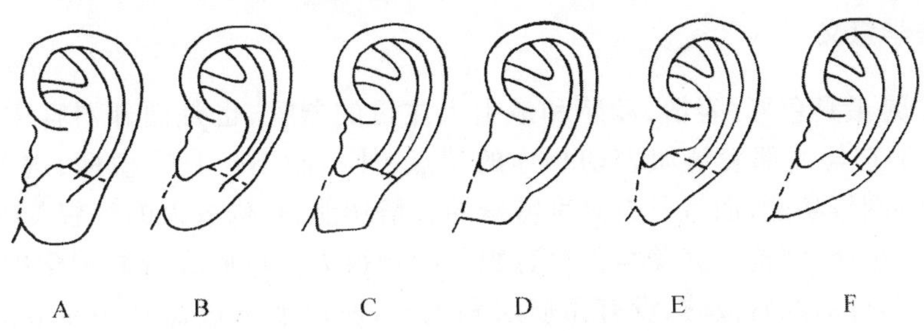

图 2-3-26 耳垂的形态

A. 圆形；B. 卵圆形；C. 方形；D. 附连方形；E. 三角形；F. 附连三角形

2）耳郭形态分型 根据耳郭的形状及达尔文结节的形态可分为六型：①猕猴型；②长尾猴型；③尖耳尖（达尔文结节）型；④圆耳尖型；⑤耳尖微显型；⑥缺耳尖型(图 2-3-27)。

理想的耳型可以理解为：耳郭在头颅侧面的位置、倾斜角度合适，耳的宽度、长度与头面部的

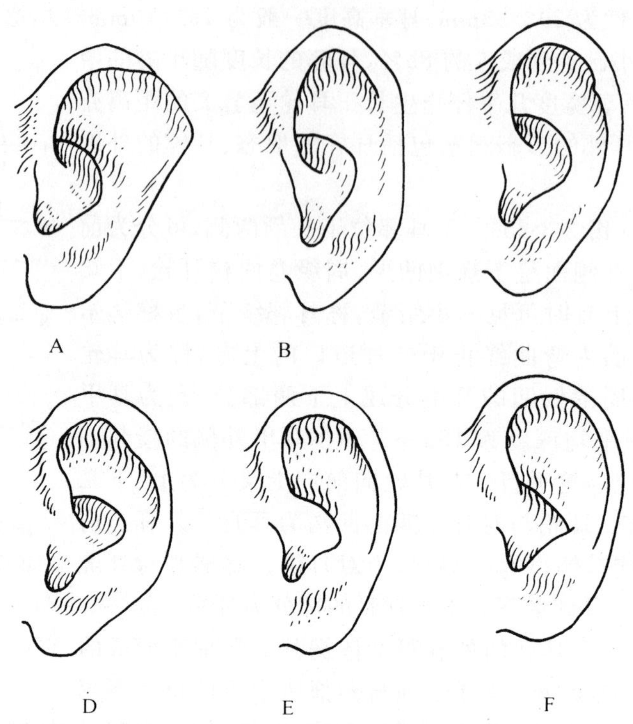

图 2-3-27 耳郭形态分型

A. 猕猴型；B. 长尾猴型；C. 尖耳尖型；D. 圆耳尖型；E. 耳尖微显型；F. 缺耳尖型

宽度、长度比例相协调，耳郭外形圆滑，无耳尖，耳部轮廓及解剖标志清晰，耳郭本身各组成部分之间比例关系协调，耳垂长度占全耳长度的 1/5 左右。

2.3.6 唇部

(1) 唇的美学意义

口唇是一个是最具色彩、表情、动感和最引人注目的器官，也是面部器官中活动能力最大的软组织结构，由于它与面部表情肌密切相连的特点，使口唇不仅具有说话、进食、吐出、吸气、吹气、亲吻和辅助吞咽等功能，而且具有高度特殊的表情功能，是构成人的容貌美的重要部位之一。

嘴唇的形态、色泽、结构的完美与否对容貌美影响很大。口唇在容貌美学中的优势首先是色彩美。由于唇的移行部红唇极薄，没有角质层和色素，所以能透过血管中血液的颜色，加之该处血运丰富使唇色红润，敏感而显眼。娇艳柔美的朱唇是女性风采的特征之一。

口唇在面部的作用和在容貌美学中的重要性仅次于眼睛，有时尚胜于眼睛。达·芬奇的著名肖像“永恒的微笑”，其重点就在口唇。由于口唇是人的感情冲突的焦点，因此有人称它为“面容魅力点”和“爱情之门”。口唇的美感观念与种族、地区、年龄、性别及时代诸多因素密切相关。口唇外型有种族差异，如白种人的口唇较薄，黄种人稍厚，黑种人最厚。一个大小厚薄都很理想的所谓标准唇型，并不适合于所有的人。唇型的美与丑，不能脱离每个人的具体特征，只有与脸型相配，与五官协调，与性格气质相符的唇型，才能产生动人的美感和魅力。而且随着人们审美观念的转变，美的观念也有所不同。以往我国古代有"柳叶眉，杏核眼，樱桃小嘴一点点"来赞美女性美，而在现代女性中则认为"嘴大一些才显得漂亮、性感"。

(2) 唇的形态特征

口唇位于面下 1/3，上界为鼻底线，下界达颏唇沟，两侧以唇面沟为界与颊部相邻。口唇又分为白唇和红唇，白唇即唇部的皮肤部，红唇为唇部的黏膜部。日常生活中所说的唇通常是指红唇。口唇的形态因遗传因素等而呈现出不同特征。口唇的形态美学特征通常以口唇正面、侧面，唇的高度、厚度、口裂宽度等来衡量。

1) *唇的正面观* 当上下唇轻轻闭拢，正面观看(红)唇形轮廓时可分为三型：方唇、扁平唇、圆唇。

2) *上唇高度* 上唇皮肤的高度，即鼻小柱根部至唇峰的距离(不包括红唇部)，我国成年人上唇平均高度为 13～20mm。

3) *唇厚度* 指口唇轻闭时，上下红唇中央部的厚度，分四型：①薄唇：厚度在 14mm 以下；②中厚唇：厚度在15～18mm以上之间；③厚唇：厚度在19～22mm以上；④厚凸唇：厚度在 22mm 以上。国人上唇厚度平均为5～8mm，下唇厚度为10～13mm。下唇一般比上唇厚，男性比女性厚 2～3mm。

4) *上唇侧面分型* 指上唇皮肤部的侧面观察的形态，根据此部位前突程度，可分为五种类型(图 2-3-28)：①突出凹型：上唇前突，但皮肤呈凹形，约占 45.5%；②突出直型：上唇皮肤部与鼻底几乎呈直角，约占 24.8%；③突出凸型：上唇皮肤部前凸，约占 9.5%；④笔直型：上唇及皮肤部大体呈笔直形态，约占 19.2%；⑤后缩型：上唇及皮肤部后缩，占 1.0%。

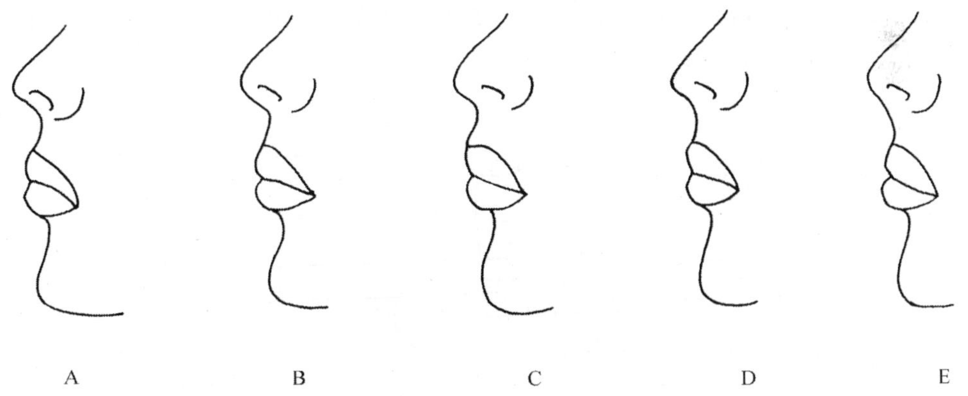

图 2-3-28 上唇侧面分型

A. 突出凹型；B. 突出直型；C. 突出凸型；D. 笔直型；E. 后缩型

5) *下唇侧面观分型* 唇的侧面形态取决于面部骨骼的结构和牙齿的生长状态，同时还有明显的种族差别。白种人多为直唇型，而黑种人多为凸型唇，黄种人则多为轻度凸型唇。某些黄种人唇凸很明显，但却无突颌和门齿前突征象。凸唇的比例随年龄增长而减少。其形态可分三种类型：①凹型，占 59.0%；②直型，占 29.0%；③凸型，占 12.0%。

6）口裂宽度　指上下唇轻度闭时，两侧口角间距离。可分三型：①窄小型：宽度在30～35mm之间；②中等型：宽度在36～45mm之间；③宽大型：宽度在46～55mm之间。理想的口裂宽度，即口角间距大约相当于两眼平视时两瞳孔的中央线之间的距离。

(3) 唇型分类

唇型依据其高度、厚度、前突度、口裂宽度等有不同分类方法。一般生活中常见的唇型大致有如下七种。

1）理想型　口唇轮廓线清晰，下唇略厚于上唇，大小与鼻型、眼型、脸型相适宜，唇珠明显，口角微翘，整个口唇有立体感。

2）厚唇型　口轮匝肌与疏松结缔组织发达，使上下唇肥厚，唇厚的唇峰高，如超过一定的厚度，唇型即有外翻倾向。

3）薄唇型　口唇的唇红部单薄。

4）口角上翘型　由上下唇的两端会合而形成的口角向上翘，可以产生微笑的感觉。

5）口角下垂型　突出特征是由上下唇会合形成的口裂两端呈弧线向下垂，给人以愁苦不愉快的感觉。

6）尖突型　薄而尖突的口唇，特征是唇峰高，唇珠小而前突，唇轮廓线不圆滑，尖突的口唇往往伴有狭小的鼻子而影响整个脸型。

7）瘪上唇型　当牙齿反颌时就会形成上唇后退，下唇突出的形态，这种口唇一般都是上唇薄下唇厚。

(4) 唇部解剖

1）唇的表面标志　口唇部系指上、下唇与口裂周围的面部组织，分上唇、下唇、口裂（两唇之间的横行裂）、口角（口裂的两端）（图2-3-29）。

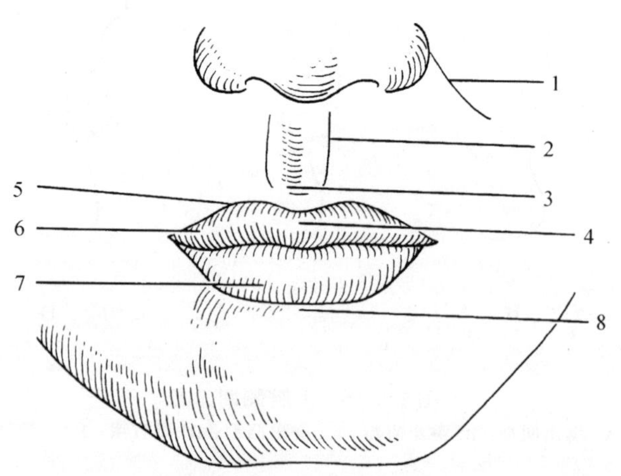

图2-3-29　唇的表面标志

1. 鼻唇沟；2. 人中嵴；3. 人中凹；4. 唇珠；5. 上唇缘弓；
6. 上唇；7. 下唇；8. 唇颏沟

A. 上唇的表面标志：人类上唇的形态变化大，形态标志明显，对唇形美影响大。上唇的表面有人中、唇缘弓、唇珠三个重要结构。

a. 人中和人中嵴：上唇皮肤部表面正中为人中，这是人类特有的结构。人中部中央纵行的凹陷为人中凹。人中凹上接鼻小柱，下续唇谷，两侧隆起的边缘为人中嵴，也称人中柱，其下方正是唇峰的最高点。

b. 唇缘弓：也称唇红线，是口唇皮肤部和唇红部交界处呈现出的弓形曲线。上唇唇缘弓的曲线起伏弧度变化大，形成了上唇的唇峰(唇弓峰)和唇谷(唇弓凹)。唇谷，位于唇缘弓的中央最低凹处。此谷上续人中凹，下与唇珠相毗邻。唇谷中央凹处形似钝角形，称为中央角，国人一般为150°～160°。中央角两边呈弧形曲线，向两侧外上方走行续于唇峰内侧边。唇峰，是唇谷两侧的两个高高凸起部，位于唇缘弓与人中嵴交界处，构成唇缘弓的最高部。唇峰中央最高凸起部形似钝角形，称左右外侧角，国人一般为210°～240°。

c. 唇珠：上唇唇线弓与中央唇谷下前方有一结节状突起，在婴幼儿尤为明显，称唇珠。唇珠两侧的红唇欠丰满，而成唇珠旁沟，此沟的存在，衬托得唇珠更显突出，突出的唇珠像颤颤欲滴的水珠，为唇形增添了动态美的魅力。

B. 下唇的表面标志：下唇形态变化较小，形态结构也较上唇简单。下唇在颏部之上，与颏部之间形成一沟，名曰唇颏沟，此沟存在与否，过浅或过深对容貌美有直接影响。下唇唇缘弓(唇红线)微隆起呈弧形，这也是下唇形态美的重要标志。红唇部较上唇稍厚，突度比上唇稍小，高度比上唇略短，与上唇对应协调。

2) 唇的应用解剖

A. 红唇部：为口唇轻闭时，所见到的赤红色口唇部。红唇部皮肤极薄，没有角质层和色素，因而能透过血管中血液颜色形成红唇。红唇和白唇之间有一条清晰的红唇缘，呈弓形，但是无明显的唇峰弯曲，红唇中间 1/2 部分有细密的皱纹。

B. 黏膜部：系口腔黏膜延续部分。在唇的里面，为光亮粉红色，黏膜下层富于黏液腺，同时有上下唇动脉形成的动脉弓。在上下唇正中各有一条垂直的韧带，分别称上唇系带和下唇系带。

C. 皮下组织：唇部皮下筋膜组织较疏松，介于皮肤和肌层之间，炎症时常呈明显水肿。

D. 肌层：主要为口轮匝肌，但并非单纯的括约肌，而是由几层不同方向的口周肌束参与组成；口轮匝肌与其附近的面部表情肌一起对开闭口、各种面部表情、吐纳、发音等生理功能具有重要作用。口周的皱纹呈放射状，与肌肉方向相垂直。

E. 神经：唇部感觉分别由眶下神经和颏神经支配。口唇部肌肉运动由面神经支配。

F. 血管：动脉：口唇的血液供应主要来自于面动脉的分支上、下唇动脉，此外，还来自眼动脉和眶下动脉。上唇动脉较为粗大纡曲，沿途向上发出隔支和翼支，分布于鼻中隔的前下份和鼻翼。静脉：唇的静脉血主要经面前静脉回流。唇部静脉与眼静脉有广泛吻合，当面静脉回流受阻时，则逆流入海绵窦。

2.3.7　牙齿

(1) 牙的美学意义

牙齿的美学意义在于其形态美、色泽美、排列美及由此产生的对容貌美的增色和烘托效应。

各牙自然形态结构和功能巧妙结合，上、下颌同名牙的对称、均衡、排列，则形成和谐、多样统一的整体美。

从美学角度讲，牙齿的形态可以表现出一个人的个性。牙齿的形态与面型协调，二者相得益彰。如果一个高大威猛的壮汉，却有一口细小的"糯米牙"或者一窈窕淑女满口"大板牙"，一定会使人感到滑稽可笑。另外，牙体组织的缺损如牙折、前牙切缘"V"字形缺损、切角缺损、牙齿过度磨损等破坏了牙齿形态的完整性，同样也影响容貌美。自古以来，人们常用"明眸皓齿"、"牙似排玉"等来赞美牙齿的美，晶莹洁白、富有光泽的牙齿，给人以自然的美感，使容貌更加完美。如果有漂亮的容貌，而长了满口黄牙或黑牙，那是非常令人遗憾的。一口整齐洁白的牙齿，不仅具有良好的咬合关系和咀嚼功能，而且使人发音准确、语言清晰。牙列对维护面部外形起主要作用，如果前牙缺失，特别是上前牙缺失，面部外形就受到影响。如果牙列缺损较多，周围软组织凹陷，使上下颌间距变低。面下部随之变短，唇颊部也因失去硬组织的支持而向内凹陷，而致面部皱褶增多，使面容显得苍老。先天性缺牙或过小牙畸形可造成牙列稀疏，而多生牙或牙齿过大，则可造成牙齿排列拥挤。

（2）牙的形态特征

1）牙齿的排列及咬合　上下颌牙齿都排列成弓形，称为牙弓。上下牙齿互相接触的方式，称咬合关系。上、下颌前牙的切缘向唇侧倾斜，下颌牙切端的唇侧与上切牙舌面嵴接触。上、下颌尖牙则较垂直。各牙均保持在牙弓的正常位置上，则构成良好的咬合关系。

2）牙齿的形态　恒牙有切牙、尖牙、前磨牙和磨牙四个类型。各牙形态和功能是密切相关的。切牙牙冠呈楔形，切端有形似刀刃的切嵴，利于切割食物；尖牙的楔形牙冠有一牙尖，用于撕裂食物；前磨牙、磨牙呈大小不一的立方形，有2～5个牙尖可捣碎和磨细食物。

3）牙齿的颜色　自然牙一般呈良好光泽的浅黄、浅白和淡黄色。牙本质为淡黄色；罩于牙本质层的帽状釉质则为浅白、浅黄色。有半透明性，由于牙面釉质层厚薄不一，透出牙本质的色泽就有差异。牙颈部色深些，牙切端则色淡些，体部色介乎二者之间，构成天然"洁白如玉"的色泽美。牙的色泽因人种、肤色、年龄因素有所差异，自然牙有较宽颜色变化范围，人眼具有较强的识别能力。自然上颌前牙左右对称，中、侧切牙颜色相近，尖牙明度略低，颜色较深；女性较男性上颌前牙明亮，颜色较浅；40～50 岁人群比 10～30 岁的人群牙色偏暗，色彩偏深。牙色泽的色度、色调轻微变化差异，均属正常允许范围。

（3）牙齿及牙列的分型

牙齿的形态与牙列形态、脸型有一致的协调关系，如长脸形的人，牙齿也偏长；而圆脸形者，牙齿形态也较短小、圆润。一般可将脸型、牙弓形、牙型分为三种基本类型：方形、圆形和三角形。若颌骨较宽，其牙弓发育必定是宽的，面部形态可能是方形；若颌骨较窄，其牙弓必然是窄的，面部形态可能是卵圆形或三角形。颌骨的大小不仅影响整个颜面的形象，而且直接影响到牙列的形态及其排列。因为较宽的牙弓适宜于较宽的牙齿排列，较窄的牙弓适宜于较窄的牙齿排列，而牙弓的形态取决于颌骨发育的形态，所以牙体、牙弓与整个颜面部形态有一定的相关性。

1）分型　根据六个前牙的排列形态，可将牙列分为三种基本类型：①方圆形：四个牙齿的切缘连线略直，从尖牙的远中才弯曲向后，下颌前牙也具有相同特征；②尖圆形：自上颌侧切牙的切缘即明显弯曲向后,使前牙段的弓形呈尖圆形排列;③椭圆形:介于方圆形与尖圆形之间、自上颌侧切牙的远中逐渐弯曲向后,使前牙段的弓形较圆。

2) 理想的牙齿　①牙列完整,无先天性或后天性的缺牙,无多生牙;②齿排列整齐,不拥挤,不稀疏,牙齿无扭转、移位、异位等,牙量与骨量相符;③咬合关系良好,上下前牙超覆颌关系正常,后牙为中性(即正中咬合时上颌第一磨牙的近颊尖与下颌第一磨牙的颊沟相对),无任何咬合畸形,如反?、开?、深覆?等;④牙齿形态完美,结构清晰,牙齿形态与面形协调,无畸形牙(如过小牙、锥形牙、融合牙等),牙体组织完整无缺损,无牙折、龋齿及牙体组织过度磨损等;⑤牙齿颜色晶莹洁白或微黄,富有光泽,无变色牙、着色牙及牙结石等,牙周组织健康无炎症,牙龈及嘴唇色泽红润。

(4) 牙齿的解剖

1) 表面解剖　牙齿分为牙冠和牙根两部分,两者交界处为牙颈。牙冠是暴露在口腔的部分,有5个面,各个面都有一定名称。以正中线为准,每个牙冠靠近中线的一面称近中面,远离中线的一面称远中面,靠近舌(腭)的一面称舌(腭)面。后牙靠近颊部的一面称颊面,前牙靠近唇部的一面称唇面,上下后牙相对咬合一面称咬合面,前牙没有咬合面但有切缘。各个牙齿的牙根数目不同,有的为单根,有的为双根,有的融合为单根,有的分开为双根或多根。一般前牙为单根,后牙为双根或多根或融合根。

2) 牙齿组织解剖　牙齿由牙釉质、牙本质、牙骨质和牙髓四部分组成。

A. 牙釉质:牙釉质覆盖在牙冠表面,是人体中最硬的组织,呈乳白色、略透明、质坚硬、能耐受强大的咀嚼力。无机盐类约占96%,其主要成分是磷酸钙、碳酸钙等;有机物成分仅占很少量。

B. 牙本质:它是构成牙齿的主体部分,其钙化程度和硬度比牙釉质稍低,色淡黄,不透明。无机盐类约70%,含磷酸钙等。有机物成分约30%,主要是胶质。牙本质由基质和牙本质小管组成,牙本质小管中有来自成牙本质细胞的细胞突,借此以进行营养代谢。

C. 牙骨质:它是包绕在牙根表面的薄层骨样组织。其营养主要来自牙周膜,并借牙周膜纤维与牙槽骨紧密相接。由于牙根部炎症的激惹,牙骨质可以发生吸收或增生,甚至与周围骨组织呈骨性粘连。

D. 牙髓:牙髓位于牙齿内部的牙髓腔内。牙髓腔的外形与牙体形态大致相似,牙冠部髓腔较大,称髓室。牙根部髓腔较小,称根管。根尖部有小孔,称根尖孔。牙髓组织主要包含神经、血管、淋巴和结缔组织,还有排列在牙髓外周的成牙本质细胞,其作用是形成牙本质。当牙冠某一部位有龋或其他病损时,可在相应的髓腔内壁形成一层牙本质,称为修复性牙本质,以补偿该部的牙冠厚度,即为牙髓的保护反应。

(吴继聪　吴　红)

2.4 形体的医学美学基础

在概念上,形体美是对躯干四肢美的概括。在生命过程中,人体处于不断变化之中,永恒的美是不存在的,但人类对美的追求是永恒的。青春期体形是体型训练和医学美容的参照系,所谓保持体型是指保持具有青春期体型特征的人体形态。评价人体美最重要的因素是良好的发育和协调的比例。人的整体可以是高大或娇小,各部的测量值不一定在正常范围,但只要发育良好体型均称,同样是很美的。

2.4.1 颈部

(1) 美学意义

颈部是人体的外露部分之一,其形态通常与容貌美相联系,头颈通常被看做一个独立的审美单元。颈的形态主要应与颅面形态和谐,比例和谐的颈部能衬托容貌美,如头颈化妆、人像写真都把头与颈看做一体。颈部的肌群与面部表情肌可做协调运动,参与表达人的感情,也参与形成人体语言,如点头示意同意,摇头表示拒绝。

(2) 美学特征

颈部呈圆桶状。在人体直立位,从侧面看,颈部是略向前倾的平行四边形;从正位看,是上窄下宽的梯形。女性颈部稍细长,平滑细腻。颈部有以下几个重要的体表标志。

1) 胸锁乳突肌　起于颅骨乳突,止于锁骨内侧 1/3 和胸骨柄。男性肌腹发达,明显膨出。女性肌腹发育差,而且皮下脂肪较厚,只轻微隆起。

2) 甲状软骨　最高突出点为喉节,又叫“亚当苹果”。男性喉节明显突出,女性喉节不明显。

3) 颈外静脉　位于下颌角至锁骨中点延线。体瘦者或运动、情绪激动时外隆明显。

4) 锁骨上凹和胸骨上凹　锁骨上凹位于锁骨中段上方,此凹最低点为胸膜顶的投影区。胸骨上凹为胸骨上方的小凹陷。

5) 颈前横纹　女性多见,有 1～3 条,又称“维纳斯项圈”。颈部的体表标志不仅是重要的解剖学结构,而且有重要的美学价值。它们富于颈部起伏变化,在视觉上使颈部产生层次感。

(3) 形态分类

根据颈部的形态特征可将颈部分为以下四类。

1) 正常颈　颈部均称,前凸适宜,前弯距在 3～5cm 以内。颈部的粗细与头部形态和肩宽和谐。头颈的长度等于身高的 1/6。

2) 短颈　多见于超力型体格,此类人身材矮胖体宽,颈周肌群发达,颈部短粗。

3) 细长颈　见于无力型体格,此类人身材瘦长,颈肌不发达,皮下脂肪少。与头形和肩宽比较,显得颈部较长。

4) 探颈　此类人颈椎前曲度较大,头颈前伸探出,驼背。可为先天性,也可由长期不良身姿引起。儿童和青年人的探颈可以通过体姿训练得以矫正。

另外,还有病理性颈部畸形,如仰颈、斜颈、蹼颈。

(4) 生理变化

进入中老年的人,颈部发生以下变化。

1) 颈部肥胖　见于肥胖者,颈部皮下脂肪大量增加,颏下最明显,形成“双下巴”,颌颈角和颏角趋于消失。

2) 颈部皮肤松弛　颈部皮肤同面部皮肤一样,是较早出现老化的部位。表现为皮肤松软,皱襞形成,被动拉伸后不能迅速回缩。高龄者出现气管两侧纵向蹼样赘皮。

3) 颈部萎缩　见于老年伴体瘦者。颈部皮肤松弛程度大于一般人,出现皮肤松垂。皮下脂肪少,肌肉明显萎缩,颈部变细。胸锁乳突肌、气管、颈外静脉及喉节明显易见。

2.4.2 胸部

(1) 美学意义

胸部构成躯干的大部分。发育良好的健美胸部对人的体形、体姿乃至精神面貌都产生影响。胸部有典型的性别差异,体现性别美。男性发达的胸肌是力量的象征;女性饱满起伏的胸部不仅体现阴柔之美,而且是生殖崇拜对象。在人体美评价上,胸围是一个重要的数学参数。胸部发育的缺憾也是经常被重新塑造的对象。如果没有健美的胸部,大卫和断臂维纳斯两尊雕像便不会成为绝世佳作。

(2) 美学特征

胸部上界为锁骨平面,下界为肋弓下缘,呈上窄下宽的扁桶状体。在人体审美上,通常将肩部与胸部一并审查。所以从整体上看,胸部是上宽下窄的倒梯形,上角为两侧肩峰,下角为两侧肋弓下角。女性胸廓小,肋弓尖明显内收,故女性胸部的倒梯形外观更明显,而且腰部显得比较细。与腹部比较,胸长与腹长相等,故显得女性腰际高。

(3) 形态分类

正常人胸部形态通常分为三类。

1) 正常胸　胸廓前后径与横径之比约为 3:4,软组织丰满。

2) 扁平胸　胸部前后径明显小于横径,胸部平坦,两肩高耸,锁骨突出,皮肤软组织欠发达,肋间隙明显。

3) 桶状胸　胸部前后径与横径接近,形如圆桶。

另外,尚有病理性胸廓,如鸡胸、漏斗胸、不对称畸形胸。

(4) 生理变化

胸部是不易发生形态变化的部位,但可以出现病理性变化。病理性变化有以下形式:慢性呼吸系疾病导致桶状胸形成,外伤可导致胸廓局部畸形,肥胖症者胸围明显增加。

2.4.3 女性乳房

(1) 美学意义

女性乳腺发育形成乳房,是女性成熟的标志。青春期女性乳房本身就是天然雕饰的艺术品,同时也是构成胸部侧面曲线的最主要结构,具有重要的美学价值。现代女性对乳房的重视程度超过历史任何时期，乳房不仅是重要的第二性征，而且对现代女性的气质和心理健康有重要影响。丰满的双乳是女性身体一个重要的局部，它们使人联想到爱与哺乳。乳房的美学特征是非常易变的，所以乳房保健和乳房美容是医学美容的一项重要内容。

(2) 美学特征

乳房分为乳头、乳晕、乳房体部和乳房尾部。其主要部分位于胸大肌前面，内侧缘在胸骨旁线，外侧缘在腋前线，下缘在第 6～7 肋骨范围。乳房的皮下脂肪厚度与邻近部位并无明显差别，乳腺是乳房隆起的主要组织成分。青年女性发育成熟的乳房呈半球形或水滴形，也有多种美感不佳的形态。胸围是评价乳房发育的最常用参数，包括过乳头胸围和过乳房下界胸围。因为人是要穿衣的，人在着衣状态下的胸部丰满程度叫乳房型，乳房型是一种视觉效应，可间接反映乳房的发育程度。

(3) 形态分类

青年未育女性健康乳房分为五型。

1) 幼稚型　乳腺基本未发育，可见到微微隆起的轮廓或在乳晕区及周围有发育形成的小乳房，着衣时无乳房型。

2) 圆盘型　乳腺初步发育形成圆盘状，组织分布均匀无下坠，乳头乳晕位于圆盘中央，属比较平坦的乳房，着衣时难见乳房型。

3) 半球型　乳房明显隆起，具有半球体特征，略下坠呈水滴状，乳体前突，乳头微微上翘，乳沟较深，属美观型乳房。着衣时乳房型明显，可见乳峰。

4) 丰满型　乳腺良好发育，乳房饱满挺拔，乳头上翘，乳房组织富有弹性和柔韧感，仍保持水滴状外形。由于重力作用，乳房组织可微微下坠，着衣时乳房型饱满，行走时胸部有震动感。此类乳房可充分显示胸部的丰腴感，最具性感魅力。

5) 下垂型　一般由丰满型乳房发展而来。乳房发育完成后，皮肤、皮下脂肪和乳腺组织出现松软变化，乳房体积变化不大或轻度增加，由于重力作用而下坠。乳体组织低于乳房下界形成皱襞，这种下垂有别于正常乳房的水滴样自然下坠，只能用乳罩才能维持胸部丰满形态。另外，乳房也有多种异常发育形式，常见的有单侧乳房发育不良、单侧乳房肥大、筒状乳房和副乳房等。

(4) 生理变化

成年已育女性乳房发生以下变化：

1) 乳房萎缩　最多见。哺乳后乳腺组织不同程度萎缩，皮肤松弛，组织量大幅度减少。乳房形态不丰满或消失，萎缩的乳房可有下垂。

2) 乳房下垂　青春期乳房质韧弹性好，哺乳后或反复妊娠后皮肤变松、乳腺组织轻度萎缩，乳房下垂并形成乳房下皱襞，即乳房下部组织低于乳房下界并与肋缘部皮肤贴合。

3) 乳房肥大　哺乳后乳房的脂肪组织增加，乳腺组织缓慢增生，乳房容积超过一般的丰满型乳房，即形成肥大。乳房肥大的组织学特征有三种：脂肪性肥大、腺体增生性肥大和混合性肥大。肥大乳房有以下表现：半球体或水滴型外观消失，隆起高度降低，展开面积变大，乳体向外下移位，乳房尾部脂肪堆积。过度肥大引起不适，乳房下皱襞易出现湿疹，成为患者要求缩乳的主要原因。

2.4.4 腰腹部

（1）美学意义

腰腹部是重要的美学观区，腹部和腰线是构成人体曲线的中间部分，也是体型改变中最早出现变化的部位。腰围是躯干三围之一，是人体美学评价的重要数学参数，也是评估人体肥胖度的指标。在人体头高比例上，脐是人体从上到下的第三个头高分界线。在人体美学的数学法则上，脐是分割人体全长的黄金点。

（2）美学特征

在解剖学上，腰部在第1至第5腰椎范围。在形体美学上，腰多指肋弓最低点至髂后上棘之间的狭小区域。腰椎前凸与骶椎后凸构成“S”形曲线。从人体正面观，腰身是人体侧面观的最明显下凹曲线，腰身也叫腰线。在解剖学上，腰线位于腋中线，所以也叫侧腹线。腰围是反映腰腹部形态的重要指标，女性理想腰围约60cm。

在解剖学上，腹部上界为肋弓线，下界为腹股沟及耻骨上缘，两侧为腋中线，是一个无骨骼支撑的软体区，呈上小下大的卵圆形。腹部的表面特征与皮下脂肪及腹肌有关。女性皮下脂肪较厚，腹肌薄弱，腹部表面圆润平滑，小腹向前微凸。脐是人体的一个重要解剖标志点，是脐带脱落后形成的瘢痕性结构。在形态上有喇叭型、纵向舟状型和水平舟状型三种，以喇叭型外观最美。

（3）形态分类

1）*腰的形态分类*　根据腰围大小，将腰分为三种：①具有平均腰围（约60cm）为正常腰；②低于平均值为细腰；③大于平均值为粗腰。人体美评价中的理想腰围一般低于平均腰围。

2）*腹部形态分类*　根据腹部组织丰满度和膨隆度可将腹部形态分为三种：①平坦腹：见于偏瘦体型，皮下脂肪少，腹肌肌力好，腹部呈平坦外观；②正常腹：见于均称体型，皮下脂肪适中，腹肌肌力好，腹部圆润丰满；③膨隆腹：见于微胖体型，皮下脂肪偏厚，腹肌肌力较弱，腹部明显膨出。

（4）生理变化

随着年龄的增长，腰腹部主要表现为皮下脂肪慢性沉积，腹肌松弛，腹腔内容物容积增加，腰围增加。只有少数人出现皮下脂肪减少和腹肌萎缩。腰腹部皮下脂肪厚度增加通常是不均匀的，通常有五种类型。

1）*局限性腹部肥胖*　发生在脐与耻骨之间上半部分，位置居中，是最多见的腹部。

2）*下腹部肥胖*　发生下腹部，整个小腹部皮下脂肪明显增厚，多伴有腹肌松弛，着衣时易见小腹膨隆。

3）*葫芦型腹部*　肥胖发生在脐上和脐下区。形成位置居中的两块腹部脂肪隆起，形如葫芦状。

4）*广泛性膨隆*　见于重度肥胖者，全腹皮下脂肪沉积，形成蛙腹，俗称“将军肚”。

5）重度腹部膨隆　见于重度肥胖者，全腹皮下脂肪大量沉积，并出现腹部下垂，严重者形成袋状腹，影响日常生活，是手术切脂减肥的适应证。

2.4.5 骨盆部

（1）美学意义

骨盆部是人体横向最明显的骨性膨出部位。在人体审美上，骨盆部与下肢形态相联系，髂后上棘至足跟的距离为下半身长度。在美学上，如果说男性有发育健全的腰背部，则女性就有发育优良的骨盆部。骨盆部有明显的性别差异。骨盆部最大围度叫臀围，是评价人体美和肥胖程度的重要数学参数。

（2）美学特征

骨盆由坐骨、髂骨、耻骨和骶骨组成。在形体上将骨盆部分为三个区：臀区、髋区和耻骨会阴区。骨盆形态具有性别特征，从正面观，女性骨盆呈扁方形，前倾角较大。女性耻骨联合部前凸明显，另由于阴阜部皮下脂肪垫较厚，所以阴阜部外形较男性丰满。女性典型阴毛分布呈倒三角形，但有多种分布形式。女性髂骨明显外展，髋部较宽，外凸的髂部与明显下凹的腰线成“S”形曲线。女性臀部的皮下脂肪厚、臀肌肌腹短，臀部外凸明显，与前曲的腰椎线形成“S”曲线。女性臀下皱襞和臀沟较深。

（3）形态分类

1）阴毛分布类型　根据阴毛的分布范围及密集程度可将女性阴毛分布分为五种：

A. 倒三角型：阴毛密集，分布于耻骨区及大阴唇，呈典型倒三角分布，阴毛粗直。

B. 无毛型：阴阜及大阴唇区基本无阴毛。

C. 少毛型：阴毛极少，只在阴阜中央有少量分布，不能形成片状，阴毛多为细软毛。

D. 条带型：分布于阴阜中央至大阴唇，呈条带状，阴毛粗直，排列密集。

E. 稀疏型：阴毛分布范围较大，呈倒三角形分布，排列稀疏，阴毛多为卷曲毛。

2）臀部形态分类　根据髋部的横向宽度和臀部的丰满程度可将女性臀部形态分为以下五种。

A. 正常臀：臀部发育良好，皮下脂肪较厚，臀肌发达，圆滑膨隆，臀围在正常范围内。

B. 小圆臀：骨盆较小，皮下脂肪较厚，臀肌肌腹发达，臀部后突比正常明显。

C. 肥大臀：骨盆较大，臀部肥大丰腴，臀围超过正常范围。

D. 扁臀：髂翼外展度较大，臀肌发育不良，骨盆外形扁平，臀肌外侧缘与骶髂关节之间组织不丰满，臀部外凸曲线不明显。

E. 窄臀：髂翼外展度小，骨盆外形倾向男性。

（4）生理变化

骨盆区的生理变化有以下表现：阴毛在中年期有轻度增多现象，进入老年期阴毛色素成分减少，密度降低。

髋部和臀部以肥胖变化为主。髂脊延线可有块状皮下脂肪堆积，臀部多为广泛性皮下脂肪堆积。臀部组织松弛，出现臀下垂，臀下皱襞加深。消瘦体型者也存在臀下垂现象。

2.4.6 臂部

(1) 美学意义

上肢是人体最具活动度的部位，也是最大功能区。上肢可进行复杂而精细的劳作，可做人体艺术造型，还起着平衡身体和传达人的情感的作用。

(2) 美学特征

在人体正立位，双上肢自然下垂时，肘部与肋弓尖等高，腕部与耻骨等高，掌骨小头与臀下皱襞等高。双上肢外展时，两侧中指尖间距等于人体全长。男性的上肢肌肉和骨骼外形较为显露，肩平，关节韧带张力大，故动作较生硬。女性肩部较低平，上肢纤细，皮下脂肪层较丰满，肌肉不发达，外表圆浑；关节韧带较松，肘关节提携角大，活动灵巧，运动具有飘柔感。

(3) 形态分类

根据肘关节的形态将臂部分为三种类型。

1) 欠伸型　当两臂用力水平伸展时，上臂与前臂不在一条直线上，前臂稍向上曲。

2) 直伸型　两臂用力水平伸展时，上臂与前臂在同一直线上。

3) 过伸型　两臂用力水平伸展时，上臂与前臂不在同一直线上，前臂稍向下曲。

(4) 生理变化

臂部的生理变化主要是老化性改变。表现为皮肤松弛，肌肉萎缩，组织弹性降低。上肢外展时可见上臂内侧皮肤软组织下垂。肥胖者表现为臂部周径增大，皮肤粗糙干燥。

2.4.7 手部

(1) 美学意义

手部是精细的功能器官，在大脑皮质有较大的感觉和功能投射区，能进行复杂的运动和接受精细的感觉。手是最重要的人体语言表达工具，在人际交流中发挥作用。手也是受装饰部位和日常美化部位，手的动姿和美化可以部分反映人的修养。

(2) 美学特征

正常手从正面观，手指并拢时长宽之比为 4∶3，手指充分展开时长度与宽度相等。从近端指横纹做单指测量，小指长度等于拇指长度。在 5 个手指中，中指长度最大。手掌外形呈狭长状六边形，女性手外形娇小，指修长，指头尖，关节灵活，皮下脂肪厚，外形丰满，手背肌腱显露不明显。

(3) 形态分类

根据手的发育将手外形分为五类。

1) 正常手　有正常的长宽比例,手掌和手指发育均称,软组织丰满。

2) 宽大手　有正常的长宽比例,手掌厚,手指粗,软组织丰满。但不同于正常手,所谓宽大是指手的大小超过正常人的一般发育比例。

3) 文弱手　有正常的长宽比例,手掌和手指发育均称,软组织丰满。但不同于正常手,所谓文弱是指手的大小低于正常人的一般发育比例。

4) 短粗手　全手长度和手指长度较小,骨关节较粗,皮肤软组织较厚。

5) 细长手　手长宽比例增大,手指细长,皮下脂肪少,骨间肌发育差。

(4) 生理变化

手是人体全外露部分,也是参与劳作最多的部位,同面部皮肤一样,是最易发生老化性改变的部位。表现为手背皮肤松弛,皮纹增多,弹性降低,皮下脂肪减少。手掌角质层增厚,皮肤变硬,皲裂形成。指甲无光泽,关节僵硬。

2.4.8 腿部

(1) 美学意义

腿不仅是人体灵活的运动部分,而且是人体运动中保持平衡的主要部分。腿的移动范围构成人体支撑平面,运动中的人体重心始终落在这个支撑平面中。在运动中,通过移动下肢,总是能使人体由失衡态向平衡态转换,人体平衡与失衡交替体现协调和共济美。腿也是体型美的重要表达区,女性修长的下肢不仅能体现自然形态美,而且在人体美造形中发挥重要作用。腿的形态还影响到衣服的选择。

(2) 美学特征

大腿周围皮下脂肪和肌肉分布比较均匀,外形规则,呈上大下小的圆锥形结构。两脚跟并拢直立时,大腿内侧间缝约 1～3cm。

小腿外形主要受小腿后侧肌群影响,皮下脂肪和小腿外侧肌群对小腿外形影响较小。小腿的基本外形呈梭形。

(3) 形态分类

1) 大腿形态分类　根据大腿形态、长度与人体的比例关系,可将大腿分为五种类型。

A. 正常腿:大腿长度为身高的 1/4,且比例匀称,粗细适宜。两脚跟并拢直立时大腿内侧间缝约 1～3cm,腿围正常范围。

B. 长腿:大腿长度超过身高的 1/4,而且身材越高,其大腿所占身高比重越大。

C. 短腿:大腿长度小于身高的 1/4。

D. 粗腿:皮下脂肪厚,肌肉发达,腿外观粗大,两脚跟并拢直立时大腿内侧皮肤贴合,无大腿间缝,腿围超过青年平均值。

E. 细腿:皮下脂肪薄,肌肉不发达,双腿无丰满感,两脚跟并拢直立时大腿内侧间缝明显增宽,腿围低于青年平均值。

2) *小腿形态分类*　小腿可分为三种类型。

A. 卵圆形小腿:小腿肌肉发达,腓肠肌宽厚,跟腱粗长,是男性健美腿型。

B. 短梭形小腿:小腿皮下脂肪稍厚,肌肉较发达,腓肠肌不宽但较厚,小腿后侧曲线圆滑健美,是女性健美腿型。

C. 长梭形小腿:小腿皮下脂肪少,腓肠肌不发达或萎缩,胫骨脊外露明显,跟腱细长,给人以乏力感。

(4) 生理变化

大腿和小腿是不常外露的部位,也是全身老化出现较晚的部位。人体发育完成后,腿部的变化主要随人体肥胖而增粗,随人体消瘦而变细。下肢肥胖者脂肪典型堆集部位在大腿外侧上部和大腿内侧。高龄女性的下肢老化表现为皮肤肌肉松软,皮肤变薄。

2.4.9　脚部

(1) 美学意义

脚在人体负重、平衡和弹跳中发挥重要作用,所以脚的形态进化结果完全脱离了灵长类动物的特征。脚的结构美在审美中是最重要的。

(2) 美学特征

足部的骨骼多,软组织少。足骨由跗骨、跖骨和趾骨三部分组成,其平面轮廓为六边形。足骨排列形成三个弓,即外侧弓、内侧弓和横弓构成了足外形的基础。内侧弓比外侧弓高大,是足形体的显著特征。足部固有肌肉几乎全部分布于足底,足背部的肌腱从踝关节放射状分布到足趾。女性足狭小而薄,足趾细长,趾头略尖,足背皮下脂肪多于男性。

(3) 形态分类

1) *正常足*　足的形态正常,足弓的高度在正常范围内,一般以正常范围的高值为美。足底印迹实验可见最窄处宽度与相应空白区宽度之比为1∶2。

2) *扁平足*　足弓高度低于正常范围,足底印迹最窄处与相应空白区的宽度之比为1～2∶1,或更大比例。

3) *高弓足*　足弓高度超过正常范围,足底印迹最窄处很小或等于零。

(4) 脚部生理变化

足的生理变化主要是皮肤老化及足外形的改变。老化性改变有以下表现:足背皮肤皱纹增多,趾甲变形。足底组织变薄,角质层增厚,皮肤干裂,胼胝形成。人体发育形成后,足是最常出现变形的部位。足外形改变有以下表现:第1和第5趾关节畸形,小趾发育受限。外形改变主要与穿窄小高跟鞋和不良走姿有关。

（李　江　郭　杰）

参 考 文 献

丁芷林. 1995. 眼部美容外科手术学. 北京:北京出版社,3～8

刘侃,钱云良,潘可风. 1997. 美容医学(颌面部). 上海:上海科技教育出版社,23～34

彭庆星,何伦,秦守哲. 1999. 美容医学基础. 北京:科学出版社,286～320

王积恩. 1994. 耳鼻部美容外科手术学. 北京:北京出版社,55～61,199～202

3 美容文饰技术

3.1 概 述

美容文饰技术简称文饰术，是以人体美学理论为指导，以人体解剖生理学为基础，应用文饰器械将色料刺入人体皮肤组织内，使其永久性着色，达到美化容貌的目的的一种医疗美容技术。它融现代医学技术、容貌美学和艺术创作为一体，实施于面部的眉、眼、唇及身体的某些部位，已被越来越多的人接受，并逐渐从民间转入专业、从社会步入医院，成为医学美容的一个组成部分。

文饰术实质上是一种创伤性的皮肤着色术，其原理是在皮肤原有的形态基础上，用专业文饰器械如电动文饰机、手工柔绣排针（针片）笔等，将所需各种颜色的色料文刺于表皮下，使表皮形成一定的色块即长期不易褪色的颜色标记或各种图形。目前常见的文饰术主要有文眉术、文眼线术和文唇术，简称“三文”术。本章节即对“三文”技术作简要介绍。

文眉术是指在原眉缺损的基础上，经过精心的设计，修、剪多余的眉毛，用适合于受术者发色、眉色和肤色的专业文眉液，适当文刺缺损的部位，从而塑造一个全新自然、真实可信的眉毛形态。

文眼线术也称为文睫毛线，正常眼部皮肤标志中没有“眼线”，但是在上下睑缘中有灰线存在，因此确切地说，文眼线实际上是沿着睑缘和睫毛根来文饰的，文饰的结果是使睫毛根部显出形态、轮廓更清晰，更有层次感和立体感，从而使眼睛明亮有神。

文唇术包括文唇线和文全唇两部分，首先用唇线笔描画出标准的唇型，经过适当的文饰固定出一个新的唇型，在此唇型的基础上填补文饰全唇，创造出理想的唇型和唇色，从而达到一劳永逸、美化唇部的目的。

文饰术是以人体解剖生理学为基础，在眉、眼、唇等部位进行的永久性的美容医疗技术操作，因此美容医师必须学习和掌握皮肤组织解剖结构及其生理功能。文饰术是以医学、人体美学及医学心理学理论为指导的一项容貌造型技术，从设计到操作均要求医师必须具备医学审美、心理学知识和艺术功底，同时还必须了解美容就医者的动机和心理状态。文饰术体现出医学程序和医学技术的具体应用，它需要术前签订知情同意书，需要专门的器械、卫生消毒设备和医疗护理，所以文饰术属于医学美容范畴。

3.2 “三文”技艺、手法和术语

3.2.1 “三文”技术的技艺

作为美容医师要掌握好形与色的关系，从形到色彩，从色彩到质感，再从质感向立体，这是美容文饰技术向自然发展的必然趋势。因此,美容医师要精通“三文”技术的技艺(图 3-2-1)。

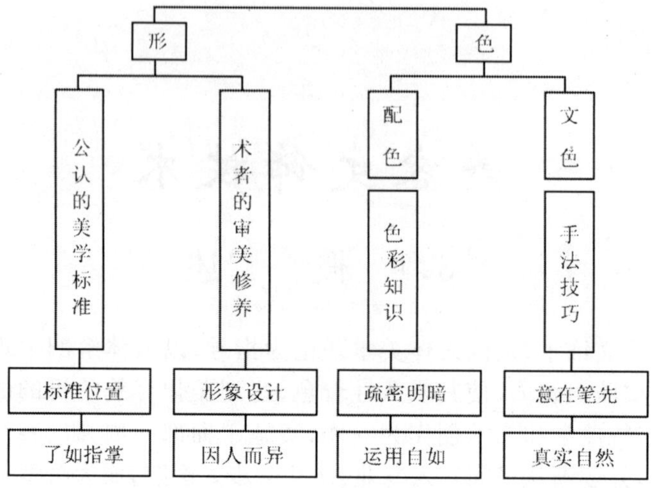

图 3-2-1 “三文”技术的技艺

3.2.2 常用文饰手法

文饰手法是指美容医师在文饰操作时的手法技巧、手法特点以及手感。所谓手感是指术者的手对手工柔绣排针(针片)笔和电动文饰机接触皮肤后感觉到的震动程度以及刺入皮肤中的深浅程度。常用的手法见表 3-2-1。

表 3-2-1 常用文饰手法

手法名称	手法走势	手法特点	适用范
)	点刺法 (手针针法	采用自制手针,针尖与皮肤呈 90°角。其速度较慢,文刺深浅不一,着色较慢	适用于小面积的文饰
手绣法 (导针针法)		用手工文绣排针,采用全导针、前导针、后导针刺入皮肤,再向上提针挑起	适用于眉毛稀疏者
点刮法 (散状针法)		1. 自制手针,其针尖与皮肤呈 45°角。操作时,快速刺入,快速点刮提起 2. 为机器的点刮手法	适用于文眉头、文头发、文鬓角以及因瘢痕造成不易上色的部位,如眉部因瘢痕缺损等
机绣法 (三维针法)		采用机器单针,做出清晰、纤细、排列遵循眉毛生长方向的线条	适用于眉毛缺损者或切眉术后
连续交叉法 (梳理针法)		文饰的线路呈斜倒状的“M”或“W”形,其形状相互交叉,连续不断	适用于文眉、文全唇等。是常用的文饰手法之一

续表

手法名称	手法走势	手法特点	适用范围
连续点状法（草动针法）		文饰手法快速漂浮，线路是由无数小点组成的	适用于眉毛稀少、颜色较淡者。此法为常用手法之一
线条续段法（竹节针法）		文饰手法实而稳准，文刺出的线段连接成长线条	适用于文眼线、文唇线、文身等。此法为常用手法之一
线条质感法（麦穗针法）		文饰线路有一定的方向性，为上斜线形，下斜线形或与原眉生长方向一致	适用于文眉或仿真立体文眉的手法，是常用手法之一
旋转法（画圆针法）		为机器旋转法，采用单根针或多根针，即 3 根、6 根、9 根梅花针。其手法为局部打圈，线路呈一连串的圈状。圈大文饰颜色则浅；圈小文饰颜色则深；手动速度快，则文色浅；手动速度慢，则文色深	适用于文全唇、文身等大面积部位的填空

尽管文饰的手法很多，但最基本的特点是在平面的局部皮肤上进行，即先用针尖刺出的点状，再连接各点形成的线状，用密集的小点织成片状，用疏密的线条组成片状。由于上述特点，所以美容医师在文饰中应注意线条的疏密排列、针刺的深浅以及针的移动速度。如手法掌握得当，达到得心应手、随心所欲的程度，就可创作出各种不同形态、不同风格的最佳“作品”。

3.2.3 常用文饰术语

眉色：指美容就医者自身眉毛的颜色，如黑棕色、灰白色等。

文色：指术者在美容就医者的局部皮肤上用色料文饰出的颜色。

着色：亦称上色或吃色，指美容就医者皮肤某一部位经文饰后上色的状态。

填色：指美容就医者皮肤某一部位已有了文饰后的固定形状或轮廓，在此基础上把中间的空白填上所需的颜色。

浮色：指局部皮肤经过文饰后，一部分色料已刺入皮下，另一部分则浮在皮肤表面。通常在文饰操作完毕时要把留在皮肤表面上的浮色擦拭干净，便于观察着色情况。

脱色：亦称掉色，指美容就医者皮肤某一部位文饰上色后，经过脱痂、掉色这一过程，颜色较以前变浅。

反色：指全唇文饰术后，经过 7～10d 左右的脱痂脱皮（部分人唇部起泡）、掉色，到一个月左右血运循环重新建立，文饰后的全唇色泽重新恢复，颜色比原来明显。

底色：指局部皮肤经过文饰后最先着色的部分。

补色：亦称加色或复色，指在原文色的基础上再施补文，即加深、加宽、加长，补救原来的不足。

盖色：指用与原来文饰不相同的颜色，在原有的部位进行文饰，以盖住原有的颜色。

遮色:指用接近肤色的色料进行文饰,遮住并消除原来文饰不理想的部分,使其与自身肤色达到一致。

配色:指文饰的色料由两种或两种以上的颜色调配而成,再进行文饰。

套色:指皮肤某一部位第一遍文饰了一种色料,第二遍文饰了另一种色料,分层次地上色。

洇色:指由于术者文饰皮肤过深,造成文饰皮肤组织上的颜色向四周扩散、漾开、脱离了原来的形状。

变色:指皮肤文饰后,经过一段时间后颜色与当初文饰的颜色不同。

轻文:指术者在文饰皮肤时,手法应轻,文色也相应的浅。

重文:指术者在文饰皮肤时,手法应重,文色也相应的深。

起角:亦称挑角,指在文饰上眼线时,外眦角部分逐渐加宽上挑、形成夹角,即上睑睫毛尾端投影的形态。

钝角:指在文饰上眼线时,上眼睑外眦部的最后一根睫毛处向上、向斜后方挑角时形成的一条短直线 a,外眦角部分的上睑缘本身为一条生理弧线 b,两条线形成大于 90°的夹角。该角称为钝角(图 3-2-2)。其意义在于:此角的角度越小,角越上挑,夸张程度大;否则反之。

锐角:指在文饰上眼线时,外眦角部分的上睑缘处最后一根睫毛起,向上、向斜后方挑角时形成的一条短直线 a,与在同上睑缘平行向后文饰时形成的一长弧线 b,两条线形成小于 90°的夹角 a ,该角称为锐角(图 3-2-3)。其意义在于:此角的角度越小,挑角时,有向后拉长眼形的印象;否则反之。

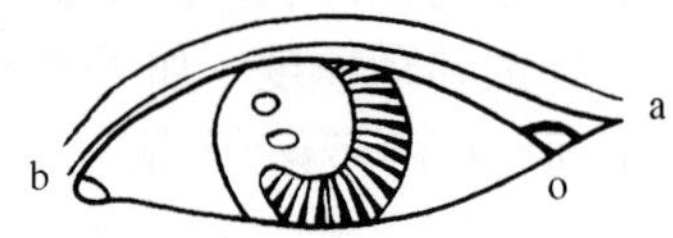

图 3-2-2 钝角(∠boa)

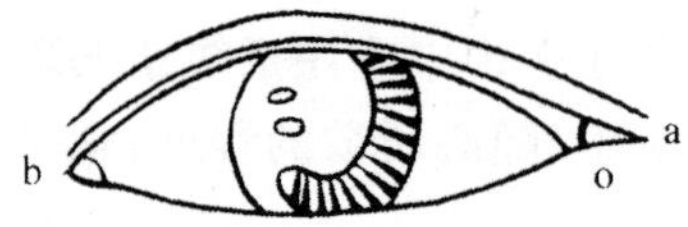

图 3-2-3 锐角(∠bao)

开角:指在文饰上下眼线时,外眦角部分的上下眼线不相交合,角展开,称为开角。其意义在于:小眼睛者在文眼线时,眼睛没有框死的感觉。

闭角:指在文饰上下眼线时,外眦角部分的上下眼线相交合拢封角,角不展开,称为闭角。其意义在于:闭角的眼线以强调为主,用此文饰手法具有夸张效果。

上翘:指在文饰上眼线外眦角部分挑角时,有向上、向斜后方上翘的走势。

下兜:指在文饰下眼线中间部位时,其弧线的走势应与下睑缘相平行,而不是中间下垂两边上升的形态。下兜为错误手法。

文满:指在文饰下眼线时,下睑缘的前唇、灰线以及到后唇的部分,全部文上色料,称为文满下睑缘,此法为错误手法。

3.3 常用文饰用物

3.3.1 文饰色料

文饰色料是一种特制的含有营养素的蛋白质色素,这种不溶性色素主要成分是碳素,其次是铁、铜等元素，其性质比较稳定，经过严格无菌处理，对皮肤无毒、无刺激性。目前，采用无机高密度膏体色料较多，该色料为乳膏状，100%天然植物精制而成，安全无毒。其有效成分是液体色料浓度的4倍，因吸附力强黏性大，易随针尖进入皮内，与皮肤表皮及真皮乳头浅层亲和。在文饰术中，文饰色料是通过电动文饰机造成局部皮肤组织的机械性损伤，使皮肤组织通透性增强，色料渗透并沉积于真皮浅层组织内，达到使皮肤表面呈现颜色之效果。常见的文饰色料有以下几种：

（1）文眉色料

文眉色料主要选择深棕色系列和灰色系列，根据受术者的发色、肤色来决定选择某一系列的一种或两种以上的颜色，进行调配后使用。

1）黑棕色　如凯林眉欢，特点是不退色、不挥发、不易干凝、颜色逼真自然，并与人体皮肤有良好的生物相容性，主要用于文眉、文胡须、文头发，也可与黑色调配用于文眼线。

2）咖啡色　分浅咖啡色和深咖啡色两种，主要用于文眉，特别适用于肤色较白、头发偏黄的美容就医者。

3）自然灰色　适用于文眉或文眉术后的补色。

（2）文眼线色料

文眼线色料主要为黑色系列，一般与棕色系列调配后使用。

1）帝王黑　色黑亮，易挥发干凝，一般与黑棕色调配后再用于文眼线。配色比例为2∶1，即帝王黑2滴，黑棕色1滴。

2）特黑色　色黑亮，液体较稀。用于文眼线，或与黑棕色调配后再用，配色比例为1∶1。

（3）文唇色料

文唇色料为红色系列，一般采用两种或两种以上的颜色调配后使用。唇线的颜色略深，全唇的颜色略艳丽、鲜亮。

1）深红　为红中带黑，适用于文唇线或与其他浅红色系列调配后文全唇。

2）玫瑰红　为红中带蓝，与其他红色系列调配后再文唇线和全唇。

3）朱红　为红中偏黄，主要用于文全唇。

4）紫啡　颜色较深，主要用于文唇线。

另外，常用的还有玫紫、玫红、桃红、浅红、橙红、胭脂红等红色系色料，其颜色浅、淡，调配后用于文全唇或文眉失败后遮盖眉色发蓝的部位。

（4）修补色料

修补色料为自然肤色、土黄色。此色系列与皮肤颜色接近，用于遮盖文饰后不理想的部位或起浅化文色的作用。

文饰色料种类很多，剂型也有液体和膏体之分，但由于厂家不同，品牌不同，会造成同一种颜色的不一致。如桃红，由于品牌不同也会有一定的差异。这主要依靠美容医师根据当时购进的色料颜色酌情调配，来达到最佳的文饰色彩效果。

3.3.2 文饰色料的配色原则

文饰色料的配色应参照受术者的年龄、肤色、发色、眉色及唇色等因素，因人而异进行选色，再按照适当的比例进行调配。

(1) 文眉色料的配色

文眉色料的配色见表 3-3-1。

表 3-3-1 文眉色料的配色

文 眉	凯林眉欢	浅咖啡色	深咖啡色	自然灰色
任何年龄 任何肤色 任何发色	1～2 滴			
肤色较白 发色较黄	1 滴	1 滴		
肤色较黑 发色较乌	1 滴		1 滴	或 1 滴

(2) 文眼线色料的配色

文眼线色料的配色见表 3-3-2。

表 3-3-2 文眼线色料的配色

文眼线		黑棕色	美佳娜眼线液	富冠特黑色
年轻人	肤色较白	1 滴		
	肤色较黑	1 滴		2 滴
中年人	肤色较白	1 滴		1 滴
	肤色较黑	1 滴		
	下睑睫毛稀疏	1 滴	1/2 滴	
第一次文饰		1 滴	1 滴	
第二次文饰		1 滴		2 滴

(3) 文唇色料的配色

文唇色料的配色见表 3-3-3。

表 3-3-3　文唇色料的配色

文唇(线)			胭脂红	桃红	橙红	玫瑰红	朱红	深红	浅咖啡
年轻人	皮肤较白及	唇线				1 滴			
	唇色较淡者	全唇	1 滴	或 1 滴	或 1 滴				
	皮肤较黄黑	唇线					1 滴		
	唇色较暗者	全唇				1 滴			或 1/3 滴
中年人	肤色较白及	唇线					1 滴		
	唇色较淡者	全唇				1 滴			
	肤色较黄黑	唇线						1 滴	或 1/3 滴
	唇色较暗者	全唇					1 滴		

3.3.3　电动文饰机

文饰机亦称文眉机，是文饰的主要工具，正确掌握文眉机的性能和使用方法是非常重要的。

(1) 工作原理

文眉机是一种小型电动机器(图 3-3-1)，其外形如同较粗大的圆珠笔，配有稳压电源。机身内有一微型电动机，其转轴上的连杆与卡针具相连，并带动其运动，做垂直运动刺破表皮，一般深度不超过 1mm，将特定的色料送入表皮下，以留下持久的颜色。

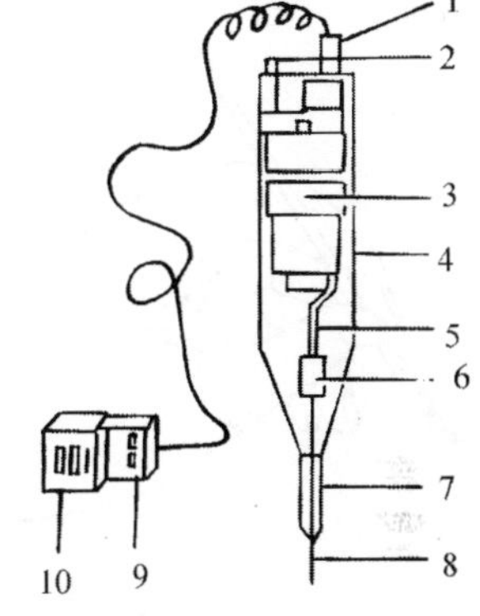

图 3-3-1　文眉机

1. 电源插头；2. 开关；3. 电动机；4. 机身；5. 连杆；6. 卡针具；7. 针帽；8. 针；9. 档位调节；10. 电源变换器

(2) 使用方法

A. 将针插入卡针具的十字孔内，插牢后，套上针帽。

B. 将针调整至适当的长度，一般针尖外露 1mm 左右。

C. 选择适当的档位。文饰机的档位配置一共有 1～4 个档位，一般用第 4 档。档位越高，转速越快。

D. 接通电源，打开开关，应注意手的支点，垂直持机在皮肤上文饰。

(3) 注意事项

A. 根据该机的性能、型号及术者的熟练程度，选择转速的档位。

B. 试针时，先将针垂直插入机芯中间，戴上针帽，以免使针的摆动过大，造成机芯松动，产生飞针现象。

C. 使用前，应先试机。试机时不可将文饰机对着受术者的面部或眼睛，以免发生意外。

D. 操作中，关机蘸色料，以避免针尖磨损，变钝。

E. 文饰机盒内配有黑色试机液，不能作为文饰色料。

F. 三根针合为一起的，称为复合针也称梅花针(3、5、7、9 针)，为文全唇或走空针洗眉时用。

(4) 消毒与保养

A. 严格执行一人一针,一杯一帽制度。
B. 操作后,应切断电源,将电源开关置于关闭位置。
C. 使用后,针帽卸下,清水冲净,浸泡在器械消毒液中备用。
D. 文饰机的机身在用后擦拭干净,不宜与化学腐蚀剂接触,避免高温、碰撞。
E. 一次连续开机使用时间不宜过长,以免机器过热,造成电机损坏。
F. 使用中若出现异常声音、机身抖动、开启变速失常、滞针、飞针等故障时,应停止使用。
G. 电源连接线避免用力缠绕,以防折断。
H. 新机器在使用前,先空转 20～30min 充分磨合。

3.3.4 手工柔绣排针(针片)笔

(1) 笔杆

笔杆类似笔状用以夹紧固定针片,是用铝质、钢质或有机玻璃等材料制成圆柱形或圆锥形笔杆。笔杆一端配有夹针装置,用来固定针片和调校针片的角度、控制其摆幅大小(图 3-3-2)。

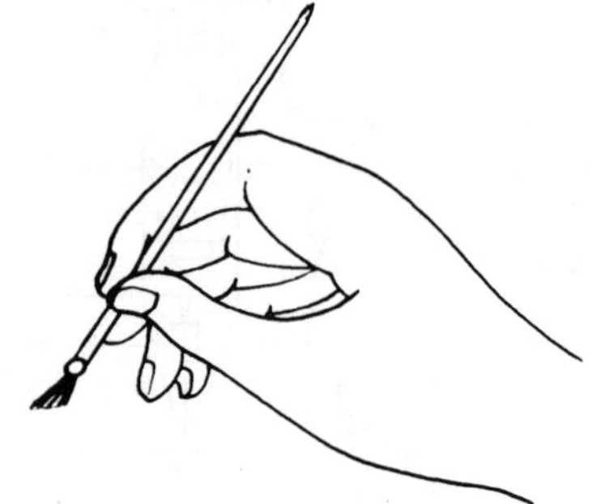

图 3-3-2 手工柔绣排针笔

(2) 针片

针片的针数是由 5～12 根数不等的不锈钢针组成,以 45°角排列成“刀片状”。

(3) 安装

先将笔杆的夹针片装置旋松,继将针片柄部插嵌在夹针槽内,然后再调整针片与笔杆之间的角度,最后旋紧螺母将针片牢固夹紧。一般将针片与笔杆安装成 130°～160°角时,操作时手的活动范围较宽,也较灵活。

3.3.5 文饰用品

(1) 消毒物品

1∶1000 苯扎溴铵棉球、棉球缸、弯盘、泡镊桶、无齿组织镊。

(2) 文饰药品

2% 普鲁卡因、肾上腺素、2%利多卡因、2%丁卡因、氯霉素眼药水、金霉素眼药膏。

(3) 文饰物品

色料戒指杯、眉笔、眉梳、眉镊、小剪刀、小镜子、围巾、一次性乳胶手套、文饰色料、文眉机。

3.4 文饰术的适应证和禁忌证

3.4.1 文眉术的适应证及禁忌证

(1) 适应证

A. 眉毛稀疏、散乱、色淡者。
B. 双侧眉形不对称者。
C. 眉毛残缺不全(如断眉、半截眉)者。
D. 眉毛发白、脱落、眉中有瘢痕者。
E. 要求美化眉形者。

(2) 禁忌证

A. 眉部皮肤有炎症、皮疹或过敏者。
B. 眉部创伤未愈合者。
C. 传染病或皮肤病患者。
D. 瘢痕体质或过敏体质者。
E. 精神、情绪不正常(不配合或期望值过高)者。
F. 严重糖尿病、高血压、心脏病者。
G. 面神经麻痹者。
H. 对文眉犹豫不决者应列为暂时性的禁忌证。

3.4.2 文眼线术的适应证与禁忌证

(1) 适应证

A. 睫毛稀少、睑缘苍白、眼睛无神者。
B. 重睑者(大小眼睛均可)。
C. 倒睫、眼袋整形术后,欲遮盖切口痕迹者。
D. 希望美化眼形且条件具备者。

(2) 禁忌证

A. 眼部疾病患者(如患睑缘炎、睑腺炎、结膜炎、睑缘痣、赘生物等)。
B. 睑外翻、甲亢、眼球突出者。
C. 瘢痕体质、过敏体质者。
D. 严重疾病患者。
E. 精神状态异常、心理准备不充分、期望值过高者。
F. 单眼皮或上眼睑松垂者不宜文上眼线,可在行重睑术后文饰。

3.4.3 文唇术的适应证与禁忌证

(1) 适应证

A. 唇红缘不清晰、不整齐者。
B. 唇形不理想、唇色不佳者。
C. 唇部整形术后留有瘢痕者。
D. 要求美化唇形者。

(2) 禁忌证

A. 病毒性疱疹、湿疹、唇干裂和唇部感染者。
B. 过敏、瘢痕体质者。
C. 传染病、血液病患者。
D. 精神异常或审美观异常及审美心理缺陷者。
E. 未成年者。
F. 女性月经期、妊娠期等。

3.5 美容文饰术的一般操作规范

3.5.1 文饰前准备

A. 美容咨询:医者须客观地向美容就医者告知注意事项、文饰设计、文饰后的效果及可能出现的并发症。

B. 医者应了解美容就医者的全身状况,例如有无药物过敏史及瘢痕体质,有无精神异常等。

C. 美容就医者须进行必要的检查,排除心脏病、高血压、糖尿病、血液病或出血倾向、传染性疾病等。

D. 照相、填写文饰同意书或协议书。

E. 文饰用品须经过消毒灭菌,防止交叉感染。

F. 医者需洗手,美容就医者须清洁面部皮肤,文饰部位的皮肤需常规消毒。

3.5.2 机器使用注意事项

A. 检查机器性能,保证其安全使用。
B. 持机的手必须有支点,以保证文饰动作的稳定。
C. 根据文饰的深浅选择适当的档位。
D. 暂停文饰时,需关机。
E. 文饰机出现故障时,应及时停机。
F. 文饰完毕,需用消毒液擦拭机身,更换针套和文饰针(文饰针为一次性用品)。

3.6 美容文饰术应遵循的原则

(1) 宁浅勿深

宁浅勿深是指文饰的部位及文饰的颜色切忌过深。因色料浓度大,加之刺入的部位过深,色料可沿皮下形成扩散、变形、造成洇色、颜色变蓝等,此种并发症不容易一次性去除。

(2) 宁短勿长

宁短勿长是指文饰线路的线条切忌过长。尤其是在第一次文饰时,能短则短,可通过再次补文来调整。

(3) 宁细勿宽

宁细勿宽是指文饰部位的范围切忌过宽。文饰过宽如不满意时,再修复会很困难。

(4) 宁轻勿重

宁轻勿重是指文饰手法的动作切忌过重。因动作粗暴造成皮肤创面大、渗出较多或疼痛难忍、脱痂时间延长。

3.7 文饰术的操作程序

3.7.1 文眉术

(1) 眉型设计

1) *观察美容就医者* 对其五官位置的美与不足做出相应的评价,做到心中有数,再经过深思熟虑,达到"意在笔先"的程度,具体考虑的内容有以下几个方面。

A. 公认的眉型(眉头、眉峰、眉梢)位置关系。

B. 眉型与眼、鼻、唇的比例关系。

C. 眉型、眼型、脸型的变化关系。

D. 美容就医者眉毛的原始位置、自然状态如眉毛稀疏、虚实、宽窄、弯曲程度等。

E. 美容就医者的肤色、发色与眉色。

F. 美容就医者的年龄、职业、气质与爱好。

2) *修整眉毛* 文眉前需要修眉,也就是使求美者原来非标准的眉形,通过画、刮、剪、梳等修眉的方法变成标准眉型,为文眉术奠定基础。具体修眉的方法如下:

A. 局部消毒:1∶1000 苯扎溴铵棉球消毒眉区部皮肤。

B. 药膏滋润:用少量金霉素眼药膏涂擦,有缓解皮肤疼痛和卸妆的作用。

C. 描画眉型:根据设计的眉型描画,用沾有少许药膏的棉签边画边擦边修正。

D. 拔除杂眉:绷紧皮肤,修去眉型以外的多余杂眉。

E. 眉梳梳理:轻梳整个眉毛,去除拔下的散落的眉毛。

F. 认可眉型:术者与受术者之间相互沟通,达成共识。

(2) 文眉术的操作方法

A. 美容医师戴口罩,戴一次性乳胶手套。

B. 右手垂直持机(图 3-7-1)蘸取药液。

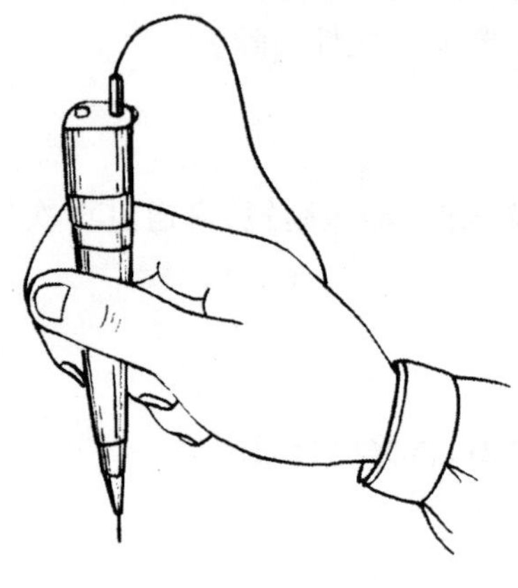

图 3-7-1 文饰执机姿势

C. 靠腕力、手中握力和指力三力合一,顺眉毛长势方向从眉头至眉梢快速飘浮式交叉,来回划动 2～3 遍,不必采用刺的动作,这样文出的线路是由无数个小点组成,针的来回划动如"钟"的摆动一样,规律准确。

D. 在所画范围内,平稳用力,均匀着色。

E. 用棉球擦拭,观察着色情况,看清眉毛稀疏部位。眉毛稀少的部分重点着色,边擦,边文,边观察。

F. 浅色定双眉,即当一侧眉毛上色三遍左右后,不要急于加色,待另一侧眉型定位,两侧眉型大致相同后再加深颜色。

G. 掌握层次及着色比例,边缘浅,里稍深;头尾轻,中间重。

H. 美容就医者满意后,清除浮色,在局部涂擦少许眼药膏预防感染。

(3) 术后医嘱

A. 文饰后 3～7d 表面痂皮自然脱落,颜色变浅、变淡是正常现象。嘱在术后 1 个月左右,半年之内可行第二次补色。

B. 文饰后应经常修眉以保持理想眉型。

(4) 注意事项

A. 设计眉型时应观察眉毛的动态形态,如扬眉、皱眉时双眉的对称性。

B. 切忌剃光眉毛,以免影响文饰效果。

C. 操作时注意保护受饰者的眼睛。

(5) 并发症及其处理

A. 脱色:文饰痂皮脱落后,颜色变浅、着色不均,可在一个月后补色。

B. 局部感染:极少发生,如出现红、肿、热、痛反应,应及时就医处理。

C. 交叉感染:文饰后若发生肝炎等传染病,应及时到医院进行专科诊治。

D. 变应性反应:局部出现皮疹、红肿、水泡、溃烂、渗液,严重者出现全身症状,应尽快到医院诊治。

(6) 文眉术的修饰技巧

文眉术的修饰技巧见表 3-7-1。

表 3-7-1 文眉术的修饰技巧

眉毛形态	修饰技巧
眉毛较多，散乱无型者	大致描画眉型→粗略修眉→两侧眉型定位→文眉时手轻摆度大→边缘深，中间淡，便于固定眉型→文色不可超过原眉边缘
眉毛稀疏，色淡者	轻画眉型→精细修眉→眉型准确定位→文眉时手轻摆度小→边缘界线应模糊→眉区部位文色相对空白大些，切勿密文
断眉、有头无尾者	续画眉型→精细修眉→文眉时头尾衔接自然→尾梢文色略深→应与眉头前后呼应
无眉头、眉毛色淡者	淡淡地描画眉型→精细修眉→两侧眉头定位→文眉时手轻漂浮→文与不文边界颜色衔接自然→文色轻、淡、均
眉毛粗硬、直立或下垂者	虚画眉型→粗略修眉→剪去下垂部分眉毛→文眉时，上缘文色可稍深些→注意平面与立体间的关系
眉毛细软、贴切或散开者	淡画眉型→精细修眉→剪去向上散开的部分→文眉时手轻，文色淡→所文颜色与原眉毛融为一体

(7) 文眉术应掌握的原则

1) *眉型设计*　弯而不俗，细而有度，形随脸变，不离基础。

2) *文眉运笔*　快而不乱，慢而不滞，飘而不轻，划而不板。

3) *着色比例*　眉头 10%，眉腰 30%，眉峰 40%，眉梢 20%；宜浮不宜实，宜疏不宜密；边缘浅，里稍深；头尾轻，中间重。

4) *年龄层次*　20～30 岁女性：文色可深些、手法略重些、力求眉型充满青春活力、朝气蓬勃。30～40 岁女性：文色适中、手法略轻、力求眉型自然大方，魅力无穷。40～50 岁女性：文色略淡、手法轻柔、力求眉型典雅华贵，风采依存。

5) *皮肤性质*　干性皮肤易着色，手法应轻些；油性皮肤不易着色，手法略重些。

6) *文眉效果*　远看文眉是"真实"的；中距离看是"修整"过；近看文眉是"淡抹"的。

3.7.2 文眼线术

(1) 眼线设计

文眼线术可使眼睛的形状定型，因此眼线的设计非常重要。首先，应掌握睑缘的生理位置和睫毛的生长状态。其次，要掌握标准眼线的位置规律(表 3-7-2)。第三，要掌握不同眼型的眼线

表 3-7-2 标准眼线

	下眼线	上眼线
标准位置	在下眼睫毛根部与灰线之间	在上睑睫毛根部及外侧，一般不超过最后一排睫毛
粗细比例	前细后略宽，内一外三；下眼线比例占 3/10	前细后宽，内三外七；上眼线比例占 7/10
基本形态	从内眦角到外眦角前细后宽。后宽的部分即下外眼角线，向外稍加宽，向后略加长	从内眦角到外眦角渐加宽，尾部微微上翘。外眦角上翘部分，即上外眼角线，有锐角、钝角之分
起角规律	似有非有	尾端留 3～4 根睫毛时，向外上方起角，形成钝角，加宽的线条与外延的部分形成锐角
文饰色彩	前浅后稍深	色彩略浓密

修饰方法。美容医师的审美水平要体现在眼线设计中，使其在原生眼型的基础上，扬长避短，塑造出适合美容就医者的美丽眼线。

(2) 文眼线术的操作方法

A. 局部消毒：卸妆、清洁眼睑(取出隐形眼镜)，用1:1000苯扎溴铵棉球消毒眼部。

B. 使用表面涂布麻醉或局部浸润麻醉。

C. 术者戴手套，分开眼睑，暴露睫毛根部，右手垂直持机，蘸少许眼线药液，沿上下眼线的标准位置，进行反复多次的文饰，手要稳，边文边擦去浮色，先文出细线条，再根据标准逐渐加宽，使眼线成形。

D. 一般先文两侧下眼线，再文两侧上眼线，便于比较两侧的对称性。

E. 文饰结束，擦去浮色，用眼药水冲洗双眼，涂少许药膏于文饰部位。

(3) 术后医嘱

A. 文饰后24h内间断冷敷，以减轻局部肿胀。

B. 文饰后24h内可用冷水洗脸，以防脱色。

C. 文饰后勿揉眼睑，每日用眼药水点眼数次。

D. 文饰术后3～7d后自然脱痂，术后1～6个月可补色。

(4) 注意事项

A. 勿文满上下睑缘，以免触及睑缘后唇，破坏睑板腺开口。

B. 忌将下眼线全部文在睫毛根外侧而形成"黑眼圈"。

C. 切忌上眼线最高点文在瞳孔内侧缘上，以免造成"三角眼"。

D. 避免上眼线尾端上翘的部分过分夸张。

E. 切忌上下眼线尾端在外眦部相交重合，造成框死的感觉。

F. 切忌文刺过深，造成洇色。

(5) 文眼线术的修饰技巧

文眼线术的修饰技巧见表3-7-3。

表3-7-3 文眼线术的修饰技巧

眼睛形态	修饰技巧 下眼线	 上眼线	修饰要点
大眼睛双眼皮者	文在灰线上，前到泪小点下，后到外眦角。中间线路不能下兜，要略收或平直。线条要细些	不能超过最后一排睫毛，靠睫毛根部分应重文，以免掉色，露出白边。外眼角上翘的部分应在最后一根睫毛处起角，即到位起角	上下眼线应内收

续表

眼睛形态	修饰技巧 下眼线	 上眼线	修饰要点
小眼睛双眼皮者	文在睫毛根部的内侧上，前到泪阜，可超过泪小点，后到外眦角，此部分可文在睫后根上，并可往外加宽，往后加长	可超过最后一排睫毛，外眼角线应提前起角，钝角部分轻文色彩浅些，锐角部分略重文，色彩浓些，但不交合	上下眼线应外延
单眼皮或上眼睑臃肿下垂	按眼线的标准位置文	可文，也可不文。如文，应从瞳孔外缘起加宽至尾端，并提前起角上翘，即留3～4根睫毛 钝角不文，锐角上提	上眼线向外扩展
两眼角上吊者	外眦部可文在睫毛根上或稍向外侧，线条适当加粗	外眦角上翘部分可文得细些，并向下方伸延，不要过分夸张	上眼线稍向下方伸延
眼轮匝肌肥厚者或下睑睫毛上立者	可文在下睑睫毛根部及外侧上，线条可略粗些，防止因眼轮匝肌肥厚，下眼线看不见	按眼线的标准位置文	下眼线文在睫毛根部或稍向外
重睑术后眼睑过宽者	按眼线标准位置文	可略宽些，但决不能超过最后一排睫毛，颜色应淡色，以免造成反差太大	上眼线粗细要恰当
下睑缘过宽者	可文在睫毛根内侧与灰线之间或文在灰线上，颜色略淡些	按上眼线标准位置文	下眼线要有往里收的感觉
眼球略凸者	以细、淡、匀为最佳	线条细、流畅、瞳孔正中部分不可过分夸张	上眼线不能过分夸张
圆眼睛者	前端与泪小点平行而过，中端平直，不可下兜画圆，尾端文在睫毛根上	前端可文在睫毛根外侧些，整个弧线最高点不应在瞳孔正中，而应在瞳孔外侧缘上	上下眼线中端内收
一大一小的眼睛者	按眼线标准位置文	小眼睛者，上眼线加宽 大眼睛者，上眼线线条应细	两侧相互对应找齐
一双一单的眼睛者	按眼线标准位置文	单眼皮，上眼线向外加粗 双眼皮，按眼线标准位置文	两侧相互对应找齐
两眼间距过近	前端细，尾端重文	前端淡，尾端色彩浓些	向两外侧扩展
两眼间距过远	按眼线标准位置文	尾端不可向外延伸拉长	尾端向内收拢

(6) 文眼线术应掌握的原则

1) 眼线设计　前细后宽，前浅后重；形随眼变，不离睫毛。

2) 眼线运笔　稳而不抖，准而不偏；匀而不乱，畅而不断；线条流畅，着色均匀；先文细线，再略加粗。

3) 年龄层次　20～35岁女性：线条略粗，文色深些。35～45岁女性：线条略细，文色淡些。

4) 皮肤性质　上眼线因文在皮肤上，易上色；下眼线因文在睑缘上，不易上色。

5）文饰效果　明亮有神，柔美动人；层次分明，富于立体感。

3.7.3 文唇术

（1）文唇术的设计

唇型设计是文唇线的前提，文好唇线是文全唇的关键，这实质上是一种艺术再创造的过程。嘴唇形状各异，不理想者可通过文唇术进行美化修饰，使其变得美丽动人（表 3-7-4）。

表 3-7-4 唇形设计

嘴唇形态	文饰技巧
上、下唇过厚者	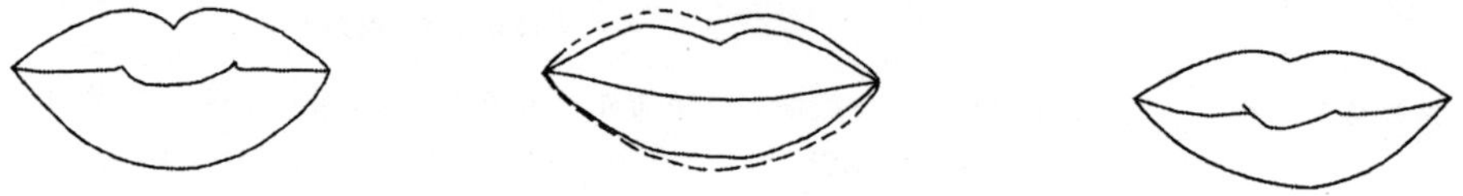 为缩小唇型，设计时应适当缩入 1mm 左右，再进行文刺
上、下唇过薄或嘴唇较小者	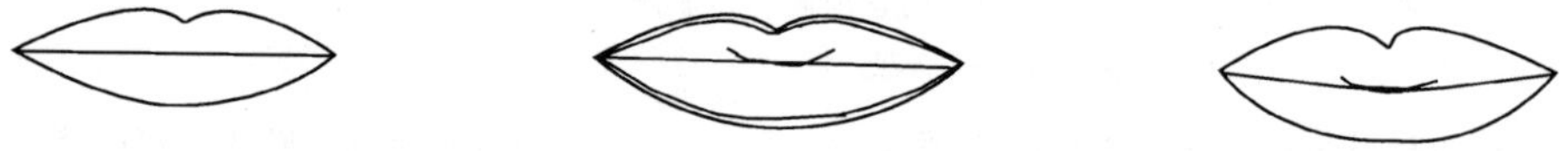 为扩大唇型，在原唇基础上轮廓线应扩出 1mm 左右，再文刺。此时应考虑文全唇
嘴角下垂者	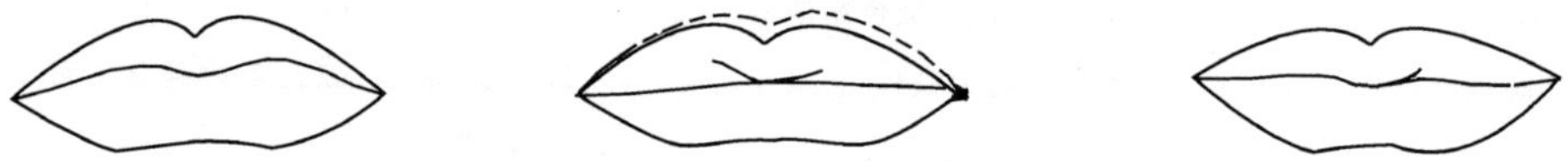 主要是使两侧嘴角适当提高，如脱离原唇过多，应考虑文全唇
唇型过突者	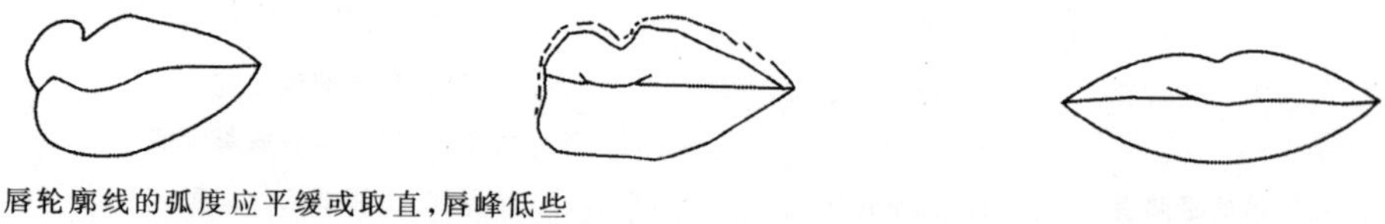 唇轮廓线的弧度应平缓或取直，唇峰低些
唇轮廓线模糊者	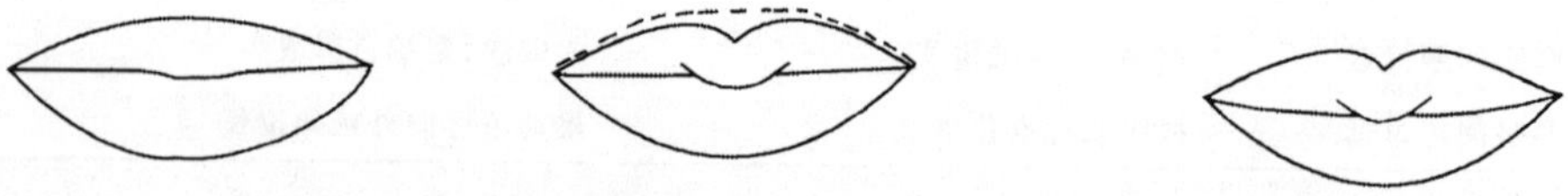 重点是先把唇峰定位，再把轮廓线文得清晰自然

理想的唇型：其位置形态、大小、色彩应与鼻、眼和脸型匹配协调。上唇的唇谷位于中央，两侧唇峰对称而等高，距口角距离等长，唇谷、唇峰形成的角度适中，唇弓曲线起伏流畅。下唇唇缘曲线弧度平缓呈平舟底状。唇珠位于上唇中央，大小形态与唇型和谐自然。整体口唇轮廓线清晰、自然。唇色健康红润，给人以立体、动态美感，蕴藏着极大诱人魅力。

唇线设计采用唇峰定唇型的方法，即以唇峰的位置变化来决定整个唇线的形态，常见的有：

1）*三分之一唇峰*　特点是唇峰的位置在上唇中部到口角这段距离的内 1/3 处，呈山形。唇弓缘曲起伏大，两上唇嘴角的曲线微微向上，下唇较丰满，给人以感情丰富豪爽大方之感。此型适合多数女性。尤其在微笑时，口型最佳。

2）*三分之二唇峰*　特点是唇峰的位置在上唇中部到口角距离的外 2/3 处。唇部曲线圆滑、平缓、宽广。有优美微笑的感觉，显得高傲艳丽。适合于舞台歌唱演员等口部动作较多的人。

3）*二分之一唇峰*　特点是唇峰的位置在上唇中部到口角的 1/2 处。唇峰处上唇厚度与下唇厚度基本相同。上下唇线轮廓圆滑匀称。口唇的动静皆相宜。有内向而沉静、典雅而秀美的感觉，适合东方女性。

在唇线的设计中，不论是纠正厚唇、薄唇或一般的文唇线，都应在原基础上进行，即紧贴于唇红线，向外或向内文饰，以此来达到加宽或缩小唇型的目的。向内向外时，不能离开唇线 1mm 左右，否则形成二重唇，影响美感。

（2）文唇术的操作方法

A. 用 5%甲硝唑液漱口或含漱 3min。唇部用碘伏常规消毒。

B. 按设计描画唇线。

C. 局部麻醉：唇线固定后，可采用黏膜表面麻醉或阻滞麻醉。在没有文全唇之前可用肾上腺素和 2%丁卡因同时涂敷唇部 20～30min。文全唇开始后就不再用肾上腺素，以防唇色发乌。

D. 术者带手套蘸取文唇药液，左手固定唇部皮肤，右手垂直持机，沿设计好的唇线位置进行文刺。

E. 将针垂直均匀刺入皮内，采用线条续段法，把整个唇线文刺一遍，如出血明显，可用棉签蘸少许肾上腺素药液（副肾），轻轻擦拭文刺后的唇线以减少出血，再涂抹 1%～2%丁卡因行黏膜表面麻醉，一般是边文边擦，动作要轻，反复文刺至唇线成型，线条走势应流畅。

F. 唇线成型后，再文全唇，局部麻醉或表面麻醉均可采用。边文边擦边观察上色情况，直至上色均匀、术者及求美者双方满意为止，最后在文全唇药液中加入一滴文唇线的深色药液，在唇线部位再加走 1～2 遍，以加深唇线的颜色。

G. 术后常规涂抹抗病毒软膏，预防感染。

（3）术后医嘱

A. 术后当日口服阿昔洛韦片，遵医嘱。24h 内做间断冷敷，减轻局部肿胀现象，局部涂抹抗病毒软膏以防唇部起疱疹。

B. 避免辛辣食物，保持口腔清洁，饭后用淡盐水漱口，或用 5%硝唑液漱口，以防厌氧菌感染。

C. 文饰后一周左右脱痂；颜色变浅，1～6 个月内可补色两次。

D. 文饰后的唇型不可能百分之百的绝对对称。

E. 唇的底色越暗，文饰后的颜色也相对略暗。

（4）注意事项

A. 切忌单一使用咖啡色文唇线，以免颜色刺入皮肤后呈黑色。

B. 切忌先局麻再文唇线,以免跑型。

C. 切忌唇线夸张过大,防止造成"血盆大口"。

D. 切忌文饰过深,造成瘢痕。

E. 全唇色料应调配后使用。

(5) 文唇术应掌握的原则

1) 唇线设计　曲线优美,厚薄相称;形随峰变,不离原唇。

2) 唇线运笔　用力柔和,减少出血;线条流畅,上色均匀。

3) 着色分布　唇线略深,全唇略艳;先文唇线,再文全唇。

4) 上下呼应　人中长者,上唇略画厚;人中短者,上唇略画薄;下颏比例小,下唇略画小;下颏比例大,下唇略画大。

5) 年龄层次　20～35 岁女性,文色可略艳;35～45 岁女性,文色可略暗。

3.8 文饰术的并发症及其防治

(1) 文眉术的并发症及其防治

1) 过敏

A. 色料过敏:局部皮肤发痒、发白、脱皮等症状。表现为局部红肿,有血性渗出液。病程长,经久不愈。防治方法:用地塞米松 2ml 加生理盐水 5ml 制成的混合液体,用纱布浸湿后,敷在眉区部 20min 左右,再用庆大霉素 1 支涂抹局部,二者可交替进行,1～2 次/日。口服抗过敏药,待红肿期消退,可行电针烧灼处理。

B. 消毒剂过敏:文饰技术的常规消毒,一般使用 1∶1000 的苯扎溴铵。如苯扎溴铵过敏,表现为局部潮红。

防治方法:应及时脱离过敏源,改用生理盐水棉球作为皮肤消毒剂。

2) 交叉感染　可通过血液、渗出液、泪液、唾液等进行传播,若不注意,易造成医源性交叉感染,如发生,需请专科医生处理。防治方法:文眉器具要定期应用有杀灭病毒的新型消毒液或高压灭菌消毒,做到一人一针、一杯、一帽。

3) 局部感染　表现为眉区部毛囊炎,有小脓点,局部红肿,受术者自感疼痛,热、胀。防治方法:用生理盐水或苯扎溴铵清洗感染部位,或用棉签蘸少许的过氧化氢涂擦局部。外敷消炎药,并全身应用抗生素治疗。在平时的操作中,严格无菌技术,预防感染。

4) 脱色　一般文眉术后 3～7d,局部脱痂,文色变浅,这是正常现象。如果脱色严重,则首先正确掌握文刺的深度,注意受术者的皮肤性质,是油性,则不易上色,易脱色,同时术后 24h 内避免沾热水,以防脱色。

5) 心理障碍　极少数人在文眉后出现忧虑、多心、烦恼、整天拿着镜子照以及自卑、精神不振等心理障碍。其主要原因是:

A. 感觉到文眉后不如以前好看,有欲美容反而丑容、毁容的心态。此时,受术者心理极不平衡,总要找回来,向美容医师说一下,心理才能平衡。出现这种情况,美容医师应急为受术者急,想为受术者想,虚心听取受者的意见、想法。并尽力修补,挽回工作中的失误。

B.文眉术后效果基本满意,但对于眉型的变化,受术者术前缺乏更多的心理准备。术后接收不了,或者期望过高,没有达到预期的目的和要求。如果出现这种情况,美容医师要耐心解释,做细致的思想工作,说服诱导受术者,使其达到心理上的平衡。

C.受术者自己缺乏主见,文眉后经不起别人的议论,加之本身精神比较脆弱,或者术前就有心理障碍。为避免出现这种情况,术前应签订“手术知情同意书”,并给予适当的心理治疗。

(2) 文眼线术的并发症及其防治

1) 皮下淤血　主要是由于注射麻药时刺破了血管,造成皮下出血,皮肤表现为青紫色。

防治方法:首先应选用4.5～5号的细针头,进针时应避开毛细血管网,回抽时是否有回血。推药时,动作轻柔。出针时,立即按压针眼1min。如已造成皮下淤血者可在术后二日时热敷,有利于淤血吸收。

2) 眼睑肿胀　主要原因是注射麻药和文刺后造成组织损伤,形成反应性组织水肿,一般1～2d后可恢复正常。

3) 眼线洇色　是黑色药液在文刺后至皮内向四周扩散、渗透。主要原因有以下几点。

A.动作粗暴,文刺太深,色料饱和,色料过多地进入组织间隙或细胞内,有部分色料不能被组织吸附,随组织液流动扩散,达到网状层以下。

B.本身眼皮组织疏松,组织间液过多,不利于色料的吸附,色料容易扩散。

C.刺破真皮下血管,色料随血液扩散。

D.注射麻药针头,色料随针眼进入组织中,向眼线外组织扩散。

E.使用劣质眼线液,其易流动,吸附力差,容易扩散。

F.术后当天热敷,容易造成血管扩张,血液流动加快,血管通透性增加,处在不稳定状态的色料即可随血流扩散。

防治方法:如一旦出现眼线洇色,可采用激光去除的方法,此法可靠去除干净,不留瘢痕。同时应注意:

A.文刺前详细询问病史,对凝血机制障碍者或正处在月经期者,不应文眼线。

B.注射麻药不宜过多,注射的位置应离睑缘稍远一些。

C.文刺的动作手法应轻,不应刺太深,特别是内眦角、外眦角等组织比较疏松的部位。

D.文饰术后应做间断冷敷,以减轻肿胀,严禁热敷。

4)“划痕”　是指在文刺眼线的线条上,有明显的一道浅沟,呈不上色状态,有出血现象,形成的原因,主要是针尖太钝,其次是在不上色的情况下反复文刺。

防治方法:首先是选用新针,注意保护针尖的尖锐性,同时调整好机器的下水状态,避免近期反复文刺。

(3) 文唇术的并发症及其防治

文唇术的并发症是在“三文”技术当中最易出现的,因此做好术前消毒、术中操作、术后护理是非常重要的。

1) 单纯疱疹

A.临床表现:文唇术后3d开始起水疱,以唇线边缘开始直至唇红部。

B. 治疗措施:术毕当时口服阿昔洛韦片,用法遵医嘱。唇部外涂夫坦,每日 3 次。并对症处理。

C. 防护方法:避免辛辣食物,饭后淡盐水漱口,保持大便通畅。

2) 局部继发感染

A. 临床表现:局部创面红肿,渗出、分泌物多,有脓点等。

B. 治疗措施:1%过氧化氢清洗创面,用庆大霉素 8 万单位湿敷或与 0.1%小檗碱液交替湿敷 20min,并用 ATP 照射 10min,每日 2 次。并对症处理。

C. 防护方法:局部避水,避免搔抓,保持创面干燥。

3) 痂下厌氧菌感染

A. 临床表现:在唇部黑色痂皮下有脓液渗出,肿痛。

B. 治疗措施:局部用 5%甲硝唑液清洗创面,用 5%甲硝唑液与 0.1%小檗碱液交替湿敷 20min。或口服甲硝唑片,每日 3 次,每次 2 片。重者:静脉滴注 0.25%甲硝唑 250ml,每日 1 次。并对症处理。

C. 防护方法:同上。

4) 排异反应

A. 急性渗出期

a. 临床表现:局部红肿、糜烂、渗出。

b. 治疗措施:局部用 1:1000 苯扎溴铵消毒,清创。用 3%硼酸液与地塞米松 10mg 交替湿敷 20min。口服抗组胺类药,遵医嘱。并对症处理。

c. 防护方法: 同上。

B. 慢性增生期

a. 临床表现:局部痒,脱屑、色素减退、粗糙、角化过度。也可见唇周有类似丘疹样或小米样并高出皮肤的小肿物。

b. 治疗措施:局部用多功能电离子治疗仪电灼高出皮肤部位的组织。并对症处理。

c. 防护方法:治疗后避免手揭局部痂皮。

5) 瘢痕性增生

A. 临床表现:局部角化过度、增生,有麻木厚重之感。

B. 治疗措施:曲安奈得加适量的 2%利多卡因 2ml 注射,或用康宁克通-A 加适量 2%利多卡因 2ml 注射。并对症处理。

6) 文唇色彩异常

A. 临床表现:为文出黑色或棕色唇线、颜色发暗发紫的全唇,与自身的肤色和唇色极不相称。

B. 防护方法:禁止使用黑、棕色文唇。如造成黑唇,用多功能电离子手术治疗仪或激光等方法予以处理。

3.9 文饰失败的补救

成功的美容文饰给为美容就医者的容貌锦上添花,并节省了化妆的时间,可谓一举两得,一劳永逸。但是,失败(不良)的文饰却适得其反,如文饰的眉毛蓝色粗壮、僵硬死板;文的眼线粗黑地圈在眼周,并洇成一片,给人以不洁的感觉;文出的唇线轮廓夸张,颜色怪异,可谓弄巧成拙,给美容就医者的容貌和心理同时带来缺憾和痛苦。

3.9.1 文饰失败的原因及表现

(1) 文饰失败的原因

1) *美容医师自身原因* 如初学者,缺乏美学修养及色彩常识,没有因人而异地进行文饰设计,配色不合理;缺乏对皮肤组织解剖的基本知识,文饰过深;缺乏无菌观念,操作动作粗暴。

2) *文饰器具原因* 文眉机的质量和文饰色料的质量直接影响文饰效果,使用不合格文眉机或劣质色料都可导致失败。

3) *过分迁就美容就医者的要求* 美容就医者对化妆常识略知一二,并不了解自己适合何种眉型、眼型、唇型,就"指点"美容医师按自己的意愿文饰,并且盲目追求时尚模式。

(2) 文饰失败的表现

1) *不良文眉*

A. 眉型设计不佳,与美容就医者的容貌脸形反差极大。

B. 脱离自身的眉毛形状,有另起一行的感觉、边界轮廓整齐呈画框状、整个眉型死板没有层次,缺乏立体感。

C. 两侧眉型明显不对称,眉色发黑、发蓝、着色不均,深浅不一。

2) *不良眼线*

A. 上、下眼线的位置太靠里。

B. 两侧上、下眼线均不对称。

C. 下眼线线条走势不流畅,不到位。

D. 上眼线宽窄不均,外眼角上翘夸张。

E. 眼线文饰过深、洇色等。

3) *不良文唇*

A. 唇型设计不佳,缺乏艺术性。

B. 两侧唇峰位置不对称。

C. 唇线颜色与唇色不协调、全唇色泽怪异。

D. 脱离原唇位置,表现为"大嘴套小嘴"。

3.9.2 文饰失败的修复方法

(1) 空针密文退色法

1) *原理* 空针密文,实质是用文眉机不蘸任何色料,在局部皮肤上来回划动,人为地造成表皮机械性损伤,待数日皮肤表面结痂自然脱落后,颜色变淡。

2）适应证

A. 眉型尚可，但文饰的颜色过深者。

B. 文饰术中对文眉的某一缘，文眼线的某一点，文唇线的某一边不满意者。

3）方法

A. 常规消毒。

B. 文眉机机芯清洁干净，插入一根新针，不蘸色料，在局部皮肤不理想的地方走空针，针走的比较致密，刺入的深度 0.5～0.8mm 左右，出现“滴状出血”即可。

C. 用敷料压住创面 10～20min，减少出血。

D. 在皮肤表面薄薄地涂一层湿润烧伤膏，以保护创面，或者干燥暴露创面。

4）护理　创面保持清洁干燥，一般术后 3～7d 左右结痂，7～10d 左右自然脱落，颜色变浅变淡。

（2）洗眉水褪色法

1）原理　按空针密文法，表皮机械损伤后，利用脱色剂使文饰颜色变浅、变淡。

2）适应证

A. 眉型尚可，但文饰的颜色过深者。

B. 上眼线文饰过宽，外眼角过长者（下眼线不用此法）。

C. 唇线过宽者。

3）方法

A. 常规消毒。

B. 用文眉机反复致密空文，掌握深度。

C. 用消毒棉签蘸脱色剂均匀擦褪色区 2～3 遍。

D. 3min 左右，蘸消炎剂涂擦褪色区。

E. 干燥后局部涂抗生素眼药膏或干燥暴露创面。

4）护理　术后皮肤表面渗出液较多，24h 后可清洁创面一次，一周内不得沾水，7～10d 左右结痂自然脱落，颜色明显变浅。

（3）遮盖法

1）原理　又称再文饰，即用文眉机蘸取自然肤色的色料进行文刺，使原文色变浅。

2）适应证

A. 部分文刺不理想者。

B. 原文底色不佳，需重新盖色者。

3）方法

A. 眉区遮盖法：用棕色色料文饰整个眉区或部分蓝色区域，再用大红、桃红色料文饰整个蓝色眉区。

B. 眼线洇色遮盖法：用自然肤色色料文饰眼线不理想部分或洇色部分使之原底色变浅。

C. 唇线遮盖法：用大红、桃红色文饰整个发黑的唇线，文刺的次数取决于当时遮盖效果。

4）护理　文饰术后创面保持清洁和干燥，3～7d 结痂自然脱落，1 个月左右进行第二次遮色，直至达到理想的文色。

(4) 再文饰法

1) 适应证

A. 原文饰部位的形状较细、较短者。

B. 原文饰部位颜色较浅或颜色不佳者。

C. 实施部分去除术后需再次调整者。

D. 在完全去除术后痕迹上，需再次文饰者。

2) 操作方法

A. 眉的再文饰法：指文眉失败修整后的再文饰。一般在进行去除术后 2～3 个月。皮肤常规消毒，描画好所需形状，即符合现在的要求，也要注意不能与原痕迹差距太大。

B. 眼线的再文饰法：应在标准的位置进行再文饰，这样原文眼线部位不再清晰，以新文的为主线条。

C. 唇的再文饰法：在文饰失败修整的基础上，再进行文饰以遮盖原来不理想的部分。或通过加宽加深唇线来改变原来不理想的唇型。

(5) 电灼褪色法

1) 原理　利用电针使组织的蛋白质炭化、气化、凝固变性，达到去除不良文饰的目的。同时由于气化层下面还有一层薄薄的凝固层，可以阻止出血，形成保护层，最后表皮脱落，颜色变浅。此法有消炎、止血、不留瘢痕等优点。

2) 适应证

A. 双侧眉型不对称，颜色过重发蓝者。

B. 眉头过粗、过方、生硬者。

C. 眼线形状不佳，文色发蓝者。

D. 上下眼线位置偏离睫毛根部。

E. 眼线过重、夸张、洇色、边缘不整齐者。

F. 唇线形状不佳、文色发黑者。

G. 各种文身。

3) 去除标准

A. 部分去除文色：是指原文底色的部分去除，即去除不需要的部分，保留所需部分。

B. 完全去除文色：指原文底色一次性去除，2～6 个月可恢复自然，此法用于文饰失败着色较浅者。如原文饰的文色浅，可完全去除，如文色深需分次去除。

4) 去除方法

A. 去除文眉

a. 签订手术协议书。

b. 常规皮肤消毒。

c. 2%普鲁卡因肾上腺素 2ml，行局部浸润麻醉。

d. 进针深度 0.5mm 左右，边操作边用棉球擦拭，直到原文眉变浅或消失。

e. 术后用纱布按压 10min，以减少出血和渗出，涂少许湿润烧伤膏，按烧伤原则处理。

f. 术后理疗 3d，1 次/日，每次 15min。

g. 保持创面干燥，不得沾水，术后 7～10d 痂皮自然翘起，不可硬揭，裂开翘起的部位可用小剪刀剪掉。

h. 术后 15d 左右局部发红、发痒，有新眉长出。

i. 实施去眉术后 3～6 个月后方可修补文。

j. 如第一次去除效果不佳者，第二次可用点状烧灼法，深度为真皮浅层不损伤毛囊为宜。

B. 去除眼线

a. 签订手术协议书。

b. 1∶1000 苯扎溴铵棉球消毒。

c. 2%普鲁卡因肾上腺素局部麻醉。

d. 先按照文眼线的正规位置进行文饰，再用电针去除失败眼线，掌握深浅度，避免损伤睫毛。

e. 如上下眼线同时修补，应按上眼线、下眼线、外眦角的顺序进行，以免色料涂染创面。

f. 创面涂湿润烧伤膏，不予包扎。

C. 去除文唇

a. 签订手术协议书，消毒麻醉同前。

b. 电针对准黑色唇线和多余的部位进行炭化，注意深度，其余程序同上。

（孙玉萍　林茂昌）

（6）激光褪色法

1）原理

现代新型激光如 Q 开关红宝石激光、Q 开关翠绿宝石激光、Q 开关 Nd∶YAG 激光通过 Q 开关技术及频率转换（倍频）技术，选择文刺染料吸收最强的波长，通过激光产生的光热效应对靶目标进行选择性破坏，并大大缩短了激光与组织作用的时间，从而减少激光热能对正常组织的热损伤，可以在不影响正常组织结构的情况下，有目的地摧毁病变组织，这种原理称选择性光分解（selective photothermobysis）。因此类激光治疗安全、可靠，目前已广泛应用于去除各种不良文饰。

2）适应证

A. 各种不良文眉、文眼线、文唇。包括形状、颜色不满意者。

B. 颜色尚满意，需局部去除修改者。如双侧文眉、文眼线过粗需修细者。

C. 文饰术后洇色者。

D. 文饰遮盖不满意者。

3）术前准备

A. 签订手术协议书。

B. 照相：要求在同一条件下作治疗前后的对比照相。

C. 麻醉：多数患者可忍受 Q 开关激光治疗，一般不需麻醉。疼痛耐受性较差者可在局部用 1%～2%的利多卡因浸润麻醉，或局部涂抹 5%恩纳（EMLA）。

D. 体位、消毒：患者平卧于手术床上，用 1∶1000 苯扎溴铵局部消毒。

4）手术操作

A. 去除文眉：可根据不同颜色，可采用 1064nm、755nm、694nm 波长治疗，治疗时，先用一些激光脉冲测试患者对治疗的承受能力以及组织反应，调节合适能量治疗，正常反应为治疗后皮肤即刻变白伴点状出血。治疗一般从眉毛开始并逐渐向眉头方向移动。治疗遮盖色时，应先试治疗几个脉肿，如观察到染料黑变，则应考虑应用其他治疗方法。

B. 去除文眼线：可采用 1064nm、755nm 波长治疗。眼球内置角膜保护器，以防激光损伤角膜。根据文刺颜色深浅及组织反应选择治疗能量，治疗终点为皮肤变白并很快出现点状出血。宜先从外眦处开始治疗，逐渐向内眦处移动。

C. 去除文唇：采用 532nm 波长，如果文饰颜色发黑、发乌，也可用 755nm 或 1064nm 波长治疗。根据颜色深浅调节合适能量，一般治疗时可先从唇外侧开始，逐渐向唇峰方向移动。因唇部血运丰富，治疗速度宜快，治疗完毕立即压迫止血。

5）术后处理

A. 术后压迫止血，并用冰袋冷敷患处，以减轻术后疼痛与肿胀。

B. 创面涂抗生素药膏，伤口可暴露或加盖敷料，保持创面清洁、干燥。

C. 去除文唇患者，术后避免辛辣饮食，最好进流食，并保持口腔清洁。

（曾维惠　王永贤）

（7）手术切除加柔绣法

彻底去除不良文饰的方法有激光、高频电、药物腐蚀和皮肤磨削等方法，但这些方法对有些病例效果并不理想，比如文刺过深、洗眉后遗留增生性或萎缩性瘢痕者，可采用手术切除加柔绣的方法进行修改。

1）切除眉毛　　手术切除失败文眉的同时也切除了部分松弛的皮肤，使松弛的眼皮变紧，矫正了外眼角下垂，减轻鱼尾纹。

A. 适应证

a. 眉毛形态不佳，过宽、过直、过低或眉梢下垂明显者。

b. 文眉颜色过深、泛蓝、用激光清洗后尚不彻底者。

c. 眉形低平、眼睑皮肤松弛，两者皆需矫正者。

d. 眉睑距离过近或过远。

e. 激光退色后效果不满意者。

f. 用其他方法洗眉后遗留增生性或萎缩性瘢痕者。

g. 要求彻底去除原来所文之眉者。

B. 操作方法

a. 先绣后切法。

• 照相，便于治疗前后对比及积累资料。

• 设计新眉形，首先根据原有眉形态及是否有上睑皮肤松弛情况而画出新眉形，新眉形与原有眉形不可过宽脱离，以免张力太大而术后瘢痕明显。上睑皮肤松弛者，可同时设计出准备切除的松弛部分的皮肤量。

• 按设计的新眉形用柔绣法绣好。

• 常规消毒、铺无菌单、局麻。

• 按术前设计切除多余皮肤。术中需彻底止血，避免形成死腔及血肿。用 6-0 可吸收缝合线缝合皮肤内层，使两侧皮缘对合整齐；在无张力情况下，再用 7-0 无损伤缝合线缝合表皮。术毕用抗生素眼膏涂于切口处，无需包扎，7d 后缝线自行脱落。

本方法的优点是能彻底祛除原来所文之眉，并能一次完成修改眉毛，没有无眉毛的尴尬，不必描眉。缺点是切除后两侧眉形不能保证很对称，眉形可能与术前设计稍有差异。

b. 先切后绣法。

• 照相。

• 设计准备切除的部分。

• 如上述方法行切除术。

• 3 个月后行柔绣眉。

本方法优点是能彻底去除原来所文之眉，便于 3 个月后设计眉形并行柔绣眉，眉形容易对称。缺点是 3 个月内需要描眉。

C. 切除部分的设计方法

a. 眉上切除法：对于眉毛自然生长状况良好，没有文眉或所文颜色不深，但眉形低平、下垂、眉睑距离近者，需要将眉向上提起，挑起眉峰。因此，切除部分应设计在原眉的上部，该方法对手术技巧要求更高，否则有切口痕迹(图 3-9-1)。

b. 眉下切除法：对所文之眉颜色太深、无法用其他方法彻底去除、但眉头部分尚可保留者，可采用此设计方法，切除部分的眉毛不再生长。采用该方法不易留下明显的切口痕迹(图 3-9-2)。

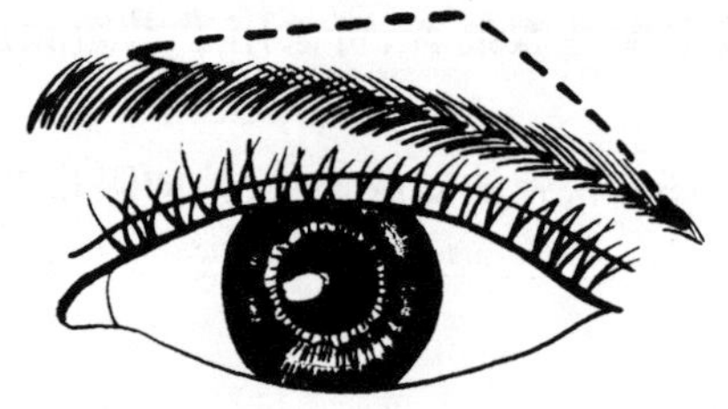

图 3-9-1 眉上切除法

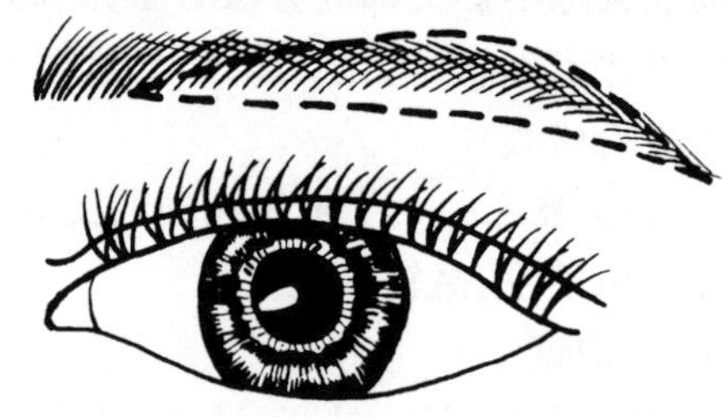

图 3-9-2 眉下切除法

D. 注意事项

a. 设计的新眉形要征得受术者同意，在其满意后方可实施。

b. 严格执行无菌操作，避免感染造成瘢痕。

c. 眉头、眉腰要与原眉形脱离不多，使切口瘢痕隐蔽，眉梢偏离不能太宽，以免瘢痕明显。

d. 采用 3×10 或 4×10 角针，6-0 或 7-0 无创缝合线，减张缝合，切口对合整齐，避免瘢痕明显。

e. 切开后行切口上缘内固定，这样可将眼睑皮肤向上拉，而不会将眉毛向下拉。切除部分设计时最好保留些眉头的眉毛，这样再进行柔绣眉就很自然。保留的眉头如果文色过深，可以先用 Q 开关激光洗浅后再柔绣。

如果操作正确，术后切口痕迹不明显，这种方法不但是去除败眉的理想方法，而且也是加大眉睑距离、去除松弛眼皮的理想手术方法。

2）切除眼线

A．适应证

a．文刺眼线渗洇、晕染。

b．文刺眼线过宽。

c．眼线文刺位置异常。

d．眼线文刺形状异常。

B．操作方法

a．手术设计：上眼线的上缘为切除的上界，下界为睫毛根部上约0.3～0.9mm，上、下界之间为切除的部分。下眼线切除的上界在睫毛根下0.3mm，下界视情况而定，以术后下睑缘不外翻为度。

b．手术方法：常规消毒铺巾，局部浸润麻醉。按预先的设计进行切除缝合，若皮肤有张力，可在两侧皮缘下分离，使其在无张力下缝合。缝毕，切口处涂消炎药膏，不包扎，保持伤口干燥、不污染，4～5d拆线。

C．注意事项

a．如果渗洇的面积较大，一次切除会造成眼睑外翻，应分次切除，以不影响眼睑形状为度。

b．对于有外眦角晕染、渗洇较小，皮肤松弛，一次性切除不影响眼形状者，可做一次性切除；而对渗洇面积较大，切除后会造成眼睑变形者，可沿上下睑汇合处，切开皮肤，进行皮下分离，皮下剪渗洇、晕染组织，使外眦角渗洇色泽变浅。

c．为减少瘢痕，切除时最好用刀，一次切到位，而不用剪刀剪除。

d．为减少瘢痕，缝合切口时可将5-0的丝线分成三份，用一份缝合切口，或用8-0尼龙线缝合。若皮肤有张力，可在两侧皮缘下分离，分层缝合。

e．眼线文在重睑皱襞上，可在切除的同时行美容重睑术。若文在皱襞上的眼线距睑缘太远或太近，可先行切除，6个月后可再行美容重睑术。

由于眼睑皮肤很薄，睑缘处血管密集，文刺时易造成渗洇，色料不仅进入皮肤表层，而且进入皮下组织及轮匝肌之中，此时即使用Q开关激光也不能清除干净进入体内的色料，只能用手术切除，既彻底恢复又快。若渗洇面积较大，可先手术去除皮肤下面的着色组织，皮肤上的色素用激光洗，用这种结合的方法去除复杂的失败文刺，效果很好。

（屈　晶　林茂昌）

3.10　美容文饰术的麻醉

美容文饰技术包括文眉术、文眼线术、文唇（线）术。这些操作均在皮肤或黏膜的表面进行，为了让受术者无痛，使文饰操作顺利进行，需要进行局部麻醉。

局部麻醉简称局麻，是指用局部麻醉药暂时阻断机体一定区域内神经末梢和纤维的感觉传导，从而使该区疼痛消失。确切的涵义应该是局部无痛（local anesthesia），即除痛觉消失外，其他感觉如触压、温度感等依然存在；受术者还保持清醒的神智。

局麻不需特殊设备，术者可独立操作，术前无特殊准备，术后无需特别护理，安全性相对较大。对受术者生理功能影响最小。局麻药与血管收缩剂伴用，还有减少出血或组织液渗出、使文饰区清晰、便于操作等优点。但局麻不适用于不愿接受麻醉的受术者及局部有炎症的部位。因此,局麻的临床应用也受到一定的限制。

3.10.1 文饰术所用的局部麻醉药物

局麻药物具有阻滞神经冲动传导的作用,并应具备以下药理性质:产生完全的麻醉效果,对注射部位的神经或其他组织无损害;麻醉作用快,维持时间较长;安全范围大,被吸收后无明显的毒性反应;易溶于适当的溶媒,特别易溶于水;性质稳定,可耐高温、高压消毒和可与其他成分如血管收缩药配伍而不分解;有与组织液等渗和等氢离子的正常 pH 值,对组织无或很小刺激性;无不良反应,不成瘾。

局麻药物的种类很多,按其化学结构可分为酯类和酰胺类。国内常用的局麻药物有酯类的普鲁卡因(procaine)、丁卡因(tetracaine),酰胺类的利多卡因(lidocaine)、布比卡因(bupivacaine)、甲哌卡因(mepivacaine)、辛可卡因(cinchocaine)、恩纳(EMLA)等。各种局麻药物的药理性能不同,根据药理学试验,将麻醉强度与毒性均以普鲁卡因等于 1 作为标准,以与其他局麻药进行比较。

(1) 丁卡因

丁卡因又名地卡因(dicaine)或潘托卡因(pantocaine)、四卡因,为白色粉末结晶,易溶于水,味苦涩,穿透力强。由于对黏膜表面有良好的穿透力,是文饰术中常用的表面麻醉药。丁卡因的麻醉作用较普鲁卡因强 10～15 倍,毒性较普鲁卡因大 10～20 倍。由于毒性大,一般不作浸润麻醉。即使用作表面麻醉,亦应注意剂量。一般作滴眼用的浓度为 0.5%,文饰术常用浓度为 1%。大于 2%的溶液可使黏膜干燥或发生水肿,甚至使黏膜上皮剥脱。

(2) 辛可卡因

辛可卡因又名沙夫卡因、地布卡因、纽白卡因(nupercaine),是效力最强的局部麻醉药之一,因其毒性过大,不宜作浸润和神经阻滞麻醉。由于容易通过黏膜,有时也可用于文饰术中的表面麻醉,浓度为 0.5%～2%。用作表面麻醉,一般不会产生严重毒性反应。

(3) 普鲁卡因

普鲁卡因又名奴佛卡因(novocaine),常用其盐酸盐。普鲁卡因是一种临床应用最普遍、麻醉效果确定的低毒性短效局部麻醉药。无色无臭,味微苦,小针状结晶,水溶液在碱性时不稳定,易分解而失效。由于穿透组织的能力差,不易为黏膜所吸收,故不适于表面麻醉;但浸润作用强,适于作浸润麻醉用。注射后 1～3min,可发挥麻醉作用,维持时间短,约 50～90min。文饰术常用的浓度为 1%～2%,其毒性与浓度呈几何级数增加,1 次用量不超过 1000mg。为了提高麻醉效果,延长麻醉时间,常在普鲁卡因溶液中加入适量 0.1%肾上腺素,但肾上腺素对有动脉硬化、高血压、糖尿病、甲状腺功能亢进者应慎用或不用。对过敏体质者,用前必须做过敏试验。普鲁卡因能抑制磺胺类药物的抗菌作用,故不宜与磺胺类药物合用。

(4) 利多卡因

利多卡因又名赛罗卡因(xylocaine)、锡罗卡因,是酰胺类中效局部麻醉药。其盐酸盐为白色粉末结晶，无臭、苦麻味，易溶于水及乙醇。局麻作用较普鲁卡因强，其维持时间亦较长，并有较强的组织穿透性和扩散性，且对血管及瞳孔无影响。0.5%以下浓度，其毒性不比普鲁卡因大。故为文饰术中局部浸润、神经阻滞较为理想的局部麻醉药；同时，也可作为表面麻醉药使用。浸润麻醉常用浓度为0.5%～1%；神经阻滞麻醉其浓度为1%～2%；表面麻醉浓度为2%～4%。

利多卡因维持麻醉作用时间1～2h。成人一次用量不超过400mg，使用时不加或稍加0.1%肾上腺素。反复使用后可产生快速耐药性，但一般不易发生过敏反应，使用前可不做过敏试验。利多卡因还有迅速而安全的抗室性心律失常作用，在治疗各种原因的室性心律失常时效果显著，因而对心律失常者常作为首选的局部麻醉药。利多卡因毒性较普鲁卡因大，用作局麻时，用量应比普鲁卡因小1/3～1/2方为安全。使用时应分次小量注射。利多卡因如出现毒性反应，常表现为中枢抑制现象，可出现眩晕、嗜睡、知觉丧失、视物模糊、呼吸抑制，甚至会出现心跳停止，有时会出现肌肉震颤或惊厥。

(5) 丁哌卡因

丁哌卡因又名布比伏卡因、丁吡卡因、麻卡因，亦为酰胺类长效型局部麻醉药。其最大特点是麻醉效能强，约为利多卡因的4倍，作用快慢与利多卡因相仿，维持麻醉作用时间长，一般可维持麻醉作用时间为3～6h。无血管扩张作用，快速耐受性少见。局部浸润麻醉浓度为0.2%～0.25%，神经阻滞麻醉为0.5%，成人一次用量为150mg。丁哌卡因毒性较强，尤其是浓度超过0.75%时毒性更大。毒性为普鲁卡因的4～6倍。当误入血管或用量过大，会出现轻微的四肢抽搐、肌颤、恶心、呕吐，严重者出现惊厥。一旦出现中毒反应，应立即给氧，注射地西泮(安定)并纠正低氧血症和酸中毒。当出现过敏反应时，可注射抗组胺药物或口服氯苯那敏(扑尔敏)、阿司咪唑(息斯敏)等药物。

(6) 甲哌卡因

甲哌卡因又叫卡波卡因(carbocaine)、甲比卡因(scandicaine)，是一种与利多卡因相似的局麻药，易溶于水和乙醇，性质稳定。常用3%的溶液或2%与1∶10万的肾上腺素共用，能产生较利多卡因更强的麻醉效果。毒性及不良反应较小。本药有微弱的血管收缩作用。3%的纯品适用于不宜使用肾上腺素者。此药目前临床上应用较少。

(7) 恩纳(EMLA)

恩纳是一种新型的表面麻醉剂，由利多卡因和丙胺卡因混合而成，1g恩纳含利多卡因25mg，丙胺卡因25mg，其特点是熔点低(18℃)，在室温下呈油状并能在水中乳化，能稳定地释放溶解的局麻药，能快速穿过未受损伤的皮肤。恩纳是水包油制剂。剂型分为软膏和贴片两种。软膏适用于皮肤穿刺前或皮肤、黏膜浅表手术的麻醉。贴片用于完整皮肤的穿刺或切除小皮损前的麻醉。剂量和给药方法：完整皮肤涂恩纳软膏约1.5～2g/10cm^2，并用薄膜覆盖；贴片为1片/10cm^{2}皮肤(黏膜)。对酰胺类局麻药过敏者、先天性或特发性高铁血红蛋白血症患者禁用。局部不良反应：敷处变苍白、红斑、水肿，通常是暂时和轻微的。

(8) 血管收缩剂

血管收缩剂不属于麻药，临床上常与局麻药物合用，以提高麻药的镇痛效果。血管收缩剂可以延缓麻药被吸收的速度，延长药物麻醉的时间，降低毒性反应，以及减少局部出血。临床上常以肾上腺素(adrenalinum)以1/20万～1/40万的浓度加入局麻药液中。此外，还有盐酸去氧肾上腺素(新福林)和渥克他加压素。文饰术中的麻药液内加入适量血管收缩剂可减少文饰部位的组织液(血液)的渗出及防止洇色。

血管收缩剂虽然有提高局麻药物镇痛效果和减少局部出血的作用，但也存在一定的不良反应，如引起心悸、头痛、紧张、恐惧等症状，如用量过大(>18μg/ml)或误入血管，可引起心血管功能障碍而导致严重并发症，甚至危及生命。故临床上应严格限制麻药中肾上腺素浓度和单位时间的用量。对有心血管疾病、糖尿病、甲亢患者，慎用肾上腺素或改用对心脏兴奋作用弱的盐酸去甲肾上腺素。

3.10.2 文饰术局部麻醉方法

文饰术中常用的局麻方法有表面麻醉、浸润麻醉和阻滞麻醉。

(1) 表面麻醉

表面麻醉亦称涂布麻醉，是将麻醉剂涂布(或喷射)于文饰区的表面，通过麻药被吸收而使神经末梢麻醉，以达到痛觉暂时消失的效果。常用的表面麻醉药，是从局部麻醉药中选用穿透力强的丁卡因、辛可卡因、利多卡因、恩纳等。但一般经常用的则是丁卡因，其浓度以0.5%～1%为宜。如对丁卡因过敏者，可选用0.5%～2%辛可卡因、4%的利多卡因或恩纳。

表面麻醉的优点是，简便易行，麻醉区组织不变形，利于文饰中观察文饰效果。缺点是，镇痛效果不够完全，一般麻药对致密的组织和皮肤的穿透效果不强，仅适用于黏膜表面。有的麻药虽然麻醉作用强，但毒性大，使用过量会引起组织损伤。表面麻醉主要用于文眼线和文唇，文眉偶尔也用。表面麻醉可以配合其他麻醉方法，比如浸润麻醉和阻滞麻醉不完全时。

1) 用于文眼线　先用0.25%氯霉素眼药水滴眼1～2次，再将浸有1%丁卡因的棉条覆盖于睑缘，或用棉签蘸1%丁卡因液反复涂抹睑缘的睫毛根处，待文饰区感觉迟钝时，即可进行文饰，文饰中可根据受术者痛感的程度酌情涂抹丁卡因。一般上眼睑涂擦1～3遍即感麻木，下睑痛感消失稍慢；文饰上眼线时即可将下睑涂上丁哌因液。

2) 用于文唇　先将唇部油污洗净、消毒，再用浸有1%丁卡因液的棉条(纱布)覆盖于即文的唇表面，待感觉迟钝时即可进行文刺。文饰中若仍有明显痛感，再用丁卡因液擦拭，若有出血，用适量肾上腺液涂布。若痛感不明显，可改用2%～4%利多卡因与1∶20万的肾上腺素的混合液擦拭，或用浸有上述药液的棉片覆盖于唇表面。为了提高镇痛效果，缩短文饰时间，在待文的唇表面覆盖丁卡因棉片或利多卡因棉片，上下唇交替文饰，在文饰过一遍的唇表面覆盖肾上腺素棉片可减少出血。

3) 用于文眉　文眉一般不必麻醉，对敏感者在文饰第一遍后(待皮肤刺破后)涂抹丁卡因液，可达到基本无痛。

由于丁卡因毒性大，文饰时不能仅仅为了麻醉效果而增加浓度；否则，会对组织造成损伤(上皮脱落、发炎等)。文饰完毕用生理盐水或洁净清水洗去残留的麻药液，并于文饰区表面涂敷抗生素眼膏。

（2）浸润麻醉

浸润麻醉是将局麻药液注入组织内，以作用于神经末梢，使之失去传导痛觉的能力而产生麻醉效果。文饰术中常用的麻药是0.5%～2%的普鲁卡因（内含1/20万的肾上腺素），或1%～2%的利多卡因，或0.5%的丁哌卡因。

浸润麻醉的优点是麻醉作用快，镇痛效果好，受术者在无痛下接受文饰配合好，术者操作不受干扰，文饰遍数少，对组织损伤小，术后反应轻，上色好。缺点是局部肿胀变形，对文饰者的技术有更高的要求，个别受术者会发生麻药不良反应。

1）*文眉术的浸润麻醉*　文眉术一般不需要麻醉，但对特别敏感者可在眉头（或稍）外0.5cm处进针，于眉的皮下推注麻药，压迫片刻，眉部即失去痛觉。

2）*文眼线术的浸润麻醉*　从上下睑外眦0.3～0.5cm处皮肤进针，顺着上下睑缘（距睑缘0.3～0.5cm）于皮下或轮匝肌表面缓慢进针推药直至内眦部。注射完毕需压迫针眼及上下睑片刻。在皮下推注麻药时，可能碰破微小血管引起皮下淤血，若有出血或淤血，需压迫3～5min（或用冰袋压迫）。

3）*文唇（线）术的浸润麻醉*　从一侧口角外0.3～0.5cm处皮肤进针，推注少许麻药，调整好角度，顺着唇弓于皮肤下的肌肉层内进针、推药，在同一个平面，向另一侧口角行进。若针不够长，可在唇弓中途加注一次；也可于唇弓的中部选择一点进针，分别向两侧口角方向推注麻药。因口轮匝肌内有上下唇诸多肌纤维加入，故肌肉组织致密，推注麻药不如在眼轮匝肌内顺畅。一般双唇用药4～6ml；文唇的浸润麻醉实际上是一个环绕口唇的区域麻醉。

（3）阻滞麻醉

阻滞麻醉是将局麻药物注射到神经干或其主要分支附近，以阻断神经末梢传入的刺激，使被阻断的神经分布区域产生麻醉效果。

阻滞麻醉的优点是，麻醉离文饰部位较远，注射麻药后不引起文饰部位的肿胀，且麻醉药用量小，麻醉作用时间长。不足是，阻滞麻醉对操作者的技术水平要求高，操作者必须熟悉主要神经的走行、分布、注射标志点，并能遵守严格的无菌操作规则；否则，不仅无法实施神经干的阻滞，而且可能引起注射疼痛、出血和深部感染等并发症。与面部文饰区有关的神经有眶上神经、滑车上神经、泪腺神经、滑车下神经、颧神经、眶下神经和颏神经。

1）*眶上神经阻滞麻醉*　在眶上缘内侧，内、中1/3交界处，用手指可触到眶上切迹或眶上孔。由此处皮肤进针，沿骨膜向眶上切迹或眶上孔进针约2.0cm，切勿穿过眶隔，在眶隔前、眶缘前表面注入麻药1.5ml，可收到对前额、上睑内侧及相应结膜麻醉作用（图3-10-1）。

2）*滑车上神经阻滞麻醉*　滑车上神经位于眶上神经内侧约0.5～0.8cm处。麻醉方法：可与眶上神经同次麻醉，注射完眶上神经后，将针退至皮下，沿眶缘内侧至眼眶上鼻角处注入麻药或直接于眶缘上鼻角处穿刺注药阻滞滑车上神经（图3-10-2）。

3）*泪腺神经阻滞麻醉*　泪腺神经标志点在外眦正上方、眶壁及眼球之间。麻醉方法：在外眦上方的眶上缘处进针至骨面，再将针尖贴骨面滑向眶壁深部约0.5cm，注药0.5～1ml（图3-10-3）。

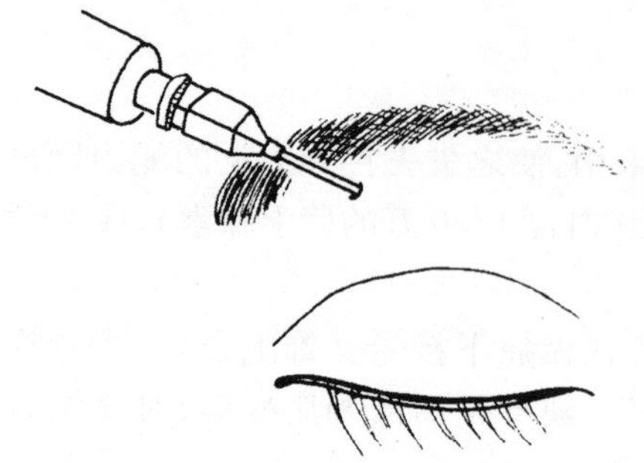

图 3-10-1 眶上神经阻滞麻醉

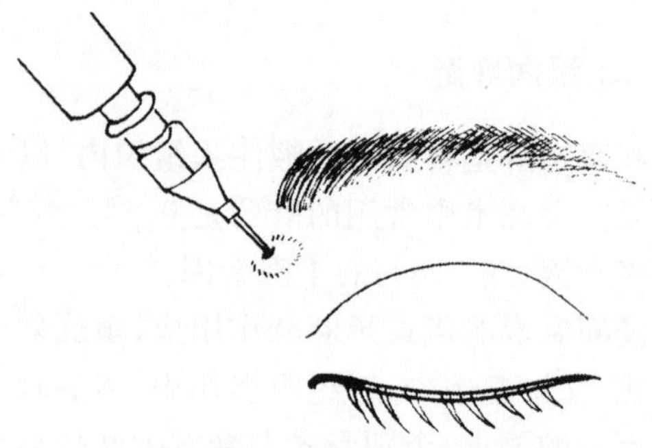

图 3-10-2 滑车上神经阻滞麻醉

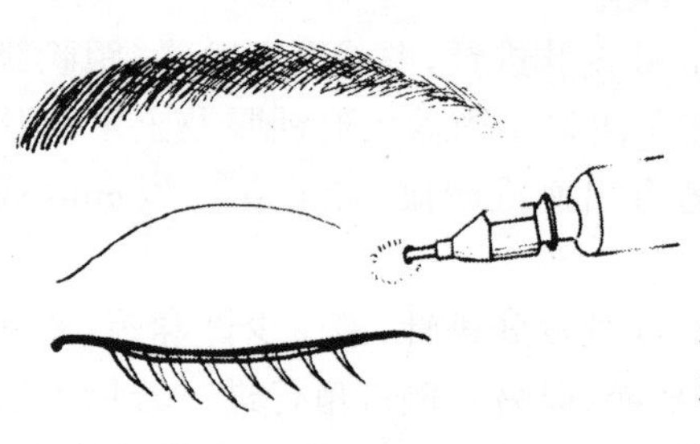

图 3-10-3 泪腺神经阻滞麻醉

4）滑车下神经阻滞麻醉　滑车下神经沿眼眶内侧壁向外行走，大致在内眦部偏上的眶缘处出眶。麻醉方法：左手示指（食指）扪及内眦部偏上的眶缘处注射麻药 0.5ml。

5）颧面神经阻滞麻醉　颧神经经眶下裂入眶，沿眶外侧壁前进分为颧面支和颧颞支、颧面支出颧面孔达面部。颧面神经阻滞有两个途径：①眶外法：在眼眶外侧眦角下外 0.5～1cm 处垂直进针直达颧骨表面，注射麻药 0.5～1ml。②眶内法：触摸到眶外壁与眶底连接处进针，碰到骨面时注入麻药 1.0～2.0ml，可收到对下睑外侧部及颊部的麻醉效果（图 3-10-4 ）。

6）眶下神经阻滞麻醉　眶下神经经眶下管出眶下孔达面部。其分支支配同侧下睑、鼻旁、眶下区、上唇等区域的感觉，眶下孔位于眶下缘中点下方约 0.5～1cm 处，其开口方向向下、内、前。眶下神经阻滞麻醉可经口外、口内、眶下裂三个途径。

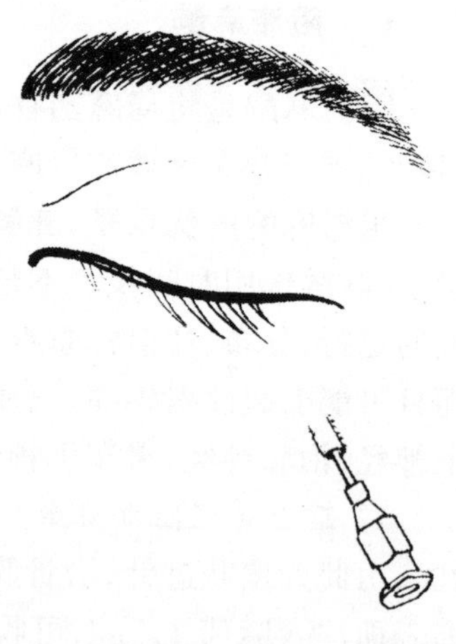

图 3-10-4 颧面神经阻滞麻醉

A. 口外注射法：用左手示指扪出眶下缘，右手持注射针，自同侧鼻翼旁约 1.0cm 处刺入皮肤，使针与皮肤呈 45°，斜向上、后、外，进针约 1.5cm，可直接刺入眶下孔。有时针尖抵触骨面不能进入管孔，可注射少量麻药，使局部无痛，然后活动针尖寻探眶下孔，当阻力消失有落空感时，表明针已经进入孔内，可继续前进 0.3～0.5cm，回抽无血即可注射麻药 1～1.5ml。一般 3～5min，同侧上唇麻木，痛觉消失。注意注射针进入眶下管不可过深，以免损伤眼球。眶下孔内除神经外还有动、静脉通过，注射时有可能误伤血管引起眶下区肿胀和淤血。

B. 口内注射法：牵引上唇向前、上，于上颌侧切牙根部前庭沟刺入，与上颌中线呈 45°，向上、后、外进针，可达眶下孔处。

C. 经眶下裂的麻醉方法：适于眶下管不易寻找的病例，可用 3.5cm 长的 23 号针头，在外眦韧带处进针，穿过眶隔后，沿眶底向眶下裂方向进针，当针进入眶下裂时，回抽注射器芯心，以免刺入血管内，然后注入麻药 1～1.5ml。可同时麻醉下睑、眶下鼻侧及上唇等部位（图 3-10-5）。

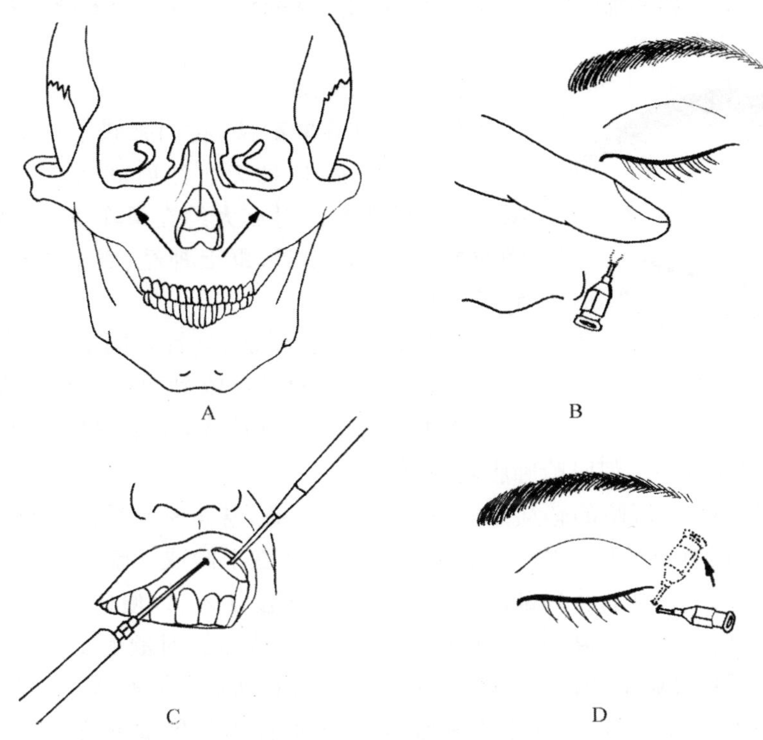

图 3-10-5 眶下神经阻滞麻醉
A. 进针方向;B. 口外注射法;C. 口内注射法;D. 眶下裂注射法

7) 颏神经阻滞麻醉法 颏神经是下牙槽神经的分支,经颏孔达面部。当下牙槽神经被阻滞时,颏神经支配区的痛觉消失。颏孔位于下颌骨体外侧、第二前磨牙或第一、二前磨牙牙根下方,距下颌骨下缘约1cm。成人颏孔的开口方向向后、外、上。该孔的位置随年龄增长逐渐上移后移。颏神经阻滞麻醉可经口外、口内两个途径。

A. 口外注射法:从下颌第二前磨牙根尖部稍后皮肤处进针,先注入少量麻药,然后进至骨面,再用针尖向前、下、内方探寻颏孔,当感到阻力消失时,即表示已进入颏孔,可继续向前推进 0.5cm 左右,回抽无血后,注入麻药 0.5~1ml。

B. 口内注射法:用口镜向外拉开口角,在下颌第二前磨牙根部前庭沟处进针,向前、下、内寻找颏孔,一般能顺利入孔,注入麻药 0.5ml (图 3-10-6)。

目前,在文饰术中,运用阻滞麻醉尚不普遍,有"杀鸡焉用牛刀"之感。但当文眉、文眼线一次完成时,选用阻滞麻醉就省时省事多了。了解阻滞麻醉对浸润麻

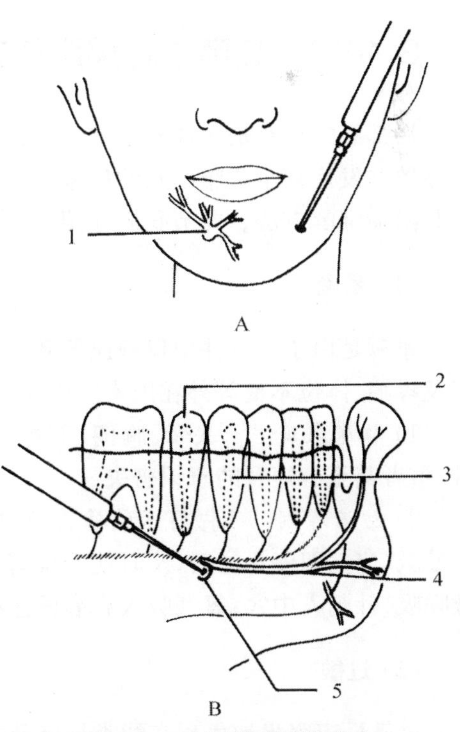

图 3-10-6 颏神经阻滞麻醉
A. 口外注射法;B. 口内注射法

醉也有一定的帮助，比如文饰眼线时采用的眶缘四点麻醉法、睑缘四点麻醉法和眼睑区域麻醉均为阻滞与浸润相结合的方法。

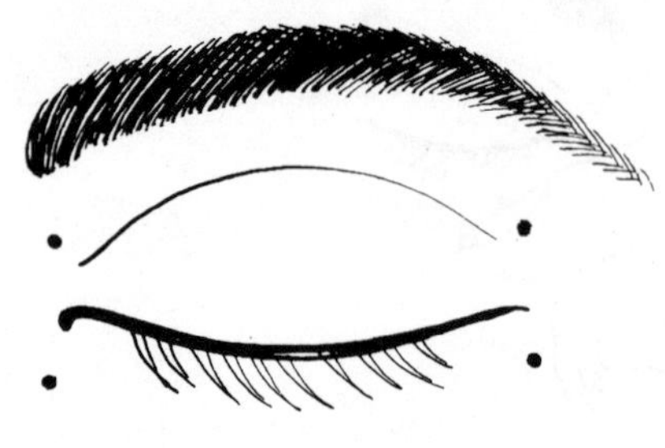

图 3-10-7 眶缘四点麻醉法

8）其他麻醉法

A. 眶缘四点麻醉法：在内外眦上下 0.5～1cm 处，沿眶缘垂直进针 1cm，回抽无血注射麻药 0.5ml，可麻醉上下睑缘。此法的四个注射点大约在滑车上、下神经，泪腺神经和颧面神经分支的附近，眶上神经、眼下神经的分支也被浸润到了(图 3-10-7)。

B. 睑缘四点麻醉法：进针点同上法。但进针仅至皮下，注射麻药 0.5ml，同样可收到对上下睑缘良好的麻醉效果。与上法相比优点是，进针浅，安全，睑缘浸润麻醉用药少，碰破皮下微血管的可能性小。但眼睑肿胀较明显。

C. 眼睑区域麻醉法：眼睑的感觉神经是相互交错重叠，甚至是易变的，因此行眼睑区域性麻醉比个别神经阻滞麻醉更简单一些。眼睑区域性麻醉是在上睑或下睑眶缘中央，用 3.5cm 长的注射针头进针，但不穿过眶隔，将局部麻醉药沿着眶缘缓慢注入，以便使眶缘周围的神经完全被浸润麻醉。先行鼻侧 1/2 注入麻药，进行麻醉；然后，以同样方式对颞侧 1/2 处注入麻药，进行麻醉。另外，还可以顺便在眶上切迹附近注入麻药 0.5ml，起到辅助麻醉作用。此种麻醉方法的优点是：①可避免手术区因注射麻药使组织肿胀，造成表面标志与界限不清；②睑缘距注射部位较远，麻药不致流出，可延长麻醉作用时间。

3.10.3 文饰术局部麻醉并发症及其防治

局部麻醉相对是比较安全的，但若操作不当或不具备一定医学基础的情况下盲目应用，往往会导致并发症甚至意想不到的后果。因此，不具备条件时，千万不要使用技术要求较高的局部浸润和阻滞麻醉方法。此节我们介绍一些可能出现的并发症，以便预防和处理。

（1）晕厥

晕厥是由于一时性中枢缺血所致。一般可因紧张、饥饿、疲劳及全身健康较差等内在因素，以及疼痛、体位不良等外在因素所引起。

1）临床表现　头晕、胸闷、面色苍白、全身冷汗、四肢厥冷无力、脉快而弱、恶心、呼吸困难，重者甚至有短暂的意识丧失。

2）防治原则　做好术前检查及思想工作，消除紧张情绪，避免在空腹时进行麻醉。一旦发生晕厥，应立即停止注射，及时使受饰者平卧，松解衣领，保持呼吸通畅；用芳香氨酒精或氨水刺激呼吸；针刺人中穴；氧气吸入和静脉注射高渗葡萄糖。

（2）过敏

过敏反应突出地表现在酯类局麻药，但并不多见。过敏反应在同类局麻药中有交叉现象，例如对普鲁卡因过敏者，丁卡因也不能使用。

1) 临床表现　过敏可分延迟反应和即刻反应。延迟反应常是血管神经性水肿，偶见荨麻疹、药疹、哮喘和过敏性紫癜；即刻反应是当用极少量药后，立即发生极严重的类似中毒症状，突然惊厥、昏迷、呼吸心跳骤停而死亡。

2) 防治原则　麻醉前详细询问有无酯类麻药如普鲁卡因过敏史，对酯类局麻药过敏及过敏体质的病员，均改用酰胺类药物如利多卡因，或预先做皮肤过敏试验。

对轻症的过敏反应，可给脱敏药物如钙剂、异丙嗪、可的松类激素肌内注射或静脉注射及吸氧。严重过敏反应出现抽搐或惊厥时，应迅速静脉注射地西泮 10～20mg，或分次静脉注射 2.5% 硫喷妥钠，每次 3～5ml，直至惊厥停止。注射硫喷妥钠过程中，若发生呼吸抑制，应立即面罩加压吸氧或气管插管做人工呼吸。对循环衰竭的病员应给升压药、补液，如呼吸、心跳停止，则按心脏复苏方法迅速抢救。

(3) 中毒

当单位时间内进入血循环的局麻药速度超过分解速度时，血内浓度升高，达到一定的浓度时就会出现中毒症状。临床上发生局麻药中毒，常因用药量或单位时间内注射药量过大以及直接快速注入血管而造成。

1) 临床表现　中毒反应的表现可归纳为兴奋型与抑制型两类：兴奋型表现为烦躁不安、多话、颤抖、恶心、呕吐、气急、多汗、血压上升，严重者出现全身抽搐、缺氧、发绀；抑制型上述症状多不明显，迅速出现脉搏细弱、血压下降、神志不清，随即呼吸、心跳停止。

2) 防治原则　用药前应了解其毒性大小及一次最大用药量。普鲁卡因安全剂量当浓度为 2%时，一次用量不超过 20ml。在应用高浓度麻醉药特别是利多卡因时，如不能很好掌握用量，常可发生中毒反应。面部血管丰富，吸收药物快，应减少局麻药用量，做阻滞麻醉(深部注射)时，要坚持回抽无血，再缓慢注射麻药。麻药用量要控制在最低限度。如一旦发生中毒反应，待麻药在体内分解后症状即可自行缓解。重者采取给氧、补液、抗惊厥、激素及升压药等抢救措施。另外，表面麻醉使用的丁卡因浓度若超过 2%，可能发生中毒反应，表现表麻区域灼痛、渗出物增多、红肿，甚至上皮脱落，故使用丁卡因时，不能为了追求麻醉效果而忽略其毒性反应，尤其对角膜，超过 0.5%的浓度即可对角膜上皮造成损害。

(4) 肾上腺素过量引发的反应

1) 临床表现　肾上腺素过量可出现面色苍白、心悸、烦躁不安、头疼、血压升高、脉搏快而有力。

2) 预防原则　严格限制肾上腺素局部浸润和神经阻滞麻醉药中的浓度。一般浸润麻醉以 2μg/ml(1∶500 000)为宜；神经阻滞麻醉以 5μg/ml(1∶200 000)为宜。对患有高血压、甲亢、糖尿病及患有动脉硬化者，尽量不用或慎用。一旦出现不良反应症状，应立即停药；一般可于 10～15min 内症状逐渐消失。严重者，可用苯胺唑啉 5～10mg 静脉注射，普萘洛尔(心得安) 2～4mg 肌内注射或静脉注射等。局麻药中加入肾上腺素过量引发的反应，应与上述的晕厥、过敏、中毒反应及心血管异常、癔病等全身反应相鉴别。癔病可以出现晕厥、过敏样症状，但其发作时无阳性体征，易受暗示，有反复发作史。临床上在排除其他反应之前，切勿轻率做出癔病的诊断。心血管意外是指在局麻时发生心绞痛、心肌梗死，甚至心跳停止；脑血管意外是指脑出血或脑血管痉挛。有效的抢救是舌下含硝酸甘油酯,吸入亚硝酸异戊酯,静脉推注氨茶碱,迅速给氧,以及人工呼吸、胸外心脏按压等。

(5) 注射区疼痛和水肿

其最常见的原因是麻醉药液变质或混入杂质或未配成等渗溶液;注射针头钝而弯曲,或有倒钩容易损伤组织或神经;未严格执行无菌操作,将感染带入深部组织,则可引起感染。

1) 临床表现　由于上述原因,往往造成注射区疼痛和出现水肿现象。

2) 防治原则　注射前认真检查麻醉剂和器械,注射过程中注意消毒隔离。如已发生疼痛、水肿、炎症时,可局部热敷理疗、封闭或给予消炎、止痛药物。

(6) 淤血和血肿

淤血和血肿是由于注射针刺破血管所致,较常见于眶周及眶下神经阻滞麻醉时;特别在刺伤静脉后,可发生组织内出血。

1) 临床表现　往往在黏膜下或皮下出现紫红色瘀斑或肿块,数日后血肿处颜色逐渐变浅呈黄绿色,并缓慢吸收消失。

2) 防治原则　注射针尖不能粗钝及有倒钩。注射时不要反复穿刺,以免增加穿破血管的机会。若局部已出现血肿,可立即压迫止血,并予冷敷;在出血停止 24h 后,改用热敷,促使血肿吸收消散。并可酌情给予抗感染及止血药物。

(7) 感染

注射针被污染,局部或麻药消毒不严,或注射针穿过感染灶,均可将感染带入深层组织,引起感染,少数情况下还可能经血循环造成颅内或全身的感染。

1) 临床表现　一般多在注射后 1～5d,注射区红、肿、热、痛明显。

2) 防治原则　注射器械及注射区的消毒一定要严格,注射时防止注射针的污染和避免穿过或直接在炎症区注射。已发生感染者应按炎症的治疗原则处理。

(8) 神经损伤或神经症状

1) 暂时性面瘫　由于三叉神经分支与面神经的分支多有交通,当三叉神经被麻醉时,可引起暂时性面瘫,如不能扬眉、眼睑闭合不全、口唇活动受限等。这种情况,在麻药作用消失后,面神经功能即可恢复。

2) 暂时性眼肌麻痹或失明　由于麻药注射部位过深或失误注射到眼肌附近,可造成眼肌麻痹,导致眼球运动障碍待药物作用消失后,症状可消失,若操作中,由于注射针误入血管,未回抽即推注麻药,麻药可经眼动脉及分支入眶,严重者可导致视网膜中央动脉痉挛或栓塞而致视力障碍或失明,造成不可挽回的后果,应特别予以注意和警惕。如果一旦发生,应立即请眼科医师协助做抢救性处理。

3) 较长时间感觉异常　注射针穿刺或撕拉,或麻药内有杂质,损伤了所麻醉的神经,在局麻药物作用消失后,仍有麻木和疼痛感。轻微损伤是可逆的,数日后可自行恢复;严重损伤则恢复慢,甚至完全不能恢复。凡出现神经损伤症状,应早期给予积极处理,促进神经功能的完全恢复。可用理疗、激素(损伤早期)、维生素 B_1、维生素 B_{12}等。

(吴继聪　居　云)

参 考 文 献

李阿岚. 1996. 立体美容. 合肥:安徽科学技术出版社

林茂昌，徐小平，王晓明. 1999. 现代眉眼唇美容文饰学. 西安: 世界图书出版公司西安分公司

吴振裘 .1996. 实用美容纹制技巧与设计艺术. 成都: 四川美术出版

谢柏樟 .1992. 麻醉手册. 北京:人民卫生出版社

4　物理美容技术

4.1　激光美容技术

激光(light amplication by stimulated emission of radiation, LASER)意为“辐射的受激发射产生的光放大”,直译又称莱塞。1917年,Albert Einstein首先从理论上阐明了激光产生的原理。第一台激光器由美国的Theodore Maiman博士于1960年研制成功。1963年,皮肤科专家Leon Goldman最初在各种良性皮肤损害上,试用了这种原型的红宝石激光器。激光技术自20世纪70年代进入临床应用阶段以来发展十分迅速,20世纪80年代已形成一门新兴的边缘学科——激光医学。同时,临床应用也取得了突破性进展,Anderson和Parrish提出的光热选择性分解理论加深了对激光一组织相互作用的认识,从而导致大量新型激光的出现。激光医学包括治疗、诊断、科研三方面。激光治疗又分为强激光治疗、弱激光治疗、光敏治疗三类。近年来,将激光治疗应用于医学美容临床。

4.1.1　激光美容的原理

激光有以下特点:①光谱单纯,即发射出的光基本为单色的,这是由光线通过的谐振腔中的固定媒质(气体、液体或固体)所确定的。处于某个波长的激光能量可以选择性地被皮肤吸收,如黑色素、血红蛋白或文身墨汁。②方向性强,在传播中很少扩散,并可将焦点聚得很小。③相干性强,光波在谐振中,可叠加而达到很高的强度。

激光之所以能够用来治疗疾病和美容,是因为生物组织在吸收一定波长和能量的激光后会产生光热效应、光化学效应、光压强效应、光电磁效应和光生物刺激效应。通常前四种效应由强激光产生,其中光热效应是强激光最重要的效应。强激光照射生物组织后可造成组织结构改变和不可逆损伤,如聚焦CO_2激光、Nd:YAG激光、红宝石激光、氩离子激光、染料激光等。弱激光产生生物刺激效应,照射生物组织后不引起组织结构损害,如氦氖激光、散焦CO_2激光等。

(1) 强激光的美容原理

强激光的主要生物效应为光热效应,由于生物组织都含有水,当组织中的水分子吸收激光热能后,局部温度急剧升高达百度或更高,使组织变性、凝固性坏死、炭化、气化而达到治疗目的。大多数传统强激光均采用这种原理破坏病损,但是正常组织和病变组织都含有水,因而对激光的吸收并无区别,故传统强激光的光热效应是非特异、无选择性的,尤其是连续波长(CW)及长脉冲激光与组织作用的时间没有得到有效控制,从而使病变组织吸收的热能有充足的时间扩散至周围正常组织中，造成不必要的热损伤而形成瘢痕。因此，传统强激光用于美容已受到限制。现代新型激光通过 Q 开关技术及频率转换（倍频）技术，既保留了强激光的光热效应，又选择病变组织吸收最强的波长，并大大缩短了激光与组织作用的时间，来减少激光热能对正常组织的热损伤，可以在不影响正常组织结构的情况下，有目的地摧毁病变组织，这种原理称选择性光分解（selective photothermobysis）。目前这类新型激光已广泛应用于皮肤美容及整形，如 Q 开关红宝石激光、Q 开关翠绿宝石激光、Q 开关 Nd∶YAG 激光及超脉冲 CO_2 激光、染料激光，可选择性治疗血管性损害、色素性损害，去除文身、多毛、皱纹、瘢痕等。

（2）弱激光的美容原理

生物组织吸收适当的波长和剂量的弱激光后，会产生相应的生物刺激反应，这种反应可表现为机体调整蛋白质和核酸的合成，影响 DNA 复制，调节酶的功能，动员细胞代偿、营养、修复和免疫等来消除病理过程。因此，弱激光在临床上多用于理疗或作为激光针灸用于皮肤美容，如防治面部皮肤细小皱纹、斑秃、白癜风、酒渣鼻、增生性瘢痕、扁平疣等，但疗效还有待进一步证实。

（3）激光光敏疗法的美容原理

利用激光的光化学效应治疗或去除病变组织称光敏治疗，有分子氧参与的光敏反应称光动力学作用(PDT)，用激光作为光动力学作用的光源则称为激光 PDT。临床上常用的光敏剂为血卟啉衍生物(HPD)。HPD 能够滞留于肿瘤组织内，当注射光敏剂(HPD)48h 后，用与 HPD 对应的 630nm 波长激光照射肿瘤组织激活 HPD，处于激发态的 HPD 可将能量共振转移给其周围微环境中存在的分子氧，使之成为活性很强的单态氧。而单态氧可与组织和细胞中的磷脂不饱和脂肪酸的酰基链、蛋白质的色氨酸、组氨酸、胱氨酸、蛋氨酸、核酸的鸟苷等发生氧化反应。这些物质都是细胞的基本组成部分，若被氧化破坏可发生不可逆损伤而导致细胞死亡。近年来研究表明，激光动力学作用主要破坏肿瘤组织的血管系统，使之缺血、缺氧、坏死，临床上激光 PDT 常用于各种肿瘤、银屑病及鲜红斑痣的治疗。光源多选用若丹明 6G 激光(630nm)或多支 He-Ne 激光(632.8nm)联合照射。

4.1.2 激光美容的种类及适应证

激光美容的种类及适应证见表 4-1-1。

表 4-1-1 激光美容的种类及适应证

激光器类型	媒质	波长/nm	吸收色团	脉冲连续	适应证
氩	气体	488,514 蓝绿色	黑色素，血红蛋白	连续	毛细血管扩张；表皮色素损害
红宝石	固体	694 红色	黑色素，色素染料	Q 开关（脉冲） 普通制式（脉冲）	表皮和真皮色素损害，文身（黑、蓝、棕、绿） 多毛
翠绿宝石	固体	755 红色	黑色素，色素染料	Q 开关（脉冲） 普通制式（脉冲）	表皮和真皮色素损害，文身（黑、蓝、棕、绿） 多毛
钕：钇铝石榴石（Nd∶YAG）	固体	1064 红外	黑色素，色素染料	Q 开关（脉冲） （连续）	真皮色素损害，文身（黑、蓝）深部组织凝固

续表

激光器类型	媒质	波长/nm	吸收色团	脉冲连续	适应证
倍频钕:钇铝石榴石	固体	532 绿色	黑色素,色素染料	Q开关(脉冲)	表皮色素损害,文身(红、橙、黄)
铒:钇铝石榴石	固体	2940 红外	水	普通制式(脉冲)	皮肤皱纹和瘢痕
倍频钕:钇铝石榴石	固体	532 绿色	血红蛋白	长脉冲 2～10ms	血管疾病(鲜红斑痣,毛细血管扩张)
二氧化碳	气体	10 600 红色	水	连续	组织凝固、汽化和切割
高能二氧化碳脉冲	气体	10 600 红外	水	脉冲	擦皮术(面部微小皱纹,萎缩性瘢痕)
闪光灯泵浦	液体	585 黄色	氧合血红蛋白	脉冲	鲜红斑痣,毛细血管扩张,疣,肥厚性瘢痕
脉冲染料		510 绿色	黑色素,色素染料		表皮色素损害、文身(红、橙、黄)
铜蒸汽/溴化物	气体	578 黄色	氧合血红蛋白	准-连续	鲜红斑痣,毛细血管扩张
		510 绿色	黑色素	准-连续	表皮色素损害
氦氖激光	气体	633 红色		连续	斑秃及皮肤美容

4.1.3 激光美容的禁忌证

激光美容技术是一种创伤性治疗,故与外科手术一样,应严格掌握禁忌证,仔细询问病史,必要时应做全面体检及化验检查,对瘢痕体质、对光敏感者、凝血机制障碍、免疫功能低下及全身或局部有感染的病人应避免治疗。另外,激光美容因其是以美容为最终目的,尤其对各种精神及心理异常者要慎重对待。

4.1.4 激光美容的操作方法及并发症处理

(1) 色素性皮肤疾病和不满意文身的治疗

1) 雀斑

A. CO_2 激光:治疗区常规消毒,以1%～2%利多卡因溶液局部浸润麻醉,或5%恩纳(EMLA)表面麻醉后,用较低功率的 CO_2 激光聚焦光束对准褐色斑点逐个凝固或气化。术后外涂抗生素软膏。但用该激光治疗容易出现并发症,目前已很少应用。

B. Q开关激光:术前准备同上。倍频 Nd:YAG 激光 532nm 波长、红宝石 694nm 波长、翠绿宝石 755nm 波长均有很好的疗效,且并发症很少,尤其是倍频 532nm 波长非常安全。操作时可根据皮损斑点大小应用 2～4mm 光斑、1～10Hz 频率、1.6～2.5J/cm^2 的能量密度逐点进行治疗，皮肤立刻呈现灰白色即可。

C. 并发症及防治：①遗留点片状瘢痕：多见于 CO_2 激光治疗时。操作时应十分小心，掌握好照射深度。②皮损重现：与该病易复发有关，可间隔 6～8 周重复治疗。③继发性色素沉着：多为暂时性。见于 CO_2 激光或与病人的内分泌失调有关。可口服维生素 C，局部外擦氢醌霜。

2）文身

A. CO_2 激光：一般可用于文刺较浅的文身。术前常规消毒，以 1%～2%利多卡因局部浸润麻醉，用 CO_2 激光聚焦光束对准患处扫描式烧灼气化。边照射边用湿棉球拭去表面碳化物，由浅入深，一般以肉眼看不到色素、基底均匀发白即可。照射时不应只随花纹走形烧灼，还须修整花纹边缘的皮肤，以免创面愈合后瘢痕的形状似术前花纹走形。对面积大者可分片分次手术。术后外涂抗生素软膏或全身应用抗生素预防感染，以消毒纱布遮盖保护创面。必要时每日配合 He-Ne 激光照射，以促进创面愈合。

B. 脉冲 CO_2 激光：治疗方法同上。这种激光去除含水的组织与连续波激光相似，但其具有很短的、可控制的组织暴露时间，对周围组织的热损伤可良好控制。尽管该激光非选择地破坏含各种色素文身的组织，但它通过去除表皮对难治性文身地治疗是有益的，可用于 Q 开关激光治疗之前。

C. Q 开关激光：Q 开关激光可安全、有效清除文身，目前已广泛应用于文身的治疗。与前面的二氧化碳激光的治疗时的感觉不同，许多患者可忍受 Q 开关激光治疗，一般不需麻醉。治疗时，可先用一些激光脉冲测试患者对治疗的承受能力。如果需要麻醉，可在局部用 1%～2%的利多卡因浸润麻醉，或局部涂抹 5%恩纳（EMLA）。因文身染料颜色的多样性，因此治疗需要多种波长。一般对蓝、黑文身可采用 1064nm、755nm、694nm 波长治疗，对红色文身可采用倍频 532nm 波长，对绿色文身采用 650nm、694nm 或 755nm 波长治疗。治疗时可根据病人年龄、皮损部位、颜色深浅及个体反应，选择光斑和能量密度，正常反应为皮肤变白伴点状出血。治疗彩色文身时，应先试治疗几个脉冲，如观察到染料黑变，则应考虑应用其他治疗方法。

D. 并发症及处理：①术后感染：文身手术一般创面较大，尤其是 CO_2 激光治疗后创面较深，因此术后应避免污水浸湿，定期换药观察，全身给予抗生素防止感染。②遗留瘢痕：由于 CO_2 激光气化需达真皮层，热效应为非特异性，多数术后留有浅表柔软菲薄的瘢痕，偶尔因气化太深或患者特殊体质产生肥厚性瘢痕。因此，治疗操作宜细心耐心，用较小功率激光由浅入深，创面力求均匀平整，以减少瘢痕产生。而 Q 开关激光为选择性激光破坏，极少有瘢痕出现。③皮肤质地改变：可能文身时已损伤皮肤，但被染料遮盖，一旦文身染料被清除，即可显现。一般比较轻微，不必处理。④色素沉着和色素减退：一般为暂时性，可不必处理。⑤文身染料黑变：见于 Q 开关治疗浅彩色美容性文身后，一般为不可逆，其机制尚不清楚。

3）色素痣

A. 连续 CO_2 激光及超脉冲 CO_2 激光：局部常规消毒，以 1%～2%利多卡因溶液于色素痣基底部做浸润麻醉。用中等功率 CO_2 激光凝固或气化，深度应以痣细胞完全去除为度，一般当气化达真皮浅层时，用生理盐水或乙醇湿棉球拭去表面碳化物，见色素消失基底呈淡白色即可。照射时宜力求均匀，使创面平整、边缘整齐，有利于创面愈合。晕痣一般只需将中央的色素气化去除，周边的脱色斑有可能逐渐出现色素沉着，面积小者也可将脱色斑同时气化至真皮浅层。毛痣多为皮内痣或混合痣，部位稍深，气化也应相应稍深并须酌情用激光聚焦光束对准毛孔破坏毛囊，以防创面愈合后仍有毛发生长。巨痣则不宜采用激光术，因创面太大难以正常愈合，如分次治疗则多次刺激病变组织，有促使其恶变的潜在危险。因连续 CO_2 激光局部损伤大，易形成瘢痕，故有条件者最好选用超脉冲 CO_2 激光。

B. Q 开关激光：术前准备同上。1064nm、755nm、694nm 波长均有较好疗效而不会遗留瘢痕。对位置较深的色素痣，一般需 2～3 次治疗，治疗间隔时间 2～3 月。

C. 并发症及处理：①遗留瘢痕：多见于 CO_2 激光治疗后。除瘢痕体质者外，气化过深及术后创面感染是瘢痕产生的主要原因，因此治疗时应注意掌握深度。术后注意保持局部清洁、干燥，给予抗生素，防止感染的发生。②色素沉着：多为暂时性，可不必处理。③色素残留及扩散：经数次治疗后，色素痣不能完全清除并有扩散，应及时手术切除和病检，以防恶变。

4) 太田痣

A. Q 开关激光：目前用 Q 开关红宝石激光(694nm)、Q 开关翠绿宝石激光(755nm)、Q 开关 Nd∶YAG 激光(1064nm)治疗太田痣均取能得满意疗效。一般小面积皮损可不需麻醉，面积较大可用 5%恩纳(EMLA)表面麻醉，治疗前 1～2h 局部应用。或口服、肌内注射止痛药物。常规消毒，病人取仰卧位，根据病人的年龄、皮损部位、病变颜色等选用波长及能量密度。治疗的即刻反应是皮肤变白或出现点状出血。治疗后局部应用抗生素软膏。保持伤口清洁干燥，并避光。太田痣一般需 4～8 次治疗，每次间隔 3～6 个月。

B. 并发症及处理：①感染及瘢痕：很少发生。但对术前疑有免疫功能低下和瘢痕性体质者应予以重视，可先在非暴露部位试验治疗，并加强术后护理；②色素沉着及色素减退：色素沉着一般不多见，多与内分泌功能紊乱或与治疗能量过大有关。可外涂氢醌霜及口服维生素 C，3～6 个月后可基本消退；③皮肤质地改变：极少发生，可能与能量偏大有关。一般不需处理，严重者可行皮肤磨削术。

5) 咖啡斑、雀斑样痣

A. Q 开关激光：可用 Q 开关翠绿宝石激光(755nm)、Q 开关红宝石激光(694nm)、Q 开关 Nd:YAG 激光(倍频 532nm)，疗效无法预料，少数患者疗效很好，治疗 1～2 次即可痊愈。多数患者通常需多次治疗，且可能复发。

B. 并发症及处理：①色素沉着：一般为暂时性，不必特殊处理；②色素减退或脱失：与治疗能量过大有关，严重者可外涂补骨酯酊；③复发：可重复治疗，间隔时间 3～6 个月。

6) 脂溢性角化病(老年疣)

A. 连续 CO_2 激光及超脉冲 CO_2 激光：常规消毒，2%利多卡因局部浸润麻醉。用中等功率激光聚焦光束均匀照射、气化皮损，边照射边用湿棉球拭去表面碳化物，由浅入深，一般以基底均匀发白即达真皮浅层为止。

B. Q 开关激光：适用于皮损较薄呈斑状者，或 CO_2 激光气化后皮损基底色素残留时。可不麻醉，或外涂 5%恩纳(EMLA)乳膏行表面麻醉。采用 Q 开关 Nd:YAG 激光(倍频 532nm)或 Q 开关翠绿宝石激光治疗。Q 开关 Nd∶YAG 激光 532nm 波长治疗参数：能量密度 2.0～2.5J/cm^2，光斑大小 2～4mm，治疗的即刻反应是组织发白。多数患者需 2～4 次治疗，治疗间隔时间 3～6 个月。极少数患者反复治疗无效。

C. 并发症及处理：若照射剂量偏大，照射后局部可充血水肿甚至出现水疱，经 2～4d 后水疱干涸结痂，1周左右痂脱愈合。应注意选择合适能量，治疗后用冰袋冷敷可避免出现水疱。

7）白癜风

A. 连续 CO_2 激光及超脉冲 CO_2 激光：常规消毒，以 0.5%～1%普鲁卡因或利多卡因溶液局部浸润麻醉或 5%EMLA 表面麻醉，用小功率气化皮损达真皮浅层即可造成炎症反应，产生色素沉着。术后创面外涂抗生素软膏并保持干燥，7～10d 即可自然脱痂。

B. He-Ne 激光：局部用原光束或扩束照射皮损，功率 8～25mW，每日 1 次，每次 5～15min，10 次 1 个疗程，间隔 5～7d。

C. 并发症及处理：瘢痕，功率过大或气化过深所致。瘢痕体质及白癜风进行期患者不宜选用本疗法。

（2）血管性疾病

1）毛细血管扩张、蜘蛛痣

A. 闪光灯泵式脉冲染料激光（PDL）：PDL 585nm 波长用于治疗多种毛细血管扩张性损害。蜘蛛样毛细血管扩张采用 PDL 治疗 1～2 次（6.0～7.5J/cm^2 能量密度，5mm 光斑）通常可以清除。对于年龄较大的儿童或成人及难治性血管损害，需采用较高能量密度。其他类型的毛细血管扩张如酒渣鼻伴发的毛细血管扩张也对 PDL 反应良好，但多需要不止一次的治疗。

B. Q 开关激光：Q 开关 Nd∶YAG 激光倍频 532nm、585nm 波长及可调脉宽倍频 532nm 波长，对各种毛细血管扩张均有较好疗效，以 585nm 和可调脉宽倍频 532nm 波长疗效较好。但由于可调脉宽倍频 532nm 波长脉冲时间较长，热效应较高易出现并发症。通常用 2.0mm 光斑，532nm 波长，0.2～3.0J/cm^2 治疗能量密度，585nm 波长由于通过转换器后能量衰减，故需较大的能量密度，一般可用 5.0～6.0J/cm^2。治疗 1～3 次，间隔时间 2～3 个月。

C. 并发症及处理：①紫癜：多见于 585nm 波长治疗后，术后及时冷敷并禁服抗凝血药物。②色素沉着或色素减退：通常见于 532nm 波长治疗后，数月后可自行缓解。③瘢痕：见于可调脉宽倍频 532nm 波长治疗时脉冲时间过长所致。严重的凹陷性瘢痕可采用磨削术治疗。④水疱：多由于光斑重叠或能量偏大时热效应增加所致。操作时尽量避免光斑重叠，并选用适当能量密度，术后应冷敷。水疱过大时应及时抽吸减压，并应用抗生素预防感染。

2）鲜红斑痣　又称焰色痣、葡萄酒色痣或毛细血管扩张痣 。至今已有数种激光器被用于临床治疗，且取得一定疗效，但尚需进一步探索其规律性。

A. 氩离子激光：因氩离子激光的波长为 488.0nm、514.5nm，能被鲜红斑痣血管中的血红蛋白选择性地吸收，产生热凝固效应，使扩张的毛细血管闭塞，治疗时使鲜红斑痣表面由红变白至黄白色即可。一般取光斑直径为 2mm，功率密度为 11～22W/cm^2，照射完毕局部结褐色痂，2 周左右脱痂。

B. 铜蒸汽激光：铜蒸汽激光器输出光波波长为 578.2 nm 和 510.6nm，接近血红蛋白吸收峰值，功率≥5W，光斑直径 4mm。石英光纤传输，光纤直径 0.6mm。治疗时，先常规消毒，一般不需麻醉，光纤输出端距皮面约 1cm，在所需治疗区均匀扫描式照射，照射时见皮肤即刻或数分钟后转灰白色或黑褐色，自觉轻度疼痛，疼痛可持续 1 日至数小时，至次日可出现红肿，甚至出现水疱，2～3d 红肿消退，3～5d 水疱吸收、干燥结痂，约 2 周后脱痂，一般在 3～4 个月后逐渐接近正常肤色。

C. Q开关激光:目前越来越多地应用Nd:YAG倍频532nm、585nm及可调脉宽倍频532nm波长,已取得满意疗效。其治疗方法同上述毛细血管扩张的治疗。但多需数次乃至十余次治疗。由于病变血管部位的深浅差异、管径大小不同、患者皮肤颜色深浅差异等诸多原因,患者个体间疗效有较大差异。

D. 闪光灯泵式脉冲染料激光(PDL):治疗同上述毛细血管扩张。

E. 激光光动力学疗法(PDT):按每公斤体重5mg静脉推注血卟啉衍生物(注射前先皮试),48h后用波长为630nm的若丹明6G激光或波长为632.8nm的He-Ne激光多支联合照射皮损。术后避光1个月。一般需多次治疗。因术后光敏反应的副作用较明显,故临床应用受到一定限制。

F. 并发症及处理:①紫癜及出血:见于闪光灯泵式脉冲染料激光(PDL)、Nd:YAG 585nm波长激光和激光光动力学治疗。原因及处理方法同毛细血管扩张的治疗。②瘢痕:见于Nd:YAG可调脉宽倍频532nm波长激光治疗后。原因及处理方法同上述毛细血管扩张。③感染:激光术后愈合过程中出现创口周围红肿或脓性分泌物时,应及时给予相应的外用药处理,必要时加用抗生素。④水疱:若照射剂量偏大,照射后局部可充血水肿甚至出现水疱,24～48h后组织反应达最高峰,经5～7d后水疱干涸结痂,2～4周痂脱愈合,遗留萎缩性瘢痕。⑤皮肤光敏反应:见于激光光动力学治疗后。术后1周内严格避光,1个月内不能直照日光。

(3) 激光磨皮去皱治疗

1) *超脉冲 CO_2 激光*　术前两周准备皮肤。每晚应用0.025%的维A酸霜,每天早上用广谱遮阳霜。术日口服抗生素和抗病毒制剂。面部皮肤常规消毒,治疗面积较小时用2%利多卡因浸润麻醉,行全面部磨皮时,可在麻醉师监控下给镇静剂丙泊酚(异丙酚,普鲁泊福)和咪达唑仑(咪唑安定)。

采用单脉冲气化皮肤。以合流单脉冲作用治疗区,3mm平行光柱具10%～30%重叠。第一次脉冲能量为500mJ。依据治疗区域不同,随后脉冲采用能量为350～500mJ。眼周区最好在低能量密度下治疗以避免深度气化。通常推荐功率设定为1～4W,所形成的脉冲频率为4～8Hz。因为高于8Hz的频率太快,以至于激光效应不能精确地定位。治疗安全终点(指不引起瘢痕的治疗深度):见到黄色皮层应停止。为了产生可重复的、间距平行的激光效应,可利用计算机图形发生器。该设备在300mJ下通过2.25mm直径的孔,快速地(333Hz)发射不同大小和密度激光能量。应选择与损害类型或治疗区相对应的特定的大小和密度。使用这一附属设备不仅加快了手术的进度,而且通过精确地控制单个脉冲的组织气化而提高安全性。

术后创面外涂无刺激性软膏以保持组织表面湿润。手术后3～4周重新开始与术前相同的局部用药,手术后至少连续应用3～5个月氢醌霜或维A酸霜。

2) *铒激光*　最近研制成功的铒激光是用于磨皮除皱换肤的第二代激光美容系统。皮肤表层组织内的水分对波长2.94微米铒激光的吸收比波长10.6微米的 CO_2 激光的吸收大10多倍,因而铒激光的治疗精确性和安全性显著优于脉冲 CO_2,对周围组织的损伤更微小,患者术后炎症反应和色素沉着更轻,恢复更快,特别适合于东方人的皮肤。

3) *并发症及处理*　①红斑和点状色素沉着:较常见于脉冲 CO_2,为暂时性,数月后可自然消退;②继发痤疮:罕见于有囊肿性痤疮史的患者,表现为痤疮突增,这是应用白色石油软膏的结果,可用四环素治疗,少数情况可在皮损内注射曲安西龙(去炎松)2.5mg/ml;③单纯疱疹:有报道,既往无单纯性疮疹史的患者于手术后出现典型的急性口周单纯疮疹,采用阿昔洛韦或万乃洛韦治疗后可完全治愈;④脓疱性丘疹:某些全面部或口周激光磨皮的患者,在手术后4~8d全面部出现少见的泛发性脓疱丘疹,伴有烧灼痛且伤口愈合延迟。这可能与伤口酵母菌感染有关,每日口服酮康唑200mg或伊曲康唑200mg,2~5d可基本治愈。也可见手术后感染金黄色葡萄球菌和铜绿假单胞菌。这些感染可通过外用合适的抗生素清除且无后遗症。

(4) 其他

1) *酒渣鼻* 根据临床损害的发展过程分三期:红斑期、丘疹脓疱期和鼻赘期。

A. He-Ne激光:主要用于丘疹脓疱期,作为激光理疗、促进炎症吸收。局部照射功率为8~25mW,光斑直径2~4mm,光束垂直对准皮损中心照射,每处5~15min,每天1次,7~10次为1个疗程,疗程间隔5~7d,可连续照射2~3个疗程。光针穴位照射功率为3~5mW,光斑直径2mm,取穴迎香、颧路、素锡、四白等,每次选4~8穴,每穴照射5~10min,每日或隔日照射,7~10次为1个疗程,间隔5~7d。

B. 连续CO_2激光及超脉冲CO_2激光:采用较低功率CO_2激光点状凝固扩张的毛细血管,至局部变苍白即止,每点间隔1.5~2.0mm 。鼻赘期的治疗采用CO_2激光聚焦光束,按纵横方向划痕为无数的小方格,行间距离约1.0~1.5mm,以切断扩张的毛细血管网,并对增殖性结节状损害酌情增加气化处理 。

C. 闪光灯泵式脉冲染料激光及Q开关激光(Nd:YAG激光倍频532nm、585nm波长及可调脉宽倍频532nm波长):可用于酒渣鼻各期毛细血管的治疗,方法见前述毛细血管的治疗。

D. 并发症及处理:①瘢痕:多见于CO_2激光及可调脉宽532nm激光。因此,操作者要细致谨慎而富有经验,切勿过深,激光功率不宜过大,以免形成瘢痕而影响美容。②红斑水肿和渗出:创面在治疗术后5d内,局部常有较多的红斑水肿和渗出,应注意保持创面的清洁干燥。可采用He-Ne激光局部照射,每天1次,每次10~15min,连续照射3~5次,一般情况下,3~4周则可愈合。

2) *寻常疣及丝状疣*

A. 连续CO_2激光及超脉冲CO_2激光:术前常规消毒,以1%~2%利多卡因对病灶局部浸润麻醉,指端或甲缘疣可做指(趾)神经阻滞麻醉。根据病灶大小、深浅选用适当功率密度,用聚焦光束照射病灶及周围1~3mm范围组织,进行碳化、气化,同时用蘸有生理盐水的棉球清除碳化物,直至真皮浅层暴露,再用较低功率光束照射,扫平创面,凝固成痂,涂抗生素软膏,用敷料包扎。

B. 并发症及处理:①出血:由于疣体血供丰富,CO_2激光碳化、气化治疗中应一次将病变组织气化干净,再用湿棉签清除附着的碳化物,此时暴露的创面不易出血。较小出血一般术后压迫3~5min即可止血,然后再进行包扎。②继发感染:应避免与污物接触,术后包扎,每日换药,或每日用He-Ne激光照射1次以防感染。③复发:寻常疣激光术后复发,首先是病毒在体内未得到抑制,患者免疫功能低下所致。如寻常疣泛发较多,或皮损较大,可加用抗病毒药物配合治疗。

3) *扁平疣*

A. 连续CO_2激光及超脉冲CO_2:常规消毒,用5%恩纳(EMLA)表面麻醉或用1%利多卡因局部浸润麻醉。用中等或较低功率及合适光斑对准病灶及周边1~2mm范围进行脉冲照射,凝固、气化至皮损呈淡褐色，用生理盐水纱布或棉签将皮损从真皮乳头层上擦除后，再用较小的流量气化一遍。保持创面清洁干燥，不用敷料包扎。术后每日外涂抗生素软膏1次。7～10d后，创面脱痂，有淡红色新鲜上皮形成。2～3个月后肤色恢复正常，不留瘢痕。

B. 氦氖激光：光针穴位照射，功率密度为0.064～0.255W/cm^2，每次照射5min，每日1次，左右交替，10～15次为1个疗程。取穴神门、肺、心、皮质下及阿是穴照射。

C. 并发症及处理：术后可能出现色素沉着或色素减退的斑点，这是暂时现象，不必用药物外擦，一般可自行恢复正常。

4）睑黄瘤

A. 连续CO_2激光及超脉冲CO_2激光：常规消毒，用1%普鲁卡因或利多卡因溶液局部浸润麻醉，用较低功率及合适光斑对准皮损扫描式照射，由浅入深，层层气化直至去除黄色组织。术后外涂抗生素软膏。

B. 并发症及处理：功率过大或瘢痕体质可以导致瘢痕形成。治疗时要掌握好深度，对有瘢痕体质倾向患者应慎用此方法。

5）疣状痣、皮脂腺痣

A. 连续CO_2激光及超脉冲CO_2激光：术前常规消毒，对皮损发生于头皮者，术前必须理发、洗发、剪去皮损周围的毛发。以0.5%～1%普鲁卡因或利多卡因溶液于皮损基底部做皮下浸润麻醉。将中等功率密度的CO_2激光聚焦光束对准皮损处，从一端向另一端逐渐扫描式气化，边气化边用湿棉球除去表面碳化物，直至皮损消失、患处低平、肉眼看不到疣状损害为止。面积大者可分片分次治疗。术毕，搽以抗生素软膏，以消毒敷料保护创面。

B. 并发症及处理：①瘢痕：功率过大烧灼过深所致，烧灼气化时宜注意调整好功率密度；②皮损未完全消除：功率太小，不易气化，且常因气化不完全，创面愈合后疣状增生性损害又重现，或因照射范围不够，边缘皮损重现，必须进行第二次治疗；③继发感染：皮损面积大，尤其发生于头皮的损害，偶尔继发感染，术后必须严密观察，及时对症处理。

6）皮脂腺囊肿

A. 连续CO_2激光及超脉冲CO_2激光：术前常规消毒，以0.5%～1%普鲁卡因或利多卡因溶液注入囊肿基底部做局部浸润麻醉（应避免注入囊内，以免囊壁水肿致使分离困难）。然后用手指轻轻揉擦囊肿，使囊壁与周围组织分离。手术时，术者两指捏住囊肿两侧皮肤将其挤起，用中等功率密度CO_2激光聚焦光束在囊肿最隆起部点射、击穿，挤出豆渣样内容物，待内容物排空后，用有齿眼科镊或蚊式止血钳伸入囊内夹住囊壁仔细剥离，将囊壁完整剥出，再用CO_2激光聚焦光束对准创口凝固、碳化，以封闭创口，不必缝合，涂以1%甲紫液，用消毒纱布覆盖，嘱受术者保持创口干燥清洁。对较小的囊肿术前宜先用甲紫做标记，以免注射麻醉药后影响对囊肿所在位置的判断。对较大的囊肿，可用激光光束在其最隆起处沿皮纹走向切一小口，用同法挤出囊肿内容物和钳夹囊壁。若囊肿以往有过炎症，囊壁粘连不易分离取出时，可将囊壁分块夹出，再用激光光束烧灼囊底，以促进粘连，避免复发。

B. 并发症及处理：①皮肤损伤过多：用激光光束击穿囊肿时，操作不当可过多气化覆盖囊肿的皮肤，当囊壁摘除后局部会遗留较大的创面，将可延长愈合时间，容易继发感染，且愈后瘢痕明显。弥补的办法是将创面修整成梭形，予以缝合，这与外科手术切除比，就显示不出激光疗法的优点。②囊壁残留：一般只要囊肿内容物排空即可顺利钳出囊壁，但当囊壁与周围组织粘连或因钳夹时操作不当撕破之，可使囊壁部分残留，则术后易于复发。当囊壁残留时，应稍稍扩大创口，以激光光束照射囊底气化残留囊壁，以防复发。③续发感染：若囊壁因粘连不易剥离，过分的刺激和牵拉，术后局部偶尔有红肿，或因无菌操作欠严密，发生术后感染，可加用抗生素治疗。

7）腋臭

A．连续 CO_2 激光及超脉冲 CO_2 激光：先将腋毛剪去，留下长约 1cm 左右的毛干作为治疗标记，然后在无菌操作和局部浸润麻醉下，用聚焦刀头沿着毛干方向逐一进行烧灼，每处 1～2s，形成深达真皮的小孔。术后用 5%过氧化氢擦去焦痂，涂以抗生素软膏，再用敷料包扎，约 3～4 周后，脱痂痊愈。

B．并发症及处理：①感染：由于腋窝部位透气性差、出汗及摩擦等原因易于感染，应加强术后换药及全身应用抗生素；②瘢痕：一般为点状瘢痕，因需破坏位于真皮的毛囊，难以避免形成瘢痕；③复发：系因治疗深度不够或未能准确破坏毛囊所致，可重复治疗；④皮岛融解：有少数病人在治疗后发生皮岛融解，此时加用氦-氖激光照射，可加速痊愈。

8）斑秃

A．He-Ne 激光：用功率 8～25mW，光斑 4.0mm 照射皮损，每日 1 次，每区每次 5～15min，7～10 次为 1 个疗程，疗程间隔 5～7d。

B．CO_2 激光：采用扩束局部照射，应以患者局部温热感为宜，每日或隔日 1 次，每区每 5～15min，7～10 次 1 个疗程，疗程间隔 5～7d。

C．并发症及处理：偶见头昏、恶心等不适症状，一般不需特殊处理，停止照射后，症状可自行消失。

9）痤疮

A．He-Ne 激光：局部照射功率为 3～8mW，光斑 2.0mm，垂直照射皮损，每处 5～15min，每日或隔日 1 次，7～10 次 1 个疗程，间隔 5～7d。光针穴位照射功率、光斑同局部照射，垂直对准耳穴的内分泌、肾上腺、肺等穴位照射 5～10min，每日 1 次，7～10 次 1 个疗程，双耳交替进行，间隔 5～7d。

B．CO_2 激光：扩束照射皮损，功率 50～200mW/cm^2，每次 5～15min，每日或隔日 1 次，7～10 次 1 个疗程。

C．并发症及处理：可能由炎症反应引起的暂时性色素沉着，可不必处理，或外涂氢醌霜。

（曾维惠　王永贤）

4.2　冷冻美容技术

4.2.1　概述

冷冻治疗是利用低温冷冻方法控制性的破坏病变细胞或组织，最后达到去除病变，消除皮损，减轻症状的目的。

（1）冷冻治疗的原理

利用低温技术破坏皮肤的表浅病变组织，最后达到去除病变改善容貌的目的。冷冻开始时，局部感觉冰凉或轻度疼痛，随着温度的迅速下降而产生麻木感，融化时由于血管反射性扩张，产生烧灼感和痛感，约持续 2～3h，少数持续数天，常需服用止痛剂。冷冻后组织经过反应期、坏死期和修复期三个阶段：①反应期：冷冻后不久，局部组织明显水肿，起水疱，疱破后有血性或浆液性液体渗出，3～5d 达到高峰，约 7～10d 逐渐消退；②坏死期：病损组织呈界限明显的黄白色或黑色坏死，以后干燥结痂；③恢复期：周围新生上皮向中央伸展，深的创面有肉芽组织增生，最后皮肤遗留色素斑或轻微膜状瘢痕。愈合时间依病变的大小与深浅持续 10d 至数周不等。

1）临床观察　用－180℃的冷冻头做接触冷冻 2min 后，冻区即形成冰球，缓慢溶解后，冻区皮肤明显发红，临近的皮肤也有较轻的发红，与外周组织无明显界限。这种现象说明冷冻后组织降温的范围在逐渐向冻区周围扩散。但降温随距离的增加而逐渐减弱，故外周反应较轻。冻后 12h，冻区皮肤转为暗红色，连同周围组织都伴有轻度水肿，有的出现水泡。冻后 24h，受冻部位开始有液体渗出，一般在 1 周内停止。冻后 2～3d 冷冻区肿胀明显，表面坏死组织形成痂皮。1 周后，干痂呈暗紫红色或黑紫色。2 周后坏死组织干痂干瘪缩小，有剥离趋势，有的干痂开始分离脱落。部分脱离较早处可露出肉芽创面，有的干痂脱落处表面已上皮化。3 周后，坏死组织干痂和创面进一步缩小，有的已完全愈合。4 周后，创面完全愈合。6 周后，受冻部位表面与周围皮肤相似，但未长毛，8 周后有少量细毛长出。以上冷冻后的组织变化过程，主要是冷冻范围较大而且较深的冻后情况。如冷冻范围很小，例如小的斑、痣冷冻后，则干痂脱落和伤口愈合都较快。

2）组织学观察　冷冻后 24h 可见皮肤表层坏死，表面有痂皮形成，真皮和肌层内有炎性细胞浸润。1 周后，表面有溃疡形成，真皮内有水肿和炎细胞浸润。2 周后，浅层坏死组织与其下健康的真皮组织之间有一炎细胞浸润带，此即坏死组织的溃疡带。周围上皮已开始向冻区生长，表面干痂逐渐分离。4 周后，上皮已完全修复冻后坏死区的溃疡面。有的标本还残留部分干痂，有的毛囊已全部破坏成为无毛区，部分可见少数毛囊残留。6 周后，皮肤结构恢复正常。由此可见，皮肤冷冻后虽受到破坏，组织发生坏死，但紧接着坏死组织的分离脱落与新的肉芽组织生长，并由新生上皮覆盖，恢复原有的组织形态与结构，一般不产生明显的瘢痕挛缩畸形，多为膜状瘢痕。这是冷冻治疗面部和体表病变的优点之一。一般认为，冷冻杀死细胞是多种效应的综合结果。

目前认为，冷冻致死细胞的机制有以下几方面：

A. 当缓慢冷却到零摄氏度以下(温度变化 1～10℃/min)，先在细胞间隙有冰晶形成，引起细胞脱水、皱缩、电解质浓缩、酸碱度变化，进而促使细胞死亡。当快速冷却时(温度变化 10～100℃/min)，细胞内外均有冰晶形成，促使细胞立即死亡。

B. 冷冻后的融化，特别是缓慢融化(温度变化 1～10℃/min)，使组织较长久地处于高浓度电解质中，并在融化前小冰晶聚集成大冰晶的再结晶过程，进一步将细胞致于死地。

C. 组成细胞膜的各种脂蛋白复合体，处在冷冻和高渗环境下容易变性、分解，致使细胞膜破裂。

D. 温度急剧变化，有时甚至未达到冷冻程度即可损伤细胞，使细胞在未冻结前就丧失生命，也称温度休克。

E. 血循环障碍，冷冻局部血流减慢淤滞，管腔内血栓形成，微循环闭塞，组织细胞缺血坏死。

综上所述，细胞、组织在零下温度的受损和死亡是一系列综合因素的结果。然而，人体内不同细胞、个体间同种细胞对冷冻的敏感性不一样，在治疗上存在着一定差异。

(2) 影响组织冷冻效应的因素

1) *冷却率和融化率* 一般说快速冷却(温度变化 100℃/min)和缓慢融化(温度变化 1～10℃/min),对生物细胞的杀伤力最大。

组织的冷却率、融化率,取决于制冷剂、有效设备及组织内血管分布。制冷剂的温度愈低,与被冷冻组织接触面愈紧密完全,组织的冷却率愈快。将冻头加压接触或液氮直接喷射,能提高冷却率。在一定的冷冻时间内,喷射法较接触法使组织产生更深的冷冻坏死。被冷冻组织血管丰富,血循环良好或附近有大血管分布,将减慢冷却、加速融化,其冻伤程度要比血管少、血循环差的组织为轻。

2) *冷冻的时间* 冷冻时间与冷冻的强度在一定范围内呈正比。

3) *施加压力* 治疗时施加一定压力,可阻断局部血液循环,减少低温度的散失,从而增加冷冻的深度。

4) *重复冻融* 组织被冷冻后,待其自然融化,称一次冻融。多次冻融较一次冻融为深,破坏性更大。

5) *复温的速度* 缓慢复温可使细胞内的微细冰晶再晶化,形成大的冰晶,同时使细胞较久地处于浓缩的电解质中,从而加重细胞的破坏。如复温速度快,则对细胞的破坏减轻。

6) *组织特性* 组织本身的特性包括组织类型、导热性、含水量、自身温度和血管分布等,对冷冻损伤有一定影响。人类不同细胞、组织对冷冻的反映不同,黑色素细胞、上皮细胞对冷冻敏感,皮肤对冷冻的抵抗力最强,其次是骨髓、神经、肝脏和脑。

4.2.2 常用制冷剂及冷冻器械

(1) 制冷剂

制冷剂按其物理状态分三种,即气态制冷剂、液态制冷剂和固态制冷剂。目前,医学上常用液态制冷剂。

1) *气态制冷剂* 主要有高压氧气、氮气、二氧化碳气、氧化氮气等。氧气在空气中的比重占 23.1%,高压氧气不仅作为制冷剂比较方便,而且节流制冷后稳定。前两种气体经高压节流后,均可获得-100℃左右的低温,适用于皮肤科和外科作为制冷剂。

2) *液态制冷剂* 主要有液态空气、液氮、液氧、氟利昂 R12、氟利昂 R22 等,它们的性质见表 4-2-1。

表 4-2-1 液态制冷剂性质

制冷剂	分子式	液体密度/kg(L)	沸点/℃	气化热/(kJ/kg)
液空		0.887		212.5
液氮	N_2	0.81	-195.7	197.6
液氧	O_2	1.14	-182.8	212.6
R12	CCl_2F_2	1.48	-29.8	166.7
R22	CHF_2Cl	1.4	-40.8	233.0

其中液氮化学性质稳定，不与其他物质起化学反应，无色、无味、无毒，不导热导电，使用安全可靠。液氮是氧气生产的副产品，一般大中城市的制氧厂都有液氮产品。液氮沸点低(－195.7℃)，因而作为制冷剂广泛应用在临床各科室。国内外医用冷冻器械大多数采用液氮作为制冷剂。但液氮在常温下容易气化，保存困难，运输携带也较烦琐，在无液氮生产的地区应用受到限制。

3) 固态制冷剂　目前固态制冷剂只有干冰(固体二氧化碳)一种，升华时可得到－78.9℃的低温。干冰无毒、不燃，但不易保存，制冷量也较小，眼科使用较多。

(2) 常用冷冻器械

根据不同制冷原理设计生产的医用冷冻器械种类繁多，这里主要介绍应用最广泛的液氮治疗器的工作原理和关键部件。

低温治疗器一般可分为以下四个部分：储液氮器、低温电磁阀、液氮输送管和冷冻治疗头(图4-2-1)。置于储液瓶中的液氮，由加热器加热使之逐步气化，由于气体膨胀使密闭系统中的压力增高，当容器内达到一定压力时(通常为0.25～0.30MPa)，开启低温电磁阀，液氮在输出主机与治疗探头之间压力差的作用下，经气化器及气膜绝热输送软管到达冷冻探头蒸发腔相变制冷，治疗探头外壁与肌体组织热传导，使病变组织的温度迅速下降，从而达到破坏细胞、治疗疾病的目的，气化后的氮气经回气管排入大气。

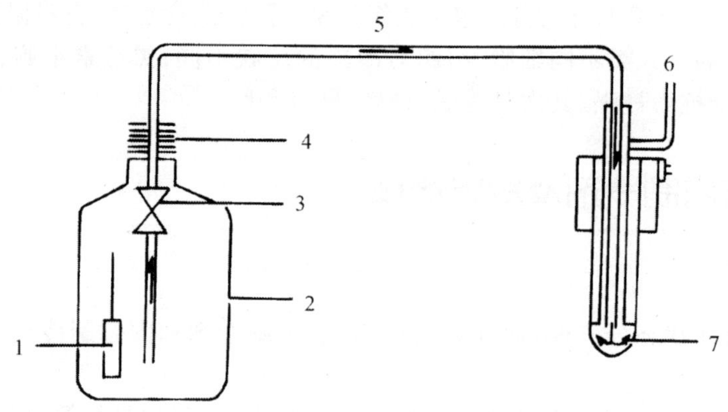

图4-2-1　液氮低温治疗器示意图

1. 加热器；2. 储液氮容器；3. 低温电磁阀；4. 气化器；5. 液氮输送管；6. 气氮出口；7. 治疗探头

液氮治疗器的关键部件是低温电磁阀、液氮输送软管及冷冻治疗探头。治疗性能的优劣主要取决于这三个部件。

皮肤冷冻所需要的设备取决于治疗损害的类型、应用的频率和操作者的经验。若治疗疣类、痣类、脂溢性角化症等良性损害，则干冰、氟利昂即可，或用液氮置于保温杯中以棉签浸蘸；如治疗较大血管瘤或恶性肿瘤，则需用液氮冻头或喷管。

4.2.3　冷冻方法及冷冻量的控制

(1) 棉签法

棉签法是最简单的治疗方法。根据皮肤病变的大小,选择相应大小的棉签。在容器内饱蘸液氮,迅速置于病变上,并施加一定压力,因棉签浸蘸的液氮不多,挥发甚快,不能持续冷冻,必须浸蘸数次方能达到治疗目的。所以冷冻的深度较浅,仅 1.5mm 左右,愈合后几乎无瘢痕,适用于数毫米大的浅表病变如疣类,如需加大冷冻深度,可根据情况增加冻融次数。但棉签反复在液氮容器内浸蘸治疗疣损害有可能将病毒在治疗者之间传播,故容器和棉签应专人专用。

(2) 接触法

根据皮损的大小选择适当大小的铜制或银制冻头连接在冷冻治疗器的喷管上,使液氮不断冷却冻头。治疗时冻头接触病变,并施加一定压力,其冷冻范围较浸蘸法深,可达 5mm,且易于控制,适用于良性病变和癌前期病损的治疗。

(3) 喷射法

将液氮通过冷冻治疗器的喷管直接喷射在病灶表面,治疗时应对病变周围的正常皮肤加以保护。这种方法适用于范围较大、高低不平的病变。喷射法有浅冻和深冻两种,浅冻是利用低压、小口径喷管在病变表面螺旋式或粉刷式喷射,使纵深冰线较周侧扩冰线推进慢。多用于大面积的良性病变,深冻用较大口径的喷管,压力在 $1\sim1.5kg/cm^2$ *[* kg/cm^2 为非法定单位,应换算成 Pa,$1kg/cm^2=9.806\ 65\times10^4Pa$],通常是对病变进行间隙性喷射(即喷 2～3s,停 2～3s 交替),其目的是使冰线向纵深和向周围扩展的进程相等。喷射时病变周围的正常皮肤要加以保护,可用口腔科印模材料根据需要制成高约 2～3cm 的圆锥形印模,将病变部位“套住”,印模需固定严密,防止渗漏,必要时可用凡士林纱布在其基部加固,故此法也称为“封闭喷射法”。冷冻时间以皮损周围出现冰线为止,一般表浅皮损的冰线为 2～3mm,肿瘤组织的冰线为 1cm 左右,冷冻时间短者数十秒,长者 2～3min 或更长。

(4) 综合法

冷冻治疗还可与激光、手术切除、放射、高频电刀和药物等方法结合使用,以获得更佳疗效。

(5) 冷冻量的控制

皮肤良性损害的冷冻时间视损害的大小、位置、形状及所用器械并结合个人经验而定。冷冻治疗良性皮肤损害的最大优点之一是不留明显瘢痕,外观效果满意。故治疗原则是宁可冷冻不足而重复治疗,不宜冷冻过度留下后遗症。选定冷冻方法之后,冷冻量的大小与时间成正比,冷冻时间长则冷冻量大。冷冻时间主要根据病变的深度而定,浅表的病变如雀斑一次冷冻在 3s 左右,1mm 厚的表浅病变一般不超过 1min 即可。厚度在 5mm 以上者如疣状痣需冷冻 3min 才能达到深层有效低温。为了使冷冻范围和深度容易控制,可采用增加冻融周期数来增加冷冻量,以增强细胞杀伤效果。冷冻先使组织冻伤,然后再让其自然融解,一次冻结和自然融解称为一个冻融周期。根据病变的深浅,临床上一般用1～3个冻融周期。通常用接触法,降温后待冻头周围出现冰线时开始计时,冷冻数秒至2min不等,融化时间至少是冷冻的1倍半。

4.2.4 冷冻治疗的适应证及禁忌证

(1) 适应证

有碍美观的先天性或后天性色素性病变,如雀斑、老年斑。有碍美观的斑痣及其他新生物,如皮内痣、较小的黑毛痣、多种疣、皮肤原位癌、较小的瘢痕疙瘩等。有碍美观的某些皮肤病,如神经性皮炎、扁平苔藓、脂溢性角化病。

(2) 禁忌证

对感觉丧失和老年人血供差的下肢,长期使用类固醇治疗者、皮肤放射性损伤、水疱性皮肤病均应慎用冷冻。雷诺病、严重的外周血管疾病、凝血性疾病、重型糖尿病和寒冷性荨麻疹,均应视为冷冻治疗的禁忌证。

4.2.5 术后护理及常见并发症的处理

(1) 术后护理

1) *创面保护* 冷冻治疗后局部为无菌状态,应保持清洁,愈合过程中保持痂皮干燥,让其自行脱落。过早脱痂出现创面外露者,用小点状单层油纱覆盖,以重新形成痂皮。如有出血,用压迫法止血。局部冷冻过程出现肉芽创面,如面积很小(10mm以内),局部换药至愈合。

2) *预防感染* 冷冻治疗后局部为无菌状态,应保持清洁干燥,一般不作包扎。局部如有破溃可涂少量碘伏。痂皮形成后应让其自行脱落,不能用手抓、撕,以免引起感染。过早脱痂出现创面外露者,用小单层油纱覆盖,保护创面,让其重新形成痂皮,局部换药至愈合,术后可应用抗生素预防感染。

3) *术后用药* 如冷冻范围大,部位多,疼痛较明显时,可适当口服止疼片,睡前服安定药。

4) *愈后皮肤护理* 冷冻治疗愈合后多出现色素沉着,需半年以上才能消退,故早期应避免日晒,可口服维生素C(0.2g/次,3次/d),预防色素沉着。少数患者愈后出现局部皮肤色素脱失,如面积很小可不作处理。

(2) 常见并发症的处理

1) *疼痛* 大多数患者冷冻后常会出现局部疼痛,因此对冷冻时间长而出现剧烈疼痛的患者可适当给予止痛剂,对损害在1cm^{2}以上的疣、痣等,可先行基底浸润麻醉后再进行冷冻治疗。

2) *水肿* 部分患者眼睑部位容易发生水肿,明显者可用生理盐水或4%硼酸水湿敷。有学者建议用皮质类固醇激素来减轻局部的肿胀和渗出。可于冷冻前半小时肌内注射倍他米松3mg,冷冻后再口服倍他米松3d(2.4mg/d)。

3) *水疱、糜烂及溃疡* 大部分患者冷冻后数小时至48h内,皮肤出现大小不等的水疱或血疱。小者可自行吸收,大者可在无菌条件下穿刺引出以防感染。创面持续糜烂渗出者,应考虑是否有残留的病变组织或异物存在。表面发生溃疡多由于冷冻过深、冷冻面积过大、损伤真皮及皮下组织所致。

4) 继发感染　冷冻前后处理不当,易继发感染。为了减少继发感染,应在冷冻前局部进行消毒,冷冻后立即以无菌敷料包扎,如出现感染应给予抗生素。

5) 色素减退或沉着　冷冻治疗后,皮肤色素减退较常见,多由冷冻时间过长、加压太重及色素细胞对冷冻敏感所致。少数患者于冷冻后出现色素沉着,术后应防晒及口服维生素 C(每次 0.2g,每日 3 次)。

6) 出血　在治疗较大血管瘤时可能发生出血,出血一般发生在冻融时或冻后 10d 至 2 周坏死痂皮脱落时。因此,血管瘤患者冷冻后应严密观察 2 周左右,并教会患者压迫止血的方法,以防意外。

7) 神经损伤　手、足、面部病损冷冻后,偶尔局部发生麻木、面瘫等神经功能障碍,一般在冻后 2.5～3 个月内多可恢复。在冷冻治疗中应注意神经的走向,在表浅部位有神经通过的区域应谨慎,避开主要神经并利用冷冻对皮肤的粘连作用,把病损向外提拉,使病损和皮下组织层分离,可以减少正常组织的损伤。如有此种情况发生,可给予维生素类药物促进恢复。

8) 瘢痕　冷冻创面一般瘢痕轻微,但在损伤较大、位置较深、冷冻时间较长、组织破坏较重或继发感染等情况下,可能形成瘢痕。应掌握好冷冻剂量,加强局部护理,防止感染发生,一般可避免或减少瘢痕形成。

9) 休克样反应　在冷冻或复温时个别患者可发生面颈部潮红、头昏、头痛、心悸、出汗、血压下降及脉搏变慢等症状,严重者可引起休克,如不及时处理可能造成死亡。因此,治疗时应注意观察患者反应,一旦出现类似症状时应立即停止治疗,让患者平卧,亦可肌内注射阿托品 0.5mg,并采取适当复温及抢救措施,一般于 0.5～1h 内可完全恢复。

10) 荨麻疹　少数患者冷冻后全身广泛发生风团及瘙痒,呈急性荨麻疹表现,可应用抗组胺药或皮质类固醇激素治疗。

4.2.6 常见皮损的冷冻治疗

(1) 血管瘤与淋巴管瘤

液氮冷冻对皮肤毛细血管瘤、混合性血管瘤、局限性海绵状血管瘤、静脉瘤、蜘蛛痣、浅表性淋巴管瘤的效果显著。其中以婴幼儿毛细血管瘤的疗效最佳,一次治愈率达 95%以上。婴幼儿血管瘤在出生后 3～6 个月自然病程发展较快,6～8 个月生长逐渐减慢,趋于静止,部分病例可以在 3～5 年内自然消退,其消退率为 75%～90%,以毛细血管瘤消退最明显,故应随访观察,有的不需治疗。因此,婴幼儿血管瘤冷冻治疗的指征应掌握以下几点:①婴儿期影响外观和重要部位的血管瘤,如面部眉间、鼻背鼻尖、手足趾、乳头和外阴部;②生长迅速、在数周内损害增长 3～4 倍者;③局限型、浅表毛细血管瘤和淋巴管瘤。

婴儿期血管瘤的冷冻治疗旨在抑制其生长,希望冷冻后不留瘢痕或瘢痕轻微,故宜于出生后 4～6 个月进行,剂量偏小,加压接触,15～30s,冻融 1～2 次。鲜红斑痣、蔓状血管瘤和动脉瘤冷冻治疗无效。

(2) 寻常疣

冷冻治疗对掌、趾、甲周及甲下和多发性疣效果显著。大而深的疣其增厚的角质是不良导体,事先应用角质溶解剂如20%水杨酸火棉胶局部贴敷,将其软化消除,然后准确对其基部进行冷冻。冻后局部不起疱则表明冷冻量不足,须重复治疗,过大的血疱宜抽出后加压包扎,一般小疱则任其干燥、结痂脱落。多发性疣要先冻母疣,有时子疣也随之脱落。

用加压接触法治疗寻常疣,掌、跖 1～3min,冻融 2 次;其他部位 30～60s;甲缘和甲下可采用喷射法 30s。指、趾侧面冷冻剂量宜小,以免伤及其下的神经和肌腱。

(3) 扁平疣

多发性扁平疣,特别是黑色或深褐色不突出皮面的斑疹,对任何治疗都十分顽抗,可试以浅喷数秒钟或棉签法 20～30s,以皮损周围起红斑、水疱为度,同时配以中药去疣方或免疫增强剂如干扰素、转移因子等,可以奏效。

(4) 传染性软疣

冷冻治疗传染性软疣效果好。治疗少数形状明显的软疣可用液氮直接喷射或接触加压数秒钟即可,如软疣数目太多又太小,可用棉签法 20～30s。

(5) 雀斑

雀斑多发生在面部,病变是由于表皮层基底细胞色素增多所致。冷冻疗法可破坏色素细胞使雀斑消失。

冷冻雀斑可采用喷射法、接触法和棉签法。对较密集的雀斑可采用细喷头喷射液氮成雾状,一次冷冻一个小区域。也可以采用接触法和棉签法逐个冷冻雀斑,冷冻时间 2～3s,病变处发白即可。冻后 2～5min 局部可出现略大于雀斑的点状水肿性红斑。如无红斑出现,表明冷冻深度不够,需重复冷冻一次。首次治疗可先冷冻数个,待痂皮脱落后,如雀斑消失并无色素沉着遗留,又未出现脱色白斑,则说明冷冻量适宜,再继续分批治疗。

(6) 色素痣

痣的冷冻治疗可用棉签法、接触法。冷冻时间根据其厚度而定,一般扁平痣冷冻 1～2min ,冻融 2 次即可。较厚者应增加冷冻量,可冻 2～3min,冻融 1～2 次。有的痣较厚,如一次冷冻治疗不彻底,可重复治疗。有学者发现,冷冻对高出皮面且色素较深的痣治愈率高;相反,不高出皮面且呈蓝色的痣治愈率低。需要指出的是,对于有手术切除指征的痣如交界痣、黑色素痣应外科切除,并做病理检查。

(7) 瘢痕疙瘩

冷冻治疗瘢痕疙瘩疗效显著。采用接触法加压冷冻,时间 1～3min,冻融 1～2 次,可使其变平。如瘢痕疙瘩较厚,一次治疗虽能降低其厚度,但不能完全变平者,则可增加冷冻治疗次数。

(8) 老年斑、疣

冷冻治疗老年斑和疣有较好效果。棉签法或接触法均可采用,每次 3～5s,冻融 1～2 次 ,冷冻时可稍加用力。多数病损经 1～2 次治疗即愈,而且不留瘢痕。

(张海霞 刘彦普)

4.3 高频电美容技术

高频电即频率在 100kHz 以上的电流,也叫高频电磁振荡电流。医学上用高频电流做治疗叫高频电疗法。法国物理学家 Arsonval(1892 年)最早用火花式高频电流做治疗,后来 Cushing 和 Borie(1926 年)提出用高频电流切开组织同时进行小血管止血,并首次用高频手术刀做脑肿瘤切除术。现代医学高度发达的今天,医学美容采用高频电技术治疗皮肤损害,所以高频电美容技术是医学美容常用的技术之一。

4.3.1 高频电的特点及分类

(1) 高频电流的特点

1) *对神经肌肉无兴奋作用* 电流对机体的刺激兴奋作用随着频率升高而减弱。当频率大于 100kHz 时,正弦交流电每个周期时间小于 0.01ms,刺激时间达不到兴奋神经和肌肉的阈值(0.03～1ms)。但 100kHz～150kHz 的高频电流对机体仍有极微弱的刺激性,而频率大于 500 kHz 时,已完全无神经兴奋作用。因此,频率越高,人体能耐受的电流就越大。

2) *产热明显* 电流通过物体产热主要取决于焦耳-楞次定律。$Q=I^2Rt$,式中,Q 为热量(J),I 为电流强度,R 为导电体电阻,t 为时间。式中与产热关系最大的是 I,Q 与 R 成正比。当高频电流频率上升时,容抗(Xc)急剧下降,组织容抗可降至数百或数十个欧姆(Ω),通过组织的电流急剧增加,因而产热明显。特别是在高频电凝设备上,由于工作电极(针尖、刀尖)与组织接触面积很小,电流密度很高,故触点处产生的高温可达到使组织瞬间碳化或气化。

3) *治疗时电极可以离开皮肤* 从物理学可知,人体电阻由阻抗、容抗、感抗组成。容抗是人体电阻的最大构成部分,容抗的大小与通过人体的电流的频率有密切关系,频率越高,电容的容抗越小,则高频电流能通过容抗只有几个欧姆的由电极、空气和皮肤三者构成的电容。所以,高频美容仪的接触电极放在体表衣服上即可。

4) *无电解作用* 在高频电场中,由于电场方向迅速变换,处于电场中的电解质离子不能定向移动,而只能在其原位振动。电介质(细胞膜)中的偶极子也按高频电场的方向变动,不断取向转动。所以,高频电场中只有位移电流,而无传导电流,所以高频电无电解作用。

(2) 高频电流的分类

按高频电流的波长可分成五类,见表 4-3-1。

表 4-3-1　高频电流的波长分类

种　类	共鸣火花	中　波	短　波	超短波	微　波
波长/m	2000～300	300～100	100～10	10～1	$1\sim10^{3}$
频率/kHz	150～1000	1000～3000	3000～30 000	$(30\sim300)\times10^{4}$	$(3\sim300)\times10^{4}$

高频电流按其治疗方法可分为以下几类。

1) *电灼(烙)法*　亦称共鸣火花。其原理是应用高频、高压、小电流量的长波减幅或等幅振荡电流做火花放电(电极不直接与皮肤接触),利用电热来破坏表浅的、小的病变。所用的电极为针形或小球形。治疗时病人必须与地绝缘。电极与需要破坏的组织相距约 1～3mm,然后开启电流,此时可见电极与组织间出现火花,局部组织被迅速破坏。此法适合去除如各类疣、血管痣、痤疮瘢痕、腋臭、小的血管瘤、脱毛等表皮层皮损。

2) *超短波疗法*　系将波长 1～10m 波段的电磁波用以治疗皮肤病。皮肤科常用小功率(25～80W)治疗机。两极间电压在数千伏,其电流所形成之电场基本作用为热效应。微量可兴奋神经系统,大量则可产生抑制作用。作为理疗适用于消炎、镇痛,促进伤口愈合。剂量有无温量、微温量、温热量三种。每次治疗时间根据具体情况而定,急性炎症时间应短,一般 8～15min,慢性炎症时间较长,一般 15～20min,每日或隔日 1 次,10～20 次为 1 个疗程。

3) *电干燥法*　电干燥法所用器械与电烙法同,但治疗前需局麻,治疗时用针形电极插入病变组织内,通过适当电流后,局部组织很快变白而被破坏,然后关闭电流,将电针再插入邻近病变组织,如此直到将整个病变都被破坏为止。最后用刮匙刮去被破坏组织,清除创面,伤口涂消炎膏。术后局部保持干燥,以免感染。

4) *电凝法*　是应用高频、高压、大电流量的中、短波的减幅或等幅振荡电流对组织加热,使组织温度升高,蛋白凝固,破坏病变组织,达到治疗目的,适用于较大皮损的美容治疗。适用于电烙法及电干燥法的适应证,均可采用电凝法治疗。治疗时将主电极接触病变组织(不可加压)皮肤立即出现灰白色,继而碳化、气化,直至病变组织脱落。目前市场上的高频电美容仪多数属此类。

4.3.2　高频电美容治疗仪

高频电治疗仪品种颇多,其基本结构原理是:主机部分为减幅波高频信号(电流)发生器,利用火花间歇(隙)放电,产生衰减振荡作为电源,连同线圈和电容器组成的振荡电路产生高频振荡,无参考电极,有效电极接触患部达到烧灼目的。市场上产品性能近似,各型机器功率大小不一。小型高频电刀适用于皮肤、黏膜病的治疗。输出功率 200W,足以适用各种皮肤美容烧灼性治疗手术。高频治疗的设备有多种型号,国内有高频美容治疗仪、综合电子美容治疗仪等。

4.3.3　高频电美容治疗的一般原则

(1) 适应证

1) *皮肤表皮层的疣状皮损*　如老年疣(脂溢性角化病)、寻常疣、扁平疣等。

2）皮肤表皮层的斑状皮损　　如老年斑、雀斑、“胎记”等。

3）小的皮肤肿瘤　　如粟丘疹、小血管痣(瘤)、睑黄瘤、色素痣、皮赘、丝状疣、皮脂腺囊肿、汗管瘤等。

4）其他　　如不良文身、外伤异物、酒渣鼻、穿耳孔、脱毛、腋臭等。

(2) 禁忌证

A. 瘢痕体质者。

B. 性质不明的皮肤病损。

C. 安装心脏起搏器者。

(3) 操作要点

A. 局部常规消毒。

B. 根据需要实施麻醉。

C. 去除皮损,清除焦痂,直至皮损去净。

D. 创面涂抹消炎药液(膏),保持创面干燥、清洁 3～5d。

(4) 注意事项

A. 根据皮损所在的组织层次调节适度的输出量。

B. 对真皮层皮损需先行试验性治疗,以确定疗效后再作治疗。

C. 皮肤菲薄处(如眼睑)或动度大(如唇、颊)等部位的皮损,应严格控制治疗的范围和深度,以免产生瘢痕。

D. 术后防晒,慎用化妆品,以减轻色素沉着。

(5) 机器操作规范

A. 接通电源。

B. 检查输出旋钮是否在零位。

C. 开机,预热 2～3min。

D. 治疗中根据需要调节适当的输出量。

E. 暂停治疗时,将输出旋钮置零位。结束治疗后,输出旋钮调置零位关机。

(6) 关于机器的注意事项

A. 高频电治疗时需用木制床(椅)。

B. 治疗中应使电路始终处于谐振状态。

C. 高频电室需有屏蔽网。

D. 微波治疗操作时,不能将辐射器转向眼球、阴囊位置。

E. 微波辐射器不能空载,治疗中不能与金属接触。

4.3.4 各种高频电美容治疗操作要点

(1) 电灼治疗技术操作要点

A. 电击距病变组织约 3～5mm。
B. 开启电源,电极与组织间出现火花,病变组织迅速被破坏。

(2) 电干燥治疗技术操作要点

A. 用针形电极插入病变组织内,通以适当电流,待病变组织变白被破坏后,关闭电源。
B. 重复以上操作,直至整个病变被破坏为止。

(3) 电凝治疗技术操作要点

A. 根据皮损大小、深度、范围选择治疗仪器。
B. 根据组织的气化(碳化)的程度调节输出量。

(4) 微波治疗技术操作要点

A. 根据皮损大小、深浅调节功率和时间,选用针状或盘状辐射器。
B. 当辐射器紧贴或插入组织时,踩下脚踏开关,待组织破坏后松开脚踏,移去辐射器。
C. 术后用碘伏或生理盐水降温,涂擦抗生素软膏,较大创面需包扎。

4.3.5 高频电美容治疗的并发症及处理

(1) 复发

皮损去除后同样的皮损又长出来,称为复发。复发时间分为近期(术后 3 个月内)和远期(术后 6 个月后)。复发部位分为原位和异位。据我们的临床观察,早期原位复发的皮损主要有:色素痣(复发率 20.37%)、老年血管瘤(复发率 25.00%)、皮脂腺囊肿(复发率 8.33%)、寻常疣(复发率 2.17%)。复发的主要原因是治疗不彻底,再次彻底治疗,复发率下降。远期复发的皮损主要有:雀斑(复发率 75.00%)、黄褐斑(复发率 66.67%)、睑黄瘤(复发率 13.33%)和扁平疣(复发率 12.50%)。雀斑和扁平疣为异位复发,复发的原因与全身因素关系密切。

(2) 瘢痕

微小的凹陷瘢痕发生在小的色素斑、色素痣的治疗后,突起的瘢痕发生在真皮层皮损或皮肤菲薄处(如眼睑部位)或动度大的部位(如咬肌区)等。凹陷瘢痕可用电刀再次修复,突起瘢痕可用冷冻疗法去除,随时间推移突起的瘢痕可自行软化缩小。

(3) 色素沉着或脱失

高频电刀去除皮损后,均有色素沉着发生,但时间长短不等,疣状皮损的色素沉着期较短(3 个月内),老年斑色素沉着时间较长(6 个月以上)。一般半年左右色素沉着均可消退。色素脱失发生率较低，主要发生在皮肤非薄部位如眼睑、颈部。

4.3.6　常见皮损的治疗

(1) 表皮层疣状皮损

表皮层的疣状皮损包括寻常疣、扁平疣和老年疣。由于其病理改变为表皮的棘层和颗粒层增厚、空泡形成或有乳头瘤样增生，结果是表皮增厚，真皮正常，所以用高频电刀治疗时可以“大刀阔斧”去除疣体而不易损伤真皮层。术后创面愈合快、色素沉着时间短，美容疗效好。

1) 寻常疣

A. 治疗：从皮损四周的正常皮肤处烧灼，揭去疣表面的角质层，烧去暴露出的发白、稀软病变组织，直至露出正常基底，最后将四周游离的皮肤(可疑为有病毒侵犯)一并去除，一般不出血。

B. 优于其他理化疗法，应首选。

2) 扁平疣

A. 治疗：适用于陈旧性的、局限性的扁平疣。电刀烧去疣体即可，不向深面扩展。对多发的、处于活动期的扁平疣，先行抗病毒治疗，或仅去除少量最早出现的疣体。

B. 疗效：扁平疣属于病毒性皮损，从近期效果(术后 3 个月左右)看，治愈率很高。但是，在 3 个月或更长时间后，皮损可能在原处或别处复发。据我们临床观察有的多发扁平疣患者，在用电刀去除 1 个或少数几个扁平疣后，大量的扁平疣在几天内自行消失，这提示扁平疣的发生与消退和全身的免疫功能有关。

3) 脂溢性角化病(老年疣)

A. 治疗：用高频电刀烧灼突起的油脂状突起和色素，不向深层烧灼，一般无出血或基底仅有点滴状渗血。

B. 疗效：术后 2～3 周痂皮脱落，色素沉着时间短，美容疗效好，无复发。

(2) 表皮层斑状皮损

表皮层斑状皮损包括老年斑、雀斑和黄褐斑。斑状皮损的病理改变为黑素沉着于表皮的基底层或真皮浅层，表皮不增厚。用高频电刀治疗要求手法轻、平、稳 、细，治疗难度相对比疣状皮损大。术后色素沉着时间较长，但 3～6 个月后色素可吸收。

1) 色素斑　色素斑包括各种先天的“胎记”和后天性色素斑。

A. 治疗：一般色素斑的色素在基底层分布均匀，层次清晰。用电刀轻轻烧去表皮，露出色素，需在同一层次平稳地烧灼所见色素，切忌向深层扩展。面积小于 1.5cm^2 的色素斑可一次去除，面积大的可分次治疗。

B. 疗效：术后色素沉着时间不等，年轻者、皮肤厚者，色素沉着时间较短(3 个月内)，老年者、皮肤薄且肤色白者，色素沉着时间较长，半年后色素可以逐渐被吸收，美容疗效好，无复发。

2) 雀斑

A. 治疗：将输出量调至电刀接触皮肤既不冒烟又不起痂为宜，电刀在皮损上停留时间尽量短，看准一个去除一个，这样既去净色素，又避免留下明显凹陷。

B. 疗效：术后痂皮脱落快(7～12d)，色素沉着时间在 3 个月内，近期美容疗效尚可，但相当比例(75%左右)的雀斑在去除后的半年至 1 年,最长 2 年后复发。有学者认为,复发原因是雀斑的黑素细胞与正常黑素细胞有质的差异,即这种黑素细胞有更长的树枝状突起,在阳光、X 线、紫外线甚至室内荧光灯的过度照射下,色素就会变深,发生复发。

3) 黄褐斑 对于色斑长时间无变化、面积较小者可试用高频电刀治疗。黄褐斑与全身因素有关,去除发病因素后黄褐斑常可不治自愈,故应慎用高频电刀之类的有创治疗方法。

(3) 真皮层非肿瘤类皮损

此类皮损包括睑黄瘤、不良文身和小瘢痕。

1) 睑黄瘤

A. 治疗:睑黄瘤位于真皮层,先烧去表皮,暴露黄瘤,然后层次清晰地将黄一点点去除,不向深面烧灼,以免出血。对散在黄瘤,用刀尖点状提灼,充分止血。手法要求平稳、准确。对面积大的睑黄瘤,分次去除,每次去除面积不可超过 1cm^2。

B. 疗效:由于睑部皮肤菲薄,术后可能发生色素沉着或色素脱失。色素沉着可在 6 个月后消退。色素脱失长时间不变。部分患者复发,这与全身性的脂质代谢障碍有关,应嘱患者先治疗全身疾患,再去除黄瘤。

2) 不良文饰(含不良文眉和不良文眼线)

A. 治疗:文身的色素颗粒通常位于真皮层,去除时要控制范围和深度,对色素深或范围大者,分次去除。①去除不良文眉:拔除或剃除眉毛,局部消毒、麻醉,用电刀由眉头至眉梢顺眉毛方向由浅入深气化,注意去除的文眉边缘与正常组织呈斜面,以利创面完整修复;当操作达到真皮深层仍有点状颜色时,可换尖刀点状烧灼。创面涂敷烫伤膏,保持干燥洁净,术后 3d 复诊,并服用抗生素和激素,减轻水肿、预防感染;不能复诊者,于创面覆盖碘仿纱布,嘱其注意保持创面洁净,待创面痂皮自行脱落。②去除不良眼线:眼内交替滴 1%的丁卡因和消炎眼药水 1~2 次,消毒上下眼睑及睑缘部。局麻后用尖刀片精细地将不良文饰去除,勿损伤睫毛。创面边缘要修整平滑,如需全部去除文眼线 ,最好上下眼线分次去除,以免术后上下创面粘连,不利于恢复。③去除不良文身:文身的图案和着色深度各异,去除时需考虑创面的修复能力,需控制范围和深度,可先试验性去除少量以观效果。

B. 疗效:文眉去除后,痂皮在术后 3~4 周脱落。若发生膜状瘢痕,1 年后可再次文眉,不影响美容效果;若发生突起瘢痕,需待瘢痕软化、变平后方能再文眉。眼线去除后痂皮在 2 周左右脱落,创面愈合快,一般无瘢痕。面积大的、深的文身,不宜采用电刀治疗。

3) 表浅瘢痕

A. 治疗:①凹陷性瘢痕:首先将瘢痕边缘用弱小电流灼成斜坡状,去除“台阶”,继而扫灼瘢痕凹面,仅达表皮浅层,有点状渗血即可;②突起性瘢痕:烧灼时要求均匀一致,以保证创面平整,愈后皮面光滑无凹凸感。浅瘢痕一次即可,稍深大者则需视具体情况而定,间隔 2~3 个月后重复治疗或多次治疗,以达到无视觉瘢痕为度。

B. 疗效:用高频电刀治疗表浅瘢痕的机制是将瘢痕处的结缔组织去除,由其基底周围的上皮爬行修复创面,或由真皮中的结缔组织增生来填充创面,虽属瘢痕愈合,但外观得到改善。

4) 外伤异物

A. 治疗:选择合适的刀具,烧去异物表面的皮肤、暴露异物,用电刀逐个将异物挖出或烧除,勿损伤深部的神经血管。

B.疗效:对散在的、大量的外伤性异物(如煤矿爆炸或钢炉爆炸伤后遗留的异物)目前尚无有效的美容方法。用高频电刀去除异物,出血少、损伤小,可即时去除。对较深的异物,只要面积小,术后也不会留下明显的瘢痕。因此,高频电刀不失为一种可行的治疗方法。

5) 穿耳孔 局部消毒,麻醉,确定耳孔位点,用硬质钢针状电极与皮肤面垂直,点灼耳孔位置,垂直用力穿透耳孔,将纯金、纯银或不锈钢耳饰留在孔内。术后1周内不可洗头,避免污染创口,电针穿耳孔的创面恢复慢,约3个月后,方能换戴其他耳饰。

(4) 真皮层肿瘤类皮损

1) 皮脂腺囊肿

A.治疗:用高频电刀从囊肿的顶端烧开直径约3mm的小口,直至囊内;用泪囊环挤出囊肿内容物。对能完整剥出囊壁者,剥出囊壁后,只要略微搔刮,使血液将创口充盈即可;对不能完整剥出囊壁者,先用3%过氧化氢和生理盐水冲洗,再用刮匙搔刮破坏囊壁,然后加压包扎。对有感染的囊肿,术前术后均需服用抗生素。

B.疗效:术后创面收缩平坦成小白点,触之较硬,6个月后硬块软化,美容疗效好。包膜未完整摘除者,可能复发,再次电刀去除即可 。

2) 老年血管瘤(痣)

A.治疗:治疗前用手压迫皮损,若退色,表明有血管相通,治疗时要去净供应血管。

B.疗效:术中没有去净供应血管者,术后易复发,再次治疗要去净血管。

3) 色素痣

A.治疗:初次治疗的痣,仅去净色素(放大镜下)即可;对较大的超过$1cm^2$的色素痣宜分次去除;对复发过的痣,适当扩大去除范围。对长毛的痣,要用电针顺毛孔深入烧灼,防止色素痣于毛发处复发。

B.疗效:影响疗效的主要问题是瘢痕、色素沉着和复发;遗留凹陷性瘢痕者主要发生于去除深度过深或血液充盈不良者,发生率很低。突起性瘢痕发生于动度大的部位,可用电刀修平或改用冷冻疗法。肤色白、肤质薄者,色素沉着时间可长达3~6个月。去除不净(尤其是少年者)、扁平小痣(交界痣)者容易复发,再次去除,复发率下降。

(吴继聪 居 云)

4.4 皮肤磨削美容技术

4.4.1 概述

皮肤磨削美容术又称擦皮术,是利用磨擦方法去除皮肤表浅层色素斑块或将粗糙不平的皮肤打磨平坦光滑而达到去除病损、健美皮肤的目的。其历史十分久远,古埃及人曾利用雪花石膏和浮石磨平皮肤和去除雀斑。1905年,法国皮肤病学家Kromayer用圆柱刀挫平法治疗瘢痕、文身及色素斑等;1947年,Iverson用砂纸磨擦皮肤以去除外伤后文身取得成功;1953年,Kurtin改用金属刷擦去皮内色素。以后,又有学者采用牙科钻带动磨头的方法,大大提高了磨擦效率,使该技术更趋于成熟。我国学者王高松、查元坤等于 1970 年前后相继开展了擦皮术,并研制了专用擦皮机,用以治疗面部天花麻斑、痤疮瘢痕以及色素性文身等症,效果显著。此技术经多年推广应用已日臻完善,成为规范术式,目前广泛应用于美容医学临床中。

利用磨擦法去除皮肤表浅层色素性斑块或将粗糙不平的皮肤打磨至平坦光滑而产生美容效果。通过磨削使表皮及部分真皮组织去除形成磨削损伤,这种损伤与滚轴取皮刀的切割损伤相比,后者挫伤重、深度不均、创面暴露时间长,易污染;而前者则相反。皮肤分为表皮层、真皮层和皮下层三部分。表皮层由外向内又分为角质层、颗粒细胞层、棘细胞层和基底细胞层。皮肤的再生能力主要来自表皮的基底细胞层和真皮层中的皮肤附件,如果基底细胞层遭到破坏,则丧失再生能力,导致瘢痕愈合。因此,磨削术的关键问题之一是掌握磨削深度。Burks 将磨削深度由浅至深分为四层:一级:表浅层磨削即磨除表皮和真皮乳头层,术中表现为少量弥漫性渗血;二级:磨除表皮和真皮外 1/3,术中表现为针尖样出血;三级:磨除表皮和真皮外 2/3,主要用于点磨;四级:即磨除表皮和真皮大部分,保留少许真皮乳头层 ,术中表现为片状出血,只用于点磨,愈合后为点状瘢痕。皮肤的厚度随不同部位而异,一般表皮、真皮的厚度为 2mm,手掌、足底可达 3～4mm,眼睑、包皮皮肤最薄为 0.6mm,新生儿皮肤约 1mm。因此,临床治疗时要依治疗部位的不同确定磨削深度。这样,既可取得最佳治疗效果,又可避免瘢痕形成。从临床观察结果看,眼周、颈前、前臂屈侧、手背、髂嵴、小腿前面及足背处的皮肤较薄。通过磨削使表皮及部分真皮组织去除形成磨削损伤,其创面靠剩余的毛囊、皮脂腺、汗腺等皮肤附件重新形成新的上皮覆盖和来自创面边缘的上皮组织爬行修复,由于皮肤的再生,使新生的皮肤替代病变皮肤,达到去除病损,恢复容貌美观的目的,从而获得治疗与美容的效果。

4.4.2 磨削工具

(1) 电动磨削机

磨削机有两种类型,第一种是专用磨削机,由高速电机、软轴、手机和脚踏开关组成,电机功率 120W,电源 220V,50Hz,噪音低于 70dB,电机转速为 8000～10 000r/min,带有喷水冷却系统,体积小重量轻,使用方便。第二种是以台式牙科钻作为替代磨削机,使用不方便,无喷水冷却系统。

(2) 磨头

磨头主要采用钢制磨头和牙科碳化硅磨头。钢制磨头分为圆锥形和圆柱形两种,国内多采用前者。圆锥形分为大、中、小三种规格。大号直径 14mm,长度 23mm,线刀数 18～21 条;中号直径 12mm,长度 23mm,线刀数 15～17 条;小号直径 10mm,长度 23mm,线刀数 18～21 条。钢制磨头可反复灭菌使用。碳化硅磨头为一次性使用,多用于创面的修整。

(3) 水砂纸

选用粗细不同型号的水砂纸,将砂纸裁成小块,器械盒中气体消毒备用。

4.4.3　适应证及禁忌证

(1) 适应证

1) 首选适应证　　痤疮及水痘愈合后高低不平的细小瘢痕，表皮层的色素病变如雀斑、老年斑，外伤或手术后遗留瘢痕。在早期的磨削术，天花愈后皮肤瘢痕是其主要适应证，目前已难见到此类患者。

2) 相对适应证　　老年性鱼尾纹、外伤性文身、不良文眉、扁平疣、酒渣鼻。

(2) 禁忌证

有瘢痕体质和重要脏器（心、肝、肾、脑）疾患的病人及精神病患者均应视为磨削术的禁忌证。此外，还有脓皮病、单纯性疱疹、着色性干皮病、慢性放射性皮炎、烧伤瘢痕等。

4.4.4　操作方法

(1) 麻醉

面部磨削国外多采用全麻，国内多采用局部麻醉，具体麻醉范围见图 4-4-1。两侧面颊部和上下眼睑部需作浸润麻醉，其他部位可选用眶上、眶下及颏孔阻滞麻醉。麻醉药可选用 1%普鲁卡因、2%利多卡因或 0.75%丁哌卡因，根据需要加入 1/100 000肾上腺素，利于止血并延长麻醉时间。

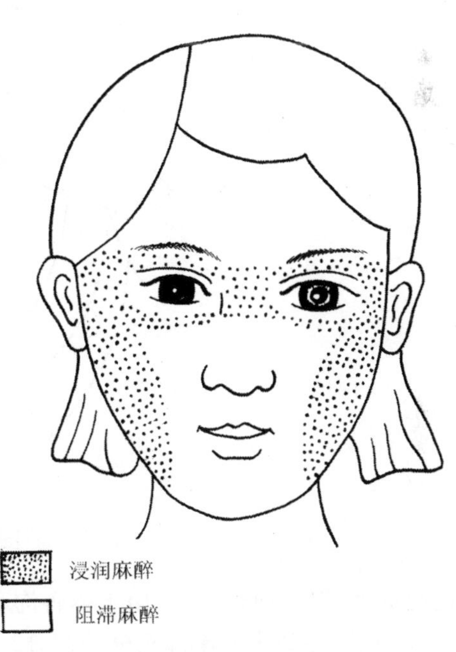

图 4-4-1　麻醉范围示意图

1) 眶上神经注射法　　在眶上缘内中 1/3 交界处摸到眶上切迹，消毒后将针直刺切迹上缘骨面，回抽无血后注射麻药 2ml，然后将针稍向中线偏斜，再注射 1ml，即可将眶上神经和滑车上神经同时麻醉。双侧注射后，于滑车下神经支配的区域内进行手术，患者能够耐受，若加眉间注射效果更佳。

2) 眶下孔注射法　　眶下孔定位在眶下缘中点下方 0.5～0.8cm 处，消毒后，针头由鼻翼旁开 1cm 处进针至皮下注射少量麻药，扎至骨面后，进针角度改为由外下向前内方向，即可进入眶下孔内，回抽无血后注射麻药 2ml。

3) 颏孔注射法　　于前磨牙根尖下方颏孔凹陷点处进针，口外法进针方向由前下向上内顺颏孔方向即可进入颏孔，回抽无血后注入麻药 2ml；口内法自前庭沟进针，于第一、二前磨牙根尖下方注射麻药 2ml。

做浸润麻醉或阻滞麻醉时应注意麻醉药的总量控制，以患者体重 50kg 为例，一次手术使用 0.5%普鲁卡因不超过 100ml，2%利多卡因不超过 20ml。阻滞麻醉应注意回抽无血，以防将麻药直接注入血管。此外，注射麻药时应注意观察患者反应，以防晕厥与虚脱等意外发生。

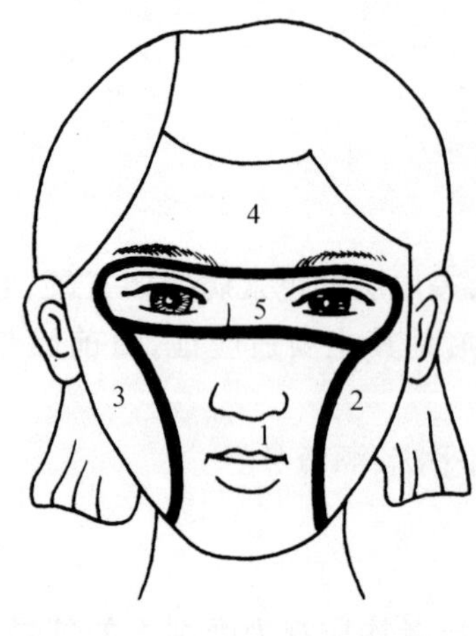

图 4-4-2 磨削顺序示意图

(2) 磨削顺序

可依照双侧面颊、额部、鼻部口周、颏部、双眼周围及眉间的顺序即 5 区法(图 4-4-2)进行磨削,操作中注意双侧相互参照,保证磨削深度一致,达到全面部整体的美容效果。

(3) 磨削方法

1) 电动磨削术

A. 磨削术基本方法

a. 平磨:将磨头尾部抬高 10°～15°,使磨头工作面与皮肤面均匀接触,压力适当。此种方法接触面大,主要用于面颊、额部等平坦部位的磨削(图 4-4-3)。

b. 斜磨:将磨头尾部抬高 30°,使磨头的前半部分接触皮肤面进行磨削,接触面较小,多用于鼻唇沟和发际等凹陷处磨削(图 4-4-4)。

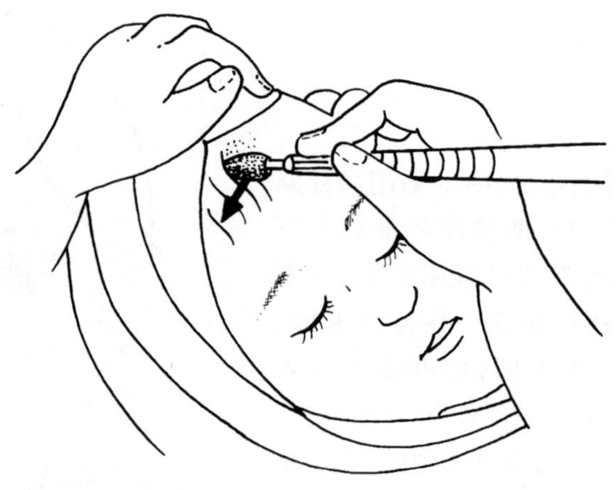
图 4-4-3 平磨示意图

c. 点磨:将磨头的尾部充分抬起,成 70°～90°,使用磨头的尖端向四周展磨,常用于麻斑和水痘瘢痕的磨除(图 4-4-5)。此法接触面积最小,可做局部深度磨削。

d. 圈磨:将磨头做螺旋式推进磨削(图 4-4-6),使磨削后的组织面更加光滑,不会出现"履带式"压痕。适用于较大面积的磨除。

B. 磨头运动手法:磨头的基本运动方式有直线运动、弧线运动、曲线运动、环行运动和往复运动。运动方向尽可能与皮纹或皮肤分区线方向一致,使用时几种运动方式可交替进行。在特殊部位如眼睑、口周进行磨除时,需要注意磨头的长轴保持与眼裂、口裂相垂直。

2) 砂纸磨削法　砂纸特别适用于平整而隆起部位的局部磨擦,将砂纸卷在圆棒上便于抓握,砂纸蘸上生理盐水,绷紧皮肤后即可进行磨削,基本手法是适当用力,做推进和拉动磨擦。厚皮区先选粗砂纸,第一遍干磨,第二遍湿磨,第三遍用细砂纸做湿细磨。

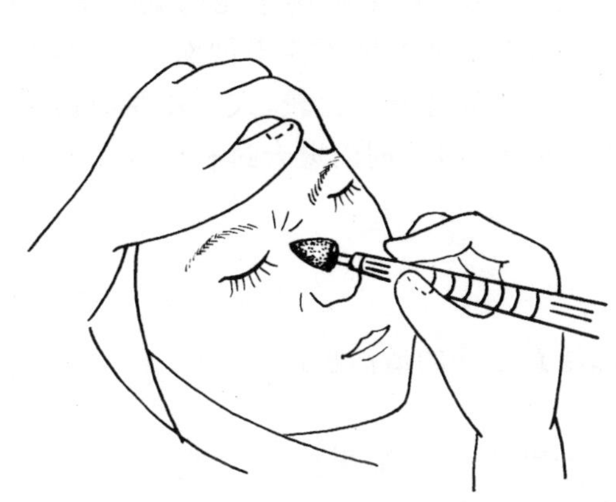
图 4-4-4 斜磨示意图

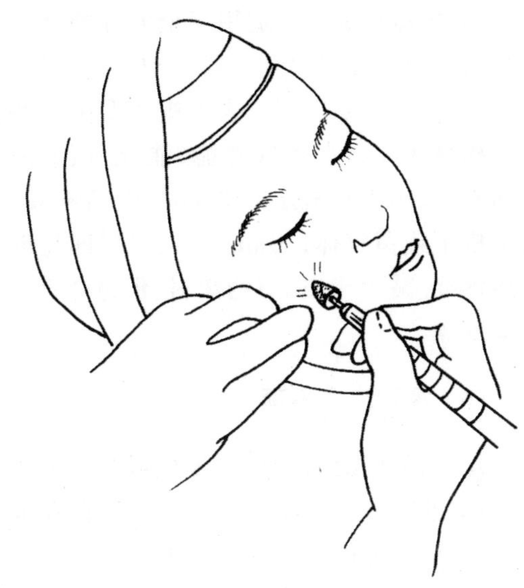
图 4-4-5 点磨示意图

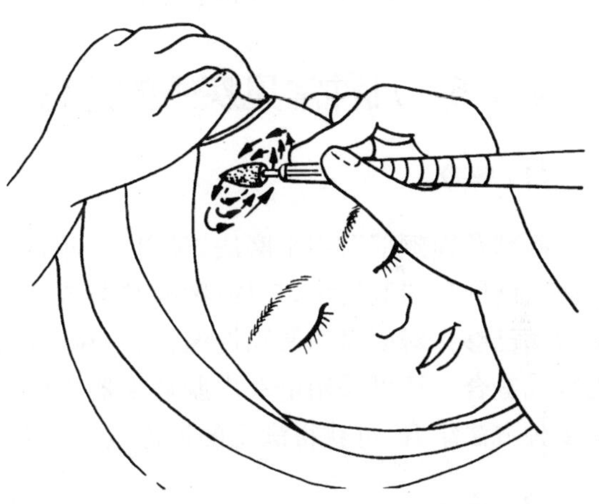
图 4-4-6 圈磨示意图

(4) 磨削深度的判断

磨削深度与治疗效果密切相关,过浅达不到治疗目的,过深则破坏真皮层,影响表皮的正常修复,形成瘢痕,使治疗失败。故需借助以下三种方法判断磨削深度。

磨削后创面呈点状渗血,提示深度已达部分真皮层,若呈片状渗血则表明达到大部分或全部真皮乳头层。创面点片状渗血是判断深度的标志,至此不能再向深层磨削。

磨削后出现白色平行线亦表明达到真皮乳头层,这些线代表具有弹性的胶原纤维束,提示不宜再向深磨除。

为严重瘢痕的病例施行磨削时,手指触摸帮助判断深度,如果磨削的组织变软则表示已达到应有的深度。

(5) 术后处理

1) *暴露疗法* 适用于散点状皮肤磨削术后。术后创面上有渗出的纤维蛋白,渗出停止后,创面逐渐干燥,表面形成一层黄色光亮痂皮,5～7d 可脱痂愈合。

2) *半暴露疗法* 适用磨削面积较大者。术后创面用单层油纱布或抗生素盐水纱布平整地贴在创面上,外用厚纱布包扎,返回病房后平卧休息。渗出停止后去除包扎敷料,保留创面上的单层纱布,做创面半暴露治疗。局部干燥后形成由纱布、血浆蛋白和坏死组织碎片构成的复合痂皮,7～10d 脱痂愈合。

3）包扎疗法　适用于全面部磨削。术后创面用油纱布或含抗生素的纱布贴创面，外用无菌纱布(1～2cm厚)包扎，露出双眼、鼻孔、口部，包扎8～10d至创面愈合。

4）人工皮方法　人工皮主要由某些植物纤维特制而成，微白半透明，质地柔软，有较好的生物相容性和透水透气性能，能促进创面表皮细胞生长。人工皮主要用于无感染的新鲜创面。磨削术后，用生理盐水或0.25%甲硝唑液冲洗创面，将人工皮平整地覆盖于创面，以干纱布驱净人工皮下残留气体，30min后人工皮即与创面贴附牢固。与常规方法比较，人工皮具有减轻患者术后疼痛、减少渗出、节约敷料、促进创面愈合等优点。但缺点是，创面愈合过程中人工皮有痂样挛缩现象。

（6）术后注意事项

A．面部广泛磨削后进流质或半流质饮食3～4d，注意术区的清洁护理。

B．术后可应用皮质激素以减轻创面渗出和水肿。

C．早期可使用大剂量维生素C，2～3g/d，可促进创面愈合，阻碍黑色素形成。

D．术后3个月内避免直接日晒，白天可涂防晒霜或水质营养霜。

E．术后1年内禁用有色或粉质化妆品，禁用避孕药、磺胺类抗生素、金霉素、多西环素(强力霉素)等药物，这些化学药物可致皮肤色素沉着。

4.4.5 几种常见疾患的治疗

（1）痤疮

额部及面颊部采用平磨法，鼻唇沟、颏部及发际等处用斜磨法，对于较深的痤疮瘢痕采用点磨法。磨削后粉刺溢出，丘疹、脓疱结节或囊肿敞开，瘢痕变浅，创面呈点状或片状渗血，表明磨削深度已够。对明显的凹陷性瘢痕，可在磨削创面基础上顺皮纹方向作梭形切口切除瘢痕，用5-0美容线缝合。还可采用电动皮肤环切器或皮肤发泡机切取微小美容皮片移植于瘢痕处创面。上述多种方法结合，可获得满意的治疗效果。对于较深的痤疮瘢痕需做数次磨削手术。

（2）雀斑

雀斑属色素性疾病，主要采用平磨法，磨削深度主要在表皮层，去除雀斑即可。雀斑治疗的主要问题是复发，有文献报道术后复发率为90%以上，随着术后时间的延长，复发的程度也有所加重，但没有重度复发者。术后复发时间最短为半年，平均为两年。因此，要严格掌握适应证，应选择重度雀斑并对手术要求迫切者。

（3）面部早老性皱纹

磨削后愈合的新生皮肤柔软，外观鲜嫩，皮纹细腻润泽，富有弹性，因此可用磨削方法去除面部皮肤细小的皱纹如鱼尾纹等。磨削深度仅限于表皮和真皮外1/3，创面有密集点状出血即可。为了使美容效果更佳，对于皮肤松弛者可先行额部或全面部除皱术，对于上下眼睑皮肤松弛者行眼袋成形术，这样可以达到全面部的整体年轻化效果。

（4）瘢痕

对烧伤及烫伤性蹼状瘢痕应选择损伤范围小或散在有部分正常组织的病例。如果损伤范围大，正常组织少，擦皮术后上皮不易生长，创面愈合困难，换药次数增多，导致创面感染。

对外伤性瘢痕必要时可辅以手术切除。例如，条索状瘢痕或增生性瘢痕，局麻后先磨除瘢痕凸起部分，与正常组织持平后，再向周围扩大磨削 1mm，磨削深度以达到真皮乳头层并有明显密集出血点为准。然后，切除基底瘢痕组织，用 5-0 美容线做皮内缝合。对一些线状瘢痕，在创面基础上顺皮纹切除，再行小皮瓣转移修复如“Z”成形或“W”成形术，然后缝合。在创面上做的切口，术后经新生上皮覆盖常能获得良好修复效果，并能抑制瘢痕增生。

（5）外伤性文身及色素斑

外伤性文身及色素斑主要是由于粉尘、色素等异物嵌入皮肤或皮下组织所致，所以病变深度不一。磨削时应注意观察深度，达到真皮乳头层或创面点状出血即可，即使有剩余的色素异物残留也不能再向深磨，应留待半年后二次手术再磨。有时残余的色素异物会自然排出。

4.4.6 常见并发症

（1）感染

感染较少见，主要由于创面污染过重及术后处理不当引起。

（2）瘢痕增生

瘢痕增生主要原因是磨削过深或创面感染。因此，防止磨削过深是防止瘢痕增生的关键。

（3）粟粒疹

粟粒疹较少见。常在术后 1 个月出现，是皮肤上皮及附件上皮碎片表浅植入所形成的小囊肿。用无菌针头挑开并挤出内容物即可消失。

（4）色素沉着

色素沉着常见，是磨削术最主要的并发症。发生率高达 90%以上，中度以上色素沉着占 24%左右，大多数在术后半年至 1 年后才基本消退。有资料表明色素沉着的深浅与消退时间与肤色有关，肤色较白者色素沉着时间短且色浅，肤色较黄者则相反。年龄越小色素沉着消退越快。色素沉着的各种防护效果是难以肯定的，常用的防护方法是避免日光暴晒，长期口服维生素 C。

（张海霞　李　江）

4.5 蒸气美容技术

4.5.1 原理和效果

采用药物蒸熏方法美容养颜在我国古代已有之。现代的蒸气美容技术在利用蒸气、中草药的同时,又增加了臭氧及紫外线等科技手段,因此具有护肤、美容、养颜等多种效果,使之成为医学美容中应用最为广泛的技术。

蒸气美容技术主要利用蒸气的各种生物效应并辅以臭氧、紫外线及药物等特殊功效来达到护肤保健的目的。

(1) 蒸气美容的原理

1) *蒸气的热效应* 蒸气美容器的主要构件是玻璃烧杯和电热元件,其原理与电热水壶相似,当置于烧杯内的电热元件经电流产生热能,烧杯内水温逐渐升高,直至沸腾后产生蒸气。蒸气具有热力作用,以较高的温度、较大的湿度刺激皮肤,使皮肤表面温度升高,毛囊、毛细血管扩张,血液循环加快,血流量增加,细胞膜通透性增强;同时,组织温度升高,氧离曲线右移,有利于氧合血红蛋白释氧,从而使血氧含量增高,皮肤代谢功能增强。

2) *蒸气的冲击力* 蒸气经管道喷射而出,对皮肤有一定的冲击力,使皮肤产生轻微震动,起到柔和的按摩作用,有利于皮肤对水分子、氧离子及药物分子的吸收。

3) *蒸气的低渗作用* 蒸馏水和蒸气的渗透压为零,而皮肤细胞的渗透压内外相等,呈等渗状态,一般维持在 280～310mmol/L。根据渗透压原理,蒸气与皮肤细胞之间存在渗透压差,必然会导致蒸气分子向皮肤内渗透,从而起到补充皮肤水分、滋润皮肤的作用。

4) *臭氧的作用* 目前所用的蒸气美容器大多带有臭氧发生装置。臭氧(ozone)分子式为 O_3。蒸气美容器内的高压电弧或高频电场将空气中的氧(O_2)激活转化为臭氧,臭氧不稳定,极易分解产生氧气和负离子氧(O),即游离态氧。游离态氧活性极大,很不稳定,具有使尘埃沉淀和杀菌消毒的作用。此外,游离态氧极易复合成氧气,具有穿透能力,其进入皮肤血管可以增加血液含氧量。负离子氧以水蒸气为载体喷射到面部或病变皮肤上起到杀菌、消毒和增氧的治疗作用。

5) *紫外线的作用* 蒸气美容器喷口附近装有紫外线灯管,开启后发出紫外线,紫外线可使细菌菌体蛋白质分解变性而致细菌死亡,因此对痤疮炎症皮肤起到杀菌消毒的作用,但紫外线可刺激皮肤中酪氨酸酶的生成,加速皮肤黑色素形成,故色斑皮肤不宜使用紫外线。

6) *药物的作用* 在蒸气通过的多孔筛板上放置用布袋装的各种中草药,经过短时熏蒸,即可产生含药物蒸气;也可在蒸气机上另装一小杯果汁或牛奶、中药液等,使之与蒸气一起熏蒸面部,可提高美容效果。入党归祛斑,黄芪、黄柏、黄连祛痘,薄荷、茉莉花开窍安神,牛奶养颜,柠檬、西红柿汁美白等。蒸气可促进药物吸收,药物增强蒸气的美容效果。

(2) 蒸气美容的效果

由于蒸气的上述生物学效应,因此蒸气美容术具有以下功能。

1) *深层洁肤* 蒸气可软化皮肤表层老化的角质细胞,使表层污物和残留化妆品更易清除;

蒸气可使毛孔扩张，便于清除毛囊深层污垢及皮脂腺内的过剩皮脂，从而彻底清洁皮肤。

2）促进血液循环　蒸气可加快皮肤局部血液循环，增强新陈代谢，增加营养供给，改善肤色，使之细腻、红润而有光泽。

3）补充皮肤水分　皮肤角质层的含水量正常为10%～20%，当低于10%时，皮肤就出现干燥，容易产生皱纹。通过蒸气的直接辐射及低渗作用，使角质细胞含水量增加，皮肤即显得滋润而有弹性。

4）增加氧离子的吸收与释放　水蒸气载着负离子氧喷射到皮肤上，水蒸气的热力及喷射产生的冲击力都有利于皮肤对负离子氧的吸收。水蒸气的温度、湿度能加强皮肤的有氧代谢，增加氧合血红蛋白在组织中的释氧，使皮肤的供氧增加，可减轻皮肤的水肿、渗出、淤血等，并能促进上皮细胞的再生及皮损的愈合。

5）促进药物的吸收　毛囊、毛细血管的扩张，血管壁、细胞膜通透性增强，皮肤角质层水合程度的增高，这一系列变化均有利于药物的吸收与利用，从而提高了养颜美容效果。

4.5.2 适应证与禁忌证

蒸气美容术适用于各类肤质的皮肤护理及美容，并无绝对禁忌证，但面部皮肤有外伤、严重炎症及溃破者不宜使用。皮肤有色斑及毛细血管扩张破裂者，禁止使用臭氧及紫外线照射。

4.5.3 操作方法和注意事项

（1）操作方法

蒸气美容器品种繁多，如紫外线负离子喷雾器、奥桑蒸气仪、中草药喷雾机等，但使用方法大同小异，使用前应详细阅读使用说明及注意事项，现以奥桑蒸气仪为例介绍如下。

1）注入蒸馏水　蒸馏水产生的蒸气不含杂质，美容效果好。另外，蒸馏水可减少容器水垢产生，延长仪器使用寿命。

2）预热　接通电源，按下红色开关（即普通蒸气开关），5～6min后蒸气从管道喷出，经检查无喷水、无漏气、无喷雾管道阻塞时，方可将喷口调至从额头向颈部喷射的角度。

3）喷雾　嘱美容就医者平躺，全身放松，微闭双眼或用两片湿润棉片盖在眼睛上，以免蒸气烫伤睑结膜和球结膜。

4）使用奥桑　雾体均匀后，才可开启绿色开关（即奥桑蒸气开关）。根据美容就医者皮肤性质的不同选择适当的奥桑使用时间（表4-6-1）。喷雾完毕，应先关闭奥桑开关，后关闭普通蒸气开关，以延长喷雾机的使用寿命。

5）喷雾熏蒸的距离和时间　美容就医者肤质不同，对热蒸气的敏感程度也不同，故喷雾熏蒸时间与奥桑使用时间应因人而异，喷头与面部皮肤的距离也应相应改变（表4-6-1）。

6）收缩毛孔　蒸气喷雾治疗后 为避免毛孔扩张应使用收缩水，将收缩水滴在掌中少许，然后轻轻拍打面部，也可用湿冷毛巾敷面，使毛孔收缩。

表 4-6-1 不同皮肤喷雾距离和时间

肤 质	喷口与面部距离/cm	普通喷雾时间/min	奥桑喷雾时间/min
中性皮肤	25～30	8～10	3～5
油性皮肤	20～25	10～15	5～8
痤疮皮肤	20～25	10～15	8～10
干性皮肤	30～35	8～10	2～3
敏感性皮肤	35	5～8	不用奥桑
色斑皮肤	30～35	8～10	不用奥桑

(2) 注意事项

A. 操作时应注意容器内的水量要适中,应淹没电热元件,以免烧坏仪器,水量不能超过红色水位警戒线(约在容器 2/3 高度处);否则,水沸腾后会从喷口喷出,烫伤皮肤。

B. 至少一星期清洗一次仪器,用 1∶4 的白醋与蒸馏水溶液清洗浸泡电热器一夜后,用清水冲洗。定期检查喷口是否有尘埃堆积,盛水瓶的密封圈是否老化,如有上述情况应及时清理更换,喷雾使用完毕后要切断电源。较长时间不用时,应将盛水瓶内的水倒掉,清洗干净。

(张海霞 刘彦普)

4.6 其他理化美容技术

4.6.1 微波美容技术

(1) 原理

利用微弱的电能并在体外加以控制,低电能的振动及适当的速度可以促进肌肉的运动,使皮肤更为紧绷而保持弹性及活力。电流另一作用是刺激干性皮肤或受伤创面吸收水分,协助修复表皮层,恢复细胞活力,产生再生能力,从而达到恢复肌肉及皮肤弹性的目的,将表面的皱纹拉平,防止皮肤日渐老化。

(2) 仪器

微波电脑多功能生化美容仪;微波除皱拉皮机。

(3) 适应证

适用于皮肤皱纹、皮肤瘢痕、眼袋、眼周黑晕、鱼尾纹等。

(4) 操作方法

常规消毒,在局麻下术者用微波电极头与病灶部位接触,并逐渐扩展到正常组织为止,以引起病变组织凝固发白为度。1 周左右痂皮自行脱落痊愈。

(5) 注意事项

A. 严格无菌操作。
B. 严格掌握并调节仪器输出功率及加温时间。

4.6.2　超声波美容技术

(1) 原理

由高频震荡发生器供给高频交流电使发生器中的石英片振动而产生超声波。其主要原理是利用高频振荡的超声波换能器所产生的热效应,促进皮肤血液循环和新陈代谢,并且改善皮肤细胞膜的渗透性,将涂于皮肤表面的药物导入皮内。

(2) 仪器

超声波美容仪。

(3) 适应证

适用于软化血栓,消除"红斑"或血管扩张;消除眼袋和黑眼晕;消除炎性痤疮硬结及愈后的瘢痕;治疗面部色素性皮肤病;防皱除皱,减缓皮肤衰老;软化瘢痕。

(4) 操作步骤

A. 应用超声波前,将工作按钮拨向"预热"位置,机器预热 3～5min。
B. 清洁皮肤,在机头及皮肤上涂上足够的面霜,再打开开关,以防烧坏机件和灼伤皮肤。
C. 预热后调节超声波的强度,一般为 0.5～0.25/cm^2,视个人的肤质、年龄和感受情况而定。
D. 预定时间,一般以不超过 10min 为宜。
E. 将工作按钮由"预热"拨至工作位"连续"或"脉冲",即可进行工作。

(5) 注意事项

A. 超声治疗前应清洁皮肤,开机治疗时可在皮肤上涂些面霜,以防烧坏机件和灼伤皮肤。
B. 治疗中如感觉有烧灼疼痛或其他不适时,应停机检查,在原因未查明前,不宜继续治疗。
C. 根据治疗面积大小选择声头,面部一般采用细声头治疗,声束的角度以 0.5°～0.75°为宜。
D. 操作时力度要均匀,声头转动的速度不能太快,且要根据皮纹的走向来确定声头按摩时转动的方向。
E. 头面部及眼周治疗时应严格掌握剂量,并注意保护眼睛。

4.6.3　光化学美容技术

(1) 原理

光化学美容技术主要用于皮肤护理的按摩阶段。可以软化皮肤角质层,通过热效应使皮肤血管扩张，血流加快，消炎杀菌，清洁皮肤上的污垢。

(2) 仪器

离子喷雾机，紫外线离子喷雾机。

(3) 适应证

适用于油性、干性、炎性皮肤的护理保健。

(4) 操作方法

A. 使用时先从加水口加入蒸馏水至水位线，针对皮肤的性质及病变，可选择不同的中药加入药杯内。

B. 插上电源，打开开关，使杯内加热管加热至沸腾后，便有蒸气自动喷出。

C. 将蒸气对准面部，根据皮肤类型选择距离和喷雾时间。治疗痤疮时，打开紫外线灯管照射3～5min即可。喷雾时应边按摩边转动方向，切勿长时间对准一个方向。

D. 仪器使用完毕后及时清理，以防出现沉淀物，影响机器功能。

(5) 注意事项

A. 蒸馏水量要合适，上下均不能超过红线标志位置；否则，将会阻碍电流的通过。

B. 蒸气未喷出前勿对着面部，以免蒸气气压过大外溢，烫伤皮肤。

C. 用后及时清洗，勿用清洁剂。

4.6.4 光动力美容技术

(1) 原理

入射光与进入组织内的光敏剂分子相互作用产生光动力效应。通过生物光敏化作用损伤肿瘤或其他病理性增生组织而达到治疗目的，称为光动力疗法。机制是全身静脉给药24～48h后，光敏剂在血运丰富、代谢旺盛的肿瘤组织细胞中高浓度蓄积，在特殊波长光激发下产生自由基和活性氧物质，使靶区组织中血管内皮细胞及组织细胞产生损伤作用。

(2) 仪器和药物

GLH红光光疗仪，光敏剂。

(3) 适应证

用于治疗葡萄酒色斑、毛细血管瘤及放射性核素贴敷治疗无效的血管瘤。

(4) 禁忌证

A. 对光敏感者慎用。

B. 对光敏剂皮试阳性者。

C. 凝血机制障碍者。

(5) 操作方法

用光敏剂 4～5mg/kg 静脉快速推注，立即用 GLH 红光光疗仪照射，其光谱波长范围 100～700nm，峰值波长为 630nm，以红光为主，光功率密度为 95mW/cm^2，工作距离 5cm，光斑直径 5cm，能量密度 100～150J/cm^2。一次治疗面积 40～50cm^2。照射时间 30～40min 。

(6) 注意事项

A. 治疗中用黑纸遮掩正常皮肤和眼部。治疗室所有人员应戴护目镜。

B. 每次照射治疗一个光斑范围。病变面积超过光斑范围者需分次治疗，间隔时间为 3 个月。

C. 为防止青光反应，治疗后戴墨镜 2 周保护术后一个月内避光(包括看电视)，一个月内避免暴露于强射光下。

D. 治疗间隔 2～3 个月。

(7) 并发症及其防治

1) *皮肤光敏反应* 常表现为头面皮肤红肿，可全身应用抗组胺药或皮质激素。

2) *局部疼痛* 一般 7～10d 可减轻，严重者给止痛药。

3) *局部出血* 多由病变侵犯或接近较大血管，治疗后坏死组织脱落引起。术后 1～2 周内应密切观察。

(郭　杰　李　江)

4.6.5 光子嫩肤技术

“光子”又称强脉冲光(intense pulse light，IPL^{TM})，是一种较柔和的宽谱可视光，通过滤光器的截止限制低波长的输出，而拥有特殊的波长和光、热生化效应。光子嫩肤(photorejuvenation)技术即是应用连续强脉冲光子技术(IPL^{TM})在低能量密度下以非剥脱方式选择性地去除那些由于年龄增长而产生的病变如毛细血管扩张、色素斑、毛孔粗大等，使皮肤年轻化，从而达到嫩肤目的。

(1) 概述

随着社会的进步、经济的发展，皮肤老化的问题也日益受到人们的重视，这即是美容的问题，也是个医学的问题。根据发生的原因，皮肤老化可分为内源性与外源性两种。

内源性老化：由于年龄增大和个人遗传等因素所致，皮肤的组织病理表现为：表皮层变薄、真皮内血管、胶原和弹性纤维减少。临床表现为皮肤苍白、出现细小皱纹、皮肤弹性变差而松弛。

外源性老化：最主要的环境因素是紫外线照射即光老化或光损伤，主要是中波紫外线(UVB 290～320nm)和长波紫外线(UVB 320～400nm)，它们能够损伤细胞的 DNA 分子。组织学特征为基底细胞增殖加速、棘层肥厚，最显著的变化是真皮内有大量粗大、蓬乱增生的弹力纤维，而成熟的胶原纤维减少。临床表现为皮肤肥厚多皱纹、松弛无弹性或呈皮革样改变。

在过去数十年内,嫩肤术经历了不断的发展和变化,从物理磨削技术(机械磨削、微晶磨削)到化学剥脱技术、再到激光嫩肤技术,但这些技术都有创伤性,术后并发症(如色素沉着、色素脱失、感染、瘢痕等)较多。而非剥蚀性光子嫩肤技术使用非干涉性滤过宽带强脉冲光以低能量非剥蚀性方式进行,减少了并发症,做到安全有效地嫩肤而又不伤皮肤。

(2) 原理

光子嫩肤仪的光为非连续性,可根据治疗目的调整波长(通过更换治疗头上的滤光片即可),一个滤光片可从宽波光源中滤去短波光,这样产生了 515～1200nm 波长的光,另一个滤光片对光再一次滤去短波,便产生了 560～1200nm 波长的光。特定光谱的强脉冲光能穿透皮肤,被组织中色素团及其血管优先选择性吸收,在不破坏正常皮肤的前提下,使扩张的血管、色素团和色素细胞破坏、分解,从而达到治疗毛细血管扩张、色素斑的效果。另外强脉冲光作用于皮肤组织产生光热作用和光化学作用,使深部的胶原纤维和弹性纤维重新排列,并恢复弹性,令面部皮肤皱纹消除或减轻,毛孔缩小。强脉冲光与激光的特征不同(表 4-6-1)。

表 4-6-1 强脉冲光与激光的不同特征

强脉冲光	激光
不是连续光	是连续光
多波段(多色)光	单色光(单波段)
非平行光	平行光
不是激光但效果类似激光(波长 400～1200nm)	不同激光不同波长

(3) 仪器

QUANTUM 系列光子嫩肤仪(美国科医人医疗激光公司生产),Suantum SR 有三个治疗头,即一个标准治疗头 560nm 和两个可选治疗头 590nm、640nm,它们分别有不同的使用范围。

560nm 的治疗头适用于肤色较白皙(Ⅲ型～Ⅳ型偏白)人的表浅性病损;640nm 的治疗头适用于肤色较深(Ⅴ型)人的病损,包括表浅的色斑、血管扩张和深部的纹理结构的改变;590nm 治疗头是科医人公司专门为亚洲人设计的。因为黄种人的肤色较深,80%的人属于Ⅳ型皮肤,表皮中的黑色素较多,如果治疗的光波较短,会使黑色素吸收热量多而造成表皮的热损伤。所以,对于皮肤偏黑的黄种人,用 590nm 的治疗头比较适合,它对于Ⅳ型偏黑皮肤的表浅和中等深度的病损比较安全有效。

在选用不同的治疗参数时,必须考虑美容就医者的皮肤类型,一般采用 Fitzpatrick 的皮肤分型方法。根据皮肤对光的敏感性,Fitzpatrick 将皮肤分为六型(即Ⅰ～Ⅵ型),不同类型的皮肤特征见表 4-6-2。中国人的皮肤属于Ⅲ～Ⅴ型,Ⅲ型皮肤肤色较白皙,小部分女性属此型;Ⅳ型为典型的黄种人皮肤,肤色偏黄,大部分女性(80%)和大部分男性属此型皮肤;小部分男性为Ⅴ型皮肤,肤色黝黑。

表 4-6-2 Fitzpatrick 的皮肤分型

皮肤类型	颜色	特征
Ⅰ	白色皮肤	有光损害、无褐色
Ⅱ	白色皮肤	常有光损害、有时有褐色斑
Ⅲ	白色皮肤	有时有轻度光损害、有褐色斑
Ⅳ	中度褐色皮肤	少见光损害、有褐色
Ⅴ	略棕色皮肤	极少见光损害、常有褐色
Ⅵ	黑色皮肤	无光损害、有褐色

(4) 适应证

良性血管性病变(毛细血管扩张如红血丝、酒渣鼻、红斑等);色素性病变(雀斑、老年斑、色素沉着斑、日光损伤性色素斑等);光老化(皱纹、真皮和表皮结构改变、皮肤弹性变化等);毛孔粗大;表浅的瘢痕(小于 2mm，如痤疮瘢痕、外伤或炎症后的表浅斑痕)等。

(5) 禁忌证

A.近一个月内晒黑的皮肤。

B.有皮损的部位(如溃疡、炎症等)或皮肤癌患者。

C.孕妇、光敏感体质者、瘢痕体质者、近期(一个月内)服用光敏药物者。

D.上睑和男性的胡须部位。

E.对治疗期望值过高者。

(6) 操作方法

A.术前物品准备:冷凝胶(同时备冰冻和常温两种)、防护眼镜、木压舌板、纸帽、纸巾、冰冻的毛巾或纱布、烧伤湿润膏、白色胶纸、防晒霜和剃须刀。

B.清洁皮肤,术前患者须洗去面部的化妆品,常规消毒皮肤,一般不需麻醉,对疼痛敏感者可用 5%恩纳乳膏表面麻醉。在照射部位涂布冷透明凝胶。

C.疗时根据患者肤色深浅,血管粗细及分布深浅拟定合适的治疗参数。治疗区域预先涂上专用的耦合剂,采用标准治疗头(即谱段为 500～1200nm 的光头),根据患者肤色调整治疗参数,治疗参数设定为双脉冲或三脉冲,脉宽 2.4～6.0ms,能量 20～36J/cm^2。对肤色较白者,能量相对要大,较黑的皮肤所设能量相应较小,以免皮肤吸收过多的能量产生红斑或水疱。

D.照射时照射头与皮肤轻微接触。在照射眼睑部位时,注意保护眼睛,治疗时术者和患者应戴防护墨镜或眼罩。

E.对于毛细血管扩张,通过照射后扩张的血管即刻颜色变化来调整适当的脉宽。

F.治疗后用清水洗去耦合剂。

G.一般需治疗 4～6 次可获得理想疗效,每次间隔 3～4 周。

(7) 注意事项

A.避免发丝的干扰,如果治疗头接触到发丝容易引起皮肤灼伤。如果美容就医者佩戴首饰项链应取下,无法取下者在治疗中应避开该部位,因为这些物体会反射强光造成干扰。

B.上唇的绒毛较长时需要剪去,并尽量擦去碎屑。

C.不要用乙醇消毒皮肤。因为乙醇或丙酮等易燃物在强脉冲光(IPL)的作用下很容易起火燃烧,所以治疗时在室内要避免易燃物的存在。如果需要对治疗部位做清洁,可以用水和肥皂;如果必须要用乙醇消毒,必须等到乙醇完全挥发后再作治疗。

D.治疗时术者和患者应戴防护墨镜或眼罩。

E.治疗时要绷紧皮肤,可让美容就医者配合(如抿住嘴唇)。

F.涂冷凝胶时要均匀,治疗时常常出现边缘薄中间厚的情况。

G. 治疗时应根据患者的肤色和敏感程度适当调节能量大小，以免造成表皮灼伤、色素沉着及色素减退。

H. 治疗后应用清水洗去冷凝胶，一处部位治疗后立即用冰冻纱条冷敷，对于水肿较明显处可延长冷敷时间。

I. 治疗后 48h 内不用任何化妆品，不洗热水澡。

J. 治疗后避免日光暴晒，外出时涂防晒霜（SPF＞15），整个疗程均须完全防晒，可以口服 VitB 族药，以降低光敏作用。使用中性温和的化妆品和清洁剂。

（8）常见并发症及其处理方法

1）*面部灼热感*　通常在治疗后 1～2h 后消退，可用冷敷加以缓解。

2）*出现水肿、水疱*　这是由于能量较强所致，通常 12～24h 后可自行消退，使用间断冷敷可加速其消退。

3）*色素沉着*　与治疗能量较强有关，肤色深的人更易产生，而更要的原因是与治疗期中日晒有关，皮肤受阳光照射后黑色素细胞功能活跃，导致色素沉着，故应注意防晒。可口服维生素 C，0.2g/次，每日 3 次，连服 4 周；或外用 3%～5%氢醌霜。

4）*紫癜*　由于毛细血管破裂导致皮下出血，通常 7～14d 后可自行消退。

5）一过性颜色加深　色素痣和雀斑的色斑治疗后会产生一过性颜色加深，但一周后可自行缓解，一般无需处理。

6）*结痂*　常发生在色斑部位，因为该处吸收能量较多所致，可外用抗生素软膏，一周左右可自行脱落。

7）*瘢痕*　如果能量控制在规定范围，出现瘢痕的可能性很小，即使发生也不会造成明显后果。

（9）疗效及安全性评价

使用 Quantum SR 嫩肤是安全有效的，因为 Quantum SR 使用强脉冲光（IPL）作治疗。由于 IPL 是宽谱光，能够分别被皮肤中不同的色基（黑色素、血红蛋白和胶原）很好地吸收；而且 IPL 有不同的波长，能作用于不同深度层次的色基，所以 IPL 的治疗是有效的。其次，Quantum SR 使用独制的电热冷却晶体滤片系统，使治疗头在治疗中保持 0℃左右；通过灵活地调整脉宽和脉频数，可以有效地进行热选择作用；皮肤中的水分对 IPL 吸收很少（水分的吸收光谱＞1000nm），产生的热损伤小；另外，治疗时使用了冰冻凝胶，有效降低了表皮温度；使用大光斑治疗，能够减少光散射，使光斑更好地透入皮肤，这样就能降低治疗能量。以上特点说明用 Quantum SR 嫩肤是安全的。

相对而言，传统激光（CO_2 激光、铒激光）是单一波长光，只能达到特定深度被某一种色基吸收（黑色素、血红蛋白等对其吸收较少），所以治疗范围窄，而且由于它们的作用色基主要是水分，容易对表皮造成损伤。

Quantum SR 对皱纹的治疗效果因部位不同而有差异。Quantum SR 治疗的皱纹主要是皱纹多而细小者，以下眼睑和口周的轻度皱纹改善效果最明显，5 次治疗后有 60%以上的人有明显改善，这与皱纹形成的原因有关。细小的皱纹主要是由于皮肤自身因素引起（如自然老化和光老化使皮肤变薄、真皮弹力纤维减少)，所以可用 Quantum SR 治疗。而比较粗大的皱纹形成与表情肌的附着，皮下组织、肌肉和骨骼的萎缩以及重力作用有关。所以，与表情有关的皱纹如额纹、眉间皱纹、外眦部的鱼尾纹通常会复发；即使皱纹被完全去除，只要有肌肉的活动，就会使皮肤产生新的皱纹，因为影响因素较多，疗效差异较大。

光子在治疗深部皱纹和明显皮肤松垂时并不能替代除皱术，但它能满足美容就医者要求皮肤色泽均匀一致、改善光老化损害和使皮肤光滑细腻的愿望，无论那种皱纹 Quantum SR 治疗均可改善，只是程度上不同。

用 Quantum SR 进行嫩肤是安全的治疗方法，不会对人体健康产生不利影响。这是因为 Quantum SR 治疗所用的是强脉冲光(IPL)，这种光的波长为 560～1200nm，包括部分可见光和红外线，但它不含对人体有害的紫外线部分(波长 200～400nm)。强脉冲光内无放射性物质，不会产生对人体有害的辐射。需要注意的是由于它是一种强光，所以治疗时操作人员和美容就医者都要戴上防护眼镜并且不要直视强光；另外，不可在一处部位释放太强的能量，否则会由于热损伤而造成皮肤灼伤、色素沉着或色素减退等并发症。

(10) 影响 Quantum SR 治疗效果的因素

影响 Quantum SR 治疗效果的最主要因素有两个：操作水平和病损特点。所以对美容医师来说，一方面要多实践操作并细心体会，另一方面积累临床经验，学会分析诊断病情更为重要。另外，许多美容就医者面部同时混合多种病损并且程度不同，有些容易被误诊，这些都会对治疗结果产生很大影响；此外，与美容就医者的术后护理有很大关系如防晒、合理饮食及休息等。

(11) 机器使用与维护

1) *至少一星期清洁一次机身* 用柔软的布(要使用不掉毛的抹布)，必要时使用清洁剂。清洁治疗头时先干擦一遍，然后用 75%乙醇擦，最后彻底晾干。治疗头上的白色保护罩可以取下放在水里清洗。

2) *如何更换治疗头* 更换治疗头时要关机或使治疗界面处于“更换治疗头模式”(change head mode)；打开放置连接器的盖子；压下连接器两侧的按钮后将其拔出；检查要装入的治疗头是否正确；把新的治疗头连接器沿着凹槽插入基座直到听到“咔”的一声；重新效准新的治疗头。

3) *常见故障的检测*

A. 屏幕没有显示。可能有以下原因：电源没有插上；紧急开关被压下；机身后开关没有打开。如果排除上述问题仍不能解决，请联系专业工程师。

B. 系统没有启动。可能有以下原因：钥匙没有开启，可将钥匙充分顺时针扭转。

C. 如出现下列问题需与专业工程师联系：屏幕对按钮没有反应；启动后几分钟仍没有显示操作界面；屏幕变形。

D. 如果在操作时出现错误信息，请记下它的内容并及时与专业工程师联系，记下错误信息后按 OK 键关闭系统。

E. 如果发现治疗头上有水渗漏请不要开机或立即关机，重新更换治疗头。

4) *设备的使用要求* Quantum SR 使用时要求室内无易燃物(酒精)、无反光性物体(如镜子)、无腐蚀性物质如酸性物质；室内要保持空气清洁，不能有大的粉尘，进入治疗时要换鞋；室温保持在 20～25℃之间，保持空气干燥，相对湿度小于 80%；要使用独立的电源插座，否则会影响设备的稳定性。

（张海霞　沈　军　曾维惠　王永贤）

参 考 文 献

陈巧勤．2000．蒸气美容术．中国美容医学杂志，9(2)：154

刘金刚，刘作斌．1993．低温医学．北京：人民卫生出版社

吴继聪，居云，毛天球．2000．面部皮损的病理与高频电刀治疗效果的临床研究．实用口腔医学杂志，16(5)：380～382

查元坤，折安，李延民．1985．擦皮整容术．北京：人民军医出版社

5 其他美容技术

5.1 化学剥脱美容技术

化学剥脱是利用腐蚀性化学制剂对皮肤外层加以破坏，使之坏死脱落。化学剥脱术的本质是人为的控制性化学烧伤，引起表皮及真皮表浅部分蛋白质凝固，形成凝固性坏死。由于深Ⅱ度烧伤愈合后瘢痕增生是难免的，故头颈部化学剥脱应控制在浅Ⅱ度水平。四肢及躯干部斑块状化学剥脱，有时可达到深Ⅱ度烧伤水平。

5.1.1 化学剥脱剂

做化学剥脱用的制剂很多，经常用的有苯酚（石炭酸）、间苯二酚、三氯醋酸、硝酸银和稀盐酸，但以酚类制剂最常用。为了便于使用和控制剥脱深度，多配制成复方制剂。常用的配方及其特点如下。

(1) Baken 配方

液态苯酚 3ml，蒸馏水 2ml，肥皂液 8 滴，巴豆油 2 滴。配成后（苯酚）浓度约为 50%左右。配方中，肥皂液有增加苯酚穿透力的作用，巴豆油有加快坏死组织糜烂和促进上皮细胞增殖作用。

(2) 复方酚液配方

晶状酚 50g，樟脑宁 1g，无水乙醇 60ml，甘油 50ml。配成后酚的浓度约 80%。治疗时，涂药一遍即可。

(3) Litton 酚剂配方

液态酚 112g，巴豆油 1ml，甘油 21ml，蒸馏水 116ml。此配方加水较多，易出现药物分层，用时需小心振荡。

(4) Spir 配方

苯酚 3ml，蒸馏水 2ml，巴豆油 3 滴，肥皂液 6 滴，来苏儿 4 滴。配成后苯酚浓度约 46%。

(5) Perez 酚剂配方（Ⅰ号）

硫磺 24g，间苯二酚 24g，甲基一氧化碳纤维素 0.5g，硅酸铝镁 1.0g，山梨醇 2.5g，甘油

2.5ml,蒸馏水 45.5ml,此配方为膏剂,酚的浓度低(24%),适用于表浅层剥脱,药物与皮肤(眼睑除外)作用时间为 10min,然后去除。1～2 周重复 1 次。

(6) Perez 酚剂配方(Ⅱ号)

间苯二酚 53.0g,硬脂酸甘油 5.0ml,乙醇 5.0ml,蒸馏水 37.0ml。此配方为膏剂,适合较深层皮肤剥脱,药物与皮肤作用时间为 30s,1～2 周重复 1 次,可做 4 次。

(7) 简易酚剂配方(Ⅱ号)

液化的苯酚 1ml,无水乙醇 0.5ml,乙醚 1.5ml,共 3ml,装入青霉素瓶中备用。其中乙醚既是稀释液又是快速挥发剂,无水乙醇是挥发缓冲剂,苯酚浓度约 30%,适用于浅层化学剥脱,可做点状剥脱,也可做小片皮肤剥脱。操作时,需涂药 2～3 遍至皮肤发白,安全性高,不会出现损伤过深。做深度剥脱只需增加涂药次数即可。做局部重复剥脱时,间隔 2 周。此法色素沉着轻、消退快。

(8) 30%三氯醋酸霜

它用于表浅剥脱。局部涂抹,每日 1 次,连续 7～10d,可完成一次剥脱。此法剥脱作用缓和,痛苦小,色素沉着轻,可做局部剥脱。如果效果不理想,同一部分可做多次剥脱。50%三氯醋酸溶液可做深层剥脱,通常应用较少。

5.1.2 适应证和禁忌证

(1) 适应证

用化学剥脱术能取得较好治疗效果的皮肤病变有:老年斑、黄褐斑、面部良性色素沉着、雀斑、皮肤油脂过多、面部老化性皱纹如颊部及外眼角细纹、面部老化性皮肤角化症。

(2) 禁忌证

有心、肝、肾脏器疾病患者;瘢痕体质者;精神及心理障碍者;活动性单纯疱疹患者;近期接受整容手术者。

5.1.3 操作方法

(1) 术前准备

A. 签署手术知情同意书,并进行必要的体检,排除禁忌证。

B. 术前用香皂洗头,去除皮肤油脂,必要时用乙醇或乙醚作面部皮肤脱脂。

C. 选择合适的剥脱剂,配好备用。

D. 准备眼睛冲洗物品及药液,以便在眼睛受到剥脱剂损伤时做紧急冲洗。

E. 面部皮肤剥脱面积较大时,可在术前注射镇静及镇痛药,同时向病人交代在涂剥脱剂时有轻度烧灼感。

(2) 手术操作

皮肤消毒,拭干后用胶布或无菌透明胶膜保护非剥脱区皮肤。用棉签蘸起酚剂,以棉签湿润而不下滴为度,涂药时应快速、均匀,面积较大时可分区涂药,至皮肤发白为止。及时用干棉签拭除皮肤过多的药液。用糊剂或胶状制剂时,要保持药膜厚度一致,并严格掌握药物作用时间。一旦眼受意外损伤必须立即冲洗。正常皮肤沾上剥脱剂需立即擦净。治疗后,剥脱区用纱布或面罩保护。

(3) 术后处理

1) 早期处理

A. 小面积皮肤剥脱术后,病人感觉良好者,适当休息后可回家,2～3d 复诊 1 次,处理创面渗出、水泡或其他情况。

B. 皮肤剥脱面积较大者,可观察 1～2d,保持创面清洁干燥,如无异常情况发生可回家休息,定期复诊。

C. 全面皮肤剥脱术后,住院观察,做补液及抗感染治疗,用肾上腺皮质激素(地塞米松,20～40mg/d,用 1～2d)减轻水肿反应,减少渗出。痂皮形成后可涂液状石蜡,帮助痂皮脱落。

2) 后期处理　化学剥脱愈后 1 年内,避免日光暴晒,夏季可涂防晒霜,禁用有色及粉质化妆品。愈后早期服维生素 C (0.2g/次,3 次/d),持续 2 个月以上。

5.1.4　注意事项及常见并发症

(1) 注意事项

A. 严格掌握适应证,有瘢痕体质者不宜用化学剥脱术。

B. 一次剥脱面积不能超过人体表面积的 3%。

C. 制剂一次用量不超过 2.5g。

D. 治疗面积较大时要做补液、利尿治疗,促进酚制剂排泄。

E. 涂布药液时操作应准确规范,防止重叠涂药和药液保留,以免过度灼伤。

F. 治疗不肯定的其他皮肤病变应慎用,肝肾功能异常者禁用。

(2) 常见并发症

1) 色素沉着　色素沉着比较常见。防治方法:局部可采用各种漂白剂及掩饰剂(如粉底霜等),避免日晒 3～6 个月。术后禁服口服避孕药 2 个月、雌激素和光敏感药物各 1 个月,注意保护创面,减少痂物形成。

2) 红斑　红斑可在术后 7～14d 后消退,有些可持续 3 个月。术后 3～6 个月内避免日晒,可涂防晒霜或无氟皮质类固醇激素制剂。

3) 胶样粟丘疹　术后不久可出现胶样粟丘疹,这是由于细小毛囊封闭所形成的囊肿,可用粉刺挤压器或小刀片挤压或切除掉。

4) 瘢痕增生　瘢痕常见于上唇、口周、颊部及面部运动过频区域。严格操作规范及加强术后护理一般不会发生。小的瘢痕会自行消退，或用压力绷带、按摩或局部涂抹瘢痕软化膏帮助消退。

（李 江 郭 杰）

5.2 注射美容技术

5.2.1 概述

注射美容技术是将某些医用材料注射到人体软组织内，矫正人体外形缺陷及畸形，以达到美容的目的。近年来广泛应用于临床，这类技术具有操作简单方便、损伤小、手术时间短、术后不留痕迹、恢复快等优点，且美容效果立竿见影，极易被求美就医者和术者接受。但也存在着部分填充材料易吸收、过敏、取出困难或不易取净等问题，部分材料需重复多次填充才能达到良好的美容效果。

在临床常用的注射填充材料中，不论是自体或异体，活性或非活性，天然或化学合成的，都有一定的优缺点、适应证等，不能一概而论，临床医师只有根据具体情况酌情选用。某些注射填充材料的使用，还缺乏远期效果评价，尚需进行更广泛的研究和资料收集，才能对其临床应用价值下最终结论。

自1899年以来，液状石蜡作为填充剂，一度被广泛应用，但因易出现炎症反应及全身中毒反应、延迟异物反应等严重的并发症和毒性反应而停止使用。20世纪50年代末60年代初，以液体硅胶注入填充组织缺损性凹陷、隆鼻、隆额、隆乳等，曾在欧美十分盛行。然而，液体硅胶由于其内固化不全的硅油可向四周组织渗透扩散引起不同程度的炎症反应、肉芽肿、组织坏死等并发症，已被禁止使用。近年来，新型的注射填充材料不断涌现，如可注射胶原移植物、脂肪颗粒、羟基磷灰石、纤维蛋白、真皮微粒、软骨细胞等。

理想的注射充填材料应具备以下条件：组织相容性好；无过敏反应，非致热原；不致癌、不致畸；非微生物生存基质；与宿主组织具有一定的结合能力；不引起或少引起炎症及异物反应；无抗原性、不导致免疫组织相关性疾病；易于消毒、储藏；具有适当的流动性；置入宿主体内后易于成形、塑形及固定，效果持久或永久。

5.2.2 注射充填材料种类

（1）颗粒脂肪

颗粒状脂肪组织注射用于填充组织缺损、去除皱纹、隆乳等。技术上采用大口径针头注射器抽吸脂肪，无损伤去除破损脂肪细胞及血凝块，对脂肪细胞进行药物处理（加胰岛素、激素及维生素E等）。有研究表明，抽吸脂肪细胞破碎明显，正常细胞仅占10%左右，移植后6～9个月大都发生纤维化，仅有少量生存。充填的脂肪细胞在9个月后只能维持31.6%的体积，抽吸的机械损伤是导致移植细胞量下降的重要因素。有学者建议采用游离脂肪珠技术，其损伤程度低于抽吸法，吸收量在50%左右，比颗粒脂肪细胞移植存活量大。

有实验表明，影响脂肪组织移植体积变化的因素主要有：①在移植过程中对脂肪组织的损伤。颗粒状脂肪移植需把脂肪修剪成小颗粒或用注射器抽吸，手术中不可避免地造成部分脂肪细胞的破坏，损伤的程度将对移植的结果有直接的影响。②早期血液循环的建立。采用颗粒状脂肪移植的目的，就是为了使脂肪细胞能在早期缺血的情况下，获得基底床的营养，而增加脂肪细胞成活的数量。③移植物周围的纤维组织收缩。它可使移植的脂肪出现向心性聚集，疏松的脂肪组织体积收缩。故此手术以后应在受区给予适当的压力和塑形，尽量减少受区分离范围的周边出现新的凹陷。④移植数量与受区面积的影响。受区面积小、移植的脂肪颗粒少，容易成活，能够维持受区一定的体积；否则，移植的脂肪颗粒数量过多，基底床的养分难以满足过多脂肪细胞代谢的需要，必然导致部分脂肪及细胞变性、液化。⑤受区应选择血运丰富、不容易活动的部位，使移植有良好的生长环境，宜于脂肪细胞的成活。过于活动的部位，移植物的稳定性差，不利于血液循环的重新建立。在手术中为了避免由于脂肪细胞变性、液化而造成的体积减少，移植的脂肪颗粒数量应矫枉过正。

(2) 胶原纤维蛋白

胶原是细胞外基质中的主要结构蛋白，广泛存在于人体及动物体内。目前，用于临床的胶原注射剂有两种：一种是高度纯化的牛胶原，另一种是高度纯化的人体胶原。国内常用的医用美容胶原注射剂，是高度纯化的人体胶原蛋白制成的，呈膏状，含利多卡因及磷酸生理盐水缓冲液，无菌无毒。

胶原注射进入皮肤后，脱水收缩重新排列至近似于体内自然态胶原纤维，数周后，体内成维细胞、毛细血管、脂肪细胞向胶原注射物内移行，并合成使用者自身的胶原蛋白，最终形成自身正常的结缔组织，主要用于软组织凹陷、皮肤静态皱纹及组织轮廓的改善。对于需充填的骨质缺损畸形，也可将胶原与羟基磷灰石颗粒混合后使其易于成形，便于注入操作，减少羟基磷灰石颗粒的扩散和炎症反应。由于胶原具有诱导宿主组织长入植入体的作用，故对羟基磷灰石颗粒有良好的固位效果。

胶原注射后的吸收、重复注射的过敏反应和胶原抗体形成与自身免疫性疾病的关系，是注射胶原的主要问题。由于注射胶原的吸收率无法预测，故除在注射时需行过量矫正外，尚需行多次重复治疗。但疗效也难以持久，为防止过敏反应，胶原注射前要行皮试。

(3) 羟基磷灰石

羟基磷灰石[$Ca_{10}(PO_4)_6(OH)_2$]是人体骨组织的主要成分。在诸多人工合成骨材料中，以羟基磷灰石(HA)的生物相容性最好，效果最为肯定。它是纯净的羟基磷灰石结晶，在化学构成上只含有磷与钙，不含其他掺杂物或杂质，生物机械性良好，具有极高的致密度和较好的抗压强度。该材料呈现半透明、圆形或卵圆形微粒，无尖锐棱角，比重 3.144，加温 300℃时置大气中冷却颗粒不破裂，高压蒸气消毒稳定。能与骨组织直接形成骨性融合，不被组织吸收。无细胞毒性，无异物反应，不溶血，极难溶解。无致畸、致敏作用，对机体免疫系统无影响。并由于结构微细、可塑性强、能任意成形等特点而广泛应用于临床，为理想的填充材料。临床采用羟基磷灰石人工骨植入矫正鞍鼻、小颏症及修复颌面部凹陷畸形等。

(4) 聚丙烯酰胺

亲水性聚丙烯酰胺凝胶(简称 HPAMG)为均质、胶状物质，由丙烯酰胺聚合体与水组成，比例为 5∶95,无色无味、透明、折射率为 1.344～1.338,pH 值为 7.0～8.5,氧化系数为 0.2～1.0。由于凝胶分子中含有大量的水分子,注射后可长久地维持其形状。临床应用范围广,适用于进行软组织填充、面部软组织缺陷、面部皱纹、隆乳、单侧面部萎缩等,尤其适用于隆乳术。但该材料在临床应用中也产生了诸如血肿、硬结、感染等并发症,且难以将其从人体正常组织中完全清除。故聚丙烯酰胺凝胶使用说明书中强调如下禁忌证:①严禁注入任何腺体组织内,因为易引起腺体组织萎缩,导致机体功能紊乱;②严禁在血管瘤、血运差的肢端静脉曲张处注射;③支气管炎、哮喘病、糖尿病及肺结核等患者禁用。由于 HPAMG 临床应用时间短,其远期效果特别是会不会发生迟发的排异反应还有待于进一步观察,因此在临床应用过程中应采取谨慎态度,严禁滥用。

(5) 其他

1) *纤维蛋白* 是一种可吸收明胶颗粒和氨基酸为主的复合注射材料,注射前与受者的血浆重新组合行真皮注射,其明胶颗粒作为血浆中纤维蛋白吸附的基质,其后被成纤维细胞浸润成为形成胶原蛋白的支架。材料中的氨基酸可以稳定凝血块并具有抗纤溶作用。实验研究表明,明胶在体内 90d 内吸收而被成纤维细胞及新形成的胶原蛋白所替代。该材料行多点皮内注射可用于除去细小皱纹。注射前需皮试,有 2%皮试阳性,术后皮肤红斑、硬结等并发症约为 5%,全身反应发生率<2%。目前最主要的问题是该材料注射后效果不稳定,通常在 3～6 个月内被吸收或需要重复注射。

2) *真皮微粒* 将切取之真皮制成颗粒状后加入林格液行注射移植矫正眉间及鼻唇沟皱纹,注射部位在真皮深层及邻近真皮的皮下组织。注射时通常先行皮内或皮下穿刺,形成隧道,抽除套针之针芯后注入真皮微粒液,通常需过度矫正。近期效果(2 年)满意,吸收少,无皮肤反应及其他并发症。但由于真皮内含有毛囊上皮,注射过浅是否会形成皮样或表皮样囊肿尚有待于观察。

3) *琼脂葡聚糖颗粒* 是一种带正电荷的亲水性颗粒,大小 80～120μm。注射时与水相加,3 份颗粒加 1 份水行皮下注射。由于该材料具有组织细胞激活作用,可使注射区形成明显的巨噬细胞反应,无急性炎症反应。注射后 1 年有广泛的成纤维细胞和胶原纤维生成,无异物和慢性炎症反应。由此可见,这是以合成材料诱导宿主合成胶原增加,从而达到组织隆起的效果。

5.2.3 脂肪颗粒注射术

(1) 适应证

主要用于填充软组织塌陷,尤其适用于面部各种小范围的凹陷畸形,如明显的鼻唇沟凹陷、眉间皱纹、鱼尾纹及先天性凹陷、上睑脂肪萎缩、隆胸等。

(2) 操作方法

脂肪颗粒收集直接采用注射器抽吸法。

A. 患者取平卧位,用甲紫标出皮肤供区及受区部位,供区多选择大腿内侧及腹壁。

B. 常规消毒皮肤供区,皮下脂肪层注入肿胀麻醉液(生理盐水 500ml+2%利多卡因 15～20ml+1%盐酸肾上腺素 0.5mg)。局部按摩均匀,20min 后开始抽吸。

C. 用 20ml 注射器接 16 号注射针头，插入供区皮下脂肪层。为便于插入可在供区旁做一约长 0.5cm 的切口，将注射器芯拉到最大负压。右手握注射器，左手紧按抽吸部位，来回抽吸，如此反复进行。将所吸出的含有脂肪颗粒、液化脂肪、组织间液及麻药的混悬液倒置，使脂肪颗粒与其他液体分离。弃除上层液体，将所得的脂肪颗粒用庆大霉素及生理盐水冲洗过滤后，装入注射器内备用。

D. 将装有颗粒脂肪的注射器接 16 号针头插入受区皮下，由远及近均匀地将脂肪注入，可多层次多点及呈放射状注射，使凹陷部位填满(注入量要大于需要量的 50%左右)，针头拔除后在受区均匀按揉，使注射后的颗粒脂肪组织在皮下均匀扩散。一般注射后针孔不需缝合，但如果有颗粒溢出，针孔处可缝合 1 针。

E. 术后区部位用纱布、绷带加压包扎，避免凸凹不平，1 周后拆除。

(3) 注意事项

为获得较为满意临床效果，应注意以下几点：

A. 充分了解受区、供区的解剖层次、组织学及生理学特点。

B. 抽吸脂肪时应技术熟练，使移植脂肪的损伤减至最低。

C. 尽量缩短注射植入前的体外放置时间。

D. 注意注入时注射的压力和针头粗细。

E. 过度矫正 35%～50%左右。

F. 间隔约 4～6 周可重复注射治疗。

G. 进行面部软组织填充时，应将脂肪颗粒注入皮下层，且一次注入脂肪量不宜太多，以减少脂肪液化，增加成活率。

H. 脂肪细胞在宽松环境下易于成活，因此，必要时可先将受区做皮下分离，再注入颗粒脂肪。

I. 手术以后应在受区给予适当的压力和塑形，尽量减少受区分离范围的周边出现新的凹陷。

(4) 禁忌证

合并全身感染或局部有感染者；处于生长发育期的青少年。

(5) 并发症及处理

并发症主要是供区及受区组织血肿、感染，供区皮肤不平整。预防方法是，抽吸时应避免过高负压，供区部位加压包扎，如有感染应对症处理。

5.2.4 羟基磷灰石注射技术

(1) 适应证

羟基磷灰石(HA)注射隆鼻术主要适于低平性鞍鼻、节段性鞍鼻及鼻尖过低。

(2) 操作方法

1) 设计　确定黄金点及进针点(鼻尖正中或稍下方)。于黄金点及进针点之间的连线均等分成 3 段,以便估计各段注射 HA 量,依脸型、鼻型并结合手术者经验和受术者要求,标出鼻梁自上而下各段的宽度。女性略窄,男性略宽。

2) *制备 HA 混悬液* 将 HA 粉末(颗粒<0.15mm)秤取所需量(多数为 1g)置于洗净小瓶内,加胶盖,胶布固定,胶盖上插上排气针头,高压灭菌。用时将 HA 粒料内先加入药用植物油(或丙酸睾酮注射液代替)0.5～1.0ml,再加入林可霉素注射液 1.0ml 使成 1.0ml 混悬液内含 HA 0.7g 左右。

3) *操作步骤* 鼻面部皮肤、黏膜常规消毒;2%利多卡因 2ml 加肾上腺素 0.05ml,局部麻醉;取 5ml 规格的一次性注射器 1 支,换上 20 号针头,取 HA 混悬液适量(含 HA 1.0g 左右)备用。取同一型号针头自进针点进针,紧贴鼻中隔软骨上缘及鼻骨面上行至黄金点。一手持注射器,边注射边退针,另一手拇指、示指(食指)捏夹于鼻梁宽度线外侧缘,以限制注入组织的混悬液弥散至线外。上、中段注射总量的五分之四,下段注射总量的五分之一。注毕,退出针头,针眼用 5-0丝线缝闭,局部涂抗生素软膏,防止上行感染。术者用手在受术者隆起的鼻梁处提捏,避免出现串珠状而不均匀问题。

(3) 注意事项

A. 注射时,针头易堵,可拔下注射器,用提前备好的自制针芯疏通。
B. 术后应避免局部碰撞或受压。
C. 术后 10d 内鼻梁变形,立即请术者塑形,切忌自行处理。
D. 注意休息,采取抗感染措施。

(4) 禁忌证

鼻部外伤半年以内者;合并全身感染或局部有感染者;生长发育期的青少年。

(5) 并发症及处理

1) *局部感染* 注射 HA 隆鼻术后,由于注射后粒料在重力和肿胀压力作用下,有从“针眼”处少量溢出现象,阻碍针眼局部组织愈合,易发生局部感染。应排出局部粒料并给予抗感染治疗。

2) *“驼峰鼻”样表现* 受术者反复触摸捏挤注射材料部位,造成材料和肉芽组织相对移位的同时,肉芽组织受损而发生无菌性炎症肿胀。因此,应避免捏挤触摸,“驼峰鼻”样表现可慢慢消失。

(李春霞 邵航燕)

5.2.5 胶原注射美容技术

(1) 概述

医用美容注射胶原是一种新型的医学生物材料,是高度纯化的人或动物胶原蛋白。所谓胶原注射美容技术,就是采用注射性胶原整复人体软组织的缺损或畸形以达到整形美容的目的。

胶原是由特异性动物细胞合成的一种高分子蛋白质,广泛存在于所有哺乳动物的皮肤、骨骼、肌腱和韧带中，是动物的主要结缔组织蛋白。胶原材料就是从这些组织中提取出来的一种天然生物材料，可以是同种的或异种的，主要来源于人和牛。目前临床上应用较多的是异种胶原生物材料，可用于止血、促进伤口愈合、诱导组织再生等，并可制成注射性胶原溶液，用于面部软组织的充填整形美容。自20世纪80年代初期开始应用，至今已有20余年历史，有数十个国家的皮肤科、整形外科和头颈外科的医生先后用胶原整复面部的各种软组织缺损和病变，获得了良好的效果。近年来，我国学者也开始研制注射性胶原并应用于临床。

可注射性胶原用于面部的整形美容，具有使用方便、创伤小、立竿见影的特点，易被医生及求美就医者接受，其在国外大量应用已被证明是安全有效的。有学者对注射胶原组织学改变及生物相容性进行了研究，动物实验表明，将胶原注射于动物皮内后，局部出现多形核粒细胞浸润和新生毛细血管，并刺激宿主反应，体内成纤维细胞、毛细血管和脂肪细胞向胶原注射物内移行、降解移植物，并合成自体胶原蛋白，最终由宿主胶原替代移植的胶原，从而形成正常结缔组织。从组织学观察结果来看，胶原材料具有以下优越性：①胶原与宿主组织的胶原成分相同，能够被宿主成纤维细胞移生并血管化而与宿主组织整合为一体，无明显包块；②胶原被降解吸收后，可刺激自身的成纤维细胞增殖而重建胶原纤维；③移植后的组织外形和硬度理想；④组织相容性较好；⑤组织炎症反应较轻。

无论是牛胶原还是人体胶原，作为异种或异体蛋白质，注入人体后都具有一定的抗原性。但是在胶原提取和制备过程中应用特殊的生化技术处理，已使其高度纯化，原本已很弱的免疫原性也进一步降低，因此免疫反应的发生率很低。所以，注射胶原不失为一种安全的生物性充填材料。

(2) 适应证

胶原注射美容技术主要用于面部软组织缺陷，皮肤静态性皱纹及组织轮廓的改善。包括：痤疮及天花病毒引起的凹陷性瘢痕；创伤、感染、先天性等因素引起的软组织萎缩；面部特定部位(如额部、眉间、口周、眼角、鼻唇沟、颏唇沟等)的衰老性皱纹。

胶原注射美容技术最适于治疗柔软、伸展性良好、边缘平滑的皮损及静态性皱纹，但对口周皱纹、过深的皱纹及高龄患者的鼻唇沟、颏唇沟皱纹效果不佳。

(3) 禁忌证

A. 胶原过敏试验阳性者。

B. 过敏体质者及使用免疫抑制剂者。

C. 自身免疫性疾病及结缔组织病患者。

D. 对麻药(如利多卡因)过敏者。

E. 妊娠期及经期妇女，婴幼儿患者。

F. 风湿性疾病患者；其他严重疾病患者。

(4) 操作方法

1) *注射胶原的成分及保存方法*　目前国内临床使用的注射胶原制剂主要有两种，一种是高纯化的人胶原蛋白；另一种是高纯化的牛胶原蛋白。注射胶原制剂为一种半透明物质，其中Ⅰ

型胶原占 95%～98%，其余为Ⅲ型胶原。1ml 制剂中含胶原 35～65mg，另含有磷酸盐缓冲液和 0.3%的利多卡因，这是为了使胶原具有流动性并利于注射器推注。胶原制剂平时需在 0～5℃冷藏保存。在 0～5℃时，胶原以液体形式存在，当加热至人体体温(37℃)时，就转化为半固体的胶状物。

2）皮肤试验　为防止发生过敏反应，接受胶原注射前应先做皮肤试敏。用 0.2ml 胶原在前臂屈侧做真皮注射，过敏反应常发生在几天内，一般在 72h 开始观察，并继续观察 4 周。阳性表现为注射区红斑、硬结、压痛及肿胀，可伴有瘙痒，持续 6h 以上，全身症状有恶心、乏力，可伴有皮疹、关节痛及肌肉痛。阴性表现为 3～4d 后注射区变平，红斑、瘙痒消失，但尚需追问有无短暂的症状及体征。如有疑问或仅有不典型的局部反应，1 个月后在对侧前臂再做一次试敏，以确定是否过敏。即使无过敏症状和体征，但皮试部位有硬结者，则表明在面部用小剂量也会出现同样情况，故此类病人不宜接受治疗。皮试出现阳性症状后不需任何治疗，8～10 周后会自行消失；也可服用类固醇类，以免遗留下试敏区的瘢痕。

3）注射方法

A. 将存放于 0～5℃冰箱内的注射胶原针剂置室温 1h 复温；用一次性注射器及 5 号针头吸取胶原。

B. 患者取平卧位或使头部有依靠的半卧位；常规皮肤消毒。

C. 操作者手持胶原注射器，针尖斜面向上，左手绷紧皮肤，将针头与皮肤呈 15°角缓缓刺入皱纹末端或皮肤缺损区内，进针深度为真皮乳头层内。

D. 边退针边均匀注入胶原，以皮肤逐渐变白，隆起或毛孔处溢出胶原为宜，若皮肤颜色未变白，说明进针过深。

E. 注射后用棉签将注射到皱纹以外的胶原轻轻挤压至皱纹中，使胶原均匀分布于其中，以获得更好的充填效果。

F. 凹陷性皮肤缺损可行放射性注射，注射后轻揉注射部位，使胶原均匀分布。因胶原注射液中含有 0.3%利多卡因和磷酸盐缓冲液，注射 24h 后水分吸收，胶原体积会缩小，故不应按压过于平整。

(5) 注意事项

A. 掌握注射深度：即注射到真皮乳头层内，注射深度越准确，填充效果越好。不能注入血管，以免引起血管栓塞或梗阻；也不能注入乳腺、肌肉及肌腱组织内。曾有报道，因额部注射医用胶原而致左眼失明，因此操作中应注意注射深度，不要过分按压，不要热敷，以免造成不良后果。

B. 掌握注射剂量：因注射胶原中含有利多卡因及缓冲液，注射 24h 后水分吸收，胶原体积会缩小，故应超量 100%～200%注射，即“矫枉过正”。另外，需间隔 2～4 周重复注射治疗，以保证疗效持久。注射胶原植入人体后会有不同程度的吸收，但究竟吸收多少报道不一，注射后 6～12 个月，吸收率从 90%～50%不等，也有患者治疗后 3～4 年仍保留完美的矫正效果。

C. 严格掌握适应证：对于坚硬的凹陷性瘢痕，因瘢痕组织已纤维化、较硬，而周围正常组织相对较疏松，故注入后胶原分布于正常组织较多，分布于瘢痕中较少，即出现了矫正异位，使原皮损凹痕更加明显。因此，注射时应严格掌握适应证。另外，应保证瘢痕组织内注入足量的胶原。

D. 眼眶区特别是上下眼睑不提倡使用胶原注射治疗。

E. 注入胶原后会有不同程度的吸收。故术前应向患者讲明，以取得患者谅解。反复注射是胶原注射方法中的一项重要内容，经反复注射后的患者，在治疗后 1 年或更长的时间内都可保持良好的效果。

F. 未用完的胶原应弃掉不宜再用。

G. 注射后短期内不宜做面膜，勿食海鲜及饮酒，不要搔抓。

(6) 并发症及处理

医用美容胶原是人胶原蛋白，与人体组织相容性好。但是，外源性生物材料进入张力较大的皮肤内，机体需要一个相容过程，一过性的非炎症反应是正常的，包括暂时肿胀、轻微发红、略感不适。以上症状多在 24～48h 内基本消失，若有加重可适量服用抗过敏药及消炎药。少数患者在饮酒或阳光暴晒后，注射区周围轻度红肿或阵发瘙痒，全身并发关节痛、肌肉痛、发热、无力、皮疹及红肿等。出现上述并发症后常不需治疗，随着诱因的撤除会消退，较重者应对症处理。短期服用类固醇药物可以减轻症状，服抗组胺药物可以止痒。

（张海霞　刘彦普）

5.2.6 A 型肉毒毒素注射美容技术

(1) 概述

肉毒毒素注射美容技术作为一种治疗面部皱纹的方法，具有安全、快速、侵袭性小的特点，目的是减轻功能过强或反复活动的面部肌肉运动，从而消除皱纹。肉毒毒素是肉毒梭菌生长繁殖过程中产生的一种细菌外毒素，它存在于细菌的胞质中，在细菌死亡后释放出来。肉毒毒素有 7 种抗原型，即 A、B、C、D、E、F、G 型，其中 A 型毒性最强，它是一种神经毒素，是一种肌肉松弛剂，能够选择性抑制神经肌肉接头部位的突触前神经元释放乙酰胆碱，使运动终板失神经支配而发挥作用，从而使肌肉发生麻痹。神经内科、眼科等常用来治疗眼睑痉挛、面肌痉挛、多汗症和斜颈。1986 年，加拿大 Carruther 夫妇在用 A 型肉毒毒素治疗眼睑痉挛时，意外发现它的皮肤除皱效果；1987 年，开始将其引进到医学美容中，利用 A 型肉毒毒素注射使肌肉麻痹的原理治疗面部上 1/3 的表情纹即额头皱纹、眉间纹和鱼尾纹，并于 1992 年首先做了报道，成为这项技术在医学美容应用的创始人。1999 年，美国头痛学会意外地发现，患有头痛病的妇女在注射了 A 型肉毒毒素后不但头痛消退了，而且面部皱纹也消失了。

(2) 适应证

A 型肉毒毒素注射美容技术主要用于治疗早期皱纹，特别适用于面部上 1/3 的额头纹(抬头纹)、眉间纹和眼眶周围的鱼尾纹，也可用于面部颏下及前颈部的皱纹。因肌肉反复活动导致的面部浅皱纹，容易用手指展平的患者适宜于用该方法治疗。而对皮肤厚而呈油性、导致额部形成较深的真皮皱纹患者，疗效不明显。对高龄者的严重皱纹疗效较差。

(3) 禁忌证

A. 肉毒毒素虽无致畸性，但孕期、哺乳期妇女最好不用；12 岁以下儿童慎用。

B. 患有神经肌肉系统疾病者，如重症肌无力、多发性硬化症等不用。

C. 上睑下垂者不用。

D. 服用氨基糖苷类抗生素者不能用，因该类药物可以干扰肉毒毒素在神经肌接头部位的作用。

E. 非常瘦弱的患者不能用，因肌肉太薄注射后肉毒毒素容易弥散到周围肌肉，产生不良反应。

F. 对白蛋白过敏或过敏体质者不能用。

G. 患有严重心、肝、肾、肺疾病及结缔组织病者不能用。

(4) 制剂保存及配制方法

美国和我国生产的A型肉毒毒素为冻干粉，每瓶含100U。冻干制剂－20℃下3年内、2～8℃下2年内、25℃下一周内保持稳定，效价不变。说明制品稳定性、有效期与保存温度有关。制品在－20℃以下的低温冰箱保存最为理想，普通冰箱冷冻格内一般温度在－15℃左右，也基本能达到同样效果。因制品在25℃以下一周内其效价仍稳定，所以用干冰或冰皇等制冷剂包装、运输，在数天内不会影响制品质量。

使用前从冰箱中取出，应按生产厂家提供的A型肉毒毒素的标示量，参照使用说明书、稀释表稀释。冻干粉每瓶含100U，用无菌生理盐水1ml稀释，使0.1ml含A型肉毒毒素10U。

稀释时注意：①掌握温度，不能过低，在室温状态下溶解最好；②在稀释时不要晃动配制液，以免产生气泡导致变性和毒素灭活；③将配制好的溶液抽入1ml皮试注射器，用30号针头立即进行注射，一次注射总量为0.2～0.5ml(即20～50U)；④剩余的溶液妥善冷冻保存，稀释好的肉毒毒素在冰箱中可存放3～4d，毒素稀释后应立即使用，若置2～8℃以下，4h内用完，超过4h会变质失效。切勿反复冻融，导致效价降低。

(5) 操作方法

仔细设计注射点，并用甲紫清晰标出，严格掌握每一个点的注射剂量(表5-2-1)。一般应注射于局部表情肌的肌肉中(即肌肉隆起处)，而不是最明显的皮肤凹陷处(即皱纹线中)，这样效果最好。

表5-2-1 肉毒素常用剂量

皱纹部位	注射量/U
眉间纹	25～40
鱼尾纹	5～15
抬头纹	20～40
前颈纹	30～50
下颏纹	5～10

1) *前额皱纹(抬头纹)* 前额皱纹是额肌反复收缩形成的横向纹，一般在前额部注射10～12个点，每个点注射2.5～5U，总计25～60U，注射点有三种排列方法(图5-2-1)，这三种排列一般按皱纹的走向来设计，每个点相距1.5cm，对称分布并跨越额纹全长，注意注射点需离眉上1～2cm。注射点太低会引起眼睑下垂和眉下垂。

2) *眉间纹* 眉间纹是纵形纹，是由额肌、降眉肌和眼轮匝肌内侧缘肌肉收缩引起。治疗时一般注射4～5个点(图5-2-2，图5-2-3)，每个点注射2.5～5U，共计10～25U。注射眉间纹时要离眉头远一些，否则会引起眼睑下垂。

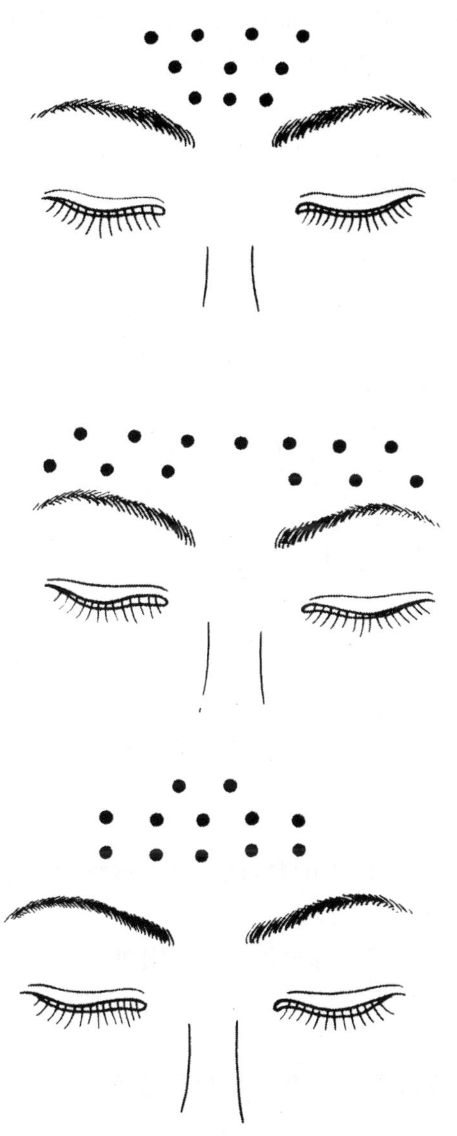

图 5-2-1 抬头纹注射点示意图

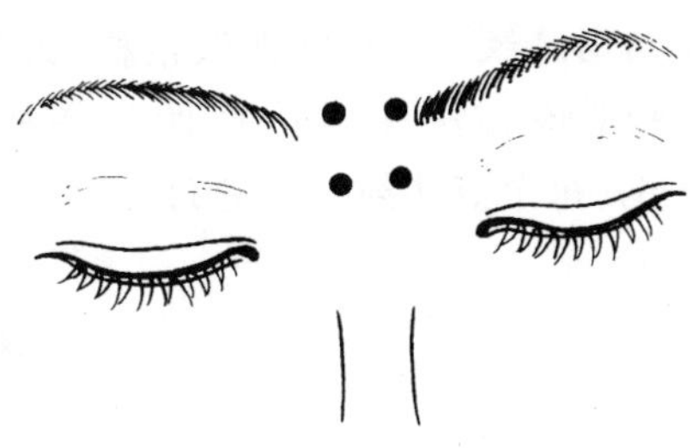

图 5-2-2 眉间纹注射点示意图(女性)

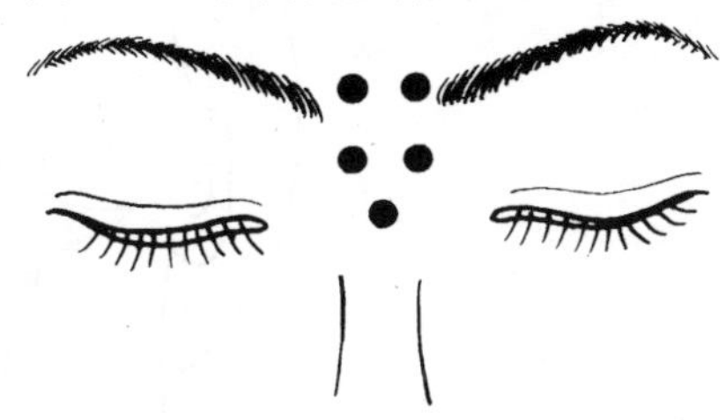

图 5-2-3 眉间纹注射点示意图(男性)

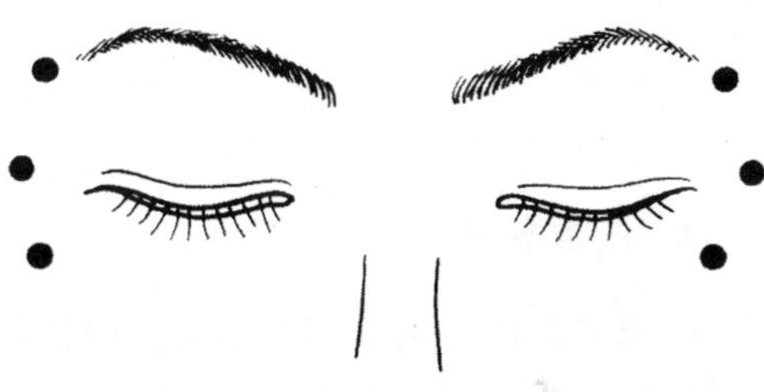

图 5-2-4 鱼尾纹注射点示意图(正面)

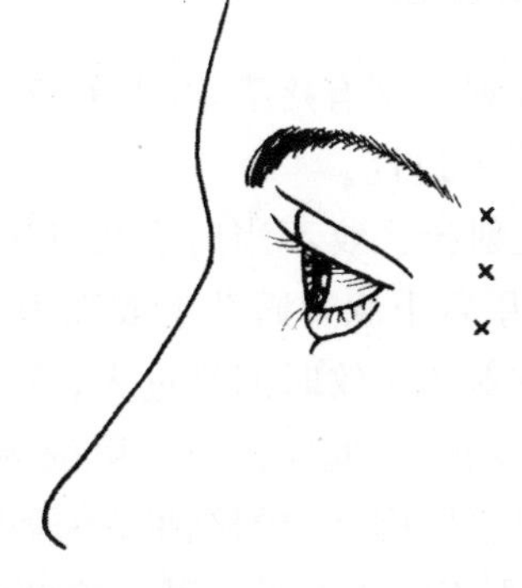

图 5-2-5 鱼尾纹注射点示意图(侧面)

3) *鱼尾纹* 鱼尾纹是由眼轮匝肌的外侧缘肌肉收缩引起,一般在眼眶外侧各注射三个点(图 5-2-4,图 5-2-5),左右两侧共 6 个点,在骨性眶缘外侧 1cm 外眦水平处进针,在第一个注射点的上方和下方各 1cm 处再定另外两个点,每个点注射 2.5～5U,注意该部位要行皮下注射而非肌内注射,两侧注射点要对称,注射剂量要一样,以免两侧肌肉松弛不一致而发生复视。避免用药过多累及周围表情肌,造成表情不自然,同时避免下睑内、中部直接注射而造成睑外翻。

4）颈阔肌纹　颈阔肌纹俗称“火鸡脖”，常发生于老年女性，前颈部呈 1～2 条纵形的条索状纹。采用该方法注射治疗使颈阔肌放松，皱纹消失。一般在颏下、颈前注射 4～5 个点（图 5-2-6），每个点注射 5U，总计 20～25U。

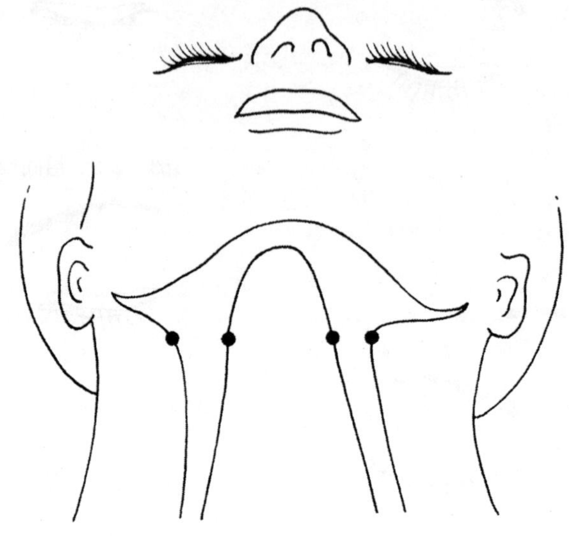

图 5-2-6　颈阔肌纹注射点示意图

（6）注意事项

A．求美就医者治疗当天不要使用化妆品，治疗时尽量与医生配合，使皱纹展示清楚。

B．治疗前 2 周不要使用阿司匹林、氨基糖苷类抗生素。

C．注射后静坐休息，不要平躺，不要按摩注射部位以免肉毒毒素扩散到周围肌肉。

（7）并发症

A．注射局部有疼痛，少数女病人有头痛。进针刺破血管偶尔会发生出血或血肿，但一般较轻微，常为一过性。

B．注射抬头纹不当时会发生睑下垂，通常下垂较轻微，2～3 周内可自行恢复。也可以用 0.25％去甲肾上腺素眼药水或强力四氢唑林刺激 Müller 肌进行治疗。

C．注射鱼尾纹时剂量过大，可导致眼睑闭合不全，如注射位置太靠近眶缘，毒素向眼外肌扩散可发生复视，因此应注意注射的剂量和位置准确。

D．由于肌肉麻痹的结果，一段时间内不能做某些表情动作。

E．A 型肉毒毒素是一种免疫源性蛋白，注入体内可导致机体产生相应抗体，大剂量反复注射可能引起免疫复合物性疾病，应予注意。极少数人可发生过敏性休克，应备有 1∶1000 肾上腺素以备急用。

（8）疗效及安全性评价

1）疗效　通常注射 A 型肉毒毒素 3～14d 后，皱纹会逐渐舒展、消失，皮肤变平坦，一般效果都很明显,少数人可能需要补充注射,除皱效果可维持 3～6 个月,平均为 4 个月。因肌力逐渐恢复,皱纹可重新出现,故需重复注射。一般一年内要注射 3～4 次,但重复注射仍然有效。鱼尾纹的除皱效果最好,抬头纹效果稍差。

影响 A 型肉毒毒素除皱效果的因素包括:①毒素剂量:肉毒毒素的稀释及用量精确与否及气泡的形成、储存方式等都可影响毒素的效价;②操作因素:注射针头是否准确到位、注射位点、层次、深度、注射量及注射手法等都会影响效果,因此应注意做到准确、定量、慢注、减少渗漏;③个体差异:包括解剖上的差异、中和抗体的产生与否、心理因素、知识层次等。

2) 安全性评价　　A 型肉毒毒素的注射是非常安全的,它对人的半致死量(ID_{50})为 40U/kg 体重,而用于美容除皱的注射剂量只有 25～50U,属于微小剂量,注入肌肉之后它选择性、高亲和力地结合在神经末梢,几乎无多余的肉毒毒素进入血液或脑脊液,故极少产生全身副作用。

但需要指出的是,A 型肉毒毒素是一种剧毒药,应由专人保管发放,操作者必须是经过培训的医生,治疗需在正规医院内实施。

(张海霞　刘彦普)

5.3　吸脂塑形美容技术

5.3.1　概述

脂肪抽吸技术是利用机械、超声或电子碎脂加负压抽吸等技术去除皮下过多的脂肪组织,从而改善和美化形体的一类医学美容技术。它由减肥发展为体形塑造技术,并发症由高发生率减少到最轻程度,是近 20 年来各发达国家美容外科专业迅速兴起的一项逐步成熟的美容技术。

早期的脂肪抽吸术根据吸管头端侧孔是否锐利,分为“锐性法”和“钝性法”。前者“锐器”吸管的抽吸负压小,可以切割脂肪,但也容易损伤血管;而后者“钝器”吸管的负压大,可以将脂肪组织从血管周围钝性分离吸出。目前,我国所采用的主要是“钝器”吸管。

根据脂肪抽吸的局部注射药物,又分为“干性法”和“湿性法”。“干性法”是在全麻或硬膜外麻醉下,直接抽吸塑形部位的脂肪组织,其优点是能比较精确的判断治疗效果,容易掌握脂肪组织的去除量,但此法失血量较多,血液约占抽吸量的 40%～50%,且在门诊难以开展。“湿性法”可以不用全麻或硬膜外麻醉,而在治疗部位先注射含肾上腺素的局麻药后,再进行脂肪抽吸术,这样可以减少患者术后疼痛及术中出血,失血量约占抽吸量的 20%左右或更少。因此法可以在门诊进行,而得到较普遍的应用和发展。

1987 年,Klein 提出的“肿胀法”是在“湿性法”的基础上,用大量低浓度局麻药(0.05%～0.1%利多卡因)、1∶1000 肾上腺素、碳酸氢钠和生理盐水混合溶液局部注射后进行抽吸,具有失血少、安全、迅速吸出大量脂肪、麻醉时间长等优点,深受医生和患者的欢迎。同年,济南中心医院韩秉公和周兴亮在我国率先开始了脂肪抽吸塑形术,取得了良好的减肥和塑形效果。

1992 年,Zocchi 首创了超声吸脂术,该术是超声波结合肿胀麻醉技术,用超声波作用于疏松、肿胀的脂肪组织,使之产生乳化作用,再将乳化液吸除。该法有失血少、并发症少的优点,但吸脂操作时间较长。

1995 年,我国开始引进了意大利生产的医用电子吸脂机,利用肿胀麻醉技术和高频电场碎脂进行脂肪抽吸。该方法的优点是无皮肤切口、吸管较细(直径只有 1.5～2.5mm)、损伤轻、患者术后恢复快等;缺点是吸脂效率较低、操作时间较长。

5.3.2 适应证和禁忌证

(1) 适应证

本技术主要针对身体局部脂肪堆积的轻、中度单纯性肥胖的患者。临床以腹部、髂腰部、臀部和股部内外侧脂肪抽吸者较为多见;其次,为上臂、小腿、乳房和颏颈部。对周身弥漫性肥胖在活动时(如弯腰、下蹲、行走)受影响者,亦可经脂肪抽吸塑形得到改善,并部分改善其外形。有学者报道,对病理性肥胖进行脂肪抽吸能改善糖尿病状态。对要求脂肪抽吸塑形的患者,应选择局部皮肤弹性良好者,术后皮肤才可自行回缩,达到局部平整。因此,该技术特别适合于皮肤弹性较好的中青年女性患者,最大年龄也可到 50～55 岁。

(2) 禁忌证

A. 患有出血性疾病、高血压或严重疾病患者,心、肝、肾等重要脏器功能不全者。
B. 患有结核、乙肝等传染性疾病者。
C. 妇女月经期、妊娠期及哺乳期。
D. 吸脂部位皮肤有化脓性感染病灶者。
E. 有心理障碍及精神异常者。

5.3.3 相关解剖

(1) 腹部

1) *皮肤* 腹部皮肤除在脐部及腹白线上附着于深部组织结构较紧外,其他部分均较松弛,两侧腹部移动性较大。

2) *浅筋膜层* 由疏松结缔组织和脂肪组织构成,脐以下可分为两层,浅层称 Camper 筋膜,厚而富于脂肪,深层称 Scarpa 筋膜,较为致密,含有弹性纤维。在中线部附着于腹白线,向下与股部阔筋膜延续,浅筋膜层内含有腹壁浅层的血管、淋巴管和神经。

3) *肌肉层* 主要由腹直肌、腹外斜肌、腹内斜肌和腹横肌组成。腹直肌位于腹白线两侧,其表面和深面有腹直肌鞘包裹,下起耻骨联合至耻骨嵴间,上止胸骨的剑突及第 5、6、7 肋间,成人的腹直肌平均长 30cm,最宽处约 6.5cm,厚度为 0.5～0.6cm,腹直肌上有 3～4 个腱划,与腹直肌前鞘紧密黏着。腹外斜肌起于 5～12 肋骨外侧,肌纤维从上方斜向内下方向走行,在髂前上棘与脐连线附近移行为腱膜,参与组成腹直肌前鞘,腱膜的下缘增厚形成腹股沟韧带。腹内斜肌位于腹外斜肌的深面,肌纤维向上呈放射状,大部分移行为腱膜,参与组成腹直肌鞘的前后层,最后止于腹白线。腹横肌位于腹内斜肌的深面,肌纤维横向走行,在腹直肌外缘处移行为腱膜,参与腹直肌后鞘的后层和腹横肌腱膜的组成。

4) *腹壁的血管* 腹壁血管分为浅、深两组。浅组包括腹壁浅动脉、旋髂浅动脉和胸腹壁动静脉,浅层血管主要位于浅筋膜的浅、深两层;深组血管包括腹壁上、下血管、旋髂深血管、下五对肋间后血管和四对腰动脉。

5）神经　腹前壁的神经主要是下 6 对胸神经的前支和第 1 腰神经的前支，这些神经均属混合神经，既含感觉支又含有运动支，并呈节段性分布。神经走行于腹内斜肌与腹横肌之间，至腹直肌外缘进入腹直肌鞘，沿途有分支，分布到肌肉与皮肤。

（2）臀部

臀部皮下组织层丰厚，充满脂肪。臀上区由经竖脊肌和腰方肌间隙穿至皮下的第 4 腰动脉的臀上皮支供血。臀下区由经臀大肌下缘中点穿至皮下的臀下动脉供血。以上动脉均有伴行静脉。

（3）股部

股上部皮下组织丰富。股上内、外侧主要由股动脉的分支——旋髂浅、阴部外动脉及其他小动脉的诸多皮肤穿支和伴随的静脉分布。除股前内侧有较粗且表浅的大隐静脉及其小属支外，再无粗大的静脉分布。

（4）相对禁区的划分

1991 年，周兴亮等首次提出相对禁区的概念。即在腹、臀、股三个部位，将各主要皮支血管的穿出点及其周围区域划为相对禁区。位于腹正中两侧，相当于腹直肌前鞘的纵行区域和下腹相当于腹股沟韧带内、中 1/3 交点及沿该韧带斜向外上方达侧腹壁是腹壁的相对禁区。位于股内侧沿大隐静脉走向的区域是该部位的相对禁区。臀部位于臀上、下缘中点及附近区域系臀部的相对禁区。下腹壁和股内侧的相对禁区连接成片，应视为一体。这样共有相互对称的8个相对

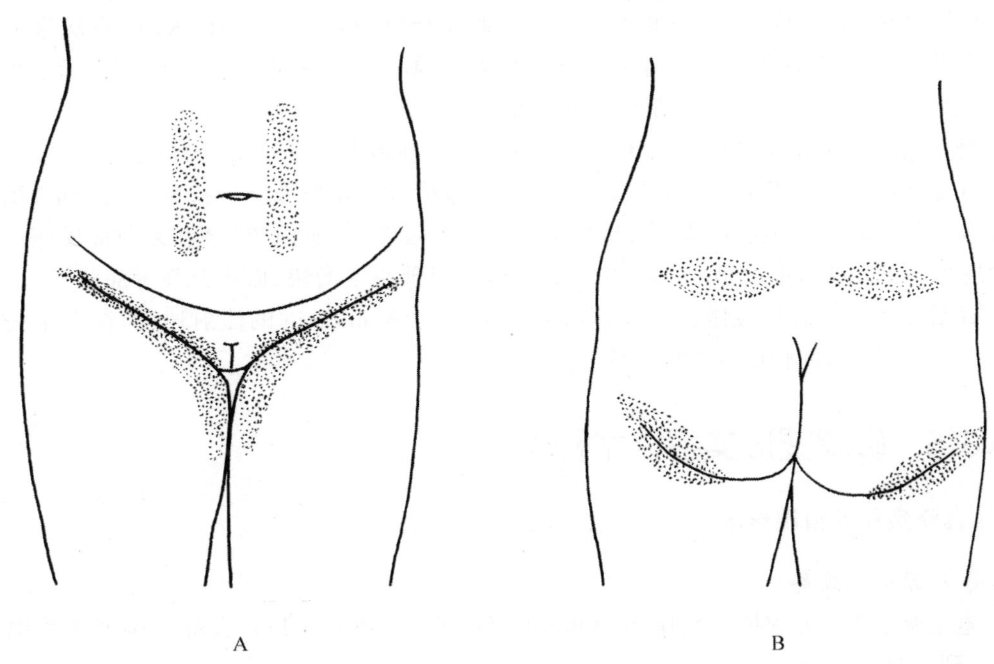

图 5-3-1　相对禁区示意图

A. 腹壁、股内侧；B. 臀部

禁区(图 5-3-1)。所谓相对禁区,意在表明在该区行脂肪抽吸并非禁忌,但应做相应技术改进。

5.3.4 术前准备和麻醉

(1) 术前准备

A. 术前应对受术者进行全面的身体检查和病史询问,对全身重要脏器功能进行评估,排除潜在性疾病,以正确判断受术者对脂肪抽吸塑形术的耐受程度。签署手术同意书。

B. 对女性患者应避开月经期和排除妊娠。

C. 手术前一天患者应洗澡,更换清洁内衣。

D. 术前应准备好相应抽吸部位的弹力压迫服,如用于腹部的腰封,用于臀部和股部的瘦身裤等。要求弹力适中,压力均匀,柔软透气,易洗涤,穿用方便。

E. 常规化验血常规、出凝血时间、尿常规、肝肾功能,疑有心脏病患者应查心电图。

F. 对使用普鲁卡因麻醉者,应做普鲁卡因皮试。

G. 术前测量抽吸部位的围度并做记录。一般让患者取站立位测量,腹围需经剑突与脐,脐与下腹最高隆突点测量,臀围需经大转子测量。股围需经大腿根部测量等。并于站立位用亚甲蓝或甲紫按地图等高线法标记抽吸的范围,并用碘酒固定。

H. 照相:患者术前术后需留被抽脂部位的正侧位相片,以对比治疗效果。

(2) 麻醉

可选用全身麻醉、硬膜外麻醉和肿胀局部麻醉,后者适用于门诊患者。目前,国内吸脂塑形美容术绝大多数是在门诊进行,因此本节只介绍肿胀局麻技术。1987 年,Klein 首次报道了肿胀局麻技术,即使用大剂量稀释的含肾上腺素的利多卡因溶液皮下注射,使抽吸部位脂肪组织肿胀的同时血管收缩,使该部位的脂肪组织易于吸出并减少出血。

1) *肿胀局部麻醉液的配制* 生理盐水 1000ml,利多卡因 400mg,5%碳酸氢钠 20ml,肾上腺素 1.0mg。利多卡因用量:常规用量是 7mg/kg 体重;Klein 肿胀麻醉技术最大用量(浓度必须在 0.05%~0.1%)为 35mg/kg 体重,超剂量的利多卡因应用,血内浓度低,无中毒反应。肾上腺素用量是 0.035mg/kg,浓度是 $1:(1\sim2)\times10^6$,很少出现心率增快、血压升高等症状。

2) *注射方法* 直接缓慢注射配制液到皮下,60~80ml/min 的注射速度,注射量是吸出量的 1.0~1.5 倍,使术区轻度或中度肿胀。

5.3.5 吸脂塑形美容技术种类

(1) 真空负压吸脂塑形术

1) *手术器械及设备*

A. 电动吸引器:要求抽气负压 66~95kPa(约 500~700mmHg),大部分国产医用电动吸引器都可达到要求。

B. 不锈钢吸头:吸头顶端圆钝,远端侧面有 1~3 个侧开孔(各厂家设计不同)。手把柄一侧有进气的控制孔,其尾端与导管相连。按吸头的外径和长度可分为若干型号,各厂家提供不同的成套吸头。一般粗而长的吸头应用在较大范围的吸脂术,如腹部、大腿、臀部,较细吸管应用在小范围吸脂术及粗吸头吸脂后的进一步修整。目前使用的吸头有两种:"锐性吸头"和"钝性吸头",其主要区别在于吸头侧孔有无刀片。目前国内使用的吸头多为"钝性吸头"型,安全可靠、操作方便。

C. 连接导管:连接导管的内径 8~10mm,长 1.5~2.0m,为弹性好的半透明硅胶管,可观察抽吸的脂肪及出血情况,其硬度要求在 95kPa(约 700mmHg)负压吸引时不被吸瘪。

D. 弹力加压服:弹力加压服是脂肪抽吸术后加压包扎塑形所必需的材料,要求弹力适中、压力均匀、柔软透气、易洗涤、穿用方便。常用的有腹部弹力加压服和股部弹力加压服。制作弹力加压服的材料以氨纶织物为佳。如无此服也可使用尼龙弹力紧身健美服代用。

2) *术前准备* 除按整形外科手术常规准备外,吸脂术手术前应着重做以下准备。

A. 测体重及围度:精确测量体重及吸脂部位的周径。

B. 标记吸脂区域:用甲紫标出要吸脂范围的轮廓线,不对称处应特别标出。

C. 手术体位:臀部、腰部及股外侧,应选择俯卧位,胸腹部、股内侧及上臂取仰卧位。如同时做两个以上部位,需按要求调换体位,因此消毒范围应扩大些,并适当考虑麻醉的要求。

D. 麻醉选择:根据吸脂范围大小等酌情选用局部麻醉、静脉复合麻醉或硬膜外麻醉等。

3) *手术操作*

A. 切口的选择:切口的选择既要方便抽吸操作又要隐蔽,臀股区切口应在臀沟,腹部、髋部切口应选择在脐围或耻骨上方,小腿内侧可选择腘窝切口。体表原有手术切口(如阑尾切口、剖腹产切口)也可利用。切口长约 1~2cm,以能插入吸管为适度,过长会影响负压效果,并会留有较长的切口瘢痕。

B. 操作方法:按设计切口切开皮肤、皮下组织,用剪刀在皮下脂肪层稍加分离,右手持吸头把柄将吸头插入抽吸部位,然后开动电动吸引器,使负压达到 66.5~93.1kPa(500~700mmHg),即可按照标记的范围进行拉锯式刮吸。操作时吸头侧孔一般朝向深面或侧面,左手抚摸抽吸部位的皮肤表面或连同皮下脂肪一并捏起,以掌握操作的深度和抽吸量。此时,可通过透明的连接管看到浅黄色的脂肪块被吸出,随着手术的进行,抽除物可逐渐变为带有少量血液的红色,直至近全血样的紫红色,这时该部位应停止抽吸,在没有负压的情况下将吸头拔出。如此以切口为中心呈放射状进行隧道式抽吸,如抽吸范围较大,可采用数个小切口,使经各切口所抽吸的隧道交叉,残留的皮下脂肪呈蜂窝状。这样,既可减少出血,又减轻术区皮肤表面呈现凹凸不平的情况。

4) *注意事项*

A. 吸头在皮下脂肪的层次应尽可能保持一致,面颈部位保留 0.5~1.0cm 的皮下脂肪,腹部、躯干部位应至少保留 1.5~2.0cm 皮下组织,臀部应保留2.5~3.0cm皮下组织。

B. 手术区与非手术区交界处应有过渡区,即手术区抽吸至边缘时应逐渐减少脂肪抽吸量,有利于形成平坦的外形,过渡区宽度视部位而定,一般在 2~5cm 左右。

C. 抽吸脂肪量应适当掌握,一般每次不宜超过 3000ml,脂血混合抽吸物在放置 24h 后脂血比例不应低于 4:1。

D. 抽吸完毕后,挤出抽吸部位的皮下积血,经切口放置引流管,缝合切口加压包扎,腹部、股部、臀部应外穿弹力尼龙服。

5) *术后处理*

A. 常规处理:用抗生素及止血药物,必要时给予静脉输液 1~3d。

B. 持续负压吸引引流:保留 4～72h。

C. 记录抽吸量、抽出物中血与脂肪比例及引流量:术后将收集瓶内的抽出物静置 24h 左右,脂肪便浮在上面,血液沉积在下面,如此记录含血量、脂肪量及两者的比例。

D. 早期活动:术后早期可以下床活动,行肢体功能锻炼,7～10d 拆线。

E. 测量术后周径:拆线后、术后 3 个月及半年测量手术部位的周径,评价手术效果。

F. 术后 2 周内,应每天 24h 穿弹力服;2 周至 3 个月内,每天至少应穿 4h 弹力服。应穿弹力服 3 个月。

(2) 超声吸脂塑形术

1) *优点* 超声吸脂术可用来对各种肥胖症及脂肪堆积病人进行去脂,以改善其体形。它与上述真空负压吸脂术比较,有以下优点。

A. 选择性地破坏脂肪细胞,超声波去除占脂肪细胞体积 90% 的液体部分(脂肪酸),而细胞周围的网状结构如血管、神经、淋巴管及纤维结缔组织,这些结构为高密度,不易被超声波所破坏,得到完整地保留,与刮吸法相比是一个很大的优点。

B. 仅去除脂肪细胞中的液体部分(脂肪酸),而高密度的固体部分如细胞膜、细胞间结构及细胞残片(富含自体胶原)留在原来位置,使术后局部皮肤显得比较平整规则。

C. 对于皮肤松弛的病人去脂肪,可用超声探头有意刺激皮肤内表面,使皮肤出现收缩效应,而传统的单纯吸脂术不适用于此类病人。

D. 由于其选择性破坏作用,从而避免了传统吸脂术所造成的出血、休克、脂肪栓塞,以及术后出现的皮肤瘀斑、感觉丧失、皮肤血循环障碍或坏死,增加了手术的安全性。

E. 此法对医师来说省时、省力,对病人来说由于创伤小、出血少、恢复快、花费减少,易为病人接受。

2) *超声去脂术的原理* 超声吸脂塑形术由意大利人 Zocchi 于 1992 年首创,其原理是通过超声发生器将电能变为高频能,产生超过 16kHz 的超声波。超声装置的工作范围在 20～40kHz 之间。由于脂肪组织较疏松,黏合力差,超声波作用于脂肪组织发生理化及生物学效应。包括:①微小的机械运动;②形成"空腔现象",即超声波膨胀循环产生的负压而出现的微小空腔;③热效应:在肿胀局部麻醉下,使脂肪细胞在极度肿胀的情况下,通过超声波的能量作用,有选择地液化脂肪细胞(碎脂),使脂肪细胞数量减少,对血管、神经组织无损伤。此术具有疗效确切,损伤轻微,失血量少,并发症少,术后恢复快等优点。其缺点是,效率太低,手术时间长和设备价格昂贵。

3) *超声去脂术适应证* 超声吸脂塑形术的适应证、麻醉和操作类似真空负压吸脂塑形术;所不同的是,超声吸脂的局部麻醉液需用低渗性肿胀液。该肿胀液与 Klein 液不同的是,把 1000ml 生理盐水改为 500ml 生理盐水加 500ml 蒸馏水。其手术操作是将超声探头置入手术区域后,来回缓慢移动探头,进行碎脂,然后再用低负压下吸引吸去治疗区的乳浊液,碎脂和吸脂交替进行,直至局部去脂满意为止。

4) *操作技术*

A. 术前准备:测量及标线,事先将拟去脂的部位划出"等高地图线"。中心为吸除多的区域,随着等高线向外吸脂量则逐渐减少。

B. 麻醉:注射一种低渗的具有止痛及可使脂肪细胞易于破碎效果的"肿胀麻醉"浸润液,此药剂的配方是 0.06%～0.08%利多卡因生理盐水溶液加 1∶(1～2)×10^6 肾上腺素。肿胀法吸脂术创伤轻,出血少,吸除脂肪彻底,因而开展日益广泛。但肿胀液中利多卡因的用药限量尚无明确结论。传统观点认为,利多卡因用量不能超过 7mg/kg 体重,或 24h 用量不能超过 50mg/kg 体重。

C. 超声治疗:"肿胀麻醉"液注射完毕后即可开始对脂肪堆积部位进行超声治疗,经过皮肤小切口将超声去脂仪的探头插入,做扇形来回往返操作,由于探头金属部分有一定的热效应,故切口处需用一塑料管做保护套,以防该处皮肤及软组织灼伤。经过超声治疗后,占脂肪细胞 90%体积的脂肪酸从细胞内溢出,含脂肪酸的组织液与注入的低渗肿胀麻醉液混合形成一种乳剂。在治疗过程中,液体顺皮肤切口流出,但单靠自行流出不彻底,故需要通过负压吸引及手法塑形将其尽可能排出。

D. 术后处理:术毕放置引流管,覆盖无菌敷料,弹力服压迫塑形。为了保持好的塑形并获得满意的康复,首先必须运用负压吸引,维持 3～4d;第二,对治疗区进行弹性包扎 30d,汗湿或污染后要及时更换,保持洁净和干燥;第三,有效应用抗生素,因脂肪组织抗感染能力差,一旦吸脂的腔隙感染,愈合很慢。

(3) 医用电子吸脂塑形术

20 世纪 90 年代初,国际上出现了一种新型吸脂设备——高频电场吸脂机。

1) *高频电场吸脂机工作原理和构造* 其工作原理是利用插入脂肪组织中的两电极间产生的高频电场破坏脂肪细胞并将其吸出。其特点是,损伤较轻,出血少,无需做皮肤切口,易于吸出纤维含量不同的脂肪组织,吸脂术后治疗部位无凹凸不平现象;此种吸脂机功能较多,易于操作,但吸脂过程较传统真空负压吸脂术费时。

高频电场吸脂机由主机、连接管和手柄三部分组成。手柄远端有两根套针电极(外径 1.5～2.0mm),针端钝圆有侧孔,一根针与肿胀局部麻醉液药瓶相连,另一根针与吸引瓶相连,手柄上有三个触键与主机键盘上的功能相同,可由术者控制注入术区的麻药多少,释放电脉冲和抽吸脂肪混悬液。

2) *术前准备* 术前套针应浸泡消毒,手柄和连接管用乙醇擦拭消毒 3 遍备用。吸脂部位画线及术前准备同其他种类吸脂术。

3) *麻醉* 麻醉液采用低渗溶液,其配方为:生理盐水 500ml,2%利多卡因注射液 30ml,1∶1000盐酸肾上腺素 1ml。通过连续注射将配制好的局部麻醉液呈放射状均匀浸润注射于拟去脂区皮下脂肪内,用量为 1～1.5 倍于预计去脂量。

4) *手术操作* 在去脂范围的隐蔽处用打孔针在皮肤进针点打两个间距为 0.8cm 的小孔至皮下脂肪层,将连接在手柄上的两根套针电极经皮肤小孔刺入皮下脂肪层,打开注射麻醉剂开关和电脉冲开关,边注入麻醉剂边进行电解碎脂,待所需麻醉液剂量充足后即关闭开关,然后打开抽吸开关,即可抽吸脂肪。抽吸结束后,用纱布挤压术区,力争将存留在术区的麻药和残存脂肪颗粒尽量挤出,并在低位用打孔针穿刺 2～4 个小孔至皮下脂肪层,以利引流。进针点用无菌纱布包扎,整个去脂区用高弹力腰封或紧身裤加压 1 个月,后换普通紧身衣压迫 3 个月。术后常规应用抗生素 3～5d,以预防感染。

(4) 面部吸脂塑形术

我国面部吸脂塑形报道不多。该术是用 20ml 注射器配抽脂针(圆头侧孔,针粗同 18 号针),在局部麻醉下吸脂,取下颌角、颏部正中等处为穿刺进针点,抽吸针栓形成负压,往复抽动,呈放射状抽除皮下脂肪,注意抽吸均匀,直至满意为止,术毕缝合针眼一针,外敷纱布加压包扎。

5.3.6 并发症及防治

(1) 失血

术中失血是吸脂术的重要危险因素,传统方法是使用肾上腺素。但肾上腺素对于患有高血压、糖尿病和其他心血管疾病者,会对心血管系统产生不良影响,应列为禁忌证。Lalinde 于 1995 年提出可用 L-OrrThine 8 Vasoressin (简称 L-8)替代肾上腺素。此药含戊多肽,类似于下丘脑血管升压素利尿激素,局部应用可直接作用于小血管而产生止血作用,而无肾上腺素的不良反应。超声吸脂和医用电子吸脂术的出血量明显低于真空负压吸脂术,是其优势所在。

(2) 栓塞

肺栓塞和脂肪栓塞综合征是主要危及生命的并发症。发生率 0.2%～0.3%。除肺呼吸窘迫(ARDS)等外尚有胸痛和昏迷,常发生在术后 5d,肺栓塞的死亡率是 10%,死亡病例中约 2/3 发生在栓塞后 30min 内,危重紧急病人的惟一救治办法是取出血栓。脂肪栓塞综合征的主要临床表现是:①发生率是 1.13/万;②常发生在术后 72h 内;③呼吸急促窘迫;④PaO_2 和 $PaCO_2$ 值降低;⑤胸片示有广泛散在瘀斑;⑥尿内可查到脂肪颗粒。Mathews 和 Grazer 报道完成 3000 余例体型塑形术,没有发生肺栓塞和肺脂肪栓塞综合征,其主要原因是术中和术后采用三联处理方案,即充足的血容量、乙醇输入和早期活动。

(3) 血肿

由于吸管在皮下往返推动,在脂肪组织块被撕脱刮下的同时,微小血管也破裂,因盲视刮吸,不能用钳夹等方法止血,因而出血较多。在吸脂术中要操作轻巧,随时注意连接管中吸出物的颜色变化,如有出血应及时改变方向并压迫出血部位,吸脂完毕,用无菌棉垫均匀铺垫吸脂区域加弹力服压迫包扎,必要时术后给予止血药。术中应常规输液补充血容量,对于一次抽吸量超过 3000ml 者需输血 200～400ml。术前两周停用阿司匹林和布洛芬等类药物。一般可以防止血肿和血清肿的发生。由于抽吸后潜行创面较大、腔隙多,血液及血清渗出物易积聚,为较多见的并发症。负压引流、加压包扎是预防血肿的重要措施。如已出现较大的血肿或血清肿,应切开引流或穿刺吸出后再加压包扎,如系晚期发现,可用局部热敷或理疗,以促进其吸收。局部瘀斑一般无需处理,2～3 周后多会消失。

(4) 皮肤凹凸不平

皮肤凹凸不平及皮肤皱褶是由于脂肪抽吸术时对脂肪量的多少估计不足,抽吸的层次不一致、不均匀,使手术区与非手术区过渡区域照顾得不够等造成的。皮肤皱褶见于皮下组织层留得太薄，包扎不平整及少数皮肤弹性差的病例。在操作过程中应尽量保持抽吸层次一致或接近，局部抽吸时要观察周围区域，做到均匀抽吸，术中要保留一定厚度的皮下脂肪层，对皮肤弹性差者可考虑同时做皮肤提紧术。皮肤凹凸不平及皮肤皱褶在每个病例都不同程度存在，但多在3～6个月内逐渐恢复。

(5) 感染及切口延期愈合

继发感染在吸脂术的病例中不应发生，如果发生感染多是医源性的。吸脂术应强调无菌操作，术后适当应用抗生素以预防感染发生。有人认为吸管在抽吸时反复摩擦切口创缘，加之吸头侧孔在未闭负压的情况下进出切口是切口延期愈合的原因之一。

(6) 皮肤坏死

脂肪抽吸术所致的皮肤坏死并不多见，Pitman报道发生率为0.2%，国内报道为1.77%。预防措施主要在于尽量保护真皮下血管网的完整，应保留真皮下1～2cm厚的脂肪层，抽吸时吸头侧孔忌面向皮面。

(7) 其他

国内曾有吸头误入腹腔而造成小肠多处穿孔及腹膜炎的报道，应该引起警惕。

5.3.7 吸脂塑形美容效果评价

吸脂塑形美容技术是惟一能减少脂肪细胞数量的减肥方法。其疗效取决于脂肪吸除的多少，局部塑形是否满意。吸脂塑形的治疗效果是稳定的，不会反弹。如何评价其疗效，一般认为吸脂量充足，无凹凸不平现象，腹部、腰部、臀部或腿部等吸脂部位的围度明显改善，无任何并发症发生，应视为优良。吸脂量尚满意，术区有轻度凹凸不平现象，吸脂部位的围度有所改善，无并发症发生，应视为良好。吸脂量尚可，术区有凹凸不平现象，吸脂部位的围度有改善，有轻度血肿或血清肿等并发症，应视为一般。吸脂量少，术区有明显凹凸不平，吸脂位的围度无明显改善，不论有无并发症发生都应视为差。

目前，临床所开展的真空负压吸脂塑形美容技术、超声吸脂塑形美容技术和医用电子吸脂塑形美容技术，从安全性上讲，后两者较为安全，疗效确切，但设备较昂贵，收费较高。

（徐国士　李　谆）

5.4 酒窝成形术

笑靥(yè)俗称酒窝、笑窝，是面部表情肌运动时，颊部出现局限性的皮肤小凹陷。它的形成是笑肌筋膜和口角外侧部的真皮下层存在着点状纤维带造成的。微笑时呈现出来的酒窝给人以甜蜜的美感。笑靥成形术就是采用手术的方法造成笑肌筋膜与口角外侧皮下组织人工粘连。

(1) 适应证

面颊部皮肤光滑、平坦、色泽正常；局部皮肤无感染；非瘢痕体质；本人坚决要求笑靥(酒窝)

成形术者。

(2) 酒窝位置的设计

先天性酒窝的位置大部分位于外眦(外眼角)向下的垂线与口角向外侧的水平线的相交点(图 5-4-1),少部分在口角水平线之下 0.5cm 或外眦垂线内、外 0.5～1.0cm。人工酒窝的设计一般以先天性酒窝的位置为准,但还应根据施术对象的脸型、口裂大小等因素,适当调整设计点的位置。

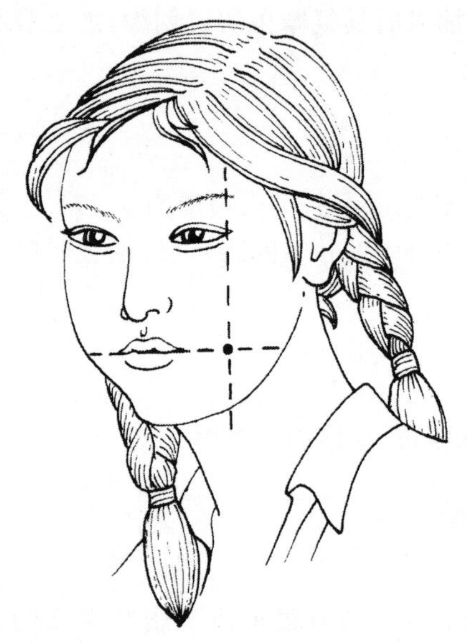

图 5-4-1 酒窝的标准位置

(3) 手术方法

1) 缝线法　　用 1 号丝线由定位点皮肤面垂直进针,穿出口腔黏膜;将同一缝线留在皮肤外的尾端穿针,从原针孔进针并在真皮层推进少许,然后再穿出口腔内黏膜,与第一针相距 2～3mm,用直径 3mm 的碘仿纱布卷置于两线之间,收紧打结,这时可见到酒窝形成的外观。术后 7d 拆线(图 5-4-2)。

2) 切开埋线法　　在与定点相对的口内黏膜面做 0.5cm 的小切口,切口长轴与鼻唇沟平行。用止血钳钝性分离黏膜下及肌肉组织直达真皮下层。用角针带 0 号丝线自切口穿入,将一小束颊部肌肉与真皮做"8"字形缝合,打结后剪短缝线埋入切口内。打结收紧缝线时应缓慢用力,同时观察形成人工酒窝的大小、深浅及形态,并进行适当调节。黏膜面的小切口用 3.0 号丝线缝合 1～2 针,术后 5d 拆线(图 5-4-3)。术中应注意颌外动脉的走行,避免刺破出血。

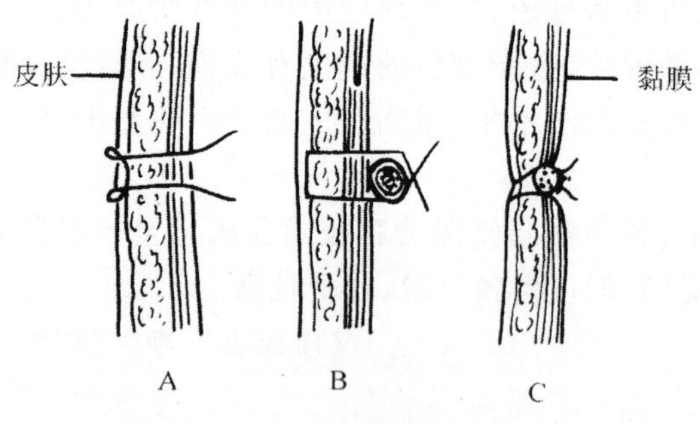

图 5-4-2 缝线法

A. 进针;B. 置碘仿纱条;C. 打结

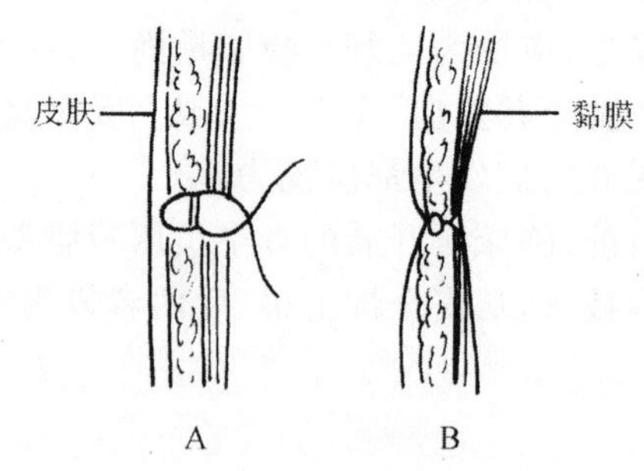

图 5-4-3 切开法

A. 切开进针;B. 缝合打结

(4) 术后注意事项

A. 注意口腔卫生,每天用生理盐水或洁口液漱口 5～6 次。注意饮食,吃易消化、富营养的食物,避免食有刺激性的食物。

B. 术后应用 3d 抗生素预防感染,颊部伤口不需包扎。

C. 术后数日内由于面颊部肿胀，酒窝不显现；术后早期(肿胀消失后)无论有无笑容，均呈现酒窝；通常半年左右方能恢复自然，即在微笑时才呈现酒窝。

(吴继聪　居　云)

5.5　穿耳孔技术

戴耳饰是人类自古以来最早的美容方法之一，耳饰材料很多，有传统的黄金、白金、银、铜、玛瑙、钻石、翡翠和珍珠等，还有新材料、新工艺制作的合金材料、玻璃、高级塑料、木料及贝壳等。耳饰是女性整体风采的重要点缀，一直被女性所偏爱。故穿耳孔戴耳饰这种简单的民间手技方法流传至今，并在不断改进、完善。

(1) 适应证

要求穿耳孔者。

(2) 禁忌证

瘢痕体质、心理异常、耳垂有病变者。

(3) 耳孔定点设计

耳垂内含脂肪和结缔组织，皮肤薄而细嫩，无软骨，形态和大小个体差异较大，穿孔定位因人而异，原则上不要太靠近耳垂的下边缘和后边缘，以免耳饰的牵拉容易引起耳垂裂开；理想的耳孔应根据耳垂的形态大小决定。

1) *大耳垂定点*　　大耳垂穿孔一般定在耳垂的中心点，即用示指(食指)在耳垂的后面将耳垂顶起固定，因示指的中心部突出，故将耳垂顶起的最突出点即是中心点；更简单的方法是，将耳垂视为一圆形或椭圆形，找出其中心点即为穿耳孔点(图 5-5-1)。

2) *普通耳垂定点*　　自耳屏间切迹画一水平线将此线分成三等分，通过中内 1/3 交界点做一垂线，再将垂线三等分，垂线上 1/3 与中 1/3 交点即为穿孔点(图 5-5-2)。

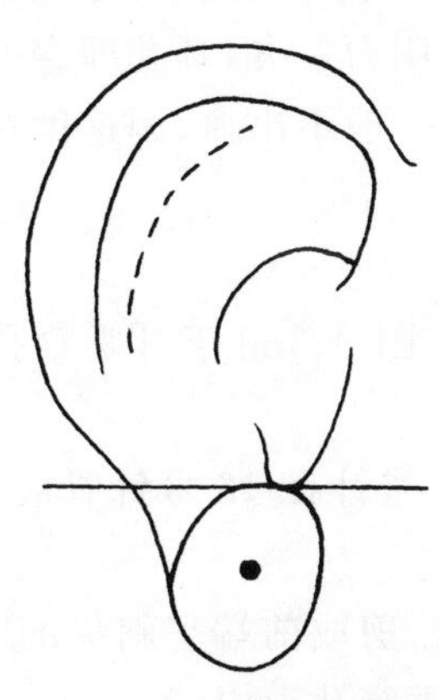

图 5-5-1　大耳垂穿孔定点

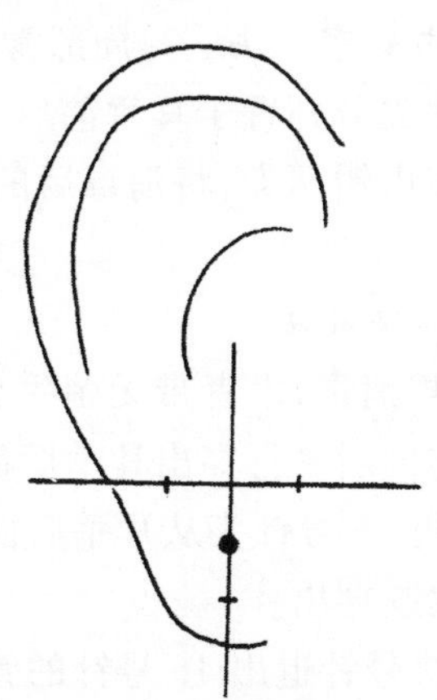

图 5-5-2　普通耳垂穿孔定点

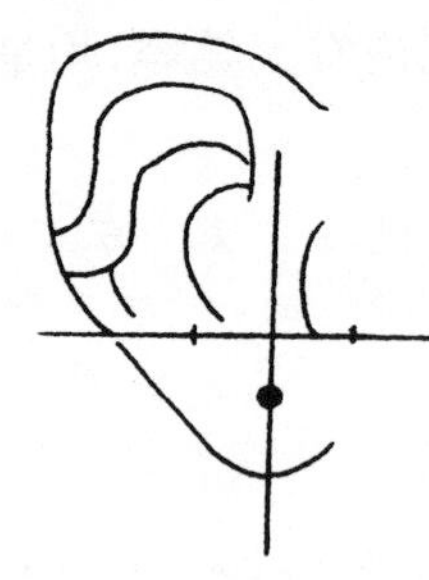
图 5-5-3 小耳垂穿孔定点

3) 小耳垂定点　自耳屏间切迹水平线中内 1/3 交界点至耳垂下缘垂线的中点，即为穿耳孔点(图 5-5-3)。也有在耳屏间切迹与耳垂之中点略偏内上 1～2mm 处，为穿耳孔的位置。

4) 耳轮穿孔定点设计　要求穿 2～3 个耳孔者，穿孔位置：第一点在耳垂中点；第二点可在耳轮与耳垂交界处，也即在耳屏间切迹边缘做一水平线至耳垂边缘并分三等分，外中 1/3 交界处；第三点可在第二点偏外上 0.5～0.7cm 处。

总之，穿孔位置一般用目测定位，但由于耳垂形状、大小不同，和个人爱好佩戴耳饰品种形状不同，穿耳孔定点位置最终需以美容就医者满意为准。

(4) 穿耳孔方法

1) 针穿孔法　亦称传统法，用拇指和示指捏住耳垂要穿孔的位置揉搓片刻，或将绿豆放在穿孔位置上，用拇指和示指捏紧揉搓片刻，随即常规消毒，左手捏紧拉住耳垂下边，右手持消毒过的粗缝衣针或粗三角针，对着穿孔点垂直快速刺针，穿透耳垂，来回磨擦几下以扩大针孔，拔出针，顺耳孔戴上消毒过的耳饰，若戴耳环，戴前可将耳环一端捏直涂上消炎药膏，以利于润滑耳饰顺利通过耳孔和起消炎作用，耳钉可直接涂消炎药膏。也可用持针器夹住穿有 4～10 号粗丝线的粗三角针，对着穿孔点垂直迅速穿透耳垂，丝线保留耳孔内，外面打结成线环，10d 后拆线，配戴耳饰。

2) 耳孔枪穿孔法　亦称无痛耳孔枪穿孔法，不需麻醉，用镊子夹持消毒后的专用耳饰插针放在耳枪内，对准穿孔点，扣动扳机，耳枪利用冲击力便将耳饰插针戴在耳垂上。一个月后更换其他耳饰。

3) 激光穿孔法　局部消毒，注射麻药，用激光枪对准设计好的穿孔点，启动开关，由前向后穿孔，耳垂后面应用湿纱布垫垫着，以免穿透后，刺伤其他部位。穿透后随即戴上消毒后的耳饰。

4) 高频电穿孔法　消毒后局部麻醉，利用高频电热笔对准穿孔点烧灼，使耳垂成孔，将消毒后的耳饰戴入耳孔。

5) 布巾钳穿孔法　局部常规消毒，不需麻醉，术者左手拇指、示指拉住耳垂，右手持张开的布巾钳将钳尖分别置于耳垂前后方，尖端对准设计好的穿孔点，用力一夹，耳孔即穿通，右手松开手柄退出布巾钳两尖，将消毒后的耳饰穿入耳孔固定，用此术式一般不出血，因速度快，受术者一般无痛感。

6) 塑管穿孔法

A. 常规消毒，术者带无菌手套，用 7 号针头注射 2%利多卡因 0.3ml 于耳垂穿孔点处，然后将针头由前向后平行穿出耳垂后面的皮肤。

B. 再用 16 号针头从耳垂后面的 7 号针头处逆行穿入(即 7 号针在 16 号针管腔内)，经原孔于耳垂前皮肤穿出。

C. 将 7 号针退出 16 号针的管腔，选用灭菌的头皮针塑料管，剪成前端呈斜尖的 1.5cm 长小段，插入 16 号针头管腔内由前向后在退针的同时将塑管导入耳垂穿孔道内。

D. 剪除耳垂两侧过长的塑管，10～15d 耳垂穿孔道愈合后，塑管可取出。也可根据受术者要求即刻经塑管腔带上耳饰。此法术中无痛,无出血,术后无感染,无异常分泌物及瘢痕增生等现象。

(5) 穿耳孔注意事项

A. 穿耳孔前要洗澡、洗头,长发者最好将头发梳于耳后。

B. 穿耳孔后 7～10d 内勿牵动耳饰,保持局部清洁干燥,每天用乙醇或碘伏棉签擦拭耳孔周围 2～3 遍。

C. 禁用不干净的茶叶梗或细牙签等穿入耳孔内。

D. 换衣或穿脱毛衣、戴去头巾时小心勿勾住耳饰。

E. 1 个月内最好勿染发及喷雾发胶之类化妆品。

F. 需更换耳饰时最好 1 个月后更换。

(6) 常见并发症原因及处理

1) 局部感染

A. 原因:消毒不彻底甚至不消毒,就进行穿耳孔术,术后不涂消炎膏、不进行术后清洁,而造成感染。

B. 处理:轻度感染,局部用碘伏或乙醇消毒,涂抗生素药膏或莫匹罗星软膏即可;如有脓性分泌物,需用过氧化氢、生理盐水或庆大霉素、氯霉素冲洗局部后涂抗生素药膏。如有淋巴结肿大可给予口服或肌内注射抗生素,控制感染。必要时暂时摘掉耳饰,感染控制后再戴耳饰。若耳孔闭塞时,要严格消毒后重新穿孔再戴耳饰。

2) 瘢痕疙瘩

A. 原因:瘢痕体质、创面感染后炎症反应、过敏体质等,戴非纯金或纯银耳饰者常见。

B. 处理:去掉耳饰,根据瘢痕疙瘩大小、病程长短采取不同的处理方法:①小于 1cm 的初发瘢痕疙瘩,可用曲安奈德(确炎舒松-A)局部注射封闭治疗,1 次/周,至瘢痕疙瘩萎缩。亦可局部贴瘢痕贴等治疗。②瘢痕疙瘩大于 1cm 者或非手术疗效不佳者,可在瘢痕疙瘩静止期行手术切除,术中尽量保留正常皮肤,将瘢痕组织彻底切除,缝合耳垂前后两面皮肤创口时,可予耳垂中心部留一小洞孔,用细丝线将洞孔的前后皮肤创缘缝合 2～3 针,以封闭洞孔处创面;减少结缔组织增生,洞孔留置粗丝线或灭菌的一次性使用输液器头皮针的塑料管,以备将来继续佩戴耳饰。1 周拆线,创口完全愈合后即行放射性核素放射治疗或贴敷瘢痕贴,抑制结缔组织增生,防止瘢痕复发。

3) 耳垂湿疹

A. 原因:多与戴耳饰品有关。

B. 处理:首先去掉耳饰,避免局部清洗及搔抓等行为,局部使用止痒、收敛保护剂,同时口服抗组胺类药物。

4) 接触性皮炎

A. 原因:目前耳饰品种较多,多因配戴耳饰品种材料引起。

B. 处理:确认为耳饰材质所致后,应立即去掉耳饰,轻度皮炎可外涂皮质类固醇激素,肿胀明显者可给予湿敷 1∶5000 呋喃西林液,湿敷后再外涂皮质类固醇激素。待症状好转后,再换戴其他材质的耳饰。

5）耳垂裂

A. 原因：穿孔位置太靠近耳垂边缘，加上耳饰重、配戴时间长将耳垂坠裂，或被人用力拉耳饰致耳垂裂开，或穿脱毛衣时不小心挂住毛衣用力拉裂开耳垂。

B. 处理：在局部麻醉下按耳垂裂手术矫治，但应保留耳孔。

6）耳孔闭塞

A. 原因：感染湿疹或接触性皮炎等去除耳饰时，未及时再配戴其他耳饰所致。

B. 处理：重新再穿耳孔配戴耳饰。

7）不常见并发症　国外有文献报道，穿耳孔引起有脓毒病、颈部浅表淋巴结病、局部银质沉着症、耳垂顽固性水肿、耳后淤血、压力性溃疡、肉芽组织增生、表皮囊肿形成、耳坠嵌入、疼痛性晕厥等。这些少见的并发症报道，应引起我们足够重视，在操作上严格执行美容外科手术操作原则和基本技术，避免或减少并发症的发生。

（郜　杰　吴继聪）

5.6 脱毛技术

身体毛发过分生长或生长部位异常，其原因十分复杂。先天性的毛发增多，常为种族和遗传的因素所致。后天性的毛发增多，多因内分泌功能障碍所致，如多发性卵巢综合征、糖尿病、肾上腺皮质增生等。女性多毛症，与雄性激素有关，它是由于妇女卵巢、肾上腺和肝产生较多的雄性激素而导致毛发增生。医源性多毛症，是由于长期服用皮质类固醇激素、睾酮、苯妥英钠、青霉素、链霉素、补骨脂素等所致。

5.6.1 适应证与禁忌证

（1）适应证

以多毛症为主，主要表现为毳毛变为粗黑的长毛，以及正常毛发出现的过长、过密、过粗等症状。腋下、小腿、前臂和口唇等部位的毛发。

（2）禁忌证

A. 外耳道内、鼻孔内及黑痣上长的毛发。

B. 皮肤有感染或炎症者。

C. 儿童。

D. 正在接受激素药物治疗、化疗和放疗者。

5.6.2 脱毛的方法

暂时性脱毛有剔除法、镊除法、脱毛膏去除法、蜡脱毛等。永久性脱毛主要指物理性脱毛（电子脱毛），物理性脱毛有高频电针电解毛囊法、电镊式脱毛机脱毛法。所谓永久性脱毛不是绝对的，它的复发率为 30%～70%。

(1) 剃除法

剃除法只能去除毛干部分，会复发。具体操作为局部涂滑石粉，用剃须刀逆行刮除。

(2) 镊除法

此法有轻微痛感，可诱发毛囊炎，会复发。具体操作为局部用 1∶1000 苯扎溴铵或者 75%乙醇棉球消毒，用眉镊顺向逐个拔除。常用来修正眉型。

(3) 脱毛膏去除法

此法复发率高，无痛苦。具体操作为局部皮肤涂抹毛膏后，用面巾纸轻轻擦去即可去除。

(4) 热蜡脱毛法

A. 用 75%乙醇清洁局部皮肤，用 75%乙醇脱脂。
B. 熔化蜡块，将熔化的蜡涂匀在无纺布上，紧贴在脱毛的部位。
C. 左手绷紧皮肤，右手掀起一角，尔后逆毛发生方向快速揭起。

(5) 冻蜡脱毛法

A. 用 75%乙醇清洁局部皮肤、去脂，以增加蜡的附着力。
B. 用压舌板沾冻蜡涂在粗布上，越薄越好，再贴在皮肤毛多的部位。
C. 待冻蜡稍干后，一手绷紧皮肤，用另一只手掀起一角，逆毛发生方向快速揭起。
D. 蜡布条可在此时反复贴揭几次。
E. 可配合使用绝毛膏，可以延缓复发。

(6) 高频电针脱毛法

A. 局部皮肤常规消毒。
B. 剪去过长毛发，以保证术野清晰。
C. 局部麻醉。
D. 电流调整到电针能粘出毛乳头为佳。
E. 进针深度应达到 0.5cm。
F. 从毛孔进针，要求快、稳、准。

(7) 电镊式脱毛机脱毛法

A. 局部皮肤常规消毒。
B. 电流强度调整在 3mA 以内，以受术者能耐受而又能脱掉毛法为度。
C. 用电镊夹住毛体中段 5s 左右，而后顺毛发生长方向轻轻拔出。有黑白色毛乳头者为脱毛成功。
D. 注意电镊前端勿触到皮肤。

（李　明）

5.6.3 半导体激光脱毛法

(1) 原理

目前,激光已广泛用于各种皮肤疾病的治疗,激光治疗具有高度精确和高度选择性的优点,同时减少了不良反应和并发症发生的风险,从而使治疗效果更加理想。利用现代激光技术可以达到永久性脱毛或推迟毛发再生长的目的。如果选择合适的波长、能量及脉冲宽度,由于其特异性和选择性均高,激光可精确的作用于毛囊而不引起毛囊周围组织的潜在损伤。

半导体激光是目前较为理想的激光脱毛系统,激光最大的耐受能量一般与皮肤的颜色呈反比,当皮肤的颜色加深时,激光能量一般应降低以减轻表皮对激光的吸收和表皮的产热。考虑到不同人种皮肤的颜色、激光的穿透深度、脉冲宽度和能量大小密度等因素,半导体激光是较为理想的脱毛激光,因为它释放出来的光非常均匀而稳定。比较之下,翠绿宝石激光释放出的光源呈不稳定的锯齿状,故半导体激光对肤色较深者更适宜。

(2) 适应证与禁忌证

1) 适应证

A. 多毛症,主要表现为毳毛变为粗黑的长毛。

B. 正常毛发出现的过长、过密、过粗等症状。

C. 腋下、小腿、前臂和口唇等部位的毛。

2) 禁忌证

A. 瘢痕体质者。

B. 治疗区皮肤有炎症感染者,或有单纯疱疹病毒感染史者。

C. 在最近 6 周内曾使用过其他方式(如蜡脱)脱毛者。

D. 对氢醌或其他漂白剂过敏者。

E. 过去 6 个月内使用过 13-顺维 A 酸者。

(3) 术前准备

A. 治疗前,应对病人进行咨询,并提供治疗的详细情况,包括治疗的选择、风险、禁忌证和治疗的预期效果等。并要告诉患者,需要进行多次治疗。

B. 常规查体,排除禁忌证。

C. 治疗前必须仔细剃干净毛发,因为可见的毛发会吸收激光的能量,激光的烧灼引起高热、疼痛,从而损伤局部表皮。另外,不剃净毛发,可能导致激光治疗头的不可逆损坏。

(4) 操作方法及注意事项

A. 拟治疗区剃净毛发,75%乙醇消毒。

B. 皮肤冷却:脱毛区涂布冷凝胶,皮肤冷却的目的是减少表皮温度的升高,避免表皮损害。此外,冷却会使病人在脱毛过程中感到舒适。为获得适当的表皮冷却效果,发射激光前,治疗头需与皮肤保持 0.25～0.5s 的接触时间,治疗后,治疗头立即抬起,并移向后一个治疗区,然后压紧皮肤。注意:激光发射前治疗头与皮肤保持接触是非常重要的,只有操作熟练了才允许使用连续脉冲治疗模式。

C. 治疗参数设定：以 LightSheer™ 半导体激光脱毛仪为例，参数设定在 15ms 脉宽、30J/cm^2 能量密度时可获得脱毛效果，使用这样的参数运用单脉冲方式进行治疗。使用 20ms 脉宽、40J/cm^2 能量密度时，无论是用单脉冲或者连续脉冲，同样显示出相同或更好的治疗效果。

皮肤对激光的最大承受能力与皮肤颜色成反比，因此在设置治疗的激光能量密度时，还应考虑皮肤颜色的深浅问题。皮肤颜色深，激光能量应降低，以减少表皮对激光能量的吸收和损伤。

毛囊周围有感觉神经末梢分布，这为判断治疗时激光能量密度是否合适提供了一个主观指标。一般来说，如果设置的激光能量密度合适，在治疗时病人会感到毛囊中有针刺感；如果没有这种感觉，可能所设置的能量密度太低；相反，如果病人感到疼痛非常剧烈，则能量密度的设置可能太高了。

D. 治疗过程中必须保持治疗头的清洁，外部的灰尘会增加激光的吸收而产热，增加表皮的损伤和疼痛。

(5) 术后护理

激光脱毛治疗后，局部可使用护肤软膏，每天清洗脱毛区两次。为了减少色素沉着，在进行户外活动前必须使用防晒霜(SPF＞15)，并防止过度日光暴晒。

(6) 常见并发症及其处理

A. 治疗过程中可有轻微疼痛，可使用表面麻醉。

B. 治疗区出现红斑或毛囊性水肿，通常在数小时内会自行消退。

C. 在治疗后 1～3 天脱毛区可能出现紫癜，数周后可自行消退。

D. 治疗区浅表的皮肤糜烂，可使用抗生素软膏。

E. 暂时性色素减退或色素加深，术后数周后可恢复正常。

(7) 疗效评价

脱毛治疗的疗效明显依赖于毛发的生长周期(生长期、退行期、静止期)，所以需要多次治疗，才能获得理想的脱毛效果。脱毛的疗效是积累性的，并且不同部位的脱毛效果有差别，腋毛和手臂毛的疗效更好一些。治疗的次数和理想的治疗频率可依据毛发生长周期、所处各生长周期的比率来推测。

(沈　军　张海霞)

5.7　牙齿美容技术

5.7.1　牙齿颜色异常的美容技术

(1) 牙齿颜色异常的原因

1) 外源性原因

A. 表面染色：色素主要来源于食物、茶、咖啡等有色物质。长期抽烟、喝茶和咖啡的人，牙表面常有黑褐色的色素沉着，刷牙时不易除去。

B. 细菌侵蚀：细菌所产生的色素沉积于牙面上的窝沟裂隙及表面粗糙处。牙齿表面可见附着的牙结石，颜色一般为浅黄或深棕色，其色泽常因喝茶和咖啡、抽烟、食物色素、药物等染色而加深，有些可覆盖整个牙面。

C. 长期使用药物：如使用药物牙膏或含漱液（氯已定溶液）等。

D. 牙外伤：牙髓受到创伤时，牙髓内血管断裂，血液渗透到牙本质小管中，红细胞溶血释放出血红蛋白，血红蛋白进一步降解，释放铁离子，与细菌产物硫化氢反应形成黑色的复合物硫化铁，而使牙齿变色。

E. 龋齿：龋坏的牙体经脱钙、软化，周围的釉质、牙本质因色素沉着而使牙面呈现墨浸状或棕褐色。

F. 砷剂失活患牙：髓室内坏死物质的降解使患牙呈棕灰色。此外，未彻底清除的髓角和髓腔侧残余坏死组织牙髓也可引起牙齿变色。

G. 充填材料：如银汞和光固化等材料也可引起牙齿的变色。

2）内源性原因

A. 釉质发育不全：在牙齿发育期间，由于全身疾患、营养障碍或严重的乳牙根尖周感染，导致釉质结构异常。临床表现为色泽和透明度的改变，呈白垩色，受累牙往往成对称性。

B. 氟牙症：氟牙症又称氟斑牙，极轻氟牙症的牙齿表面有白垩色条纹或不规则散布的小面积不透明区，但不超过牙面的 1/4；轻症者白垩区扩大但不超过牙面的 1/2；中度者牙齿的形态无改变，牙面广泛着色，呈白垩色或黄褐色的斑块、横纹，牙冠失去正常的光泽；重症时，釉质严重发育不全，牙面发生点状或带状缺损并伴有广泛着色，呈棕色或灰黑色。

C. 四环素牙：6～7 岁以前儿童过多服用四环素类药物，会使牙齿变成黄色、黑黄或灰色；成年人长期服用也可造成牙齿永久性的伤害。四环素类药物对牙的主要影响是着色，由四环素药物本身的颜色所决定，如金霉素呈镉黄色，土霉素呈柠檬黄色，牙面色泽暗淡。四环素形成的色素沉着层主要是在牙本质层，是牙本质呈黄色染色，并伴有釉质发育不全。

D. 遗传性牙本质发育不全：该病具有遗传性，乳牙、恒牙均可受累，主要是牙本质发育不全，而牙釉质正常，牙冠呈微黄半透明色，光照下呈现乳光。

（2）牙齿颜色异常的美容方法

1）牙齿洁治术

适应证：因茶、咖啡等饮料或吸烟而致的牙齿染色；龈上和龈下牙石沉积；牙周病的基础治疗。

禁忌证：血液病患者、装有心脏起搏器者（不宜采用超声波洁治）及其他不宜接受洁治治疗者。

术前准备：洁治前，患者需充分含漱，局部涂布 2% 碘酊，超声洁牙头及各种洁治器需彻底消毒，避免交叉感染。

A. 龈上洁治术：龈上洁治术是使用龈上洁治器械去除龈上牙石和菌斑，并抛光牙面，防止菌斑和牙石再沉积。有时龈上结石与浅层的龈下结石相连，故在洁治时 应同时去除浅层龈下结石，深层龈下结石可待在龈炎消除、出血减少时再做处理。

a. 超声波洁治:超声波洁牙机由主机发出振荡和功率放大,然后输出至手机,手机将电能变为超声振动,振动的工作头有各种形状,便于除去牙面不同部位和体积的结石和色素。超声波洁牙具有高效、省时、省力的特点,去除龈上大块结石效果最好,并且组织反应小、出血少。

b. 手工洁治:常用器械由镰形洁治器、锄形洁治器和磨光器。操作时器械柄与牙体长轴方向一致,将工作端的刃部置于牙石下缘,触觉到牙石的部位,使刃口紧贴牙面并与牙面形成 80°角,以有效刮除牙石。使用锄形器时,主要靠手指的拉力,用镰形器时,靠手腕旋转的力量除去邻面牙结石。

c. 喷粉抛光:洁治后,用喷粉洁治机的工作头将微细的抛光粉、水和高压气混合物喷向牙面及窝沟,以清除残余污渍并抛光牙面,可恢复牙齿原来的色泽,主要用于清除因烟、茶和咖啡等所致的牙齿染色及洁治后残留的细微色素。

B. 龈下洁治术:龈下洁治术是用龈下洁治器(主要有刮匙、龈下锄形刮除器和根面锉等)刮除龈下牙石、菌斑和肉芽组织的方法。因操作时无法直视,只凭感觉,故要求极为细致。洁治前应了解牙周袋的形态和深度、龈下牙石的分布形态与厚度。探查时执器械宜松弛轻柔,在明确牙石的分布和形态后,置洁治器工作端于牙石下端,手指重而有力地拉刮。

超声洁牙机也可用于去除龈下结石,但术前需局部麻醉并配有专用的工作头,有利于在根分叉区及两邻牙间隙较窄的根面操作。超声雾能使局部氧化,增加新陈代谢及提高组织再生能力。但操作时工作头应对着牙面而不应对着软组织壁,功率不宜大,手法要轻柔。

2) 牙齿漂白术

A. 漂白剂简介:漂白剂主要分为两大类,过氧化氢类(主要是 10%～15%过氧化脲)和酸类(包括 37%的磷酸、36%盐酸、过硼酸钠等)。过氧化脲是一种强氧化剂,分解后生成过氧化氢、脲、二氧化碳和氨等,用于漂白牙齿已有 100 多年的历史,用于牙齿漂白的浓度为 30%～35%。牙周组织与高浓度过氧化氢接触后,可发生局部瘙痒、炎症甚至坏死。使用时应采取适当的保护措施。

B. 活髓牙漂白

适应证:轻、中度四环素牙;轻度氟斑牙;增龄性牙齿变色及牙齿色素沉积。

禁忌证:儿童牙齿及年轻恒牙;龋齿未充填者;牙周病患者;有不良修复体者。

a. 加热漂白法

· 记录牙齿色泽。

· 隔湿,龈缘处置橡皮障,浮石粉清洁牙面、吹干。

· 涂 37%磷酸酸蚀牙面 30s、冲洗吹干。

· 涂 35%过氧化氢凝胶,加热仪温度调至 45～60℃,距牙面 20cm 处,间断加热,冲洗吹干,抛光牙面。

· 1～2 周后可重复治疗。

b. 光敏漂白法

· 记录牙齿色泽。

· 隔湿,龈缘处置橡皮障,浮石粉清洁牙面、吹干。

· 涂 37%磷酸酸蚀牙面 30s、冲洗吹干。

· 涂 35%过氧化氢凝胶,红外线或白炽灯照射 10s, 或光敏照射 2～4s;反应完全后,漂白剂由绿色变为奶白色，冲洗吹干后抛光。

· 根据需要，可重复 1～2 次。

c. 家庭漂白法：家庭漂白法的优点是缩短患者就诊和医生操作时间；可同时漂白多个牙齿，减少加热漂白对牙髓的刺激，不需磨牙，见效快，较安全，价廉。缺点：漂白剂长时间与牙齿接触后，会出现冷、热、酸、甜刺激痛等过敏症状；漂白剂与牙龈组织接触后，可引起局部瘙痒、炎症，甚至坏死。在选择病例中只有 75%成功率；需要持续治疗；牙齿漂白后有再着色现象。

· 操作方法：首先记录牙齿色泽，然后制作托盘。方法如下：取全口印模并制作石膏模型；在模型的上下颌前牙和第 1 前磨牙的唇面均匀涂上一层厚约 1～2mm 光固化材料，光照固化；使用真空成型机在模型上压制一个与牙齿相配的托盘，所制成的托盘无色透明，约 1mm 厚；修整托盘边缘，使之与龈缘吻合，密贴牙颈缘而不压迫牙龈，为不影响牙颈部漂白效果，托盘边缘做到龈下 0.5mm 处；在患者口内试戴托盘，上下颌前牙和第 1 前磨牙的唇面托盘与印模间有 1～2mm 宽的间隙，其他部位与牙齿密贴，边缘封闭；将漂白凝胶和漂白托盘给患者，演示并教会病人使用。

· 医嘱：在托盘的上下颌前牙与第 1 前磨牙唇侧加漂白剂；每日戴 2 次，即午饭后至晚饭前、夜间至次日早晨各 1 次。每次 6～8h；换新药时将托盘洗净并刷牙；两周为 1 个疗程。戴盘期间勿咬硬物，以免损坏托盘；不能吸烟，不要饮茶、咖啡或食带有深色素的食物，以免影响效果；如漂白效果不明显，可重复 1 个疗程。

· 影响漂白效果的因素：牙齿变色的程度越重疗效越差；年龄越大、钙化程度越高则渗透性越差，药物不易渗透到牙本质，疗效较差；用药量太少、药物覆盖不均匀、托盘与牙齿不密合、戴托盘时间少、托盘制作不佳等效果差。

C. 死髓牙漂白：该方法优点是能有效去除牙本质内沉积的色素，临床效果满意。缺点是牙齿需做失活处理。

适应证：前牙变色牙、重度四环素牙、死髓牙。

禁忌证：活髓牙、未做根管治疗者、根管口发育未完成者。

漂白剂采用 35%过氧化氢和过硼酸钠。

a. 窝洞封闭法

· 拍片观察根管充填物，记录牙齿色泽。

· 预备洞型：前牙从舌侧打开，前磨牙从咬合面打开，去除充填物至牙冠临床高度之下（牙龈下 2mm，釉牙本质界下 1mm）。

· 清理窝洞，置橡皮障；做保护基底（用磷酸锌黏固粉或聚羧酸黏固粉，约 2mm 厚，不要超过釉牙本质界），置于充填好的牙胶尖之上。

· 将过硼酸钠粉与蒸馏水（或 35%过氧化氢）调成膏状，置于牙齿窝洞内，湿棉球压紧后，用玻璃离子封闭窝洞。

· 3d 后复诊，取出过氧化氢糊剂，清洁髓腔（效果不满意，可重复 1～2 次），用光固化复合树脂修复窝洞。

如果 2 次过硼酸钠膏和 1 次过硼酸钠和 35%过氧化氢的混合物漂白都不能取得满意的漂白效果，这种漂白剂不能再使用。

b. 加热漂白法

· 隔离、保护和清洁牙齿，预备窝洞步骤同前；用 37%的磷酸酸蚀牙齿后冲洗、吹干。

· 将 35％过氧化氢与过硼酸钠混合物放入牙齿窝洞内，插入烧热探针 2～5min，彻底冲洗。

· 再将过硼酸钠与 35％过氧化氢混合物涂于牙面，在牙面唇侧敷一片浸有 35％过氧化氢的薄纱布，放上加热探针；一次加热最多 10～15min。

· 牙齿颜色满意后，小心冲洗牙齿内腔，将氢氧化钙与蒸馏水调成糊剂，放入牙齿中，暂时封闭，预约 4d 后复诊。

· 4d 后，取出氢氧化钙糊剂，清洁髓腔，用光固化复合树脂修复窝洞。

（缪　颖　张海霞）

5.7.2　微笑重建技术

微笑是人类的共同语言，和谐自然、优雅怡人的微笑是人体美学的重要组成部分。作为最重要的面部表情，微笑是表达友好、赞同和欣赏的基本方式。

(1) 衰老的微笑特点

在衰老的面容中，上前牙切端磨耗，上唇也开始下垂。随着年龄的增加，磨耗加剧，上颌中切牙会与侧切牙平齐，上唇下垂又覆盖更多的上颌牙齿，因此上颌牙齿暴露越来越少；下唇肌肉张力也减小，下颌开始露出更多的牙齿。以牙齿磨耗来判断微笑年龄是一种比较好的方法。人的一生中牙齿一直存在自然磨耗，然而非自然情形，如夜磨牙或不正确的咬物等，又可以加速这种进程。有牙齿磨损的人因为牙釉质快速失去，往往看上去比实际年龄大些，牙齿磨耗阴性空隙减少，使微笑失去魅力。

(2) 重建年轻微笑的主要技术

美学牙医学对变老微笑的回答就是重新创造年轻有魅力的微笑。有时，细微的改变可使自身容貌产生很大的改观。解决牙齿磨耗主要是通过延长上颌中切牙，磨短下切牙来完成。修整、磨短下颌牙的目的是为上颌牙的加长创造空间。如果后牙需冠套，前牙又有磨耗时，则前后牙冠套术可同时解决两个问题。改善磨耗牙齿和增加阴性空隙，都是解决变老微笑的重要方法。微笑训练是通过提高唇部肌肉张力来使微笑年轻的另一种方法。变色牙亦可使人年龄变大，漂白、树脂或瓷贴面是美白牙齿比较简单的方法。

1) *美容修形术*　改变牙齿的形态、大小和颜色可以改变人的个性和美感。美容修形可以彻底改善微笑状态，省时省钱。其实，很多人并不需要整容或其他外科手术来使自己年轻，很多时候美感是可以通过雕刻天然牙来完成。牙医学在通过改善微笑使面貌年轻和有魅力方面的作用是巨大而又没有副作用的。具体方法就是选用合适的磨头重新塑造上颌切牙的形态，通过视错觉使其看上去长些。牙齿修磨的同时，阴性空隙也就增加了。

2) *黏结术*　黏结术可以在几个小时内即可使微笑年轻。在很多的牙齿磨耗病例中，采用复合树脂黏结术是比较合适的方法。黏结术可使磨耗的牙齿变长，同时能再造阴性空隙的形态，创造微笑的个性和性感。

3) *冠套技术*　冠套是解决变老微笑比较好的方法。对于大面积牙齿磨耗，要对微笑进行最大的改变，当首推冠套。它可以通过几个步骤，将咬合恢复到以前的面貌和功能。具体步骤如下：

A．制作丙烯酸或塑料矫治器将咬合和颌恢复到以前的水平。

B．病人戴矫治器一段时间适应后，制定重建年轻微笑的详细方案。

C．制作塑料临时冠和（或）桥替代矫治器。

D．制作永久性的冠或桥。

当然，很多病例并不需要戴矫治器这一步。不管什么原因引起的牙齿磨蚀，如腐蚀、磨损或磨耗，牙齿的丧失量决定了是否有必要使用冠套术。

4）*活动义齿*　如果天然牙缺失较多，用其他修复体无法重建年轻微笑时，可以使用活动义齿。从美学角度来说，牙齿缺失和义齿恢复之间的时间间隔越短越好。牙齿缺失后，出现面部塌陷下沉，严重影响面部的年轻。上颌区肌肉下垂时，鼻与颏部之间的距离缩短，面貌会显得苍老。下陷的皮肤出现较深皱褶，岁月的痕迹也全部刻在脸上。

5）*微笑训练*

A．目的：微笑训练的主要目的是：①提高肌肉张力，增加微笑的魅力；②培养积极自我体像的心理反应习惯。

B．训练步骤：微笑训练应按以下步骤进行：①笑并指压两侧口角维持；②关闭大笑一半，指压阻止其关闭并维持10s；③努力完全关闭，仍然维持指压阻止关闭，上下唇的中部尽量接触；④反过来，由休息状态开始微笑，指压阻止维持；⑤维持指压阻力，努力进入大笑状态；⑥如此反复训练。

6）*夜磨牙处理技术*　正常的磨耗可使微笑变老，不良习惯及夜磨牙更加容易磨蚀牙齿组织。有些病例牙齿磨耗严重，以至于微笑时根本没有牙齿露出。晚期牙齿磨耗是面部变老的主要因素。

A．特征：夜磨牙往往出现以下特征：①致牙齿磨耗和较老的微笑线；②前牙的锯齿样消失；③病人常潜意识将舌置于前牙后以掩盖有缺口的牙齿外形；④不美观；⑤病人有时有持续性的头痛、肌肉痉挛所致的颈背不适。

B．处理：对于牙齿磨耗可采用以下处理方法：①美容修形；②复合树脂修复术；③矫治器。

5.7.3 如何保持年轻的微笑

（1）积极的生活态度

随着年龄的增加，病人不再关心自己的容貌，放弃美化自己，对自己的牙齿也没以前那么关心。结果，牙齿染色、充填物有缺陷也置之不理。医生应向病人讲明牙齿疾病过程最易导致微笑变老，通过沟通，建议病人改善微笑，重新找回对自己容貌和积极生活的信心。

（2）保存天然牙齿

只要有足够的骨支持，不轻易拔除天然牙，这对恢复天然牙咀嚼和容貌都会好些。有时，即使只剩下一个根，其咀嚼效果都会好很多。如果牙槽骨异常，仍可通过牙周手术来保存牙齿，健康的牙根优于种植体。注意保护和保存牙齿。

A．避免牙齿的非自然磨耗，磨耗会使微笑变老。

B. 防止牙龈和骨的丧失，牙齿间的间隙会使微笑变老；让病人注意口腔卫生并经常请医生对牙周健康做出评价。

C. 及时替换充填物，染色牙会使微笑变老，处理变色牙。

D. 磨耗的冠桥也会使微笑变老，如果冠桥被磨耗，尽快替换。

E. 尽快修复缺失牙，失牙会引致咬合塌陷和组织松垂。

F. 矫正不良咬合。年龄变大，不良咬合会越发突出，应即刻矫正干预微笑的变老过程。

年龄大也可以矫正，应鼓励病人不要因为自己年龄大，就不大胆去追求美，其实矫正永远不会太迟。矫正后咬合和容貌都会改观。最好的方法应是结合美容牙科、美容外科和美容术的优势，并且以此为顺序来完成病人对美的追求。首先，改善病人的微笑，确保微笑健康和年轻。下一步建议病人通过美容手术对松垂的面部组织进行修形。最后建议病人请美容师设计发型和化妆。

（王光护）

参 考 文 献

陈治清等. 1996. 口腔黏结学. 北京：北京医科大学、中国协和医科大学联合出版社

马轩祥. 1998. 临床实用口腔修复学. 沈阳：辽宁科学技术出版社

邱蔚六. 1996. 口腔颌面外科学. 第3版. 北京：人民卫生出版社

任煜光等. 1989. 可见光固化复合树脂在口腔科的应用. 广州：广东科学技术出版社

孙少宣. 1994. 口腔医学美学. 合肥：安徽科学技术出版社

孙少宣. 1999. 美容牙科学. 南昌：江西高校出版社

王光护等. 1994. 阴性空隙在牙齿美学中的审美作用. 现代口腔医学杂志，8(3)：152

王光护等. 1999. 微笑审美与重建研究及沟通电脑系统. 广东牙病防治，7(1)：46

徐君武. 1996. 口腔修复学. 第3版. 北京：人民卫生出版社

张举之. 1997. 口腔内科学. 第3版. 北京：人民卫生出版社

王荫春等. 2002. 肉毒毒素在医学美容中的应用. 中国美容医学，11(1)：88～91

程宁新，高尔清. 1999. 整形美容外科可注射性材料的进展. 中华医学美容杂志，5(4)：220～223

迟阿鲁. 1999. 羟基磷灰石注射隆鼻. 实用美容整形外科杂志，12(6)：316

刘秉慈. 1994. 医用美容胶原注射剂除皱的实验研究及临床验证. 中国医学科学院学报，16(3)：197

闵燕，陈涛. 2000. 额部注射医用美容胶原致眼失明一例. 中华医学美容杂志，6(3)：151

乔薇. 1998. 脂肪颗粒注射移植矫正面部凹陷的体会. 中华医学美容杂志，4(4)：219

虞瑞尧. 1999. 除皱新方法——肉毒毒素除皱法. 中国美容医学，8(4)：246～249

杨晓惠，里健宁. 1991. 实用整形外科手术学. 北京：人民卫生出版社，221～222

6 肌肤美容养护技术

6.1 面部肌肤养护技术

6.1.1 概述

(1) 面部肌肤正常养护的作用

清洁面部肌肤的灰尘和油垢,保持皮肤呼吸通道的畅通,防止细菌的繁殖;增强皮肤血液的循环,降低神经组织的兴奋性,减轻疲劳感;及时补充水分及营养物质,防止细小皱纹的产生及皮下肌肉的松懈;使面部肌肤处于良性的新陈代谢之中,始终呈现出容光焕发的青春风采。

(2) 面部肌肤正常养护的适应证

面部肌肤处于正常的代谢周期,尚无严重暗疮、明显色斑及皱纹者;欲保持面部肌肤青春常在,延缓衰老者;参加重要活动前;疲劳时;户外暴晒后。

(3) 面部肌肤正常养护的禁忌证

外伤、有感染创面、破溃创面、疖肿、对护肤用品过敏者;传染性皮肤病者;严重的心脏病患者;精神病患者;妊娠7个月以上者。

(4) 用品和用具

用品有洗面奶、去死皮膏、按摩膏、膜粉、爽肤水、润肤霜。用具有一次性帽子、围巾、小手巾、小洗面盆、暗疮针、乙醇棉球或1:1000苯扎溴铵(新洁尔灭)棉片、喷雾机、倒膜用的小碗、小面刷或压舌板。

(5) 面部肌肤正常养护的基本程序

其基本程序为:①清洁:清水清洁,洗面奶表层清洁,奥桑喷雾机软化角质清洁,去死皮深层清洁,暗疮针或真空吸附仪清理黑白头;②按摩点穴;③倒膜;④爽肤;⑤润肤。

(6) 面部肌肤正常养护的操作方法

1) 准备工作　　清洁双手;选用适宜皮肤类型的护肤品;预热喷雾机;铺巾戴帽;卸妆;1:1000苯扎溴铵消毒面部。

2) 清洁面部　按顺序清洗面部油污;涂布洗面奶,用双手中指及环指(无名指)涂匀轻揉,温水清洗;喷雾 2～3min,去死皮膏,清除黑白头(用暗疮针挑或吸附仪),切勿烫伤皮肤。

3) 按摩　按摩者清洗双手,保持手的温度,请被按摩者闭上双眼,全身放松,涂抹按摩膏开始按摩。按摩的常用手法有:

A. 按抚法:多用指端或手掌在面部皮肤上缓慢而有节奏的滑行,此法多用在面部护理的开始和结束。

B. 打圈法:两手的中指、环指并拢,在面部做画圈运动,圈小而密,或竖圈或横圈。多用在面颊部及额部。

C. 揉捏法:大拇指与其他手指相配合,用指腹的力量,在松弛的肌肉上做指捏、轻推、滚动摩擦等动作。多用于下颏部、面颊部。力度适中,动作缓慢,眼部禁用。

D. 捏弹法:大拇指与其他手指配合,快速捏提肌肉或四指指尖在面部轻弹皮肤呈弹钢琴状,或由侧面向上弹拔皮肤,力度一定要适中。此法最适合于眼周,掌握好节奏是关键。

E. 叩拍法:多用手掌或小鱼际,在额部、头部、肩、胸部做一定力度的震动,手腕要放松,力量集中于手掌,使受力部位发生震动,频率要快,触点要有弹性。

F. 抹法:以手指指尖或手掌,紧贴皮肤表面来回摩擦,动作连续,一气呵成,如额部全面部的上、下拉抹,眼眶的轮刮等。

G. 按法:用手指或手掌或肘尖着力于体表某部位或穴位上,逐渐用力下压,忌猛点猛提,按压方向要垂直,用力由轻—重—轻,使刺激充分达到肌体组织深部。

4) 穴位的选择　头面部常用穴位见表 6-1-1 和图 6-1-1。

表 6-1-1　头面颈部常用的穴位

穴位名称	部　位	主　治
印　堂	两眉连线的中点处	眉部川条纹、痤疮、额部粉刺、酒渣鼻
神　庭	在头前部,当前发际正中直上 0.5 寸处	头痛、眩晕、失眠、额部皱纹
上　星	前发际正中,直上 1 寸处	头痛、目痛、鼻窦炎
百　会	两耳尖连线与头顶正中线的交点处	头痛、眩晕、用眼过度
风　府	后发际正中直上 1 寸处	项强、咽喉肿痛、中风
风　池	在风府穴两侧肌外侧入发际 0.5 寸处	痤疮、清热解毒
阳　白	眉上 1 寸与瞳孔直对处	额部暗疮
太　阳	眉梢与眼外眦连线中点向后 1 寸的凹陷处	眼角皱纹、黄褐斑
攒　竹	眉头内侧陷中处	雀斑、脱眉、润面祛斑
鱼　腰	眉毛正中处	面部皱纹、额部粉刺
丝竹空	眉梢外端陷中处	眼角皱纹、黄褐斑
睛　明	眼内眦上 0.1 寸处	眼角皱纹
承　泣	眼平视,瞳孔直下眼眶处	眼袋、黄褐斑、眼睑浮肿
四　白	眼平视,瞳孔直下 1 寸处	雀斑、黄褐斑、面部皱纹
瞳子髎	眼外眦角、眼眶外侧缘处	眼角皱纹、黄褐斑、额部皱纹
迎　香	鼻翼外缘中点的鼻唇沟处	酒渣鼻、鼻周粉刺、面部皱纹
人　中	人中沟的上 1/3 与下 2/3 交点处	口周粉刺
承　浆	颏唇沟正中的凹陷处	口疮、下颌部痤疮
耳　门	耳前小瓣之上缺口处	口周皱纹、耳鸣
听　宫	耳屏前,张口时凹陷处	耳聋、耳鸣、牙痛

续表

穴位名称	部　位	主　治
听　会	耳屏切迹前与下颌角髁突的后缘	牙痛、耳痛、耳鸣
翳　风	耳垂根后方的凹陷处	牙痛、耳痛、耳鸣、口眼？斜
下　关	颧弓下缘凹陷中	面瘫、牙痛、黄褐斑
天　鼎	缺盆穴之上，扶突穴下 1 寸，胸锁乳突肌后缘	喉部炎症、肌肉麻痹等
缺　盆	锁骨上窝之中点	哮喘、颈部淋巴结炎、神经痛等
肩　井	肩部最高处，大椎穴与肩峰之间的中点	肩背痛等
头　维	额角发迹上 0.5 寸	面瘫、脱发、秃眉、颞部皱纹

注：表中寸为同身寸

5）点穴的手法　①点穴时，应以拇指或中指的指端吸定穴位表面的皮肤，按照轻—重—轻的发力顺序，将力量透过皮肤发送到穴位深处，故应遵循认穴准、透力强、持续好的原则，切忌用暴力猛按猛起，力应起于丹田，发于指端；②每个穴位应点按 5s，重点穴位时间还可延续，如太阳穴可持续到 30s；③力量的大小，应以被按摩者有得气感为准，即有酸、胀、麻的感觉，而不是痛的感觉（孕妇应慎用点穴手法）。

A．全套经络按摩与点穴的时间：一个标准的皮肤按摩（包括点穴时间）应是 25～30min 左右，按摩时，每个手法应重复 3～5 遍，按摩与点穴同步进行效果好。

B．头面部按摩的顺序：通常情况下，先从额部开始，依次往下是眼部、鼻部、口周部、面颊部、颈部、耳部、头部，最后是肩部、胸部、颈背部的放松，也可先从颈向头部做。即先做颈部，尤其注意刺激颈总动脉及淋巴的循环，尔后依次往上是下颏部、口周部、鼻部、眼部、面颊部、耳部、头部、肩部、胸部和背部。

6）倒膜　倒膜有促进营养药物的吸收、增加皮肤表层的含水量、促进血液循环、收敛毛孔、增加皮肤弹性的作用。倒膜的禁忌证是患有严重高血压、心脏病者及对面膜的某些添加成分过敏者。

7）面膜的种类　面膜的种类很多，主要有以下几种：

A．硬膜：呈粉末状，主要成分为医用石膏及添加物，需用水将粉状调至糊状，并迅速涂敷于皮肤上，20～30min 后可自行凝固成坚硬的模具。

B．软膜：呈粉末状，需用水调和至糊状后，涂抹于面部，但其最后凝固形成膜，柔软细腻，性质温和，使用方便。在软膜中，可添加各种营养物及药物，如具有漂白消炎作用的海藻面膜，可去皱、漂白的珍珠面膜，可去粉刺的薄荷面膜等。

C．膏状面膜：是一种呈牙膏状、已配制好的直接敷于面部的面膜，一般需要清水清洗，无法直接揭下完整的膜。此种膜使用、携带均很方便，各种矿物泥面膜、漂白面膜、消炎面膜、眼膜也多为膏状。

D．啫喱面膜：呈半透明的黏稠状，膜体与皮肤具有极强的亲和力，膜揭下时会对皮肤有较大的牵拉，因而也能更深入地将毛孔深层污垢及老化角质一起揭下，多适用于油性皮肤及老化角质堆积较厚的皮肤，不适于中、干性皮肤及敏感性皮肤。

E．中草药面膜：中草药在美容中具有独特的疗效，且取材广泛，简单易行，针对性强。常用的有当归去斑软膜、益母草促皮肤红润光泽面膜、黄连去粉刺面膜等。

F．果蔬面膜：适于在家里制作、方便，采用新鲜纯天然果蔬，是最物美价廉的护肤品。常见的

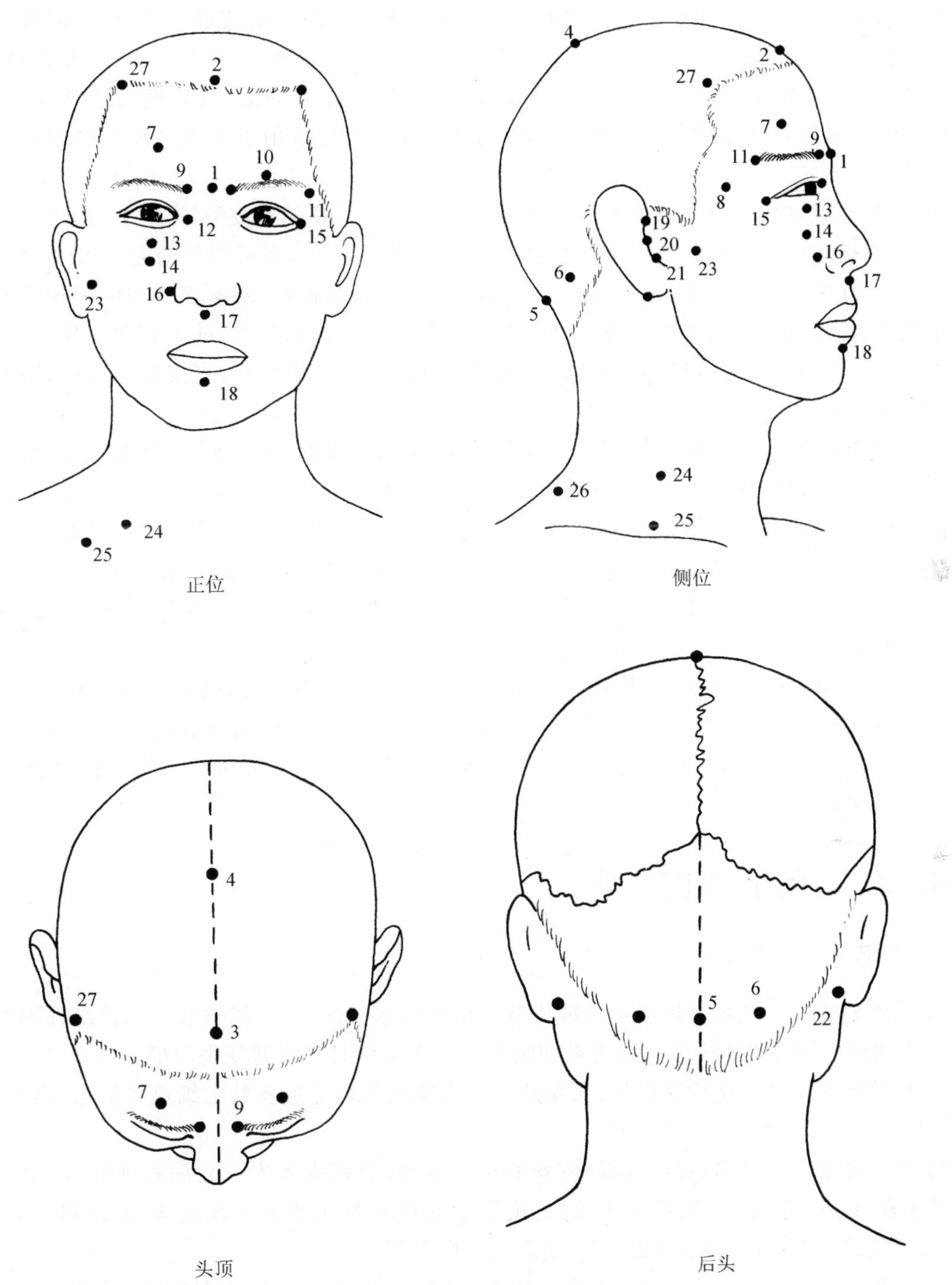

图 6-1-1　头面颈部穴位

1．印堂；2．神庭；3．上星；4．百会；5．风府；6．风池；7．阳白；8．太阳；9．攒竹；10．鱼腰；11．丝竹空；12．睛明；13．承泣；14．四白；15．瞳子髎；16．迎香；17．人中；18．承浆；19．耳门；20．听宫；21．听会；22．翳风；23．下关；24．天鼎；25．缺盆；26．肩井；27．头维

有香蕉泥面膜(适于中、干性皮肤)、西红柿泥面膜(适于油性及有斑皮肤)、丝瓜汁面膜(长期使用,可漂白并使皮肤细嫩)、鸡蛋清面膜(可去除皱纹)、马铃薯面膜(可消除面部、眼部浮肿)。

G. 蜡膜:需要特制的恒温融化壶,将蜡块融化成 30℃左右的液体蜡,然后刷在面部、颈部、手、脚等部位,可以起到非常良好的补充油分、水分作用,尤其适用于干性和缺水性皮肤,但不适于敏感及油性皮肤。

H. 骨胶原膜:由 100%的水溶性胶原蛋白制成。含有丰富的真皮胶原蛋白,在真空下冷冻干燥而成,可以促进皮肤的水合作用,活化皮肤的代谢与再生能力,有极明显的去皱、补水作用。

8) 各种面膜的调配及用法　①硬膜:使用前在面部涂底霜,或覆盖纱布以保护皮肤,毛发表面用纸巾、棉片或毛巾隔离以防与面膜粘连。硬膜有一定的刺激性,故不宜频繁使用。倒膜的顺序为额头—两颊—下颏—口周—鼻部。②软膜:可用水调和成糊状,直接敷于面部,眼部可敷,约 15～20min 即可。

9) 爽肤润肤　①爽肤:油性痤疮性皮肤适合各种收敛水、平衡液,可收缩毛孔,平衡分泌。干性、过敏性皮肤可使用营养水,不可使用含乙醇的收缩水。混合性皮肤除冬季外,可使用各种收缩水,但应避开眼部。过敏性皮肤可免去爽肤。干性皮肤夏季可适当地用一些收敛性的爽肤水,但应避开眼周。②润肤:油性、痤疮性皮肤,适合各种乳液、润肤液,可补充水分。干性、混合性皮肤夏季适合各种乳液,冬季则适用各种膏、霜,可补充油分,并隔绝皮肤水分的蒸发,以保持皮肤的含水量。

10) 面部肌肤常规养护注意事项　①宜用温水,一人一巾;②选用适合的洗面奶,洗面奶在面部停留的时间 1～2min 即可;③喷雾时注意安全,防止烫伤;④选用适合的去死皮膏或磨砂膏,防止损伤表皮;⑤注意消毒,预防交叉感染;⑥按摩时应注意姿势并选择适合的按摩膏,注意手法、频率及节奏。

6.1.2 衰老肌肤的养护

(1) 肌肤衰老的原因

1) 风吹日晒　气候及环境可造成皮肤表层细胞水分的丢失,使皮肤干燥并出现细小皱纹、失去弹性、松弛下垂;紫外线可激活色素细胞形成色素沉淀且使皮肤变得粗糙。

2) 化学性因素　化妆品过敏、长期使用激素类药物可造成皮肤毛细血管扩张,出现炎性红斑等。

3) 饮食因素　营养不良会破坏皮肤的正常生理,导致皮肤失去光泽和弹性,产生皱纹,如缺乏维生素 A 则皮肤粗糙、毛囊角化;缺乏维生素 C 则皮肤色素斑不易退去;缺乏维生素 B_2、维生素 D,皮肤易出现皱纹;铁元素缺乏可使面色苍白无华。

4) 不良生活习惯　烟酒、睡眠不足、皱眉、眯眼等习惯均可使面部皱纹过早出现。

5) 自由基理论　自由基是体内不配对的电子,具有强氧化作用,不断攻击人体组织细胞,使皮肤衰老,清除体内自由基是防止衰老的最重要的手段之一。

6) 情志因素　俗话说"笑一笑,十年少,愁一愁,白了头",心情舒畅、心胸宽广是防止衰老的灵丹妙药。

另外,自然衰老也是重要原因之一。

(2) 肌肤衰老的表现

其表现包括:出现皱纹;皮肤粗糙无光泽;失去弹性,松弛下垂;色素斑形成;皮肤变薄,易过敏。

(3) 肌肤衰老的养护原则

A. 定期做专业的皮肤护理。

B. 选用祛皱类护肤品。

C. 选用专业防早衰祛皱项目

a. 祛皱精华素的导入法:按摩后用超声美容仪导入,15~20min 即可,皱纹明显的部位导入时间可略长,单侧眼部导入的时间不应超过 5min,尔后倒膜。7~10d 一次。

b. 骨胶膜保湿祛皱法:清洁后按摩前实施,以利于皮肤充分吸收骨胶原膜中营养物质。敷膜时间在 30min 以上,有条件者,可使用精华液进行湿敷,效果更显著,通常情况下是使用去离子水或矿泉水湿敷。

c. 柔肤蜡膜祛皱法:蜡膜具有极好的保湿滋润性,适合在秋冬干燥季节使用,油性和痤疮性皮肤禁用。敷蜡膜前可先涂一层精华液,以补充更多的营养物质进入皮肤,蜡膜温度应接近体温。

d. 胚胎血清膜法:胚胎血清膜含有动物胚胎中的营养及生长素,其润肤美颜效果显著,应用于早衰皮肤的护理,可收到明显的舒展皱纹的功效,洁面后用少许胚胎血清膜按摩并用祛皱仪将胚胎血清膜导入。

e. 全身用药:应用保健药品如羊胎素、祛皱胶原液、基因类药物,起到内调外治的作用。

6.1.3 面部痤疮的护理

(1) 痤疮的成因

痤疮的成因包括:皮脂腺分泌旺盛;毛孔被堵塞;痤疮杆菌繁殖;缺锌或排泄不畅。

(2) 痤疮分型

痤疮分为粉刺型、丘疹型、感染后的脓疱型、病变深达表皮的结节型、囊肿型。

(3) 治疗原则

治疗原则为杀菌、控制炎症、抑制皮脂腺的分泌、保持皮肤清洁。

(4) 治疗方案

1) *粉刺、丘疹型的治疗* ①清洁面部皮肤;②用消毒好的暗疮针排脓,从粉刺顶端的最薄处刺破,刮压时勿用力过大,以免造成逆行感染;③3%的过氧化氢创面湿敷,杀灭痤疮杆菌,尔后用庆大霉素或甲硝唑粉剂湿敷消炎或用奥桑喷雾 2~3min;④超声波导入杀菌、消炎、平衡油脂分泌的药物 10~20min;⑤治疗 1~2d 1 次,10 次 1 个疗程。

2) *脓疮型的治疗* 方法同上,但应将脓血彻底挤干净,脓疮较多者需口服抗生素 3d,严重者加用外用药。

3）*结节型、囊肿型的治疗*　此型内容物黏稠，需使用电针在波动感最强处直接进针，“开窗”，使脓性分泌物顺畅排出，减少感染，在创面涂抹芦荟胶，促进创面愈合。

4）*痤疮的家居护理*　①保持面部清洁；②保持脾胃功能的正常；③保持排泄顺畅。痤疮是一个反复发作的炎症过程，如治疗及时能得到控制，且能避免瘢痕的发生。因此发生痤疮后，应及时就医治疗，切勿用手挤或滥用药物。

6.1.4 面部色素斑的护理

（1）色素斑的种类

色素斑主要有雀斑、妊娠斑、黄褐斑、日晒斑、外伤后色素沉着、老年斑、真皮层色素斑及各种黑痣等。

（2）色素斑的成因

1）*内分泌紊乱*　雌激素水平增高可诱发色素细胞活跃，妊娠斑即由此而来；甲状腺功能亢进、肾脏的病变、肝功能失调均会使色素代谢发生障碍；生殖系统病变也可形成色素斑。

2）*精神因素*　精神受到重创时可造成内分泌紊乱，导致色素代谢失常，出现色斑。

3）*化学性因素*　如对某些药物、化妆品过敏。

4）*物理性因素*　冻伤、烫伤、机械性损伤、外伤及紫外线照射均可造成不同程度的色素沉着。

（3）色素斑的治疗和护理

首先应辨明病因，去除致病因素；养成良好的生活习惯，保证正常的睡眠及饮食，防晒；阻断酪氨酸酶的活性，如使用维生素 C、超氧化物歧化酶、维生素 E、谷胱甘肽、巯基、减少体内铜元素的含量，均可避免酪氨酸酶的被激活。具体治疗方法：

1）*超声法*　适用于色素斑的初起阶段，或色素斑面积较小、色泽较浅者，选用各种具有祛斑作用的精华素、霜剂等，用超声波导入，1～2d 一次，每次 20min，10 次为 1 个疗程。

2）*中药法*　选择疗效明显的中药制剂，选择原则是：安全性，即使用后无红、肿、脱皮；有效性，即使用后色素斑逐渐淡化、散开、消散；持续性，即停药后，疗效能得到保持，不出现复发、反弹现象。

3）*果酸剥脱法*　果酸对祛斑有较好的疗效，如能掌握配制浓度及操作技巧，其疗效是安全可靠的。

4）*家居护理*　①服用维生素 C、维生素 E、谷胱甘肽等；②使用含有果酸、熊果苷、曲酸等天然脱色剂的护肤品；③用白醋和甘油调配成美白剂擦脸，或以蜂蜜加绿豆面调和成面膜，每日 2 次敷面，也可润白肌肤。

6.1.5 过敏皮肤的护理

（1）肌肤过敏的表现

红、肿、热、痒是过敏的典型表现。

(2) 常见的致敏因素

化妆品、冷热空气、花粉、刺激性药物(如冰片、薄荷)、果酸类化妆品、动物的绒毛等。

(3) 处理

查清过敏源,并用温水清洗干净;停做皮肤护理;口服维生素C,大量饮水,仍不缓解者,服氯苯那敏(扑尔敏)类抗组胺药物,外敷芦荟胶,严重者及时就医。

(4) 日常护理

避免接触容易引起皮肤过敏的物质;经常过敏的人应到医院做脱敏治疗;过敏性皮肤在做正常保养时,应免做去角质及热喷,可用冷喷代替;禁用果酸类护肤品。

(孙玉萍　刘淑娟)

6.2　眼部肌肤养护技术

6.2.1　眼部清洁

(1) 内部清洁

用生理盐水或眼药水早晚滴眼,保持眼内清洁。

(2) 外部清洁

1) *卸妆*　用棉棒或棉片,蘸取适量卸妆油,由内向外顺皮肤纹理进行清洁,用棉片擦净,并用温水清洗干净。

2) *去老化角质*　选用蕴含氨基酸类的去死皮膏,温和地去除老化角质。

6.2.2　眼部的滋润保养

(1) 眼霜的选择

应根据具体情况,选择适合自己的眼霜。

1) *含水量高的眼霜*　常为啫喱或乳液状,极具收敛效果,可迅速补充皮肤的水分,适合在温暖、湿润的环境下使用。

2) *含油量高的眼霜*　富含多种易被皮肤吸收的动物性或植物性油脂,大量补充皮肤所需的营养成分,舒展细小皱纹,改善老化状况,适合中老年或在干燥寒冷的环境中使用。

3) *生物活性眼霜*　生物活性因子易吸收,能有效调节皮肤功能,能防治眼部皱纹和黑眼圈、眼部水肿。

(2) 眼膜的选择

常用的眼膜呈凝胶状,含水解骨胶原、富含生物活性因子等,可将眼霜直接涂抹于眼周,再敷热膜以促进吸收。

6.2.3 眼肌肌力的增强

(1) 增强眼肌力操

A. 微合双眼,缓慢转动眼球,顺时针、逆时针各30次,歇息片刻。

B. 将双手互搓至手心发热,将手掌平放于眼部,垂直向下略微施压3s,迅速抬起,双眼同时做,重复20次。

C. 用力睁大双眼,同时口部用力鼓起做吹气球状,维持5s,恢复常态,重复10次;长期坚持每晚临睡前做这套眼操,可增强眼肌力,防止皱纹和眼袋的发生。

(2) 穴位按摩

与眼部保养有关的穴位有:

1) 睛明　主治眼角皱纹、眼睑浮肿、睑腺炎等。

2) 攒竹　主治眼睑下垂、面赤、颊肿、雀斑等。

3) 丝竹空　主治眼角皱纹、脱眉、倒睫、结膜炎、睑腺炎、黄褐斑等。

4) 鱼腰　主治面部皱纹、眼睑下垂、目赤肿痛、额部斑块粉刺等。

5) 瞳子髎　主治眼角皱纹、目赤肿痛、面肌痉挛,黄褐斑、额部痤疮等。

6) 承泣　主治眼袋、眼睑浮肿、角膜炎、睑腺炎、黄褐斑等。

7) 四白　主治面部皱纹、眼睑下垂、口眼歪斜、黄褐斑等。

8) 球后　主治眼角皱纹、眼袋、面瘫、黄褐斑等。

9) 太阳　主治眼角皱纹、面部痉挛、额部粉刺、黄褐斑等。

10) 下关　主治面部皱纹、黄褐斑等。

6.2.4 眼袋的护理

眼袋多发生于40岁以上的中老年人,男女均可发生,是面部衰老的标志之一。眼袋又分为暂时性和永久性两种。暂时性眼袋经休息后可消失,而永久性眼袋多为皮下脂肪过多而造成,前者可通过眼袋综合护理消除,后者需靠手术修复。

(1) 护理技术及设备

A. 搽富含生物美容因子的紧肤消皱美容产品。

B. 经穴按摩(前述)。

C. 微电流抗衰老仪:通过持续电流增加皮肤对营养物质的吸收,通过热效应促使局部脂肪变性,通过脉冲电流促进组织液回流,增强眼轮匝肌的弹性,有效地收紧皮肤。

(2) 护理程序

A. 清洁。

B. 涂抹紧肤消皱液并轻抚肌肤。

C. 微电流导入及穴位刺激。

D. 涂布眼霜。

(3) 培养良好习惯

A. 均衡饮食,多饮水,入睡前适量饮水。

B. 减少易形成皱纹的表情动作。

C. 防晒。

D. 洗脸动作轻柔,避免过分牵拉皮肤。

E. 起居规律,避免熬夜。

6.3 颈部肌肤养护技术

6.3.1 按摩手法

A. 双手四指并拢,虎口卡在肩部,拇指在肩前,自颈后大椎穴旁向两侧肩部拉抹,至巨骨穴处,用中指点按穴位,然后四指自巨骨穴抹向大椎穴旁,重复数次,止于巨骨穴处。

B. 双手示指(食指)、中指并拢,用指腹部由肩背部的巨骨穴开始,沿肩背上缘及颈后,向内上方打圈按摩至风池穴后,用中指点按穴位,双手中指叠按风府穴。如此反复,止于风府穴。

C. 双手示指、中指并拢,用指腹自耳后翳风穴处始,沿锁乳突面走向,向外向下打圈按摩,止于颈根部气舍穴。

D. 双手四指并拢,掌心向下,放于颈根部气舍处,向外下方打圈并向两侧至肩头,重复数次,止于肩头。

E. 双手拇指在后,四指在前,握住肩头,双手示指、中指、环指(无名指)并拢,在内陵穴处向外下方原地打圈按摩。

F. 用双手拇指依次点按肩穴、巨骨穴、肩井穴、肩外俞穴和肩中俞穴。

G. 双手四指并拢,掌心向下,手横位放于颈部根部,双手交替用四指由颈根部向上拉抹到下巴,并渐向颈两侧移动,最后止于两耳下方。

H. 双手四指并拢,手指向下,全掌紧扣颈两侧,向下抹至颈根部气舍穴,在上胸部,双手向两侧拉开,抹至头,绕肩至肩背侧,沿肩形向上方拉抹,最后止于风池穴。

6.3.2 常用经穴

(1) 按摩经穴

按摩经穴包括风府、风池、天鼎、缺盆、肩井、头维、阿是穴(痛点)。

1) 作用　舒筋活血、解痉止痛、温以通络、消肿散瘀。

2) 适应证　适用于颈椎、落枕、颈项强痛等症。

(2) 按摩要求

1) 按摩动作需训练,要求节奏平稳、力度适中、点穴准确。

2) 按摩时,应涂抹足够量的按摩膏或其他润滑介质;按摩完毕时,要将皮肤上的按摩膏或润滑介质擦干净。

6.4 手部肌肤养护技术

(1) 手部的专业养护

1) 清洁

A. 用温水、香皂或洗面奶将手清洗干净。

B. 选用除污力强的去角质膏,仔细祛除手背部、手指处老化的角质层。

C. 喷雾补水,热喷 5～8min,使手部肌肤得到充分的软化及补充水分。

2) 按摩　①用手掌面对手掌、手背部进行轻柔按抚,手背部揉捏,重复 3～5 遍;②用五指指尖对全手进行按摩,按摩力度逐渐加大,并配合揉点手部穴位,重复 3～5 遍;③沿血管、神经走向,在手指两侧面进行按摩,以促进指尖部的血液循环;④在手心部的劳宫穴做重点的点穴、按揉 1～2min,可以很好地解除手部及上肢的疲劳感;⑤再次以全手掌对整个手部包括腕部进行放松性按摩;⑥手部按摩时应选用油性较大的按摩膏,以充分滋润营养手部的皮肤;⑦手部按摩的时间以 10～15min 为宜。

3) 常用穴位　合谷、中渚、内关、外关、太渊、神门、阳谷、阳溪、大陵、劳宫、少商、商阳、中冲、关冲、少泽等。

4) 倒膜　可用蜡膜或滋润性软膜对手部进行营养倒膜,20min 即可揭下。

5) 润肤　选用油脂多的润肤霜;手部专业养护,每周 1 次,长期坚持效果显著。

(2) 手部的家居护理

A. 做家务时戴手套,以防碱性洗涤液对手部皮肤造成损伤。

B. 清洗双手后,立即涂抹润肤霜,勿使用碱性过大的肥皂洗手。

C. 有条件者每晚入睡前手部涂上凡士林或橄榄油,戴上棉线手套入睡。

D. 尽量不涂指甲油和去甲水,给指甲以呼吸的空间。

E. 定期修剪指甲,不主张用甲锉磨指甲表面,这样易损伤指甲。

(匡　薇　孙玉萍)

参 考 文 献

匡薇. 1999. 皮肤养护手册. 北京:学苑出版社

雪晔. 1992. 面部皮肤的保养、美容、防治. 成都:成都科技大学出版社

7 美容手术的护理技术

美容就医者从入院到手术后基本康复，包括手术前、手术中和手术后，其整个过程称为围手术期。美容手术围手术期护理，主要包括常规护理、术前护理、术中护理和术后护理等。美容手术成功与否，取决于医生技术水平的高低、仪器设备优劣和护理质量的好坏。

7.1 美容手术的常规护理

7.1.1 术前护理

(1) 心理护理

应和美容就医者建立良好的医患关系，对其进行术前心理指导，使之保持良好的心态，消除对手术的恐惧和对手术效果的疑虑；应向经治医生了解手术方案、过程及预期效果、术后注意事项等，了解受术者的思想情况，配合医生做好解释工作，取得受术者的积极合作；应指导受术者从主观和客观两方面应用科学的态度结合自身特点，正确地评价手术效果，消除不切实际的要求，降低过高的期望，以保证手术顺利实施，避免医疗纠纷的发生。美容就医者常见的心理问题及心理护理对策如下：

1) *悲观失望*　由于创伤严重或多次手术效果不佳所致，应耐心开导，详细讲解手术方法与效果，观看相关手术的成功资料，使其树立信心。

2) *性格内向、孤僻*　由于畸形被人嘲笑而导致自我封闭、内心孤独，但又渴望被人关爱。应鼓励其做力所能及之事，多与他人交流，帮助他人并接受他人的帮助，增加家人的探视次数，取得家人的协助。

3) *对手术期望过高或抱有幻想*　由于对手术知识缺乏了解所致，对此应耐心解释，告知手术所能达到的效果和可能出现的问题，使其正确对待手术，降低期望值，术后能正确评价手术效果。

4) *羞怯心理*　即担心他人知道自己接受美容手术，对此应以平等的态度尊重其隐私权，谢绝他人好奇的询问，向其解释保守医疗秘密是医务人员的医德准则，使其放下包袱，轻松地接受手术。

5) *遭受心理创伤或有心理障碍*　将生活中出现的问题(如情感、就业、升职、社交等)归结于容貌的缺陷，急于手术或一时冲动要求手术，希望通过手术解决一切问题，但对手术缺乏了解、没有充分的心理准备，对手术效果估计不足，术后往往对手术效果不满意。对这类美容就医者应劝其暂缓手术，切勿盲目施行手术。

6）恐惧心理　应耐心解释，帮助稳定其焦虑不安的情绪，鼓励其积极配合手术，获得最佳的手术效果。

（2）皮肤准备

术前的皮肤准备是美容手术的重点，直接影响手术的成败。术前需沐浴、理发、修剪指（趾）甲、清洁口腔。

1）不同部位的准备　应根据手术部位来进行术前准备。

A. 头颈部手术：术前 3d，每天用 1∶1000 苯扎溴铵（新洁尔灭）溶液洗头，女性则用 1∶5000 苯扎溴铵液加温到 40℃左右，将头发浸泡 5～10min，每日 2 次，连续 3d。术前 1d 剃去切口两侧 2.5cm 宽的头发，（切忌刮破皮肤），用肥皂清水洗净，待擦干后用 75％乙醇涂拭以清理皮肤油脂。其余头发结小辫（仅发际内切口）。

B. 眼部手术：手术前 3d，每天用生理盐水冲洗结膜囊腔或滴氯霉素眼药水，但无需剃去眉毛和剪除睫毛。

C. 鼻部手术：术前 2～3d 用抗生素液滴鼻，术前 1d 剃须，剪除鼻毛。

D. 口腔手术：术前 2～3d，用多贝尔液漱口刷牙。

E. 乳房手术：术前 1d 洗澡，并于立位设计切口画线。

F. 体形美容手术：术前 1d 洗澡，会阴、腋窝处应剃毛。

2）皮肤准备范围　应根据不同的术区和供皮区来进行皮肤准备。

A. 颜面部手术：面、颈及锁骨上部皮肤，剪短鼻毛，拭洗鼻孔，可不剃眉毛。

B. 大腿供皮区：整个大腿、同侧下腹部与小腿上 1/3，剃除阴毛，如切取皮片在半鼓（$100cm^2$）以下而又远离腹股沟部位，阴毛可酌情不剃，但必须经医生同意。

C. 胸、背、腹及上臂做供皮区：需准备较大面积的皮肤，一般应大于切皮面积 4～5 倍。

（3）其他准备

1）术前用药　陈旧性创伤美容修复术在手术前可考虑注射破伤风抗毒素，3 年内曾接受类毒素免疫者只需强化注射类毒素 1 次；全麻受术者术前 30min 肌内注射阿托品、苯巴比妥（鲁米那）、哌替啶（度冷丁），剂量按医嘱。手术前特殊用药应及时与麻醉医师联系。

2）备血　手术范围较大、出血较多者需配血备用，如全颜除皱术、乳房缩小术等。

3）人工假体准备　局部填充术、隆乳、隆鼻、颏成形术等，选择合适型号的人工假体，非成品包装的假体要严格清洗，高压灭菌备用。乳房假体要有备用品，防止术中意外破损。

4）术前最后准备

A. 根据手术需要补充、完善一切物品，充分估计术中可能发生的意外，准备好抢救用品及物品。

B. 调节室温，一般保持在 22～25℃，注意给病人保暖，以免着凉感冒。

C. 核对受术者姓名、性别、床号、年龄、所施麻醉等，特别注意核对姓名和手术部位。

D. 帮助手术人员穿手术衣，安排手术人员就位，随时调整灯光，注意无菌操作。

7.1.2　术中护理

A. 对口头医嘱用药，应再次和医生核对后方可执行，用后详细记录。

B. 注意受术者的呼吸、脉搏、血压的变化。

C. 密切注意输液的速度，保持输液管通畅，一般成人 60 滴/分钟，儿童 15～30 滴/分钟，防止引起肺水肿。

D. 对术中输血者，要认真核对姓名、性别、床号、房号、住院号、交叉配血及血型、血袋号。

E. 术中认真核对器械、针线，防止遗留于伤口内。

F. 如有参观手术者在场，或因麻醉效果不顺利而拒绝做手术者，护士应耐心地给予开导安慰、解释，稳定其情绪，取得配合。

7.1.3　麻醉护理

麻醉是手术必不可少的，但麻醉药物对机体的生理功能有不同程度的影响，有时会发生意外（称麻醉意外），甚至危及生命。因此，必须做好麻醉前准备、麻醉中观察和麻醉后护理，才能确保受术者的安全和取得满意的麻醉效果。

(1) 麻醉前准备与护理

1) *精神状态的准备*　麻醉与手术不免使病人产生顾虑或紧张恐惧心理，因此应了解受术者的心理状态，关心、安慰和鼓励受术者，对受术者做一些必要的解释，取得受术者的信任与合作。对于十分紧张的受术者，手术前一天晚上可用适量镇静药。

2) *胃肠道准备*　一般全身麻醉前禁食 12h，禁饮 6h；小儿术前至少禁食 8h。禁食、禁饮的目的在于防止麻醉中和术后反流、呕吐，避免误吸导致肺部感染甚至窒息等意外。

3) *膀胱的准备*　术前应嘱排空膀胱，防止术后尿潴留。对于大手术，术前留置导尿管，以利麻醉中观察尿量。

4) *口腔准备*　麻醉前应清洁口腔，有活动假牙的病人手术室前应将活动假牙摘下，以防麻醉时脱落误吸、误吞。

5) *备血*　中等以上手术，麻醉前应检查血型和交叉配血，准备足量全血或血液制品。

6) *皮肤准备*　如行腋路臂丛阻滞，麻醉前应剃除腋毛。

7) *量体重*　麻醉前应量病人体重，因为全麻者需根据千克(kg)体重给药。

8) *巡视*　手术前晚应巡视受术者，发现病人感冒、发热、女性月经来潮等情况时，除非急症，应推迟麻醉手术。

(2) 麻醉前用药

1) *目的*　使病人的情绪安定而合作，减少麻醉药的不良反应，消除不利反射，特别是迷走神经反射，缓和或解除术前的疼痛，从而使麻醉过程平稳。

2) *常用的药物*　①安定镇静药，如地西泮（安定）、氯氮　（利眠宁）和神经安定药氟哌利多

(氟哌啶)等。②催眠药,如苯巴比妥钠等。镇痛药,如吗啡、哌替啶等。③抗胆碱药,如阿托品、东莨菪碱等。此类药物主要是抑制多种腺体分泌,减少呼吸道分泌物,保持呼吸道通畅,还可抑制迷走神经反射。但对于心动过速、高热、甲亢等病人,不用阿托品而改用东莨菪碱。

3) *术前用药* 成人用苯巴比妥钠 0.1g 加阿托品 0.5mg,麻醉前 30min 肌内注射。

(3) 局部麻醉护理

局部麻醉主要指表面麻醉和局部浸润麻醉,虽然麻醉在局部,但有时不良反应却是全身性的,故护理工作不可疏忽。

1) *常用药物的浓度剂量与配制* 表面麻醉根据情况采用滴入法或喷雾法等。常用药物为 1%~2% 的丁卡因或 2%~4% 利多卡因溶液。眼角膜处用 0.5%~1% 的丁卡因,尿道用 0.1%~0.5%的丁卡因,成人丁卡因 1 次限量为 40~60mg。

局部浸润麻醉最常用的药物是 0.5%的普鲁卡因,用量大时可改用 0.25%溶液,1 次最大剂量为 14mg/kg 体重。其次,也可用 0.25%~0.5%的利多卡因,1 次最大剂量为 7mg/kg 体重。局麻药液中一般内含 1∶400 000 的肾上腺素,也就是 40ml 局麻药中加 0.1mg 肾上腺素。

2) *局部麻醉药中应加入少量血管收缩剂* 局部麻醉药中加入少量血管收缩剂(如肾上腺素),其目的是减少局部麻药中毒的发生,延长局部麻药的作用时效。但应注意:肾上腺素要现用现加;打开安瓿后,搁置太久或色泽变黄的不能用;肾上腺素的用量要确切,应用小注射器抽吸后点滴加入;肾上腺素用量须严格限制,一次用量应小于 0.25mg;对末梢动脉部位,如手指、足趾及阴茎等处,局部麻药中不应加肾上腺素,以防引起组织坏死。对甲状腺功能亢进、冠心病、高血压、周围血管疾病病人,是否加肾上腺素应作慎重考虑。

3) *毒性反应的主要临床表现* 轻度毒性反应时,常有嗜睡、寒战、多言和惊恐不安等,进而可发生头昏头痛、烦躁不安和肌肉震颤等;重者可出现全身抽搐和惊厥、心率加快、血压上升,甚至导致呼吸循环衰竭而死亡。

4) *毒性反应的预防措施* 一次用药量不超过限量;使用最低有效浓度;注药前先回抽有无血液,避免误入血管;根据用药部位和病人情况酌情减量;如无禁忌,药液中加入少量肾上腺素;麻醉前可适量使用地西泮或巴比妥类药物;严格执行麻醉药物管理制度和查对制度,药名、浓度的标签字迹要清楚,配制要准确。

7.1.4 术后护理

(1) 一般护理

1) *体位选择* 肢体手术后抬高患肢放置于舒适位置,肢体需要固定于特殊位置的应取得受术者及家属的合作。头颈部术后,采取半卧位可减少局部出血,同时术区应避免受压。胸腹部术后应平卧或半卧位,可减轻伤口缝合处的张力,避免疼痛,有利于伤口愈合。昏迷或全身麻醉未清醒时,应采取去枕平卧位,保持呼吸道通畅,以防误吸。

2) *伤口护理* 术后应注意敷料包扎情况,注意有无出血感染等并发症迹象。敷料的更换也应视具体手术而定,美容手术多为无菌手术,小手术后可不必更换敷料直至拆线,但伤口有渗血者应及时检视,并清除血痂。更换敷料时,需动作轻柔,以减少操作中的痛苦。为减轻手术切口瘢痕增生，拆线后局部可继续应用透气性较大的透明医用胶带2～3个月，进行软化瘢痕的综合治疗，如外用瘢痕软化膏、硅胶弹力绷带、放射性核素放射治疗、离子导入等措施。

3) *生活护理* 术后功能受限或眼部手术的受术者，应加强生活护理。鼻部手术患者，要注意预防感冒；张口呼吸者，应用湿纱布覆盖口部，及时湿化纱布，多饮水；使用通气管者要注意防止堵塞、脱管等。会阴部及下肢美容手术后，会造成尿粪排泄不便，女性患者大、小便后和睡觉前应做会阴部清洁冲洗。

4) *术后镇静止痛* 术后48h可常规口服镇静药。疼痛明显者可口服散利痛片或曲马多片。疼痛难忍者肌内注射哌替啶-异丙嗪(度冷丁-非那根)合剂。

5) *敷料包扎的观察* 敷料包扎可用于全身各部手术，以头颈及四肢应用最多。术后随时检查敷料是否清洁、干燥、固定。通常以敷料松动移位最多见，颈部敷料包扎要注意呼吸道是否通畅，出现异常情况要及时向主管医师报告。

6) *感染的观察* 应从以下几方面观察结果，来考虑是否感染。

A. 体温观察：局麻术后每日测体温2次，连测7d，体温正常后改为每日1次；全麻术后每日测4次，连测7d，体温正常后改为每日1次。一般术后的体温反应不超过38.5℃。术后3d体温未能恢复正常者应考虑感染的可能。

B. 术后疼痛观察：术区疼痛逐渐减轻，一般3d后达到完全无痛。如术区疼痛持续存在并且有加重表现，出现明显的胀痛或跳痛，应考虑感染的可能。

C. 术区周边皮肤及区域淋巴结的观察：术区外周皮肤有红肿表现，区域淋巴结肿大疼痛，应考虑感染的可能。

7) *血运观察* 观察皮肤颜色、温度、质地的改变。局部皮瓣转移术尤应注意末端循环情况。若出现皮肤苍白、温度下降，提示局部供血障碍，应及时减轻局部压迫，同时应用血管扩张药妥拉唑啉等。若出现暗红、青紫，则说明局部淤血，出现在皮瓣手术区应轻轻挤压局部，排出淤血，同时静脉滴注或肌内注射扩血管药物山莨菪碱(654-2)，以改善血液循环。常规使用地塞米松减轻水肿及炎性反应。若肢体末端出现进行性肿胀和水泡，提示敷料包扎压力过大，应及时报告医生，减低包扎压力，改善回流。

8) *引流物的观察* 定时观察引流物的数量及性质，正常情况为引流物逐渐减少，颜色由深红—淡红—微红到淡黄，拔管时间为术后2～4d。如出现大量鲜红引流物，表明有活动性出血；如引流物有污秽表现，提示有感染可能。腹部吸脂术后，更应注意观察术区敷料渗血情况，局部敷料浸透者，应及时更换包扎敷料。橡胶片或硅胶管一般在术后2～3d拔除，严格按医嘱安排体位。

(2) 术后"不适"的护理

1) *疼痛* 切口的疼痛多发生于24h之内，从24～36h疼痛将显著减轻或消失。由于恶心、呕吐、咳嗽、活动、换药等刺激，可使疼痛加重，应及时配合医生消除诱发因素。换药时动作要轻，如有黏着则先用盐水浸润敷料后轻轻取下，以减轻或避免对伤口的刺激。此外，包扎过紧也可致痛，查清原因后可松动一下绷带。如术后3～4d，伤口处仍疼痛者，则应考虑是否有血肿和感染，应提醒医师查看。尤其是在应用镇痛剂或加用镇痛剂生效时，更应注意观察疼痛程度、性质和血压、体温情况，并随时记录，及时向医生报告。

2）恶心、呕吐　施行全面部除皱术和乳房整形术时，由于使用了哌替啶，或因头部、胸部手术时包扎过紧，术后第1天常有恶心呕吐症状，一般在第2天即停止。呕吐常使受术者不安，医护人员要给予安慰，并在呕吐后给予清水漱口，以消除口腔异味。严重呕吐时，应加强床边护理，严防呕吐物误入气管，导致吸入性肺炎甚至窒息；按医嘱肌内注射甲氧氯普胺（灭吐灵）或静脉滴注维生素 B_6 等止吐药物。

3）发热　较大的手术，由于创口渗出液及挫伤组织分解产物被吸收，可能产生一过性发热，通常称为“吸收热”。其程度多因手术创伤大小而不同。一般手术后48h内体温可能在38℃左右，以后逐渐下降，3～5d恢复正常。如果退热后体温再次升高者，应考虑可能有继发性感染。吸收热引起发热者一般不需要治疗，但应注意勿因出汗、发热而诱发感冒，一般增加饮水量即可。必要时输液，一般不需使用退热药。

4）排尿困难　施行较大美容手术后，手术者在不能自行入厕或不能由人扶着入厕时，可在床上排尿。对因疼痛又不能增加腹压，或因不习惯在床上排尿，虽有尿意而不能自然排出者，可采取：①在膀胱部交替使用温、冷湿敷，促使其自行排尿；②因过分紧张，害怕尿湿被褥者，应给予安慰，嘱其耐心等待，鼓励自行排尿；③必要时可在无菌操作下进行导尿，并留置导尿管直至能自行排尿为止。

5）疲倦感　接受较大的美容手术者，术后不仅创口疼痛，也多有腰痛、背痛、疲倦不适之感。这可能由于长时间固定体位、手术中的创伤和出血，以及麻醉反应所致。对于这类受术者要鼓励翻身，早期下床活动，并给予软枕、靠垫等，也可给予按摩、理疗等。

6）食欲不振及口渴　美容整形手术后由于疼痛、疲倦及精神紧张，受术者常表现食欲不振，大手术后由于出汗及失血可能有较明显的口渴症状。一般来说，术后第1天或第2天不能进食时，即可输液，并鼓励进食一些橘子汁或麦片之类饮料。术后第2天、3天可进食牛奶、稀饭。对失液、失血较多者，考虑适当补液，还可考虑输全血，以促进身体康复。

7.2 眼部美容手术的护理

（1）重睑成形术的护理

1）术前护理

A.记录受术者全身情况：双侧眼睑及眼周有无感染灶（如毛囊炎、疖肿、结膜炎等）；有无药物过敏史；各种化验结果及术前视力。

B.医学照相：照正位像，上界超过双眉，下界包括全鼻。

C.准备药品：2%利多卡因、肾上腺素等。

D.消毒器械、准备用品：用高压蒸汽灭菌法消毒器械，准备缝线（5-0丝线或7-0尼龙线）、缝针、电凝器等。

E.清洗面部、带手术帽、消炎眼药水滴眼。

2）术后护理

A.术毕，切口涂少许抗生素眼膏，覆盖无菌敷料。胶布过敏者可用肤疾宁贴代替。

B.埋线法术后次日复诊可解除包扎，伤口干燥暴露。滴抗生素眼药水1周，同时嘱患者勿用力揉眼，防止断线，影响效果。

C．缝线法术后 48～72h 首次换药，若无感染迹象可去除遮盖纱布；用抗生素眼药水滴眼，每日 4～6 次；口服抗生素 3d，术后 5～7d 拆线。

D．切开法术后 48～72h 换药，口服抗生素 5～7d，每日滴眼药水，保持切口干燥清洁，5～7d 拆线。拆线后可热敷或理疗，以促进消肿和恢复。

E．术后第 1 天、2 天（特别是术后 24h 内），应注意观察受术者是否有眼部持续性刺痛和跳胀痛（球后出血、血肿的症状），如有此症状，立即报告医生及时处理。

（2）下睑袋修复术的护理

1）术前护理　同重睑成形术术前护理。

2）术后护理

A．伤口处理：术后结膜囊内及切口涂抗生素眼膏，覆盖无菌敷料，用胶布固定，适当加压包扎。

B．酌情应用抗生素、止血剂、激素等 3～5d，以预防感染和减轻术后反应。24～48h 后复诊、换药、解除包扎。

C．抗生素眼药水点眼 1 周。

D．术后 5～7d 拆线，年老者可间断或延期拆线。

E．拆线后局部可行热敷、理疗，以促进恢复。切口处也可酌情应用瘢痕软化类药物，以尽量减轻切口瘢痕。

7.3　隆鼻术的护理

（1）术前护理

1）记录术前体检结果

2）术前照相　取鼻部正位侧位及仰头位，照正位像及侧位像，上界超过双眉，下界包括下唇。

3）护理检查　观察鼻部皮肤情况，有无感染灶及其他病患，有无伤口瘢痕等。

4）清洁准备　术前 1d 洗澡、剪鼻毛、清理鼻腔。切忌感冒流鼻涕，否则暂停手术，待感冒痊愈后再行隆鼻术。

5）消毒器械、准备假体　选择合适型号假体，固体硅胶假体应与器械一同高压蒸汽灭菌。环氧乙烷灭菌的假体，打开即可使用（注意有效日期）。

（2）术后护理

A．鼻孔缘切口处涂抗生素眼膏，并用小块纱布覆盖。

B．鼻内孔内塞入外包凡士林纱布的硅胶管，可起支撑、固定、止血作用，且利于通气，一般术后 24h 取出。

C．用印模夹板或纱布卷固定鼻背部 3～6d，对于用骨移植法隆鼻者，尤为重要，因充填骨组织需要紧贴周围组织；否则，影响移植骨成活。

D．术后换药 1～2 次，保持切口清洁干燥。应用抗生素 3～5d，预防感染。术后 5～7d 伤口拆线。

E. 术后嘱受术者尽量保持头高位，2周内不要推碰鼻梁，不能戴框架眼镜，防止假体移位。

F. 告诉受术者术后2～3d肿胀波及两上睑，第4d可逐渐消退，1至2个月内鼻部会有触痛或不适感，以后会自然消失，以使受术者有心理准备。

G. 若发现伤口流黄色分泌物，或伤口长期不愈局部红肿，或有肉芽增生、有排异反应表现者，应及时报告医生给予处理。

7.4 颏成形术的护理

(1) 术前护理

A. 术前照相，拍正、侧位头面像，显示鼻尖、唇及颏之间的连线。

B. 拍X线片，测量计算出应增加的高度，应用印胶模做出满意的塑型。

C. 消毒假体备用。

D. 受术者如有其他口腔疾患应先与治疗，术前刷牙，清洗口腔。

E. 备好手术用品，包括器械、缝针、缝线及药品等。

(2) 术后护理

A. 局部加压包扎5d，以防假体松动移位；经皮肤切口者，用弹性绷带固定1周。

B. 预防感染，常规应用抗生素；术后用朵贝儿液含漱，每日4～5次。

C. 术后3d用吸管进流质饮食，进食后漱口。

D. 术后7d拆线。保护局部，避免碰撞。

7.5 笑靥(酒窝)成形术的护理

(1) 术前护理

A. 清洁口腔，预先矫治其他口腔疾患。

B. 术前照相，拍正位和侧位像。签署手术协议书。

C. 画线定位，一般选用口角水平线与眼外眦角垂直线的交点。

(2) 术后护理

A. 预防感染，术后使用抗生素，朵贝儿液含漱。

B. 术后4～5d拆除黏膜缝线。

C. 告知受术者，颊部将肿胀数日，其间酒窝不能显现出来。酒窝形成后早期不论笑与不笑都显现，大约半年后恢复正常，只有微笑时酒窝才浮现。

7.6 耳郭整形术的护理

(1) 术前护理

A. 术前照相，耳部正侧位像，术后照相与术前位置要相同。

B. 术前 2～3d,每天清洁外耳道及耳郭,去除耳垢,剃除耳周 5～8cm 范围内的头发,用 1∶5000苯扎溴铵液洗头。

C. 如需移植皮肤,应做好供区的皮肤准备。

D. 准备手术器械及药品等。

E. 消毒耳郭,并用纱布填塞外耳道口,以防术中出血流入外耳道内。铺单时需露出健侧耳以备对照。

(2) 术后护理

A. 保持平卧或健侧卧位,严禁手术耳受压,必要时用棉圈衬垫手术部位。

B. 防止包扎塑形的纱布块脱落,失去固定耳郭的作用。包扎固定的目的在于保持耳郭形成颅耳角。固定时间一般为 1～3 个月,需向病人说明以取得配合。

C. 按医嘱给予抗生素治疗 5～7d,注意局部的无菌操作,感染会使耳郭软骨坏死变形。

D. 术后密切观察受术耳,若有严重疼痛及其他不适,可能发生血肿、感染,要及时报告医生,尽早处理。

E. 置有负压引流者,需每日密切观察负压瓶内有无负压、引流是否通畅及引流物的数量及性状。

7.7 皮肤磨削术的护理

(1) 术前护理

A. 术前一日理发、洗澡、备皮(保留眉毛),并剃除发际部头发 2cm 宽,勿刮破皮肤。

B. 术前照相。

C. 记录常规检查结果。

D. 术前一日做药敏试验,如普鲁卡因和青霉素皮试等。

E. 手术当日,术前禁食,肌内注射哌替啶-异丙嗪(度冷丁-非那根)合剂。

(2) 术后护理

A. 常规用抗生素 3～5d 及泼尼松(强的松)3d,以减轻水肿及炎症。

B. 保持病房清洁,定期紫外线消毒。

C. 口服维生素 E 50mg,每日 3 次;维生素 C 100mg,每日 3 次,连续 3～6 个月。

D. 卧床休息,取头高位或半卧位,利于减轻水肿;避免张口过大,牵拉创面。

E. 给予高热量、高蛋白全流质饮食,3d 后改半流质饮食,逐渐改为普食。饭后漱口。

F. 术后加压包扎 3～5d 后可去除外层敷料,保留内层敷料行半暴露法。以后等待内层敷料自行脱落,不可强行揭去,否则有使创面加深的可能。

G. 术后 2～3d 若出现痒感,可给予氯苯那敏(扑尔敏)口服,忌用手搔抓。

H. 伤口愈合后外用阻挡紫外线的防晒霜和防止色素代谢的物质如氢醌等 3 个月左右。

I. 皮肤磨削术后防晒,避免接触致敏物质和使用光敏性药物,外出带遮阳帽。

7.8 面部除皱术的护理

(1) 术前护理

1) 护理检查　了解全身情况,询问有关病史;检查颅面颈部有无感染灶,如毛囊炎、疖肿、结膜炎、发癣等。记录各项检查结果。

2) 医学照相　拍摄面部正、侧位像,上界至头顶,下界至锁骨平面。如要观察对比动力性皱纹分布和程度,则拍静、笑状态相片。

3) 头发准备　术前3d,用1:5000苯扎溴铵液洗头,每日2次;术前1d下午,剪去切口区头发,如做上面部除皱术并且是发际内切口,则在额发际后5～6cm处,剪去宽约2～3cm的头发,两侧斜上耳轮上角。其余长发扎成小辫。手术当日早上用1:5000的苯扎溴铵液浸泡10min。

4) 术前用药　术前3d始每日肌内注射维生素K或术前1d肌内注射巴曲酶。精神紧张者,手术前一夜应酌情给予镇静安眠药。

(2) 术后护理

1) 伤口处理　切口缝合后,可在发际内、两侧乳突区放置负压引流管,加压包扎。观察包扎松紧度,避免张口受限及呼吸受限。

2) 术后观察　术后(特别是术后10～12h内)应密切观察,如有疼痛加重、患侧面部饱满、眼睑及口唇肿胀、或有颊黏膜淤斑等症状,及时报告医生。

3) 换药与拆线　手术48h后更换敷料,去除引流。如系耳前切口无张力缝合,术后5d即可拆线;耳后切口一般有张力缝合,应于术后10～12d拆线。

4) 术后随访　术后2个月随访,观察除皱效果,并医学照相。

7.9 脂肪抽吸术的护理

(1) 术前护理

1) 常规体检和护理检查　观察腹部或其他吸脂部位皮肤情况,有无感染灶及其他病患,有无伤口瘢痕和皮下包块等。

2) 术前测量　严格测量需要吸脂部位的尺寸,如腰围、腹围、臀围等,以备术后比较,术后测量的位置要与术前一致。测量脂肪厚度,用拇指与示指捏起皮肤皮下脂肪,两指间厚度的一半约为脂肪的厚度。

3) 医学照相　脂肪抽吸与腹壁成形术照相时,上界为胸廓中部,下至会阴下部。

4) 皮肤准备　术前3d洗澡,每日1次,并用1:5000苯扎溴铵液擦洗躯干、腹壁和会阴等部位。

5) 药物限制　术前1周开始禁服阿司匹林、避孕药和激素类等药物。

6) 签订手术同意书　术前必需签订手术同意书,并由患者本人签字。

7) 饮食准备　手术当日进食,以防低血糖等,但需少饮水以防术中尿量多。

8) 术前用药　术前半小时口服地西泮(安定)及止痛药,使受术者减轻疼痛感和思想压力,以取得配合。

9）标记手术范围　将手术范围用甲紫标出，注意两侧画对称。

10）手术准备　配制麻药，备手术用品，消毒好器械。

（2）术后护理

1）伤口处理　术后包扎吸脂孔切口或手术切开式去脂切口，外用弹力服加压。加压包扎2周，然后改穿弹力塑身内衣或腰封2～3个月。

2）术后体位　术后取半卧位，对腹部脂肪抽吸术后病人应密切观察呼吸情况，如有呼吸困难、急促和心动过速等症状，立即报告医生，严防成人呼吸窘迫综合征（ARDS）发生。

3）负压引流护理　严密观察负压引流装置，保持通畅，及时更换引流瓶，记录引流量。引流物由红色转为黄色，引流量下降至50ml/d时，可拔出引流管。如出现后期黄色引流物不减量，大于50ml/d，则要延长引流时间。24h内渗出物较多，需更换敷料1次，以后连续3～4d换药，每日换药1次，保持伤口清洁无菌。

4）术后观察　密切观察生命体征变化，测血压、脉搏、呼吸、体温并记录。

5）术后用药　手术当日可给予止血药以减轻淤血。给予抗生素5～7d以防感染，若抽吸量较大，可静脉给予维生素及氨基酸等，以利于恢复。

6）其他护理　注意室温恒定和多食蔬菜水果等，防止感冒咳嗽及便秘，因二者均能增加伤口张力，导致伤口延迟愈合，甚至裂开，致使瘢痕显著。还要告知受术者在术后伤口未愈合前不能洗澡，以免污染伤口而引起感染。

7）换药与拆线　术后2～3d换药1次，7d拆线。

8）康复与随访　术后1周可恢复正常生活，4周后可恢复体育活动。出院后继续穿弹力紧身衣裤2～3个月；术后2～3个月随访，照相，测量周径并记录。

7.10　乳房美容术的护理

7.10.1　隆乳术的护理

（1）术前护理

1）术前体检　术前进行全面体检，记录检查结果。

2）医学照相　一般从正位、侧位、斜位三个角度进行照相，范围上起下颌，下至脐部。

3）术前检查　观察皮肤情况，有无感染灶及其他疾患、有无伤口瘢痕等。检查乳房有无疼痛、包块。

4）皮肤准备　确定手术日期后，患者应术前1日洗澡、剃除腋毛。备皮范围为上至锁骨上，下到脐平线，两侧过腋后线。备皮时避免划破手术区皮肤。

5）术前观察　术前进行体温、呼吸、脉搏、血压常规测定，以便术中术后对照观察。

6）术前用药　如受术者精神紧张，可在术前1日晚上口服镇静剂。为了减少疼痛，术前用哌替啶50mg加异丙嗪25mg混合肌内注射。

7）乳房假体准备　手术前1日应将选择好的乳房假体，去掉外包装，仔细检查假体有无破损,用中性肥皂轻轻刷洗假体表面两遍,然后用注射用水或蒸馏水反复冲洗干净,放入不锈钢容器中,外用包布包好进行常规高压消毒。环氧乙烷灭菌一次性包装的假体,打开即可使用。

8) 用品准备　准备术后用品,如弹力绷带等。

9) 饮食准备　若采用全麻或硬膜外麻醉,术前禁饮食。

(2) 术后护理

1) 术后观察　术后24h内,严密观察局部是否有持续性疼痛或跳痛、是否有肿胀、有无淤斑,如出现这些症状,则提示有出血的可能,需立即报告医生。

2) 伤口处理　术后伤口处用无菌纱布敷料覆盖,并用胶布粘贴固定于皮肤上,两侧乳房周围和腋下用消毒软纱布和棉花充填,最后用弹性绷带包扎固定塑型。隆乳术一般不放引流,术后48h更换新敷料。

3) 术后体位　如果是局部麻醉,可取半卧位。卧位休息,避免上肢活动,尤忌上举,减少胸大肌运动,以防假体移位。

4) 预防感染　术后常规使用抗生素。如果术后2～3d内体温在38℃左右,通常为术后吸收热,一般采用对症处理。如术后4～5d后仍持续高热,体温升高达38℃以上,皮肤局部红、肿、热、痛,伤口有渗液,应考虑有感染存在,应及时向主管医师报告。

5) 换药与拆线　术后3d更换敷料,勿挤压手术部位,观察创口有无渗血、渗液,局部有无红肿。保持创面敷料干燥,特别注意包扎松紧适度。如包扎过紧,可影响局部循环和增加疼痛;过松则易渗血、感染,并影响愈合。术后7～8d拆线,如创口张力过大,可分次拆线。拆线后应穿戴软质的合身胸罩,以保护假体。

6) 康复治疗　术后需常规进行乳房按摩,防止术后乳房假体纤维囊挛缩。一般术后按摩可在伤口愈合后开始。按摩多采用环绕推压,上下挤压等方法,每天3～5次,每次15～20min,要坚持按摩半年以上。同时,选择适合自身条件的胸部健美操进行锻炼。

7) 随访　术后1个月、3个月和6个月定期随访。

7.10.2 乳房缩小成形术的护理

(1) 术前护理

1) 术前体检和护理检查　全身检查并记录检查结果。注意乳头的感觉是否正常,臂丛神经有无麻痹,以供术后发生并发症时参考。

2) 术前设计　术前1d下午协助医生进行手术设计并画线。

3) 输血准备　需要输血的受术者,最好将需要输入的血液在术前1～2周从自身采取,然后送血库保存,以便术中进行自体输血;如需库血输血,则术前1d进行交叉配血试验。

4) 术前用药　术前因紧张而睡眠不佳者,术前1d晚上可给予镇静剂,促使病人充分休息。

(2) 术后护理

1) 创口处理　在乳头和乳晕处用柔软的敷料覆盖,其四周用外科纱布垫覆盖。在敷料和纱布垫之上用10cm宽的弹性胶布条以轻度的压力固定。固定的目的是帮助止血和避免有死腔形成。

2）预防感染　术后常规应用抗生素 5～7d。

3）换药与拆线　术后 3d 更换敷料，检查伤口，勿挤压手术部位，保持创面敷料清洁干燥。术后 7～10d 可间断拆线。

4）伤口的观察　术后观察伤口敷料有无渗血、渗液。若无特殊情况，可于术后 24～48h 拔除引流管。注意观察乳房皮瓣及乳头、乳晕血运，以防皮肤坏死和乳头、乳晕坏死。如果受术者一侧乳房剧痛，则可能有血肿形成，必须及时报告医生处理。

5）康复与随访　术后 2 周内避免上臂做剧烈的外展活动，以防伤口裂开。伤口愈合后，可用硅凝胶膜敷贴，预防切口瘢痕增生。术后 3 个月至半年复查并照相。

（陈鞠红　吴继聪）

参 考 文 献

章金媛.2000.美容应用护理学.南昌:江西高校出版社,102～113,174～183

8　美容保健技术

8.1 概　　述

8.1.1 美容保健的基本要素

(1) 精神愉快、情绪稳定是美容保健的基本条件

现代生活节律日益加快，人们长期处于紧张状态之中，紧迫感和不安定感使心因性疾病大大增加，不少人需要求助于心理医生。人的心理变化十分复杂，包括感觉、知觉、意志、记忆、思维、情绪、情感、欲望等。中医把情志归纳为喜、怒、忧、思、悲、恐、惊七类，即所谓“七情”，无论是太过或不及都可能对人的脏腑和气血造成危害。

(2) 运动是祛病延年、强身健美的重要因素

生命在于运动，人类在认识自然、改造自然的过程中，通过劳动增长了智慧，增强了体质，促进了人类的生存与发展。其运动量和方法应因时、因地、因人而异，以稍觉疲劳，经短时休息即可恢复为好，运动项目不断增多，有田径、球类、体操、舞蹈、散步、跑步、爬山、游泳、滑雪、旅游、气功、推拿、按摩、太极拳、太极剑及武术等。但都应该循序渐进，持之以恒。

(3) 营养是美容保健的物质基础

营养是保证生命活动和维护健康的物质基础，是能量和原料的来源，为组织细胞的再生及各种体液、激素、免疫抗体等的生成提供条件，从而使人能从事各种体力、脑力劳动。科学调配食物能达到合理的营养补充。

(4) 饮食有节、起居有常是健体强身的保障

所谓饮食有节就是进食要有节制，一般早餐要吃饱、中餐要吃好、晚餐要吃少，不暴饮暴食，忌食生冷及不洁有毒食物，以防破坏正常生理功能；所谓起居有常就是生活、起居、作息等必须有规律，不过度劳心、劳力、劳房，要劳逸结合，避免过度疲劳。

8.1.2 美容保健技术的实施

(1) 皮肤美容保健

1) 日光健肤　日光是维持人体生命所必须的,而对皮肤有影响的是红外线与紫外线。红外线能穿透皮肤到皮下组织,扩张血管,促进血液循环,温暖身体,加速皮肤新陈代谢。紫外线有消毒杀菌作用,增强皮肤防御功能,减少化脓性皮肤病的发生,促使黑色素细胞产生黑色素,防止日光对皮肤的损伤,同时可促使表皮内维生素 D 的合成。维生素 D 能促进骨骼发育,抑制皮肤红斑形成。日光健肤要求人体要有足够的光照量,避免长期室内工作。防止紫外线长期照射,方法是用伞、衣物遮挡日光,亦可在皮肤上涂防晒霜。

2) 营养健肤　合理的营养是人体生存的基础,亦是皮肤健美的基础,因而,饮食中不仅要保证足够的热量,同时要有一定比例的蛋白质、脂肪、糖、维生素和矿物质,缺一不可,故食物要多样化,不要偏食。

(2) 形体美容保健

1) 纠正不良习惯　吸烟、酗酒、过量与无节制的饮食是常见的不良习惯。吸烟有害健康,它不仅影响到肺的呼吸功能,导致慢性支气管炎、支气管扩张症,而且大大提高了肺癌的发病率。长期过量饮用白酒,会抑制食欲,造成营养缺乏、记忆力下降、慢性酒精中毒、损害肝功能、加速动脉硬化、肝硬化,因而宜尽早戒酒。

2) 康复运动　常见的面神经瘫痪、脑性瘫痪、进行性肌营养不良会导致肌肉萎缩,而防止萎缩的最好办法就是运动,而且运动能改善关节活动功能,对矫正畸形有一定作用。

3) 疾病治疗　疾病不仅造成人体器官缺损和畸形,损害了人体的形态美,同样会损伤器官的功能和全身功能的和谐统一。疾病和创伤使机体的功能活动发生障碍,机体对这种损害的反应是被动的,只是依靠代偿机制使机体协调,维持正常功能。因而,我们必须依靠美容保健技术来改善大脑功能,提高机体的力量、耐力以及对环境的适应力。

4) 体育锻炼　能反射性地扩张冠状动脉,改善心血供应,并且因需氧量增加、呼吸运动加强而提高呼吸功能,能促使血红蛋白增多,增加血氧量。同时,还能增加肠蠕动,消化腺分泌增加;提高骨的抗折、抗弯、抗压缩能力,增加关节的稳固性;提高关节灵活性,增强机体的柔韧性和肌肉活动的协调性,即使脏器和肢体受到部分破坏的人,亦能通过残存部分的锻炼得到部分补偿。

5) 保持心理健康　现代医学心理学证明,人的心理变化对机体健康、容颜姿色的有显著的影响。情绪忧郁会使中枢神经系统受到抑制、对机体某些器官和腺体失去调节作用,从而引起代谢紊乱、导致疾病发生,同时引起容貌损害。

心理异常对容颜姿色有以下损害:

A. 促使早衰:人体中的神经化学物质与免疫系统之间存在密切的联系,其中有两种化学物质(即肾上腺素和催乳素)受人的信念和情绪变化的影响较大,心情愉快时,血中有利于健康和美容的物质会增多;反之,愁肠百结时,则会产生一些对神经系统和血管具有损害的物质。持久的心情忧郁、悲伤,会使面部皱纹早现、头发干枯并出现白发。

B.诱发肥胖:有些人在工作、生活上遇到挫折时,常以多吃、多睡来填补心理上的失衡,这样常常导致发胖。

C.导致眼袋形成:眼袋的出现是面部衰老的标志之一。眼袋的形成除遗传因素外,与个人的生活习惯、劳累程度及心理状态有密切关系。心态异常者常常精神忧郁、烦躁不安,导致睡眠不足,久之则会导致眼袋形成。

D.引起白发和秃发:忧郁、紧张等精神因素会引起中枢神经系统功能紊乱,使毛乳头产生的黑色素不能正常输送至毛发根部,导致头发变白,精神紧张还可引起毛发乳头部的血管收缩,久之使头发营养发生障碍,影响头发新陈代谢,造成脱发。

E.导致面部皮肤色素斑:在精神忧郁、心态异常时,人体内分泌系统功能会发生紊乱,使色素代谢异常,会诱发黄褐斑、白癜风和面部神经性皮炎,并且影响治疗效果。

(3) 其他美容保健方法

其他方法有药物、食物、营养、气功、按摩、音乐等美容保健技术。

8.1.3 美容保健的特点

(1) 美容保健重点在面部及体形

人美与不美,是否健美,给人的第一印象是容貌、身材,因而这就成了美容保健的重点。无论是美容院或整形美容医院所做的面部护理、按摩、重睑术、隆鼻术、隆乳术、腹壁去脂术、吸脂术等,都是围绕这一课题,尽管各自方法不完全一样,但目的都是一个,使你拥有美丽的容貌、健美的身材。

(2) 以防为主,防治结合

很多疾病与外伤都能直接损害健康,损坏容貌及形体美,因而及时治疗是必不可少的。但是当疾病或损伤已经发生,已经造成后果再去治疗,虽然是必需的,但未免太被动。如果能防患于未然,尽量不生病,不受损伤,这才是最好的选择。有病亦要及时治疗,通过各种保健措施,增强体质,增强抗病能力,尤其是对传染病的抗病能力。

(3) 生命在于运动

"生命在于运动"揭示了生命活动的规律。适当的运动是延缓衰老、防病抗老,延年益寿的重要且不可缺少的手段。曾有人调查,长寿老人有88%是体力劳动者。虽然强调"运动",但值得提出的是"适当的运动"。不适当的运动(过于剧烈的、超负荷的运动),会破坏人体平衡,加速器官损耗和生理功能失调,缩短人的寿命。也曾有人调查表明,职业运动员的长寿者极少。

(4) 综合措施

保健药物多用于治病,但有些药物具有不同程度的不良反应,许多药物要通过肝脏分解代谢才能起作用,还要经肾脏或肠道排出体外。凡用药,必然增加肝、肾脏的负担,如果应用不当,必有危害。中医主张食补而不用药补,药补不如食补。所以,我们应采用综合方法来达到美容保健的目的。

8.2 药物美容保健

美容保健常用药物主要有以下种类。

维生素 A：维生素 A 是促进生长的必要成分，如果缺乏时会使皮肤粗糙、干燥，甚至会患夜盲症。鱼肝油含有丰富维生素 A、维生素 D，能有效防治婴儿佝偻病。

维生素 B_1：维生素 B_1 参与体内糖代谢和重要的生化作用，缺乏时糖代谢不完全，血液和组织中堆积大量乳酸和丙酮酸，会损害心脏血管和神经组织，导致心功能障碍和神经炎，出现食欲不振、恶心、呕吐、腿脚无力、麻木、下肢浮肿、心脏扩大及多发性神经根炎。

维生素 B_2：缺乏引起口唇和口内黏膜赤红、开裂以及颜面皮脂异常。

维生素 B_6：食物中含量丰富，一般不易产生缺乏，但在运动、锻炼时，对维生素 B_6 需要增加，则易产生不足而导致头痛、精神兴奋、失眠。近年来，国外用维生素 B_1 和 B_6 来治疗运动员的疲劳症和心电图异常，取得较好效果。

维生素 B_{12}：缺乏维生素 B_{12}时会影响核酸和蛋白质代谢，导致贫血和神经系统损害；皮肤也会有出血、色素沉着、营养不良等表现，动物肝脏中维生素 B_{12}含量较丰富。

维生素 C：维生素 C 参与糖代谢及多种生化反应，影响血液凝固和血管的通透性。大剂量维生素 C 可改善心肌、血管的代谢，亦可作为运动员消除疲劳、增强体力的强壮药。一般长期服用，每日 3 次，每次 1 片。

维生素 D：维生素 D 是骨骼钙化的重要因素，对皮肤保健非常重要。如缺乏维生素 D，则影响钙的吸收，造成下肢“O”型腿或“X”型腿。

维生素 E：如体内缺乏时，引起性发育和性功能不良；也会使皮肤发干、粗糙，加快皮肤老化。维生素 E 可用于治疗面部色素性皮肤病，如老年斑、黄褐斑，炎症、损伤引起的色素沉着等。

碘：主要作用是参与甲状腺素合成，缺碘时可引起甲状腺肿大，生长发育不良，皮肤粗糙无光泽。海带、紫菜不仅含碘极为丰富，而且还含大量钙和铁，经常食用，可营养毛发，使其光泽。

三磷腺苷：它参与脂肪、蛋白质、糖、核酸的代谢过程，能供给机体肌肉收缩时所需能量。可作为赛前增强体力、消除疲劳用药，也可治疗过度疲劳。

（萧　葵　萧庆昌）

8.3 食物美容保健

（1）常用美容食物

1）富含维生素 A 类食物　胡萝卜、大蒜、西红柿、菠菜、扁豆、土豆、麦胚、杏、柠檬、植物油和蛋黄等，均含丰富维生素 A。

2）富含维生素 B_2 类食物　维生素 B_2 可清除粉刺与色斑，有助指甲生长，富含于酵母、杂粮、蔬菜叶与花粉中。

3）富含维生素 B_5 类食物　维生素 B_5 有益于皮肤的神经系统。大米、豆类含量多。

4）富含维生素 B_6 类食物　维生素 B_6 除对皮肤大有裨益外，尚有美发之功效。可从香蕉、甜菜、蛋黄、蔬菜、谷物与豆类中摄取。

5）富含维生素C类食物　维生素C可清除毒素，降低黑色素的代谢与形成。具有保护皮肤、洁白细润、防止衰老的功效。柑橘、葡萄、芹菜、莴苣、葱头、柿子椒、西红柿、花粉含有丰富维生素C。

6）富含维生素E类食物　维生素E可保护皮肤弹性、抗氧化物侵蚀和防止皮肤细胞早衰。存在于麦胚、谷物、芹菜、花粉、核桃、豌豆（豆类）、莴苣、植物油和人造黄油中。

7）富含生物素类食物　生物素可促进皮肤细胞生长，保持皮肤光泽，防止皮炎。可从酵母、牛奶、鸡蛋和土豆中获得。

（2）常用美容药膳

1）戒烟药膳

A. 西瓜拌蜜：西瓜1个，对半切开，将其中半个西瓜瓜瓤挖开直到瓜皮。倒入纯蜂蜜400g，放入烤箱，用150℃温度烤20min，冷却备用。每天1汤勺，连服1周可消除烟瘾。

B. 戒烟糖：白参15g、远志15g、地龙45g、鱼腥草50g，加水800ml，煎20min后取液，再加水300ml煎20min，如法煎3次，将3次药液合并在一起，文火熬稠后加白砂糖100g，搅匀继续文火熬至用铲挑起成丝状，手摸不黏即成。用一搪瓷盘，抹薄层植物油，趁热将熬好糖倒入盘内，抹平、稍凉，切成100块，经常含化，能补气扶正、醒脑提神、解毒祛痰。不仅能辅助戒烟，还能改善因吸烟所致咳嗽、多痰、口干、舌燥等症状。

C. 萝卜丝拌糖：萝卜洗净去皮切丝，加白糖适量，拌匀，早晚各吃1碟。

D. 戒烟茶：地龙12g、鱼腥草12g、远志15g，加水500ml煎至250ml，凉后清晨空腹一次饮完，3～5d后可消除烟瘾。或用南瓜藤250g，洗净、切碎、捣烂取汁，加红糖适量，开水冲服。

2）防脱发药膳

A. 黑芝麻20g、大米50g，煮粥，当早餐食用。

B. 枸杞子15g、大米50g，煮粥吃。

C. 炒何首乌30g，煎浓汁去渣，加大米50g，熬粥，加适量冰糖或砂糖食用。

D. 桂圆肉5g、黑木耳3g、冰糖20g，煎浓汤饮用。

E. 党参15g、去核乌枣5枚，煎水饮用。

3）防失眠药膳

A. 牛奶：不仅营养丰富，而且能镇静安神、调节脑神经，故有催眠效果。临睡前喝一杯热牛奶，有助于入睡。

B. 核桃仁粥：核桃仁30g、黑芝麻30g、粳米120g，加水煨成稀粥。此粥富含蛋白质、糖类、钙、磷、铁、胡萝卜素、维生素B_2、纤维素等。能治多种疾病，如神经衰弱、健忘、失眠、多梦。每晚1次，20d为1个疗程。

C. 莲子汤：莲子30g、百合15g，加冰糖适量煮汤。此汤富含蛋白质、糖类、钙、磷、铁。具有养心安神、健脾益肾、涩肠等功效。对心悸、失眠、妇女崩漏、白带疗效好。临睡前服下，每日2次。

D. 红枣膏：红枣500g，加水煮烂，加冰糖120g、阿胶150g（后下），慢火煨成膏。此膏富含蛋白质、脂肪、氨基酸、胡萝卜素及钙、磷、铁等，以维生素C含量最高。补五脏、益脾胃、养血安神。早晚各服1～2调羹，对气血虚弱所致失眠、多梦疗效极显著。

E. 蜂蜜茶:富含蛋白质、葡萄糖、钙、铁、钠、维生素(B_1、B_2、B_6、E)、烟酸、钾等。补中益气、安五脏、和百药、解毒,对失眠疗效显著。开水冲泡饮用,每日 3 次,临睡前加酸枣仁粉 15g,效果更好。

4) *养颜药膳*

A. 羊肝焖黄鳝:羊肝 500g(切片)、黄鳝 250g(切段),加味料腌 20min,油爆羊肝、黄鳝,加去核黑枣 50g、生姜 25g、花生 50g、优质白酒 25ml、酱油少许慢火焖 30min。补肾虚、去黄(肤黄者),故可养颜。

B. 蔗汁、红枣炖柿饼:蔗汁 1 杯、去蒂柿饼 3 个、去核红枣 4 枚,同炖 1h 服用。清燥热、湿毒、通便、养颜、补血。

C. 容颜膳:①红枣、花生各 100g,煮熟加蜂蜜 200g。经常食用面容红润、美丽。②水发海参 200g(切成长条)、鲜笋或水发笋 100g(切片),一同入锅,加瘦肉煨熟,加盐、酱油、糖、酒,打芡服用。可使面部皮肤细腻、光润。

D. 抗衰增体膳:鲜山药或土豆 500g,煮熟、去皮,碾烂成泥压成饼,上面放核桃仁、红枣、山楂、青梅等果品,蒸 10min 服用。常吃可改善面容早衰、增强体质。

E. 容颜增体膳:生山楂 500g,去果柄、核,洗净,放入不锈钢锅中,加水适量煮熟透,将干时加蜂蜜 200g,文火煮至汁稠。常吃身轻体健,面容红润。

(胡著卿 萧庆昌)

8.4 减肥食物

(1) 蔬菜类

1) 山药 味甘,性温。因以河南怀庆一带所产最佳,故又称“怀山药”。山药营养丰富,内含淀粉酶、胆碱、黏液质、糖蛋白和自由氨基酸、脂肪、糖类、维生素 C 及碘、钙、磷等。其所含淀粉酶,人称“消化素”,能分解蛋白质和糖,所以有减肥和轻身之作用。

2) 黄瓜 中医学认为黄瓜味甘,性寒,有“清热利尿”之功效。黄瓜含纤维素,能促进胆固醇排泄和肠道腐败食物的排出。鲜黄瓜含有丙醇二酸,可抑制糖类物质转变为脂肪,因而能减肥轻身。

3) 萝卜 味辛、甘。萝卜含维生素 C 比梨和苹果高 8~10 倍,还含有维生素 B_1、B_2、钙、磷以及淀粉酶。其中芥子油,还能解肉类油腻。萝卜还能促进胆汁分泌,有利于脂肪的消化。所以吃生萝卜和泡萝卜,能起减肥轻身的作用。

4) 冬瓜 味甘,性微寒。有“利尿益气”之功效。现代研究证明,冬瓜不含脂肪,含钠极低,又利尿排湿。因此,常吃冬瓜有明显的减肥轻身作用。有人称冬瓜是“减肥佳蔬”。冬瓜皮煎汤代水饮用,亦有同样轻身消水肿之功效。

(2) 豆谷类

1) 小米 味甘,性微寒。利小便,益气补中,轻身长年。煮粥食,每早、晚一碗小米粥,既轻身减肥,又增气力。

2) 赤小豆 味甘,性平。赤小豆的营养价值比较高,含有 21.7%的蛋白质,60.7%的淀粉，以及钙、磷、铁和维生素 B_1、维生素 B_2、烟酸、皂素等营养成分，可利尿消肿，解毒排脓。可以水煎服，煮粥或做馅食用。著名的赤小豆鲤鱼汤，吃起来美味可口，使人在品尝佳肴中减肥轻身。

3）菱角　味甘，性平。菱角含有丰富的淀粉、葡萄糖、蛋白质等营养物质。由于它不含使人体发胖的脂肪，所以古人认为久食菱角可以轻身减肥。

(3) 水果类

1）橘　味辛，性温。陈皮含挥发油，主要成分为枸橼酸、陈皮苷、维生素 B_1 等，能刺激消化液分泌，使胃肠蠕动加快，因而能去油腻和排泄油腻物，减少脂肪在体内的堆积。橘皮挥发油可使呼吸道黏膜分泌增加，有利于痰液排出。中医学认为，胖人多痰。所以排痰也有利于减肥轻身。

2）余甘子　味甘，性寒。余甘子含丰富的维生素 C、黄酮苷等成分，有祛痰、消积、降血脂等功能，因此可以减肥、轻身、健美。

3）山楂　味酸、甘，性微温。山楂含丰富的苹果酸、枸橼酸、琥珀酸和维生素 C，能促进胃液和胆汁分泌，有助于消化，特别利于消化肉食油腻之物。所以，对于胃酸不高的肥胖者，常吃山楂可减肥、轻身、健美。

(4) 肉类

1）兔肉　味甘，性凉。有健脾益气、滋阴生津、凉血解毒之功效。兔肉含有丰富的蛋白质，高达 24.25%，比猪肉、羊肉高 1 倍，比牛肉多 18.7%，比鸡肉高 33%；而脂肪含量仅为 38%，是猪肉中脂肪含量的 1/16，牛肉的 1/5，羊肉的 1/7。兔肉的胆固醇含量低于所有的肉类。所以，兔肉是一种高蛋白、低脂肪、低胆固醇的肉食。吃兔肉，既能增强体质、抗衰老，又不易发胖，因而是轻身减肥、健美延年的理想肉食品。

2）鸡肉　味甘，性温。鸡肉不但味鲜美，而且营养丰富合理。含蛋白质 23.3%、脂肪 1.2%，以及钙、磷、铁、多种维生素(B、A、C、E)等，还含人体必需氨基酸，容易被人体消化吸收，有较强的滋补作用。鸡肉含脂肪少，无增加胆固醇之弊，是肥胖者减肥、轻身、健美的理想肉食品。

3）鱼类　鱼肉中蛋白质不仅含量高，而且质量好，人食之后，吸收率高达 96%。鱼类所含的钙、磷等矿物质较其他肉类为高，而且含有丰富的碘，及多种维生素(A、D、B、B_{12})等。鱼肉中所含的鱼油由多种不饱和脂肪酸组成，其脂肪酸的碳链较长，具有很好的降低胆固醇作用。所以，人食之后不会使人发胖，故是增强体质、健美减肥的理想肉类食品。

(5) 其他

1）木耳　味甘，性平。木耳有黑、白之分，都属山珍美味。白木耳又叫银耳，含有大量蛋白质、糖类、维生素 B、粗纤维、硫、磷、铁、镁、钙、钾等微量元素；黑木耳也含较多的蛋白质、糖、纤维素、微量元素、胡萝卜素、磷脂酰胆碱等营养成分。纤维素能促进肠胃蠕动，促使肠道脂肪食物的排泄，也有利于减肥、轻身、健美。

2）荷叶　味苦，性平。荷叶是莲藕之叶，莲藕有“轻身益年”作用，荷叶更能减肥轻身。荷叶的有效成分是荷叶碱、莲碱、荷叶苷等，能降血脂、降血压、减肥轻身。以荷叶代茶，或鲜荷叶煮粥，连续饮食，可轻身降血脂。

3) 茶叶　味苦、甘,性微寒。茶叶含纤维素、叶绿素、咖啡因、可可碱、槲皮素、多种维生素(A、B_2、C、D)、挥发油以及多种微量元素等成分。茶叶中所含生物碱有强心利尿作用,挥发油及鞣酸有助于消食解油腻。长期饮茶,可使人轻身延年、减肥健美。

(萧庆昌)

8.5 气功按摩美容保健

8.5.1 气功的基本知识

(1) 练功的三项法则

1) 调身　调身又称练形体。通过调整身体姿势,使身体最大限度地放松、舒适,为调意、调心打下基础。"形不正则气不顺,气不顺则意不宁,意不宁则气散乱",故调身为练功关键,其法有卧式、坐式、站式、行步功等各种姿势。

2)调息　调息又称练呼吸。通过呼吸调动人体的内气,使呼吸均匀细缓,气贯丹田,达到充沛其气的目的,逐步能够循经络路线运行,以疏通经络气血。常用方法有:自然呼吸法、深呼吸法、腹式呼吸法、口呼鼻吸法。

3) 调心　调心又称练意念。指意识训练,使神志意识进入一种入静虚空、轻松愉快的境界,从而使形体放松,气息调和;经络疏通,心平气和;调动人的潜力,发挥自我调节功能,达到养生、保健、防治疾病的目的。常用方法有:放松法、默念法、数息法、意守法、良性意念法等。

(2) 练功前准备

保证心情平静,精神安定。练功前 20min 停止一切较剧烈脑力或体力活动。保证情绪稳定,心情愉快。练功前,忘掉一切烦恼。若遇这类事情,应努力通过转移思想,自我放松来主动排除。选择幽静环境,光线不宜太强,空气清新、流通,避免吹风,注意保暖。准备好用具,床、椅要舒适,宽衣松带,摘除手上硬物。排净二便,清理喉部痰液,少量饮水,湿润口腔,不要喝茶、咖啡等兴奋神经系统的饮料。

(3) 练功要领

松、静、自然。松指形体、精神松。静指无杂念。将思想集中于某一物或某一部位。自然是指桩式、意守、呼吸等活动自然。内三合,心与意合,意与气合,气与力合。上虚下实,脐以上部位虚灵,清晰,脐以下充实。意守丹田,即守窍,是气功"调心"的重要功夫,有健脑、健肾、固精,增强内脏活动的作用。

(4) 练功姿势

1) 坐式　为古今练功者通用姿势,有平坐,自然盘腿坐(单盘膝坐、双盘膝坐)。

2) 卧式　消耗体力少,便于全身放松,对加强胃肠道功能的作用明显。有平仰卧、侧卧、臀高卧、平卧、俯卧。适于体弱、胃肠功能低下或病情较重者。

3) 站式　适于神经衰弱、高血压及病情较轻者。有自然站立和各种站桩。

4）行式　　多为体质较好者采用，漫步凝视远方及加练各种四肢或躯体动作。

（5）练好气功标准

正确掌握功法，姿势符合要求，能最大限度放松、舒适、自然，为调整呼吸、入静创造条件。呼吸要自然、流畅、出入绵绵、细缓、均匀、深长，无胸闷气短情况。意念方面做到无杂念，全身舒坦，头脑清醒。病情改善，体质增强，食欲增加，消化良好，面色红润，毛发有光泽，睡眠好，精神佳，四肢湿热微汗，这是练好气功的重要指征。

8.5.2 实用保健功

（1）保健益寿功

十六字诀功法：一吸便提，气气归脐，一提便咽，水火相见。其具体练功方法如下：

吸咽：口中先漱津三五次，舌搅上下腭，仍以舌抵上腭，待满口生津，汩然有声。随即于鼻中吸清气一口，以意念领下咽之津，直送至丹田、元海之中，略存一存，谓之吸咽。

提呼：接上功，随即又将下部——会阴轻轻提撮，如忍小便状，同时意念领气向上引提，使归于脐，并从尾闾、夹脊两关一路提上直透后顶玉枕关，入泥丸（脑宫）顶内；与此同时，舌轻轻放下，并将气徐徐呼出，谓之提呼。如此吸咽、提呼交替进行，周而复始或三五口，或九口，或十二口，或二十四口，要行即行，要止即止，惟以咽津时汩然有声，呼吸时应深长细匀，以耳不闻忽声，气不觉有外出为要，宜加注意。

此法着重修练下丹田，提高人的生理功能，保持人体细胞的健壮、活跃，促进性激素增生，疏通经络，活血化淤，调节体内功能，使新陈代谢达到微妙的平衡，增强抗病能力，延缓衰老。

（2）干洗头面功

二手合掌，上下左右搓热手心（劳宫穴）干洗头面，用双手抓头，由前往后 12～24 次，可气血通畅，面色红润，少生皱纹，预防脑溢血。

（3）养眼明目功

用大拇指、示指（食指）捏两眉攒竹穴，按捏 12～24 次，再捏内眼角（睛明穴）12～24 次，用示指、中指弯曲按摩眼睑 12～24 次。可防治眼病迎风流泪，并能明目，推迟眼花，防止白内障的发生或发展。

（4）迎香健鼻功

松静，用两大拇指弯曲按摩鼻两旁（迎香穴）12～24 次，轻捏鼻 12 次，放松。可预防感冒，增强嗅觉。

（5）按摩牙根功

两大拇指、示指放在口外牙根处，两手上下交替按摩牙根 12～24 次。可加强血液循环，保护牙齿。

(6) 聪耳助听功

双手拇指、示指分开上下同时按摩耳梢(翼风穴)12～24次,再用两手示指、拇指按摩听宫穴,张口配合,按摩12～24次。可增加耳部血液循环,安定内脏,防治耳鸣、耳聋、头晕。

(廖冬莲　萧庆昌)

8.6　中医养生美容保健

养生的主要目的是强身健体、疗疾与养颜驻容,以维护人体自然美。中医养生医学渊源悠久,内容丰富,措施广泛。概而言之:顺从四时,适应寒暑;谨慎起居,均衡劳逸;和缓情志,畅抒胸怀;合理膳食,动练静养。

(1) 顺从四时,适应寒暑

1) *顺应四时*　中医认为,人的健康与疾病,人体容貌的维护与增进,与四时气候变化有密切关系。春夏阳气充沛,万物生机蓬勃,人体新陈代谢也相对旺盛,所以要保养体内的阳气,防止阳气发泄太过,影响人体生发之气。秋冬阳气藏伏,阴气转盛,人体的新陈代谢也相对减缓,所以要注意保养体内阴气,防止阴精耗损,影响人体阴气内守的生理功能。中医说:“从之则苛疾不起”,即顺从四时季节变化而变换生活方式,可以防病护美;又说:“逆之则灾害生”,即不按四时季节变化去改变自己生活方式,则可导致疾病、损害人体自然美。或者人体生理功能不能适应自然气候的变化,也就不可避免地要受病邪侵袭。

2) *适应寒暑*　寒与暑是中医所言之风、寒、暑、湿、燥、火六种气候中两个强度最大的气候。故寒与暑是阴阳升降盛衰的明显征象。中医认为,六气中的风是春天之主气,此外它和其他五气都可同时侵袭人体。故古代医家说:“风为百病之长。”风与四时也有密切关系,古人从观察中掌握了岁序的规律,认为春天多东风。故《素问》说:“东(春)方生风”、“南(夏)方生热”、“西(秋)方生燥”、“北(冬)方生寒”,“中央(夏秋)生湿”。这是从时序着眼的广义性的风(括号内季节是笔者加的),故一年四季都应避“风邪”。关于“暑”,《素问》说:“在天为热,在地为火……其性为暑”(五运行大论)。故夏天要防“暑邪”所侵。“湿”是长夏的主气,是一种重浊阴之“邪”,故夏秋天要防“湿邪”所害。燥为秋天之主气,故秋天要防“燥邪”所害。“火”,《素问》云:“火为热所生”,火焰上炎,所致病症甚烈,故冬天要防“火邪”所袭。上述六气为时序之气。中医还认为,春有乘乱之邪风,夏有聚变之寒气,长夏有淫溽之雾湿,秋有湿凉之燥气,冬有非时之温暖等,这些非时之气,乘人体之虚,都可为邪致病,损害人体健美。

(2) 谨慎起居,均衡劳逸

1) *谨慎起居*　谨慎起居就是要求按照四时季节变化和晨、昏、昼、夜时程变化有规律的起居作息。如春风三月应晚卧早起,散步或体育运动,情志要豁达开朗,使机体处于生机盎然状态。夏三月应晚卧早起,迎着曙光,活动锻炼,精神焕发,使机体阳气调和志达。秋三月应早卧早起,从事强度不很大的劳动和锻炼,保持心情宁静,使机体处于动静相持的状态。冬三月应早卧晚起,回避严寒侵袭,晴好天气应户外锻炼;风雨冰雪不良天气,可在室内体格锻炼,以防风寒侵扰。

中医把无规律的起居作息方式称之为“妄劳作”,该工作时不劳作、不运动,不去充分发挥“动”的作用;该睡眠时又不休息,不去发挥“静”的作用,这样动静失衡,必生精神萎靡,食欲不振,常因此导致疾病,伤体损容。

2) 均衡劳逸　劳与逸都不能“太过”或“不及”,劳与逸要保持均衡、适度。中医认为,正常的脑力劳动,可促使智力发达,思维健全;正常的体力劳动可使人肌肤筋骨强健。故体力和脑力劳动密切结合,是强身、益智、健美的重要措施。必要的睡眠和安逸,又是消除疲劳,恢复体力和脑力的重要因素。而贪图安逸,不爱劳动,不作锻炼,饱食终日,无所事事,即劳作不及者,就会使人气血不得流畅,经脉不利,筋骨不坚,肌肉不实,关节活动不灵,将导致抗病功能低下,百病丛生。但是,“神劳”、“体劳”、“色劳”太过者,都将导致伤血、伤气、伤肉、伤骨、伤筋或伤精气。故《素问·宣明五气论》中说:“久视伤血、久卧伤气,久劳伤肉,久立伤骨,久行伤筋”。汉代华佗也说:“人体欲心劳动,但不当使极而”。“养身在动、养心在静”。这个“动”,包括了必要的、适量的(体力能承受的)生产与工作劳动,体育锻炼,看书写作。如果是用脑过度而感到精神疲倦,可以静坐片刻或活动一下身体,打几个哈欠,伸伸腿,弯弯腰,也可促进周身意和气畅。大大地张开嘴打几个哈欠也可刺激大脑皮层,振奋精神。这个“静”,不是单指环境的幽静、安定,而更重要的是在日常生活中要保持镇静、静心,对一些逆耳之言,烦心之事,冷漠面孔等现象不发脾气,不寻烦恼,不厌不忧而坦然置之,物质生活上应“知足常乐”,不与优己者攀比高低,保持足够的睡眠时间。

中医将思虑与房事都作为“劳”来看待的。古人认为“顺欲以得生”,“欲盛则身枯”(嵇康《养生论》)。这里的“欲”主要是指生欲、性欲和食欲。“顺欲”指有节制的欲望,适当的情欲和合理的食欲。“盛欲”者指过贪、过度、过量、过分之意。所谓“顺欲以得生”,一是指欲望,人必须有自己的欲望,但应合理的节制欲望,不可将合理的欲望扩张为“贪欲”,甚至为达私欲尽“逝而不顾”,那样将转化为“欲盛则身枯”,对自己健康、容姿都带来损害。二是指性欲,主张凡人必须有合于养生之理的情欲,那样对人的形神、身心健康都有益,即“顺欲以得生”,故养生学主张“顺欲”,即有节制的房事,反对“禁欲”,但同时又反对“纵欲”,纵欲者则出现“欲盛则身枯”,即损害人的形体与容姿的现象。三是食欲,人如没有合理的进食就无法生长、发育和劳作。即“顺欲以得生”,但是如果滋味不绝,“饮食全凭己意,惟菊瓜粱稻是从,唯馔肴旨酒是嗜,放任听由美熬其五脏六腑”,必将出现“味之口爽”、“百病乃生”、“病从口入”,亦即“欲盛则身枯”的局面。故《素问·上古天真论》中说:“饮食有节,起居有常,不妄劳作,故能神与形俱,而尽中其天年,度百岁乃去”。如果是以酒为浆,以妄为常,醉以入房,以欲竭其精,以耗散其真,不知持满,不时御神,务快其心,逆于生乐,起居无节,故半百而衰也。

(3) 稳定情志,舒展胸怀

1) 稳定情志　稳定情志,就是指人要保持一种稳定的精神状态,包括情绪、志向和思维程序。这对于维护人体健康,保持旺盛的精神和焕发的容姿都具有意义。

中医认为,在一般情况下,人的精神意识活动反映着脏腑生理活动状态。《内经》说:“人的心理化五气,以生喜怒悲忧恐”。这是说,正常的心理活动是人的本能。一般来说,情志活动适度,对机体有益无害。如《素问·举痛论》说:“喜则气和志达,营卫通利”。说明保持喜悦适度情志,可使气机调达,营卫合和,经脉通利,故对健康、姿容有利。中医又认为,人的任何一种情志(情绪)

不可能没有，但又不宜持久或超常剧烈，失去控制；否则，将发生“暴怒伤阴”、“暴喜伤阳”、“怒伤肝”、“喜伤心”、“思伤脾”、“忧伤肺”、“恐伤肾”(《内经》)等有损人体健康、容姿的危害。《内经》说：“怒则气上”，可出现头昏胀痛、目眩，甚则呕血等；“恐则气下”，可出现精气血压突然下降；“惊则气乱”，可出现心神动乱不安；“思则气结”，可出现肝气郁结，脾气不适等。

情绪过激、过度的原因是复杂的，但稳定情绪的方法也是多种多样的，可以大致概括几点：

A. 应定时、定期作户外和野外活动，吸新鲜空气，暂停原来的思绪及思考的问题，适当活动身体，放松紧张的精神状况，避免体力与脑力过度疲劳，这对维护健康和容姿极为有益。

B. 要严于律己，宽以待人，遇有不顺心的人和事要善于控制自己的情绪，要学会以理服人和以理服己。非原则性问题以忍为上，不要因小失大。“不动声色”、“宽宏大量”，与己与人都有利。

C. 生活消费应量力而行，不与优己者盲目比高低，要“知足常乐”。

D. 老人们更要心胸豁达，要做到人老心不老，衣着要合身得体，鞋袜要整齐清洁，需常理须发，走路尽力做到昂首挺胸，坐位端庄自然。总而言之，尽管“老之将至”，而精神上却欲力持“青春永驻”之貌。

2) 舒展胸怀　舒展胸怀，是调整心理状况的重要方法，其途径甚多，但主要有：

A. 赏景畅怀：赏景活动可以是游山观景、登高眺望等。景观的作用，一是可解除观赏者的焦虑、烦躁、忧伤、悲观、苦闷等精神困扰；二是可以借名山大川、广阔海洋、花丛森林、辽阔田野、亭台楼阁、园林花廊等景观陶冶情操，开阔胸襟，修身养性，消除烦恼，使负性情绪转为乐观、愉快、积极奋进的良性心境。美丽的景观能消除或减弱神经系统过度兴奋状态和有刺激作用的消极因素。例如，植物的绿叶对人的心理有镇静作用，绿色使光线显得柔和，绿树丛中特有的色彩和芳香、闪动的光束和阴影以及悦耳的鸟语、蝉鸣，都对人的视觉、听觉、嗅觉起到良好的刺激作用，使中枢神经松弛，并通过中枢神经对人的全身起到良好的调节作用。

B. 书画养神：书法对人来说能养气、养神、静心、延缓衰老，有助“青春常驻”之功效。书写作画在某种意义上与我国的气功相似，均讲究动静结合，刚柔并举，意志默契。书写作画多处于幽静、闲轩的环境之中，没有心烦意乱和外来侵扰。目光集中，全神贯注，意会倾及于纸墨之上，此举可谓静功；从运笔的方面讲，以臂负重，挥毫劲力，运腕飞泻，抑扬顿挫，可谓动功。这种动静相融，心身协力意笔统一，即可产生养心修性与健身驻容之功效。所以，古人云：“书者，抒也、散也，抒胸中气，散胸中郁”。

C. 读书陶情：按古人之见，读书也是一种功夫。古代文人中有：“杜甫诗能除病”的趣传。陆游诗云：“儿扶一老候溪边，未吉头风久未痫，不用更求芎芷药，吾诗读罢自然醒”。陆游推崇这语言文学祛病健体的自然疗法，可谓民间疗疾经验之谈。苏东坡也有“一笑看诗百忧失”诗句。这都表明读书既增长知识，又能陶冶情操，甚至能疗疾健体，这都有利维护和改善容姿美貌。现代的美国心理学家勒纳倡导了“诗歌疗法”，意大利则由医学家古文学家合作成立了“诗药有限公司”，进一步表明读书习诗对祛病健体和驻容润姿方面的积极作用。

D. 乐而忘忧：是指人在任何情况下都要保持一种乐观精神，既能提得起又能放得下。只有持有高度的乐观主义精神，才能排除忧愁，振奋精神。长期忧心冲冲、闷闷不乐是早期衰老和面部色斑与皱纹产生的主要因素。乐而忘忧是养生美容的一个重要内容。乐的外露就是喜笑，发自内心的笑能创造一种良好情绪，令人愉快并活跃气氛。笑不仅可以忘却忧愁，而且还是一种无价的良药和美容剂，幽默的、引人发笑的语言能治病。我国民间早有“一笑抒忧”、“乐则长久”、

“笑一笑,十年少”的说法。按照中医学说:“喜则气和志达,营卫通利”。喜笑可使人胸襟坦然,精神松弛,血脉畅注。笑还是一种全身性的运动,除了面部有17条肌肉在运动外,还有助于松弛其他部位肌肉和精神紧张状态,促进气血运行。笑的本身,是一种美态,有利于人的青春和美丽常驻。

E. 娱兴振精神:音乐、歌舞是修性养身的一种方式。音乐可以调节大脑皮层,促进人体分泌有益于健康和美姿的生化物质如乙酰胆碱、内啡呔等,它们均起调节血流量和兴奋神经细胞的作用。同时,通过音乐节奏的共振、共鸣、协调、感化等作用,直接或间接地作用于人体,解除人在应激时引起的不良身心反应,完善生理、心理状态,维护机体健康和改善容姿美貌。国内外多有心理医生用音乐治病。音乐、歌舞是养生补性的重要途径和养心安神之举,对健体养容均有裨益。

(4) 调节饮食,动练静养

1) 调节饮食　“调”者,调配也。中医讲究食物品种搭配,按食物性味选食,按时有规律地进餐和特殊个体食物宜忌等。“节”者,节制也。食量要有节制,不可暴饮暴食,不可贪杯醉饮等。

A. 食物品种搭配:《素问·藏气法时论》说:“五谷为养,五荤为助,五畜为益,五菜为充,气味含而服之,以补益精气。”从治疗上讲,提倡药食合和使用,从饮食上讲提倡以谷为主,以五谷、五果、五畜、五菜合而用之,利用食物所含养分的互补作用,增进营养的滋补功效,以补益精气。食物搭配,就是日常的饮食一要粗细搭配,因有些粗粮的营养价值比细粮高,并含有丰富的维生素。二要干、稀搭配,主要是指主食的干、稀搭配。三要荤素搭配,副食是摄取多种营养素的主要来源,只有采取多种品种搭配加工,才能保证全日充分的供给人体所需蛋白质、维生素和矿物质。四要多品种搭配,这主要指蔬菜类的搭配,由于各种蔬菜含营养的多少和种类不一,应特别注意选择含有钙、铁和维生素 B_2、维生素 C、胡萝卜素多的蔬菜。

B. 按食物的“四气”、“五味”配制:食物的营养价值,是以食物所含糖类、蛋白质、脂肪、维生素、矿物质和水分的多少来衡量的;中医学则讲究食物的“四气”、“五味”,即食物性味。掌握了食物的“四气”、“五味”,有利于不同个体选用食物,这对于强身健体、维护和增强容姿均有裨益。

2) 动练静养　重视锻炼是中医养生学的基本方法之一,并延续至今,不断发展。早在公元220年前,汉代名医家华佗就根据《吕氏春秋》的“流水不腐、户枢不蠹”的理论观念,创造了“五禽戏”。通过模仿五种动物生动活泼的动姿来锻炼体格,达到强身健体和疗疾之目的。此外,还有太极掌、八段锦、气功、赏景书画等动静结合的运动形式,也都为中医学所推崇的体格锻炼基本方法。此等运动可以舒展关节、松动筋骨、调和气血、安神养容,持之以恒必能强身健体、维护和焕发容姿。中医倡导采取灵活多样的炼体方法。如老年人、女性宜采取气功、太极拳、散步、观景作画(或刺绣)等比较柔和的锻炼方法;少年、青壮年人,可根据各人体质情况及爱好,宜采取球类、武术、跑步等运动量较大的锻炼方法;儿童的锻炼,又应采取跳绳、体操、舞蹈等轻松活泼的形式。此外,病情不同、体质不同,采取各相应的不同形式和强度的锻炼方式。总之,适当方式、适量强度的体育运动,可使经脉畅利,精气流通,气机和畅,饮食易化,二便通利,从而促进机体生化功能旺盛,有益于维护和增进身心健康和容姿增色。

(赵永耀)

8.7 自然美容保健

(1) 日光浴

地点最好选江湖海滨、专门的日光浴场所或自家凉台。这些地方空旷,有较多的紫外线。夏天,日光浴最好在上午 7～10 时、下午 4～7 时进行,此时日光以有益的紫外线 A 为主;而上午 10 时到下午 3 时(夏天),日光中有害的紫外线 B 与 C 最强烈,此时容易灼烧皮肤,甚至诱发皮肤癌。天气较冷时进行日光浴,气温不应低于 18℃,较适宜的时间是上午 11 时和下午 2 时。日光浴时应尽量裸体,但头部需用毛巾、草帽等遮盖,最好戴上墨镜。要经常改变体位,使身体各部位照射的时间大致相等。进行日光浴,身体通过紫外线产生的维生素 D_3,可增强人体的免疫力,防止骨质疏松,减少动脉硬化的发病率。

(2) 空气浴

空气浴是让一定量新鲜空气作用在裸露的身体上。一般应选择空气新鲜、空气中负离子较多的地方,如海滨、瀑布、喷泉、公园等处进行。空气浴应从热空气(31℃以上)或温空气浴(30～20℃)开始,逐步过渡到凉空气浴(19～14℃)和冷空气浴(13～7℃)。每天上午 10 时至下午 4 时较好。温度过低、雾天或大风天时不宜进行。空气浴的生理和保健效应在于不同湿度、温度和流速的清新空气对人体的接触,以及深呼吸时肺活量增加,肺泡的通气性得到改善,从而提高了肺泡中氧气的扩散力,当血液到达身体各部时,使身体组织的氧化过程活跃,提高人体对周围环境的适应能力,达到抵抗和预防疾病的目的。

(3) 冷水浴

20℃以下的冷水浴,可以提高神经系统的兴奋性,加快新陈代谢过程,加强各系统和器官功能,引起心率、呼吸、血液循环加快加深,肌肤变得光滑细腻,减少皱纹的发生。冷水浴的方式有洗脸、洗脚、擦身、淋浴、浸浴以及冷热交替浴。冷水浴的锻炼应从夏季开始,全年坚持进行,一般从温水开始,隔 3～5d 降 1℃。冷水浴宜在早晨进行,可使人神清气爽,并较快消除睡眠后的抑制状态。浴前应先进行适当的准备活动,使身体发热。

(4) 温泉浴

天然温泉水中各类矿物质含量高,它能辅助治疗多种疾病,促使肌肉和关节松弛,改善肌肤与组织的营养,降低肌肉张力,消除疲劳,增加抵抗力。不同的温泉水质具有镇痛、镇静、减肥、降压、杀菌、洁肤、营养等功效,常洗之可治疗关节炎、高血压、皮肤病、糖尿病、多发性神经炎等,能达到美容养颜、强身健体、祛病延年的目的。

(5) 泥疗

泥土中含有大量维生素及矿物质,将经过处理的泥浆做成面膜,敷上后具有较强清洁功能,它可把皮肤老化细胞、油脂、污垢等带走。泥浆面膜因其化学成分少,符合目前化妆品市场崇尚自然、环保的趋势,因而广受欢迎。泥浆面膜中添加海藻成分,利于减肥;加入温泉矿石粉(含硫成分),可治疗青春期常见的暗疮和粉刺。这种泥浆面膜沁人肌肤的消毒滑肤作用,使广大的少女免除了"又见青春又见痘"的尴尬。

(孙庆宁)

8.8 音乐美容

音乐美容是指利用音乐对人的情绪产生的积极的影响,改善人的情绪,调整人的心理和生理功能,从而达到健美身体、美化容颜的目的,其实质应该属于心理美容的一部分。

音乐对人体能够产生镇静、镇痛、降压、安定、调整情绪等不同功效。有学者曾多次进行音乐对人体镇痛作用的实验研究,发现音乐能够显著提高人体痛阈,证明音乐确有镇痛作用。音乐能对人的情绪产生影响是音乐美容的依据之一。人的情绪与大脑皮层、丘脑下部、边缘系统有着密切关系,而边缘系统对调整人体内脏生理功能有重要作用。因此,能引起人愉快与舒适的音乐,能够改善与调整人的大脑皮层与边缘系统的生理功能,从而调整人体内部器官的生理功能,使音乐具有美容作用。

音乐心理治疗瑞典学派的创始人 Pontwick 仔细研究了心理共鸣理论,认为音乐通过音响和声系统反映了某些原始形式的精神生活,和缓而平稳的音乐使人安慰,而洪亮、明快的音乐则使人激动、振奋。另有人研究音乐与情绪的关系证明:徐缓的大调忧郁、悲切、苦闷、伤感、凄凉使人感到忧伤;快速的小调内含激情、焦虑不安、惊慌、凶狠、危险,易使人愤怒;快速的大调则欢腾、愉快、喜悦、富有朝气,能使人感到愉快。音乐对放松身心、振作精神、诱发睡眠等,都很有实效。在生理上,音乐能引起呼吸、血压、心脏跳动以及血流量的变化。优美怡人的音乐还能刺激身体释放一种内啡肽天然鸦片制剂,可以松弛身心、舒缓疼痛。

科学家们用先进的实验方法测出,人体皮肤表面的细胞都在做微小的运动,这种微小的运动简称"微震"。实际上全身所有的细胞都在做这样的微震,心脏、大脑、胃肠等处细胞的这种微震更为突出。在大脑皮层的统一指挥下,周身所有细胞都在按一定节奏做微振运动 ,合成一个非常协调的全身细胞"大合唱"。当一定节奏的音乐作用于人体时,如这种音乐的节奏和人体生理上的"微震"节拍合拍时,两者便发生了共振,是人体的微震加强,导致人体产生快感,音乐则是带来这种快感的媒介。人们可以科学地选择某一种音乐,有意识地借助音乐的力量,调整体内微震活动,使其恢复到正常状态,以治疗疾病、健体美容。

8.9 人体生物钟美容

皮肤是人体(体表)最大的器官,其结构相对稳定,但皮肤的功能和活力在一天中是随人体机能的不断变化而在规律的变化着。这种规律性变化是人体生物钟的重要组成部分,并具有一定的特点。利用生物钟实施美容,会收到"事半功倍"的效果。

人体的新陈代谢活动是有规律地不停变化着的,在不同时段神经和体液的调节变化也有不同。根据机体的生物钟节律,可以分为以下几个时段,每个时段的代谢特点都有不同,并且可以采用与之相适宜的美容保健方法。

1)睡眠阶段　从晚上 22 时至凌晨 6 时,代谢速度处于最低水准,尤其是在熟睡时由于迷走神经兴奋，使呼吸心跳次数减慢，血流速度降低，大脑耗氧量减少，肾上腺皮质激素分泌量减少。但脑垂体分泌的生长激素大量增加，是细胞(特别是皮肤细胞)代谢的峰值阶段，细胞分裂速度比其他时段快7～8倍，此时细胞生长和修复机能最为旺盛。

因此，此时段应注意必要的休息和睡眠才能保持皮肤的良好状态。搽一些富含营养物质、透气性能好的营养晚霜，对皮肤是最好的滋润。

2) 清晨、上午阶段　从清晨开始肾上腺皮质激素分泌量增加，6时～8时时段达最高峰，而脑垂体分泌的生长激素分泌量则明显减少，人体蛋白质合成受到抑制。上午8时～12时，机体代谢最为旺盛，皮肤的机能和活力逐渐达到高峰，应激能力增强，工作效率高。对外界各种刺激的承受能力提高，抵抗力强。此时段适合做各种损容性皮肤病治疗与护理，如文眉、文眼线、祛斑、除痣、换肤及治疗皮炎、痤疮、腋臭、脱毛和除疣等。

3) 午后时段　午后12时～3时，午饭后副交感神经兴奋，血液循环集中于消化系统，人体其他的代谢相应缓慢，机体逐渐产生疲倦感，皮肤血液流量减少，对各种护肤品中营养物质的吸收能力比较弱。此时段好好休息一下，是最好的美容措施。

4) 下午时段　下午15时后由于食物经过消化，大量营养物质进入血液循环并被机体吸收，大脑及心肺对物质的吸收能力逐渐增强并达到高峰。这段时间比较适合做专业皮肤护理，还可配以健美操等健身运动。

5) 晚间时段　晚上19时～22时机体和皮肤对外界刺激的抵抗能力降低，免疫力下降，容易出现过敏反应及血压下降，皮肤血液循环减弱，面部神经末梢及表情肌开始疲劳，眼周及下肢容易出现水肿。这段时间适合做面部清洁护理，可配合做面部及全身保健按摩和蒸汽浴等。

（张海霞　刘彦普）

参 考 文 献

陈清海. 2000. 运用“皮肤生物钟”规律指导美容实践. 中国美容医学, 9(4): 265～266

胡海棠. 1996. 疗养美学. 北京: 科学出版社

李援朝. 1999. 养生、保健、长寿500法. 沈阳: 辽宁科学技术出版社

卢彬等. 2002. 音乐疗法在美容整形手术中的应用. 中国美容医学杂志, 11(2): 176～177

申玉琦, 熊邦林. 2000. 心态异常对人的容姿美的影响. 中国美容医学, 9(2): 148～149

王海云. 1988. 现代生活与健康. 北京: 人民卫生出版社

苏祖裴. 1989. 实用儿童营养学. 北京: 人民卫生出版社

姚文明. 1996. 老年保健妙法500问. 北京: 中国医药出版社

左林. 1981. 健康与长寿. 北京: 人民体育出版社

9 美容化妆品简介

9.1 概　述

化妆品属于生活高级消费品，是现代物质文明和精神文明的具体表现。随着社会经济的发展，人民生活水平及物质消费逐年提高，人们对美容化妆品的要求与日俱增，各种各样的化妆品品种与剂型应运而生，化妆品工业和美容学科迅速兴起和快速发展。美容化妆品已从过去皇宫贵族们使用的奢侈品变为现在普通老百姓生活美容的必需品。美容化妆品的开发和研究也是美容医疗技术研究的重要组成部分。

9.1.1 化妆品科学和化妆品的概念

化妆品科学是研究与化妆品相关的基础理论及各类化妆品原料的选用原则、配方设计原理、产品制造工艺、产品质量检测和安全性评价方法的一门综合性学科。它建立在化学科学之上，涉及皮肤生理、生物化学、精细化工科学与技术、卫生学、毒理学、药理学、美学及心理学等多门学科。

化妆品产品为精细化学制品，它的概念在不同国家基本一致但有字面上的微细差别。如日本对化妆品的定义是："为了使人体清洁、美化、增加魅力、修饰容貌或者保持皮肤或毛发的健康，以涂抹、洒布等方法，或以类似的方法施加的，对人体作用柔和的物品即化妆品。"

美国 FDA 对化妆品的定义是："化妆品是通过涂抹、倾倒、喷洒或其他类似方法使用于人体表面任何部位，起到清洁、美化、增进魅力或修饰外貌而不影响机体结构和功能的物质。"

我国国务院在 1989 年颁布的《化妆品卫生监督条例》中规定："化妆品是指以涂擦、喷洒或者其他类似的方法，散布于人体表面任何部位(皮肤、毛发、指甲、口唇等)，以达到清洁、消除不良气味、护肤、美容和修饰目的的日用化学工业产品"。

9.1.2 化妆品的不同分类

国际上对化妆品没有统一的分类方法。化妆品种类剂型繁多，很难科学地、系统地对化妆品进行划界分类。目前的分类方法各种各样，有按化妆品的功效分类的，如清洁类、护肤类、营养类、美容类、赋香类等；有按化妆品的使用部位分类的，如发用类、肤用类、眼部、唇部及甲用类等；有按剂型分类的，如固体类、膏霜类、乳液类、水剂类等等。从化妆品卫生监督和管理的角度我国把化妆品分为特殊用途化妆品和普通化妆品，根据中华人民共和国卫生部 1991 年颁布的《化妆

品卫生监督条例实施细则》,中国特殊用途化妆品的定义分别为:

育发化妆品　有助于毛发生长、减少脱发和断发的化妆品。

染发化妆品　具有改变头发颜色作用的化妆品。

烫发化妆品　具有改变头发弯曲度,并维持相对稳定的化妆品。

脱毛化妆品　具有减少、消除体毛作用的化妆品。

美乳化妆品　有助于乳房健美的化妆品。

健美化妆品　有助于使体形健美的化妆品。

除臭化妆品　用于消除腋臭的化妆品。

祛斑化妆品　用于减轻皮肤表皮色素沉着的化妆品。

防晒化妆品　具有吸收紫外线作用、减轻因日晒引起皮肤损伤功能的化妆品。

必须指出,上述九大类化妆品中某些品种在美国、日本等国家属于非处方药品或医药部外品,如防晒类、育发类等。我国规定的九大类特殊用途化妆品有法定的含义,对这些产品目前实施上市前行政许可制度,有一套完整的安全性检验、产品评审和市场监督体系。换言之,我国对特殊用途化妆品实施严格的卫生监督和管理程序。对这些产品国内还有一些不同名称如疗效类化妆品、中药类化妆品、治疗类化妆品等,这些均不符合国家政策的规范要求。

除了九大类特殊用途化妆品外,所有的其他化妆品均属于普通化妆品。对普通化妆品的分类一般以功能性分类较多见,可简单分为:

清洁类化妆品:去除皮肤表面和毛发沾染的脏污,以及人体新陈代谢过程中产生的不洁物,即通过清洁皮肤、毛发达到护肤护发作用。例如清洁霜、洗面奶、沐浴液、洗发用的香波、有调理作用的护发素等。

护肤类化妆品:又称基础类化妆品。保护皮肤表面和毛发等,使之滋润、柔软、光滑,以抵御风寒、干燥,防止皮肤皲裂、毛发枯断。如雪花膏、蜜类、冷霜、防裂油膏、润发油、发乳等。

营养类化妆品:和护肤类化妆品有很大交叉。主要强调营养皮肤表面和毛发等,以增强细胞活性,促进蛋白质、DNA、RNA 的合成。保持表皮角质层水分,使皮肤滋润柔滑,富有弹性,减少皮肤细小皱纹,防止皮肤衰老。促进毛发功能,使头发保持天然、健康和美观的外表,光亮而不油腻。如蜂王霜、人参霜、维生素霜、含氨基酸或胶原等的润肤霜、各种富含毛发营养元素的洗护发产品等。

美容修饰类化妆品:又称彩妆类。通过修饰眉毛、眼部皮肤、面部瑕疵以及改变口唇的颜色或色泽达到美容目的。这类产品包括眉笔、眼影眼霜、粉底类产品、口红唇膏等。用于头发的某些产品如发胶、摩丝、发彩等也可划入此类。

芳香类化妆品:散布于身体及毛发或衣物饰物上,能散发芳香气味的化妆品。如香水、花露水、古龙水等。

9.1.3 美容化妆品的概念

美容化妆品有广义和狭义之分。广义上讲,基于化妆品的定义所有化妆品都和美容目的有关,因此也都属于美容化妆品。狭义上看,只有美容修饰类化妆品即彩妆类产品才以美容为主要目的,直接发挥美化效果,应为名正言顺的美容化妆品。一般情况下美容化妆品是指集美容与护肤于一体的化妆品，即具有美化容貌和保护皮肤双重功能。所谓"美容"，是指"使容貌美丽"(《现代汉语词典》)。人的容貌都可能有若干缺陷，通过美容既可发挥天然的美，还可以遮盖皮肤的瑕疵，使人们的容貌更秀丽俊俏，使人免除烦恼，带来欢乐，获得精神上的满足。"护肤"顾名思义，指对皮肤的保护作用，即通过对皮肤的清洁、滋润、营养、保护、美化等过程，延缓皮肤衰老，增加皮肤细胞活力，加强皮肤血液循环，增强皮肤弹性，减少皮肤水分蒸发，防止皮肤干燥和伤害。护肤属于美容的范畴，皮肤是美容的主要对象和美化阵地，是人体健康美的重要组成部分，是身体健美状况的重要标志和体现，因此，通过健肤护肤作用即能产生美容效果。如清洁类化妆品，它不仅能清洗掉皮肤上的油垢，还能清洁与其黏附在一起的油彩、脂粉、眼影膏等美容化妆品的残留物；含有的油脂、硬脂酸碱、杏仁油等油脂类物质，可以在皮肤表面形成透明的脂膜，防止各种细菌的侵蚀，同时也能抵消、中和、缓解外界许多有害物对皮肤的种种不利的影响；加入乙醇、硼酸、甘草酸、抗氧化剂等化学物质，则可以消除皮肤表面的细菌污垢，保持皮肤清洁，延缓皮肤衰老；护肤类化妆品，可滋润、保护、营养、美化皮肤，雪花膏能在皮肤上留下一层薄的脂肪性物质和甘油薄膜，把皮肤表面与外界空气隔开，以节制皮肤表面水分蒸发，保持皮肤的滋润性，防止皮肤的粗糙开裂。冷霜能滋润皮肤，柔润角质层，增加皮肤弹性，减少皮肤水分蒸发，防止皮肤干燥。蜜类化妆品能使皮肤柔软滑爽、减少皱纹和延缓衰老；营养类化妆品在其中加入营养物质(银耳、人参、珍珠、花粉、灵芝、蜂蜜、超氧化物歧化酶)或其他各种特殊添加剂等，可以增强皮肤的生理功能，促进新陈代谢和血液循环，减缓皮肤衰老以及防皱、增白等作用，达到美颜驻容的目的。某些特殊用途化妆品如美白祛斑类和防晒类等通过减轻或祛除面部皮肤雀斑、黄褐斑或老年斑等色素沉着，减少紫外线对皮肤的伤害，发挥护肤润肤的功效，达到容貌健美的目的。

9.2 美容化妆品的基本原料

美容化妆品是由各种不同作用的原料，经科学配制，精心加工所得到的产品。因此，原料的好坏，在很大程度上决定了美容化妆品的产品质量。不仅如此，每当出现一种新的美容化妆品原料，就意味着出现若干种新产品，或使某些产品有重大改进与突破，从这种意义上说，美容化妆品原料的更新和发展推动了美容化妆品产业的发展。

由于化学工业及化妆品工业的迅速发展，供美容化妆品应用的原料品种越来越多，并不断有新的品种出现。按其作用(用途)和性能，大体上可分为基质原料和配合原料两大类。

9.2.1 基质原料

基质原料是构成化妆品基体的物质原料，在配方中占有较大的比例。基质原料主要包括油脂、蜡类、烃类、高级脂肪酸、醇类、粉末原料等。

(1) 油脂

油脂是膏霜类和油蜡类化妆品的主要原料。油脂是油和脂的总称，在室温下为液体时称油，在室温下为固体或半固体时称脂，两者并无严格的区分。主要成分是含脂肪酸的甘油酯，并含有少量游离脂肪酸、磷脂、甾醇、色素和维生素。油类按在空气中能否干燥又可分为干性油、半干性油和不干性油三类。油脂不溶于水,但能与水形成类似于皮脂膜的乳化体。

油脂在化妆品中的主要作用:①抑制皮肤层水分的蒸发,防止皮肤干燥或龟裂;②柔软皮肤,增强皮肤的吸水能力,保护皮肤,减轻皮肤受机械或药物的伤害;③抑制皮肤发生炎症。

油脂可分为动物性油脂和植物性油脂两大类。动物性油脂一般含有高度不饱和脂肪酸,其中色泽差,略有臭味,在具体使用时应注意防腐。例如,貂油、蛋黄油、羊毛脂、磷脂酯胆碱、角鲨烷等。植物性油脂是从植物中提取的,有蓖麻油、棕榈油、杏仁油、红花油、橄榄油、椰子油、山茶油等。植物性油脂对皮肤无刺激,不致敏,安全可靠,很早就已广泛用于美容化妆品中,它不仅对皮肤具有优良的亲和性和保湿性,而且因其含有特定的成分还能产生特殊的功能。下面介绍几种油脂:

1) *貂油*　它是从水貂皮下脂肪上取得的脂肪油,经加工精炼后制得的为精制貂油。主要成分为各种脂肪酸,其中不饱和脂肪酸含量高达70%,而亚油酸、亚麻酸、花生酸等特殊营养成分的脂肪酸也高于9%,另外还含有不饱和甘油酯,其中大多为不对称的异构体。其性质为无色或淡黄色油状液体,无臭无味无毒,溶于甘油酯,易溶于乙醇、异丙醇,对热和氧都很稳定,有良好的抗氧化性,不易变质和酸败。由于它含有多种营养成分,而且其理化性质与人体脂肪极为相似,渗透性能良好,易被皮肤吸收。

2) *羊毛脂*　又名羊皮脂肪,它是羊的皮脂腺分泌的,附着于羊毛上呈淡黄或黄褐色黏稠性分泌物。羊毛脂是羊毛经过洗涤、回收和精制而得到的一种副产品,是由多种高级醇脂肪酸组成的复杂混合物。羊毛脂有很好的乳化和渗透作用,且有柔软皮肤,防止脱脂和防止皮肤皴裂的功效,易于被皮肤和毛发吸收,并能与多种原料配伍。但其性质黏稠,不易涂敷,略有特殊气味,色泽欠佳,因此,通常使用的是经物理或化学方法改性后的羊毛脂衍生物。例如,羊毛脂油、羊毛腊醇、羊毛脂酸、乙酰化羊毛酯、乙酰化羊毛醇、乙氧基化羊毛脂、乙氧基化羊毛醇、丙氢基化羊毛脂、氧化羊毛脂、羊毛脂酸异丙酶等。

3) *橄榄油*　它是从橄榄果实中冷压制取的天然植物油。主要含三油酸甘油酯,其次为棕榈酸和亚油酸的甘油酯。呈淡黄色至黄绿色透明黏稠液体状,具有特殊的微香气。不溶于水,微溶于乙醇,溶于乙醚、氯仿。露置空气中会产生酸败。橄榄油为植物性不干性油,主要用作乳剂类护肤品的原料,对皮肤有良好的渗透性,较白油等有更好的护肤性能,特别适宜用于水/油类乳剂,具有"植物油皇后"之称。

4) *蓖麻油*　它是从去壳的蓖麻子仁冷榨制得的一种无色或淡黄色黏稠透明的天然植物油。其主要成分为蓖麻酸三酰甘油、油酸三酰甘油、棕榈酸三酰甘油等。溶于乙醇、乙醚、氯仿。是典型的不干性油,与其他油脂相比,具有较高的乙酰值(羟值)、碘值、密度和黏度。广泛用于增白膏、冷霜、抗皱霜等护肤品中。

(2) 蜡类

蜡是由高级脂肪酸和高级一元醇组成的物质,通常为固体,也有少数为黏稠状液体。按其来源可分为动物性蜡(蜂蜡、虫蜡、鲸蜡)和植物性蜡(巴西棕榈蜡、小烛树蜡)。蜡一般比油脂硬而脆,油腻性小,稳定性大,在空气中不易变质,难于皂化。

蜡在美容化妆品中主要作用:①形成防水膜,使美容化妆品在皮肤上具有高度封闭性;②具有增稠作用,改进美容化妆品的纹理性;③提高美容化妆品在皮肤上成膜后的熔点;④具有助乳化作用，提高美容化妆品的乳化效果；⑤提高美容化妆品的光泽和可塑性。

常见的蜡有以下几种：

1）蜂蜡　又名蜜蜡，是蜜蜂(工蜂)腹部的蜡腺分泌出的蜡质经精制而成，呈微黄色至灰黄色固体蜡状。不溶于水，溶于热乙醇、乙醚、油类。含标榈酸蜂脂约 80%，游离蜡酸约 15%，含芳香有色的虫蜡素约 4%，尚有少量的游离蜂醇等。蜂蜡是最早被人类发现的天然蜡，应用历史悠久。蜂蜡广泛用于各种美容化妆品中，常与硼砂配合使用，生成的硼砂蜂蜡皂是冷霜类美容化妆品理想的乳化剂。蜂蜡对很多类型的微生物具有良好的杀灭作用，故可作为防腐剂加入美容化妆品中。

2）鲸蜡　它是一种无臭无味的珠白色半透明的动物性固态蜡。不溶于水、冷乙醇，溶于热乙醇、乙醚、氯仿、油类。暴露空气中易酸败。主要含鲸蜡酸、鲸蜡酯、硬脂酸酯、月桂酸酯、豆蔻酸酯等。它作为油相基原原料，能赋予美容化妆品以触变性，对皮肤有良好的滋润柔软效果。

3）巴西棕榈蜡　又名卡那巴蜡，是从南美巴西产的棕榈树叶或叶柄中提取的蜡。该蜡为淡黄色片状固体，且有悦人的气味。不溶于水，溶于热乙醇、乙醚、氯仿、四氯化碳、油类。主要成分为棕榈酸蜂蜡酯和蜡酸。它是美容化妆品原料中硬度最高的一种，且与蓖麻油等油脂类原料的相容性良好，因此常用作锭状美容化妆品的固化剂。

(3) 烃类

烃是碳和氢组成的一类有机化合物。根据烃的性质与结构，可将其分为脂肪烃、环烷烃和芳香烃三大类。烃来源于矿物石油，其本质是矿物性油脂和蜡。可作美容化妆品原料的烃类物质有液状石蜡、固体石蜡、微晶石蜡、地蜡、凡士林等。

1）液状石蜡　又名石蜡油或白油，是一种无色透明、无臭无味的油状液体，为矿物性油脂。在日光下观察显荧光。不溶于水、甘油、冷乙醇，溶于苯、乙醚、氯仿、二硫化碳、热乙醇，除蓖麻油外与大多数脂肪油脂能任意混合。在酸性、中性条件下化学性质稳定，对光和热比较稳定，不易被微生物分解。按其性质不同可分为低黏度白油和高黏度白油两类。低黏度白油洗净与湿润效果好，柔软效果差；与此相反，高黏度白油洗净与湿润效果差，而柔软效果好。根据这些特性，白油广泛应用于雪花膏、冷霜和婴儿霜等各种膏霜类美容化妆品中。

2）微晶石蜡　它是无臭无味、无色至白色块状的矿物性蜡。不溶于水，微溶于乙醇，溶于苯、甲苯、乙醚、氯仿、矿物油。延伸性好，低温下不脆。加热黏附性好，与其他蜡类混合可抑制结晶的生成。与液体油混合时，可防止油分分离。对微生物十分稳定，对皮肤的黏附性好。熔点高，可与其他低熔点油脂和蜡调节适宜的特点，以供各种不同的需要。

3）凡士林　又名矿脂或石油冻，是液状石蜡、固定石蜡、微晶石蜡等烃类的混合物。它是由石油残油经硫酸与白土精制而得，也可用适当比例的石蜡、地蜡、矿物润滑油调制而成。凡士林是一种白色或黄色透明半固体油膏，加热成为透明液体，经紫外线照射后在暗处可发荧光。不溶于水，难溶于乙醇，易溶于本、醚、油脂。凡士林具有无臭无味，化学惰性好，黏附性好，价格低廉，亲油性和精度好等特点，因此广泛用作清洁霜、营养霜、润肤霜和防裂膏等美容化妆品的基质原料。在医药方面，凡士林几乎能与所有的药物配伍，而不使药物发生变化，可作为软膏基质而被广泛使用。

(4) 高碳脂肪酸

高碳脂肪酸是构成动物、植物油脂或蜡类的主要成分。美容化妆品中使用的脂肪酸主要是C_{12}的脂肪酸,如月桂酸、棕榈酸、硬脂酸、油酸、肉豆蔻酸等,用量最大的是硬脂酸。

硬脂酸学名十八烷酸,分子式为 $C_{17}H_{36}COOH$,分子量为 284.48,是一种略带珠光的白色蜡状固体,能分散成粉末。不溶于水,微溶于苯、二硫化碳,溶于乙醚、氯仿、热乙醇。能与碱作用生成硬脂酸盐。硬脂酸为合成油脂,是美容化妆品常用的重要基质原料,如雪花膏、冷霜、奶液等。

(5) 醇类

醇类分为低碳醇、高碳醇和多元醇三类。常用的低碳醇有乙醇、异丙醇、丁醇和戊醇等,高碳醇有十六醇、十八醇等,多元醇有丙二醇、丙三醇、山梨醇等。

1) *十六醇*　又名鲸蜡醇,分子式为 $C_{16}H_{33}OH$,分子量为 243.45。它是一种无臭无味的白色固体状的合成油脂。不溶于水,溶于乙醇、乙醚、氯仿。遇碱不起化学作用,与浓硫酸发生磺化反应。广泛用作雪花膏、冷霜、乳液等美容化妆品的乳化调节剂、软化剂。它具有抑制油腻感,降低蜡类原料黏性,稳定乳胶体等作用。

2) *丙三醇*　其俗名甘油,分子式为 $C_3H_5OH_3$,分子量为 92.11。它是一种无色无臭黏稠液体,味甜,有吸湿性,溶于水和乙醇。甘油在美容化妆品中,主要利用其吸湿性,以保持皮肤的水分,用作保湿剂;同时,也使膏体软硬适度,在一定的时间内使膏体不发生剧烈干缩;此外,它还能使膏体具有一定的防冻作用。

(6) 粉末

粉末是构成各种粉类美容化妆品的基质原料,它们对人体安全可靠,均为粒度很细的固体粉末。主要起遮盖、滑爽、吸收和摩擦等作用,对皮肤具有吸汗、爽肤、杀菌、抑痱、除痱等作用。常用的粉末原料有滑石粉、高岭土、膨润土、钛白粉、锌白粉、硬脂酸镁、碳酸钙、碳酸镁、磷酸氢钙等。

9.2.2 配合原料

配合原料即为使美容护肤品成型、稳定或其他特定功能作用的辅助原料,主要包括表面活性剂、着色剂、赋香剂、防腐剂、抗氧剂、紫外线吸收剂和药物添加剂等。它们在美容护肤品中通常所占的比例不大,但由于各自都具有独特的性质和功能,因此有着不可替代的重要作用。

(1) 表面活性剂

它是一类分子结构中同时含有亲油基团和亲水基团的物质,是一种能使油脂和蜡与水制成乳化体的原料,通常称为乳化剂。表面活性剂具有乳化、洗涤、增溶、润湿、分散、发泡、润滑、杀菌、柔软和抗静电等多种作用。可分为阴离子型表面活性剂、阳离子型表面活性剂、两性离子型表面活性剂及非离子型表面活性剂四类。

1) *阴离子型表面活性剂*　它的活性基团是阴离子。活性基团中,亲水基多为钠、钾及三乙醇胶等可溶性盐，亲油基多为烷基、异烷基、烷基苯等，也有含酰胺键和酯键结构的。阴离子型表面活性剂与阳离子型表面活性剂在水溶液中会生成沉淀而失去效用，因此，不宜合用，但可与非离子型表面活性剂一起使用。

2）阳离子型表面活性剂　它的活性基团是阳离子，它们大都含氮化合物，即有机胺的衍生物，多为高碳叔胺盐和季铵盐；少数是含磷或含硫的有机化合物。阳离子型表面活性剂也可与非离子型表面活性剂一起使用。

3）两性离子型表面活性剂　它在同一分子中作为亲水剂是有阴离子部分和阳离子部分。其结构与蛋白质中的氨基酸相似，即在分子中同时具有羧基、磺酸基、磷脂型等阴离子和季胺型阳离子。在水溶液中呈现阴离子或阳离子表面活性剂的性质，其表面活性随溶液中的 pH 变化而变化，在酸性溶液中呈现阳离子型表面活性剂性质，在碱性溶液中呈现阴离子型表面活性剂性质，当溶液的等电点时，则表现出非离子型表面活性剂性质。十二烷基甜菜碱、*N*-十二烷基丙氨酸等为两性离子型表面活性剂，它们均可与阴离子、阳离子及非离子型表面活性剂一起使用。

4）非离子型表面活性剂　它为中性化合物，在水中不生成离子。分子中的亲水基主要由一定量的含氧基团、不离解的羟基和醚键构成，在乳化体系中不会使基质呈酸性或碱性。非离子型表面活性剂属多功能性表面活性剂，可与阳离子型或阴离子型表面活性剂一起使用。用非离子型表面活性剂制成的乳化体系不怕硬水，也不受 pH 值的限制。

（2）着色剂

着色剂又称色素，是赋予美容护肤品以一定颜色的原料。着色剂在美容护肤品中的主要作用，一方面改善美容护肤品的色泽，赋予其美观；另一方面遮盖瑕疵，对人体皮肤起到美化作用。因为美容护肤品经常与皮肤接触，所以要求其中使用的着色剂是安全无毒，应无致变异性、无致异常过敏性、无致癌性等，一定要符合化妆品卫生标准要求。根据 2002 年版《化妆品卫生规范》中规定，我国允许使用的有机和无机着色剂共有 157 种。

能用于食品、医药品和化妆品的色素叫做食用色素。常用 FD&C 表示，如 FD&C 红 No.3、FD&C 黄 No.5、FD&C 蓝 No.1 等。能用于医药品和化妆品而不能用于食品的色素叫做非食用色素，常用 D&C 表示，如 D&C 红 No.6、D&C 黄 No.7、D&C 蓝 No.4 等。食用色素和非食用色素均可用于化妆品中。

从着色剂的性质又可分为有机色素、无机色素和天然色素三大类。有机色素又可分为染料、色淀、颜料三种。染料是一种能溶解于水或油以及醇类，能够以溶解状态存在于被着色物质中，并能够赋予彩色的特色；色淀是指不溶于水的染料和颜料，例如通过金属盐使水溶性酸性染料沉淀，或使这些金属盐吸附于抗水性颜料所形成的色淀；颜料是一种不溶于水、油，而溶于媒的着色粉末，它与色淀相比具有较好的着色力、遮盖力、抗溶剂性。

（3）赋香剂

香料和香精都是具有挥发性的赋香物质，它们都具有一定的香气、香味、香型。

1）香料　它是一种能使人们嗅觉或味觉感到愉快，并能记忆其特征的挥发性物质，是调配成各种香精的原料，又称香原料。香料是单一赋香物质，它具有一定的特殊的香气和香味。按香料来源可分为天然香料和合成香料两大类。各种香料经过调香配制成香精，广泛用于食品、药品和化妆品工业,丰富美化了人们的物质文化生活。

天然香料有植物香料与动物香料之分。植物香料是分别从植物的花、果、籽、叶、茎、根、树皮、树脂中提取的。目前,工业生产与调香常用的香料约有200种左右。我国是世界植物香料大国,有20多种植物香料出口102个国家。例如,新疆的薰衣草、山东的玫瑰、南通的薄荷、杭州的墨红、福州的米兰、广州的茉莉、桂林的桂花、成都的柠檬、云南的香叶天竺葵都是出口香料品种。动物香料有龙涎香、麝香、灵猫香、海狸香四种。龙涎香和麝香数量少,价格昂贵,用于配制部分高档香水。灵猫香和海狸有货源,价格适中,使用比较广泛。

香料包含单离香料和合成香料。单离香料是由天然香料油利用物理或化学方面分离出的单一化合物,如从亚洲薄荷原油中提取薄荷脑、从香芭油中制服香叶醇、从香叶油中制取玫瑰醇等。合成香料是指采用化学合成方法制得的香料,目前世界上人工合成的香料已逾5000种,在国际市场上供应的合成香料为3000多种,其中用量较大的有几百种。

2) 香精　　香精是指选用上百种天然、合成的单体香料,按香型、用途、价格要求,调配而成的混合物。例如,牙膏用留兰香型香精,用7种香料调成;香粉用玫瑰型香精,用31种香料调成;香波用海飞丝型香精,用200种香料调成;法国夜巴黎香水香精,用426种香料调成等。从调香技术角度讲香料是制作香精的原料,而香精则称为调和香料。香精具有一定的特殊的香型及韵调,而香型和韵调则是香精的特征属性。香精可分为日用香精、食用香精和工业用香精三大类,化妆品使用的多为日用香精。

(4) 防腐剂

众所周知,我们所处的环境中存在着大量的微生物,以致在生产、储运或使用化妆品时或多或少地会混入微生物,使产品受到污染,因此在制造化妆品时要添加适量的杀菌防腐剂。

所谓防腐剂是一种对微生物具有杀灭或抑制生长繁殖的作用的物质。在美容护肤品使用的防腐剂应满足以下要求:无色无臭,安全无毒,对皮肤无刺激性,广谱高效,可溶性好,稳定性好,使用方便和经济合理等。根据2002年版《化妆品卫生规范》中规定,我国允许使用的防腐剂共有55种。

(5) 抗氧化剂

美容护肤品中含的油脂成分尤其是不饱和油脂,因受空气、水分、光等因素的影响,可使油脂氧化而变质变味。例如,白油和凡士林会被日光氧化而变味变色。油脂的自动氧化是由于一系列复杂的化学反应所引起的,抗氧化剂能和油脂自动氧化时生成的自由基相互作用,切断连锁反应,对油脂的酸败变质有减缓和抗氧化作用。有些抗氧化剂的作用是由于它本身比油脂更容易被空气所氧化,所以相应延缓了或防止了油脂的氧化。

抗氧化剂的种类很多,按照其化学结构可分为醇类、醌类、胺类、有机酸、醇和酯类,无机酸和盐类七大类。为了保证化妆品的质量,抗氧化剂必须是:只加入极少量就有抗油脂氧化变质的作用;抗氧化剂本身或它在反应中生成的物质是无毒的;不会赋予产品异味;价格较便宜。

(6) 防晒剂

防晒剂又称紫外线吸收剂,是一种能吸收有害紫外线光能,将其转变成热能的物质。波长在

180～400nm 之间的太阳光线称紫外线，其实质是人眼看不见的电磁波。现代医学研究已充分证明，过度的紫外线照射能使头发分叉、老化、退色，能使皮肤出现皱纹、红斑、色素沉着，降低身体免疫力，造成白内障，甚至引发皮肤癌等。因此，为了身体健康，必须减少紫外线照射。

根据 2002 年版《化妆品卫生规范》中规定，我国允许使用的防晒剂共有 24 种。其中常用的有：对氨基苯甲酸乙酯、水杨酸辛酯、4-甲氧基肉桂酸-2-乙氧基乙酯、二甲基对氨基苯甲酸辛酯、2-羟基-4-甲氧基二苯甲酮等。

除了紫外线吸收剂外，为了完全阻止紫外线，有时也采用一些能使紫外线散乱起到遮蔽作用的无机覆盖剂，如氧化锌、氧化钛、滑石粉、高岭土等。

(7) 功能活性添加剂

美容护肤品的作用主要是经常地美化皮肤和保持皮肤的健康，通常并不强调具有改变皮肤生理机能的效果。但近年来具有营养、抗皱功能的化妆品更受人们的欢迎。这类对机体作用比较缓和、有一定的生物活性作用，其中含有某些生物活性添加剂。根据添加物的性质可分化学添加剂、中草药添加剂和生物活性添加剂三大类。

1) *化学添加剂*　美容护肤品常用的化学添加剂有维生素类、氨基酸类、角质溶解剥离剂等。维生素是机体正常生长和代谢所必需的微量有机物，维生素的缺乏会引起各种皮肤疾患，因此对维持皮肤的正常生理功能也是非常重要的。为了治疗维生素缺乏症和防治各种皮肤疾患，防止皮肤干燥、粗糙、角化异常，防治皮肤色斑、延缓皮肤衰老，可在美容护肤品中加入适量的多种维生素，其中常用的有维生素 A、维生素 E、维生素 C、维生素 B_5、生物素等。氨基酸是含氨基的有机酸，是组成蛋白质的基本单位。在美容护肤品中加入氨基酸，可使老化的皮肤恢复水合作用，使干燥的皮肤恢复正常。常用的氨基酸有甘氨酸、色氨酸、谷氨酸、亮氨酸、蛋氨酸、苏氨酸、赖氨酸、缬氨酸等。硫磺、水杨酸、间苯二酚等，有溶解、剥离皮肤角质作用，对防治粉刺有一定作用。

2) *中草药添加剂*　它在美容护肤品的应用研究十分活跃，新产品层出不穷。含中草药有效成分的美容护肤品不仅有美容护肤作用，还兼有营养、防晒和保健效果。例如，人参、当归、川芎等中草药有效成分能使皮肤柔软洁白，并能抗皱祛斑，延缓皮肤衰老。常用的中草药物有花粉、人参、何首乌、灵芝、芦荟、三七、川芎、当归、桔梗、麻黄、杏仁、黄芪、地黄、甘菊、黄柏、黄芩、益母草、桂皮、海藻、紫草根等。

3) *生物活性添加剂*　它是一种利用现代生物工程技术开发研制或从生物组织提取的原料，是现代高科技的新型添加剂。这种美容护肤品走俏于国际市场。目前，国际流行的生物活性添加剂有水解蛋白、胶原蛋白、弹性蛋白、丝素蛋白、金属硫蛋白、初乳活性营养因子、表皮营养因子、表皮润泽因子、透明质酸、脱氧核糖核酸、曲酸、熊果苷、甲壳素、超氧化歧化酶等。生物活性添加剂对皮肤具有营养、增白、防晒、祛斑、抗皱、防衰老、促进皮肤细胞新陈代谢等多种功效，有的还有抗炎、抗辐射、防癌等作用。透明质酸具有无可伦比的保湿性、渗透性、润滑性、透气性等功能，是一种性能极佳的天然保湿因子，被誉为美容护肤品的"夜明珠"。熊果苷不但能卓有成效地抑制黑色素，而且还具有良好的配伍性，能协助其他护肤成分更好地完成美白和保湿功效。金属硫蛋白不仅具有防晒作用，还有润肤、保湿、减轻色斑等多种功能，因此被誉为 21 世纪最有发展前途的生物活性添加剂。

9.3 美容化妆品的种类

在美容学科领域内美容化妆品是一个很重要的概念，但在化妆品诸多分类方法中美容化妆品常指彩妆类化妆品。如前所述，从美容学的角度来看，美容化妆品应包括美化容貌和护肤健肤等功能作用，因此美容化妆品的常见种类也应有美容修饰类、清洁类、护肤类、营养类以及某些特殊用途化妆品。现分别简述如下。

9.3.1 美容修饰类

美容修饰类产品又称彩妆类产品，也称美容化妆品。美容俗称化妆，通过使用化妆品使面孔各部位和谐、自然、富有立体感，从而达到美化容貌的目的。美容化妆之用品和材料，即美容化妆品，是指用于眼周皮肤、面颊及口唇等部位，以达到美容修饰为目的而使用的一大类化妆品。这类产品可以掩盖、修饰面容及皮肤表面的缺陷，化妆后容光焕发，肤色健美，而卸妆后又恢复本来面貌。一般讲来，彩妆品只需黏附在皮肤黏膜的表面，不进入深层组织。有化妆必有卸妆，卸妆之后需要使用护肤类化妆品精心呵护，以达到保养皮肤的目的。

美容修饰类化妆品品种繁多，一般可分为眼部化妆品、面部化妆品、口唇化妆品和甲用化妆品四大类，现分述如下：

(1) 眼部化妆品

其主要作用是涂抹在眼睛周围包括眉毛、皮肤、睫毛、眼睑等部位，产生阴影和各种色调，现出立体感，使其更有生气和活力，以达到美化眼眉的目的。近年来又出现眼部营养霜，简称眼霜，则主要是滋润眼周皮肤，淡化眼周色素或增加皮肤含水量以起到保湿抗皱的效果。由于眼部化妆品易触及眼睛，所以对眼部化妆品的安全性要求较高，对所用原料有严格控制，对产品的卫生学检查要求一般也比其他产品严一些，如不能出现刺激性等。眼部化妆品的微生物污染可带来严重后果。常见的眼部化妆品有：

1) *眉笔* 笔状眉毛染料，又称眉墨。黑色多见，也有其他颜色。

2) *眼影* 涂抹在眼皮上，产生阴影，增加立体感。可有眼影粉饼、眼影膏、眼影液、眼影条和眼影笔等多种形式。

3) *眼霜* 本质为营养霜，可有美白祛斑、保湿抗皱等功效。

4) *睫毛用品* 作用是使睫毛着色、增粗、变长，以增加眼睛的魅力。其制品包括睫毛饼、睫毛膏和睫毛液等。

5) *眼线用品* 涂于眼皮边缘睫毛跟部，由眼角向眼尾描绘以突出和强化眼睛的魅力。常见眼线制品有眼线饼、眼线笔和眼线液等。

(2) 面部化妆品

面部化妆品又叫粉底类化妆品。美容化妆的第一步是在清洁的面部皮肤上涂抹一层粉底，用于遮蔽或弥补面部瑕疵如微小疤痕、雀斑、粉刺等，同时调整肤色，使皮肤色泽自然，显现出嫩滑的质感，因此又称做基础化妆或打粉底。粉底类化妆品有：

1）粉状粉底　如各种扑粉或香粉。

2）液状粉底　亦可称为水粉。如各种粉底液。

3）块状粉底　如粉饼、粉条等，有干、湿两用之分。

4）乳化状粉底　将粉料均匀分散在乳化体系中制得的产品，形态上有膏霜状和乳液状之分，乳化方式有 O/W 型和 W/O 型两种。乳化状粉底既可修饰肤色，又有护肤润肤的作用，且易卸妆。此外，使用肤感柔润，效果自然，是目前最流行的粉底类化妆品的主要品种。

5）胭脂　胭脂是一种特殊的粉底类化妆品，是一种使面颊着色的最古老的美容化妆品。胭脂涂抹在面颊部可使其呈现出红润健康的容貌，其色泽多为红色系染料，近年来也有其他颜色出现如褐色、蓝色、古铜色和米色等。

(3) 唇部化妆品

这类化妆品的功能是赋予嘴唇以色调，强调或改变两唇的轮廓，突现魅力、活力及性感。此外油性唇膏尚能产生软化作用，防止干燥环境下的口唇干裂。作为口唇用品，其要求更高：必须对人体无毒性，对皮肤黏膜无刺激；具有自然、清新愉快的气味或味道；外观诱人，色彩鲜明均匀；具有良好的延伸性以便于涂布；质量稳定且无微生物污染。唇部化妆品的类型有：

1）唇膏　又称口红。彩色唇膏可赋予口唇不同色彩和光泽，透明唇膏可滋润唇部皮肤、防止干裂的功能，变色唇膏涂抹后受口唇黏膜酸碱度或日光照射影响可改变颜色。此外现代口唇用品还兼有防晒功能、防水功能等等。

2）唇线笔　主要作用是勾画出唇部的轮廓，显示出唇型，增大反差和立体感。

(4) 甲用化妆品

美甲是一门艺术。甲用化妆品是现代美容化妆品中必不可少的一部分。一般包括甲的清洁、甲和甲周皮肤的护理、甲的化妆美化等等。其制品包括：

1）甲清洁剂　通过清洁或软化去除甲表层老化层以及黏附物。

2）甲漂白剂　除去甲表面着色污迹，使甲清洁如洗。剂型有膏状、乳液等。

3）甲护理剂　主要作用是防止甲变脆和滋润甲周皮肤。其本质类似护肤制品，剂型也有膏状、乳液等。

4）甲强壮剂　可增加软甲和薄甲的硬度，并且能增强甲油的持久性。一般作为涂甲油前的基础涂层。

5）甲抛光剂　是利用研磨作用使甲表面抛光的制品。由作为磨料的微细粉和润滑剂组成。

6）甲油　是甲用化妆品的主要部分。可修饰美化甲板，达到理想的色彩和光泽。甲油的原料一般包括成膜剂、黏合剂、增塑剂、溶剂和着色剂等。

7）甲油清除剂　主要作用是用于清除甲上陈旧的涂层，以便重新装饰甲。甲油清除剂的主要组分是硝化纤维素溶剂的混合物，如丙酮等。

9.3.2 清洁类

它的主要功能是清洁和净化皮肤，即有清洗皮肤表面的污物、油脂、脱落表皮细胞的碎屑，以及去除黏附在皮肤上的粉底霜、胭脂、油彩、眼影膏等美容化妆品的残留物的作用。清洁类美容护肤品主要有清洁蜜(洗面奶)、清洁霜、磨面清洁膏、清洁胶、清洁面膜、沐浴液等。在清洁类化妆品中，目前销售量最大的是洗面奶，其次是沐浴液。

(1) 洗面奶

洗面奶即清洁乳液，为弱酸性或中性白色乳液，是一种专供洗脸或卸妆用的新型皮肤清洁剂。用洗面奶洗脸卸妆有极好的洁肤保健功效，这是与用香皂洁肤无可比拟的优点，因而备受消费者的青睐。

一般来说，洗面奶是由油相原料、水相物、部分游离态的表面活性剂、营养剂、保湿剂和香精等成分构成的乳液状产品。其中常用的油相原料有白油、羊毛酸异丙醇酯、棕榈酸、十六酯、椰子油、花油、杏仁油、红花油、貂油、羊毛脂、异硬脂酸、羊毛醇、磷脂酰胆碱、十六醇等。根据相似相溶原理，洗面时以油相物溶解皮肤上油溶性的脂垢，以其水相物溶解皮肤上水溶性的污渍污垢。此外，洗面奶中部分游离态表面活性剂有润湿、分散、发泡、去污、乳化五大作用，是洁肤的主要活性物。在洗面过程中，协同油相物与水相物共同除去污垢、油彩、脂粉、美容化妆品的残迹等。

色泽纯正、香气淡雅、质地细腻，具有较好的流动性、延展性和渗透性，对皮肤无刺激性，这是洗面奶的特点。用洗面奶洗脸能去除面部的汗渍、油垢、皮屑等。用洗面奶卸妆能彻底洗去油彩、脂粉、唇膏、眉笔痕迹等，尤其最适于洗去难以去除的眼影膏。洗面奶一般在化妆前或卸妆后清洁皮肤之后，还可以在无水条件下使用。使用方法是用手掌或手指将洗面奶均匀地涂于面颈部，并以手指进行按摩，以便将皮屑、油污、粉质等转移至乳液中，然后用面巾或软纸将乳液抹净或用清水洗去。洗面奶不仅能清洁面部皮肤，同时还兼有护肤、保湿、营养皮肤等功能，用后能使面部肌肤柔嫩光洁、白里透红，容颜靓丽。

(2) 清洁霜

清洁霜是近年来开发的一种用于除去面部皮肤表面污垢和营养、保护皮肤的新型活肤品。它能有效地溶解并清除皮肤表面的异物，包括外来的污物、化妆油膏、颜料、皮肤角质层代谢脱落的鳞屑与皮脂和汗液的混合物等。清洁霜对皮肤刺激性小，用后能在皮肤表面留下一层有滋润性的油膜，对干燥皮肤有很好的保护作用。

清洁霜可分无水型(由矿油、凡士林和蜡配制)、无油型(主要以洗涤剂所组成)、乳化型三大类。乳化型可分为油包水型(W/O)和水包油型(O/W)两类。油包水型清洁霜，有油腻感，适用于干性皮肤和浓妆或戏剧妆的卸妆。水包油型清洁霜，有滑快感和舒适的使用感，适用于油性皮肤、干性皮肤或冬季皮肤干燥时，不用水洗，可起到润肌护肤作用。目前以水包油型清洁霜较为流行。

清洁霜是由冷霜演变而来，质地较柔软，pH 值为中性或接近弱酸性的去垢霜，在缓和的按摩和皮肤温度下，清洁霜被液化，均匀分布于皮肤表面，能充分溶解除去皮肤的污垢及异物。清洁霜的表面度与表皮相适，使用后在表皮上留下一层滋润性薄膜，因此，它有洁肤、润肤、护肤作用。使用方法是将清洁霜涂敷在面部，经手指按摩使其分布均匀、充分混溶污物，然后用脱脂棉或纸巾擦拭，污物即随霜体一起除去，面部皮肤即被洗净，也可在无水条件下用于洗脸，使用方便。清洁霜是现今护肤美容必不可少的面部洗涤用品。

(3) 沐浴类

沐浴类产品是现代专供沐浴的清洁用品。它能使浴水具有优雅的香气和悦目的色彩，浴后能除身体的污垢和异味，防止皮肤干燥并赋予舒适的香气，同时还具有软化硬水的作用。包括沐浴液、浴盐、浴油、溶胶等，其中沐浴液使用者较多，市场销售量最大。

1）沐浴液　沐浴液又称泡沫浴，主要供盆浴使用，能去除身体污垢，清洁皮肤，促进血液循环，且浴后留香持久，尤其适用于老年人和儿童。沐浴液对皮肤作用温和，安全无害，无刺激性，容易冲洗，且浴后皮肤滑爽。沐浴液中如加入硫磺、杀菌剂，可防治癣病；加入少量醋酸，可治疗皮肤瘙痒；加入少量高锰酸钾可有助于治疗疥疮、疖病等；若加入中草药提取物及营养物质，则既可清洁皮肤，又可润肤护肤。

淋浴液制品有清澈透明型、乳液型、珠光型等多种，其主要成分为泡沫型表面活性剂、泡沫稳定剂、增稠剂、香精、色素和精制水等。使用时，将适量沐浴液放在浴盆水龙头下，与水液一起冲入浴盆，加入一些热水，搅拌后激起丰富泡沫后再入浴，浴者也可将沐浴液滴在沐浴海绵上，搓出大量泡沫涂于身体，最后用清水冲洗干净即可。

2）浴盐　浴盐是一种模仿天然温泉水有效成分配制供沐浴之用的美容护肤品。浴盐除赋予浴水色香外，还能软化硬水，降低水的表面张力，使皮肤容易洗净，在浴时和浴后均可增加皮肤的舒适感。浴盐主要成分为无机盐，如碳酸钠、碳酸氢钠、硫酸钠等，还常常加有皮肤柔软剂、营养剂、保湿剂、杀菌剂、止痒剂等。

用浴盐沐浴，可起到按摩皮肤，促进血液循环，具有保温、软化角质和抗菌作用。浴盐如用温水冲泡后沐浴，可产生与洗天然温泉浴治疗各种皮肤病、关节风湿症等相同功效。但是，使用时须注意，由于浴盐碱性较高，对碱性敏感的人洗后易发生皮肤刺激。另外，皮肤干燥者应少用。

3）浴油　浴油是一种油状供沐浴之用的美容护肤品。用浴油沐浴，可使皮肤表面残留一层薄薄的油膜，能有效地锁住水分，防止皮肤水分蒸发和干燥，使皮肤柔软光滑，对皮肤的健美能起良好作用。根据洗澡水中的油分溶解和分散的状态，浴油可分为起泡型、漂浮型、散布型、分开型四种类型。主要成分为液体动植物油脂、高级醇、白油、乳化油、表面活性剂和香精等。

4）浴胶　20世纪80年代，德国和法国市场出现了浴胶产品。随后意大利、西班牙、英国也相继推出了这种产品。浴胶实际上不是黏稠的凝胶，通常为流动的液体。用浴胶沐浴极易分散和发泡，浴后很容易漂洗干净，皮肤上不留下残留物，皮肤干后有柔软感和湿润感，无紧皱干燥的感觉。

浴胶的成分有主要表面活性剂、辅助表面活性剂、增稠剂或泡沫稳定剂、黏度调节剂、pH值调节剂、珠光剂、防腐剂、螯合剂、皮肤调理剂、色素和香精等。其中，表面活性剂为主要清洗剂，应具有低刺激性，快速起泡和良好的黏性等性质，常用的有AES、烷基硫酸盐、磺基琥珀酸盐、磺酸盐、半磺酸盐等；辅助表面活性剂能使产品温和及起调理作用，主要采用甜菜碱型、咪唑啉型两性表面活性剂，有时也采用阳离子调理剂等。

9.3.3 护肤类

此类产品主要对皮肤起保护作用，增强皮肤血液循环和皮肤细胞活力、延缓皮肤衰老等，故又称为美容护肤品，是化妆品的一大门类产品，在整个化妆品市场所占的比重最大，达45%。将护肤类美容护肤品涂于皮肤上，像在皮肤表面筑起一道保护墙，可防止皮肤水分的过量挥发，能抵御环境（风沙、寒冷、潮湿、干燥等）对皮肤的直接侵害。使用含有各种营养物质的美容护肤品，如珍珠霜、人参霜、银耳珍珠霜、杏仁蜜、柠檬蜜等，可为皮肤提供所需蛋白质，促进皮肤的细胞分裂、新陈代谢，防止皮肤过早老化，使皮肤滋润，富有弹性。美容护肤品主要有雪花膏、冷霜、蜜类、润肤油、护肤水、防裂膏等。

（1）雪花膏

雪花膏是一种水包油型乳化体，因其色泽洁白，状如雪花，搽在脸上就像雪花一样地消失，故有雪花膏之称。雪花膏使用最广泛，膏体细腻，稀稠、软硬适度，是人们最喜爱的护肤品之一。搽用后，其内所含的水分逐渐挥发，在皮肤上留下一层薄的脂肪性物质和甘油薄膜，把皮肤表面与外界空气隔开，以节制皮肤表面水分蒸发，能保护皮肤的滋润性，防止皮肤的粗糙开裂。它适用于各型皮肤，特别适用于油性皮肤。雪花膏中还有一种粉质雪花膏，又名粉底膏，具有涂白和黏附作用，适用于化妆打底用，并可掩盖面部的细微缺陷，不易脱落，具有雪花膏与香粉的双重效能。

雪花膏是由油相原料、水相原料、乳化剂和香精组成的水包油型乳化体。油相一般是由硬脂酸、十六醇、十八醇、白油、棕榈酸异丙酯、动植物油等组成，油溶性的滋润物、防腐剂、抗氧剂等亦属油相原料。硬脂酸是雪花膏的主要成分，含有棕榈酸及少量其他脂肪酸的硬脂酸混合物，其质量指标常有差异，对雪花膏的质量有较大影响。水相一般是由碱剂、保湿剂、柔软剂、滋润剂、营养剂等组成，碱剂有氢氧化钠、氢氧化钾、三乙醇胺、硼砂等。用氢氧化钠制成的膏体很坚实，用三乙醇胺制成的膏体很柔软，用氢氧化钾制成的膏体硬度适中，故现在一般较多用氢氧化钾生产雪花膏。

雪花膏可分为普通型雪花膏、营养型雪花膏、辅助功能型雪花膏三类，其中辅助功能型雪花膏包括增白型、按摩型、婴儿用雪花膏等。普通型雪花膏为各种类型雪花膏的基础。普通型雪花膏大多数为皂型的水包油型乳化体，偏碱性，涂敷滑快无油腻感，主要用于面部润肤，也可用作粉底霜。营养型和辅助功能型雪花膏是在普通型雪花膏的基础上添加各种营养性物质或功能性物质制成，例如添加氨基酸类、维生素类、水解蛋白、各种蔬菜和瓜果汁以及其他动植物或中草药的有效成分等。这样，使雪花膏更具有养肤健肤、美容护肤的功效。

（2）冷霜

冷霜又名香脂或护肤脂，它是一种典型的油包水型乳化体。其含油性原料一般为50%～85%，主要配制成W/O型乳化体，有时亦可O/W型。冷霜是一种很古老的化妆品，希腊物理学家盖伦（Galen）首先用1份蜂蜡、4份橄榄油和部分玫瑰水溶液制成。当时成品乳化不稳定，搽到皮肤上有水分离出来，水分蒸发吸热产生冷感，其名冷霜就据此而得名。在我国因这种膏霜含油脂量高，又具有浓郁的香气，故称其为香脂。冷霜的外观很像雪花膏，和雪花膏是一对姊妹产品。

冷霜是一种含油量高的护肤乳化膏霜，将其涂抹在皮肤上，皮肤表面形成一层油性薄膜，可减少皮肤水分蒸发，防止皮肤干燥、皲裂，能够滋润皮肤，柔润角质层，增加皮肤弹性，其护肤作用比雪花膏好。主要适宜干性皮肤及寒冷，干燥季节时使用，天气较热的夏季应用不如雪花膏爽快，而且油性皮肤的人不宜使用。

冷霜按功能可分为普通型冷霜和营养型冷霜。冷霜的主要成分为油相原料、水相原料、乳化剂、防腐剂、抗氧剂、营养剂、药物添加剂和香精等。油相一般是由油脂、蜡类组成，如白油、茶油、杏仁油、十六醇、羊毛脂、凡士林、蜂蜡、石蜡等。水相一般是由碱剂、添加剂、精制水等组成。蜂蜡是冷霜的基本成分，碱剂是硼砂（四硼酸钠），两者均为冷霜乳化剂的前体物质。在配方组成中，硼砂的用量是依蜂蜡用量多少而决定的。

制作稳定的冷霜乳化体时，常用的最典型是以蜂蜡和硼砂反应生成蜡酸钠（肥皂）作为乳化剂。但是肥皂乳化剂在冷霜配方中使用率逐渐降低，最近为追求使用性、轻爽性、铺展性良好的冷霜，为提高冷霜产品的乳化效果，常使用乳化剂对，即采取蜂蜡、硼砂与非离子表面活性剂配对使用，或两种非离子表面活性剂配对使用等。

（3）蜜类

蜜类是一种半流体状态的软质乳剂，是介于化妆水和雪花膏之间的液态霜，故又称软质雪花膏。其含水量比雪花膏、冷霜为多，可达70%～80%，属于水包油型而带油性的半流动状态物，质地细腻，黏度如蜜，状如奶液，因此称其为蜜液。早期在市场上出售的杏仁蜜、柠檬蜜、玫瑰蜜等，现代流行的润肤蜜、清洁蜜、营养蜜、手用蜜、体用蜜、美容蜜等，都是典型产品。现代蜜类产品中，常添加动植物油脂、蛋白质、生物制剂和增白、爽肤、除皱等中草药添加剂将其制成营养型或疗效型蜜类，很受消费者的喜爱。

蜜类美容护肤品色泽洁白，结构细腻，香气淡雅，有适当的黏度和流动性，易涂抹，延展性好，不油腻，使用感觉舒适、滑爽，对皮肤无毒、无害。长期应用，能使肌肤柔软、润滑，减少皱纹和延缓衰老，是一年四季男女老少都适宜的美容护肤品。

用于配制蜜类美容护肤品的基础原料与膏霜类的基础原料大致相同，只不过是油相原料与水相原料的配料比例不同。营养型、疗效型蜜类美容护肤品，是在蜜类基质中添加适量的营养剂和药物添加剂精制而成的。

（4）美容护肤品的使用

护肤类美容护肤品品种繁多，但最基本的有膏类、霜类、蜜类、水类等。使用这类美容护肤品应根据各自的皮肤特点、年龄大小和使用季节等因素进行选择。

干性皮肤皮脂分泌少，皮肤比较干燥，宜选用油脂较多的油包水型护肤品，如冷霜、蛋白脂等。油性皮肤皮脂腺分泌旺盛，油脂排泄多，宜选用水包油型蜜类与雪花膏等。中性皮肤介于上述两种皮肤之间，皮脂腺分泌适度，可酌情选用护肤品。

青年妇女的皮肤细嫩，可选用蜜类及粉质霜类护肤品，如杏仁蜜、蛋白蜜、蛋白人参美容霜、蛋白嫩肤霜等。中老年皮肤干性显著增加，宜使用脂类护肤品，使皮肤滋润，并有抗寒、抗裂作用。少年儿童皮肤细嫩抗寒力强，宜选用无刺激性的，少油的营养性雪花膏与蜜类护肤品，如特制蛋白霜等。秋冬干燥季节选用脂类护肤品，盛夏季节宜用含水分多、含油脂少的奶液或蜜，或用花露水、香水、爽身粉等。

在选择好适合自己使用的美容护肤品后，想要让它充分发挥功效，就必须使其有效成分（如活性添加物、润肤等物质）通过皮肤的表面被吸收。皮肤的吸收主要通过角质层细胞、细胞间隙或通过毛孔、皮脂腺来实现。皮肤表面具有一层脂膜，所以皮肤对脂溶性物质较易吸收，而对水溶性物质的吸收能力较小。另外，皮肤的温度和湿度，角质层上黏附物质，皮脂、角质层脱落的碎屑和汗液组成的物质以及毛囊、皮脂腺出口堵塞物等，都会影响皮肤的吸收作用。因此，在使用美容护肤品时应注意以下要点：

A. 在擦用美容护肤品前，应首先把皮肤表面的灰尘、污垢、油腻清洗干净，以使皮肤较好地吸收其中有效成分。

B. 涂搽美容护肤品的正确方法是自上而下均匀涂搽，最好用中指和环指（无名指）指腹在皮肤表面进行按摩或打圈，由中央向外围涂擦，这样既有助其吸收，也可以疏经活络，促进局部的新陈代谢。

C. 在搽用营养型美容护肤器时，还可配合面部穴位的保健按摩（常用穴位有太阳穴、印堂穴、睛明穴、人中穴、迎春穴、地仓穴、颊车穴等），以促进面部血液循环，加强营养物质或药物的渗透和吸收，还可起到减少面部皱纹，增强美容效果。

D. 在搽用护肤类美容护肤品时，注意不要涂得过多、过厚，防止其堵塞皮肤毛孔，影响皮肤的新陈代谢。

9.3.4 营养类

营养类美容化妆品是一类含有营养活性成分的产品，它是将不同功效的营养活性成分添加于护肤品的基质中而制得。根据护肤品中营养活性成分的功效不同，可将营养类美容护肤品分为多种类型，如保湿护肤品和抗衰老护肤品等。

(1) 保湿护肤品

在皮肤组织中，表皮内含有 15%～25%的水分，若表皮中水分降至 10%以下，皮肤就会干燥、发皱、失去弹性、出现裂纹，甚至发生龟裂。因此，保持皮肤中的水分（即保湿）是营养护肤的一个重要环节。

传统的保湿机制是，皮肤中的皮脂腺所分泌的皮脂在皮肤表面形成一层封闭性的皮脂膜，该皮脂膜可抑制皮肤中水分的蒸发，从而保持皮肤中的水分；此外，皮肤的角质细胞内存在一种水溶性吸湿成分，使角质层保持一定的含水量。

现代皮肤生理学从分子水平研究了皮肤细胞的组成和代谢，提出细胞膜是多层类脂质双分子层的结构模型，在类脂质构成的双分子层中镶嵌了细胞蛋白。在双分子层的内表面为亲水部分，即在两双分子层之间包含了水分。角蛋白细胞膜的类脂起着黏结角质细胞的作用，这些细胞间脂质构成了具有一定渗透性的屏障，阻挡皮肤中水分的损失。基于上述保湿机制，现介绍下述几种具有保湿性的物质。

1) *神经酰胺*　角质层中 40%～50%的皮脂由神经酰胺构成，神经酰胺是细胞间质的主要部分，在保持角质层水分的平衡中起重要作用。

2）脂质体　由磷脂酰胆碱和神经酰胺等制得，具有与皮肤细胞膜结构相同的双分子层结构，因而对皮肤具有保温作用。

3）透明质酸和吡咯烷酮羧酸钠　透明质酸存在于生物体内，广泛存在于细胞间基质中，具有很强的保水作用，可以吸收和保持其自身重上千倍的水分。吡咯烷酮羧酸钠是人工合成的与透明质酸保湿性能相近的优质保湿剂。

4）山梨醇　多年来甘油一直被作为化妆品中的保湿剂，但近年来已开发出多种新产品取代甘油，其中山梨醇就是其代用品之一。它不仅保湿性较甘油缓和，还能延缓产品湿度的递减，保持产品结构。

5）L-焦谷氨酸　L-焦谷氨酸是皮肤天然保湿因子的主要组分之一，具有良好的保湿性能，L-焦谷氨酸还对酪氨酸氧化酶的活性有抑制作用，从而阻止"类黑素"物质在皮肤中沉积。

此外，许多天然的植物提取物如小麦胚芽油、乳木果油、甲壳素、丝蛋白等，都具有良好的保湿功效。

（2）抗衰老护肤品

人体衰老表现在皮肤上最为明显，全身皮肤变薄，皮下组织减少，皮肤弹性降低，皮下脂肪、肌肉和骨进行性萎缩，引起皮肤下垂。

衰老的原因和机制迄今尚不清楚，其中讨论得较多的有自由基学说、程序衰老学说、错误"成灾"学说及免疫学说等。现代皮肤生理学的进展，逐步提示了皮肤老化的生化过程，认为在此过程中对细胞生长、代谢等起决定作用的是蛋白质、特殊的酶和起调节作用的细胞因子。因此，可以利用仿生的方法，设计和制造一些生化活性物质，参与细胞的组成与代谢，替代受损或衰老的细胞，使细胞处于最佳健康状态，以抑制或延缓皮肤衰老。下面介绍几种常添加于护肤品中的抗衰老物质。

1）细胞生长因子　表皮生长因子(EGF)具有促进皮肤表皮细胞的新陈代谢及延缓肌肤衰老的作用。碱性成纤维细胞生长因子(bFGF)是近年来开发出的一种生物活性细胞因子，对皮肤有多种生物功能：如诱导微血管的形成、发育和分化，改善微循环；促进成纤维细胞及表皮细胞代谢、增殖、生长和分化；促进弹性纤维细胞的发育及增强其功能等。bFGF 作为一种化妆品原料尚未获得国家卫生监督行政部门的批准，但目前 bFGF 在普通美容护肤品中的应用已经相当广泛。

2）生物活性酶　自由基是生物代谢过程中连续不断产生损害自身的毒性产物，自由基及其诱导的氧化反应长期毒害的结果是引起衰老的重要原因。超氧化物歧化酶(SOD)是自由基损害的主要防御酶，它有清除细胞过氧化物自由基的作用。超氧化物歧化酶已应用于护肤化妆品之中，它在护肤品的抗衰老的作用方面具有广泛的应用前景。

3）胶原蛋白、弹性蛋白　大分子交联学说从胶原纤维的老化的角度提出衰老的原因。随着年龄的增长，皮肤真皮层内胶原纤维和弹力纤维可出现裂解、变性，皮肤的弹性和充盈程度下降，皮肤则出现皱纹、松弛。因此，在化妆品中加入胶原蛋白具有增加和改变皮肤内结缔组织的结构和生理功能的作用，改变皮肤的外观，防止皮肤老化。弹性蛋白和胶原蛋白在欧美一些国家及日本已广泛用于化妆品。

4）天然植物提取物　蜂胶是由工蜂采集植物芽蕊或树干上的黏胶加工酿造而成，其含有的黄酮类能吸收氧自由基,延缓皮肤衰老的作用。此外,人参、花粉、沙棘、胚芽等的提取物具有多种营养功能,对恢复皮肤弹性有一定作用。

9.3.5 某些特殊用途化妆品

特殊用途化妆品是一类具有特定使用对象、具有一定功效的化妆品。这类产品一般含有特殊的活性成分或原料,针对皮肤的某些临床问题提供一定的帮助和辅助治疗作用。属于美容化妆品范畴的产品有祛斑美白类、防晒类和抗粉刺类产品等。

(1) 祛斑美白类化妆品

在皮肤表皮的基底层分布着大量的黑色素细胞,在不同部位其密度有所不同。黑色素细胞内含有酪氨酸酶,可催化酪氨酸逐渐氧化成多巴、多巴醌,多巴醌再经过一系列代谢过程,最后生成黑色素。黑色素量越多,皮肤越黑。黑素代谢障碍,造成局部黑色异常沉着而形成各种类型的色素障碍性疾病。基于上述机制,可在护肤品中加入各种生物活性原料制成祛斑美白护肤品,使用这样的产品可达到使皮肤祛斑美白的效果。其作用机制可归为四种:抑制酪氨酸酶的活性、使黑色素细胞特异性中毒、抑制氧化反应、角质剥脱等。下面介绍几种祛斑美白的有效活性物质。

1) *维生素C、维生素E* 维生素C可抑制酪氨酸酶的活性,从而抑制黑素的形成。维生素E能抑制人体内脂肪酸特别是不饱和脂肪酸的过氧化作用,减少不饱和脂肪酸过氧化物——脂褐素的产生。

2) *果酸* 即α-羟基酸,它包括枸橼酸、苹果酸、丙酮酸、乳酸、甘醇酸、酒石酸等。它主要通过渗透至皮肤角质层,加速细胞更新速度和促进死亡细胞脱离而达到使皮肤光滑、细嫩、柔软的效果,果酸能抑制酪氨酸酶的活性,因而还具有增白效果,并具有减退皮肤色素沉着、色斑、老年斑等功效。

3) *熊果苷* 化学名为对-羟基苯-β-D-吡喃萄糖苷,可从植物中分离得到,也可以化学合成。熊果苷能有效地抑制酪氨酸酶,减少皮肤色素沉着、减退色斑,对紫外线引起的色素沉着其抑制有效率可达90%,使用浓度为3%。

4) *曲酸* 化学名是5-羟基-2羟-甲基-1,4-吡喃酮,它具有抑制酪氨酸酶活性的作用,从而减少和阻止黑色素的形成。具有祛斑、增白的功效。

5) *天然动、植物提取物* 当归具有活血化淤、增强皮肤血管血液循环,改善和增强皮肤新陈代谢,抑制酪氨酸酶的活性,阻止酪氨酸氧化为多巴,有效地阻止黑色素形成,对雀斑、黄褐斑有效。木瓜的提取物中除含有果酸外,还含有一种天然蛋白酶,可置换黑色素形成过程中的铜离子酶,从而阻断黑色素的生成。此外,具有祛斑作用的中药还有黄柏、桂皮、川芎、柴胡、益母草等。动物提取物如胎盘萃取液、珍珠水解液等也具有美白作用。

6) *传统美白祛斑物质* 除维生素外,还有氢醌、壬二酸等,常添加于祛斑化妆品中。

(2) 防晒类化妆品

防晒类化妆品指具有屏蔽或吸收紫外线作用,能减轻因日晒引起皮肤损伤的防晒制品。

众所周知,日光不仅是人类生存的永恒能源,也是人体生长、发育所必不可少的物质,日光可以使人健美华容。人体受适宜的日光照射后，可促进全身的新陈代谢，增加机体细胞的活性，对皮肤起保护作用，同时可杀灭皮肤表面的微生物。但是日光中紫外线可也伤害皮肤，使皮肤老化、弹性下降、沟纹加深，出现黑斑、光敏化，甚至引发皮肤癌。紫外线是一种人眼看不见的电磁波，它的波长为180～400nm，在日光中约占1%左右。根据紫外线波长，可将其分为三个区域：短波紫外线（UVC），波长为180～280nm，中波紫外线（UVB），波长为280～320nm，长波紫外线（UVA）；波长为320～400nm。短波紫外线对细菌的破坏力较强，对组织蛋白和类脂质有凝固作用，有杀菌功能（又称杀菌紫外线）。日光中的短波紫外线被臭氧层吸收而达不到地面，对人体不构成伤害；中波紫外线到达地球表面，照射皮肤后可穿透表皮照射到真皮表面，它的能阶高，对皮肤可产生急性光损伤如皮肤出现红斑、炎症等，长期照射可导致皮肤光老化，严重者可诱发皮肤癌肿，也是应主要防止的紫外线波段。长波紫外线可到达皮肤的真皮深层，但它的能阶较中波紫外线低得多。照射后使皮肤发黑，产生明显的色素沉着，故该种紫外线又称为晒黑线。长波紫外线虽然对皮肤的作用缓慢，但它对皮肤的作用有积累效应，对皮肤的长期作用可使皮肤老化，增加中波紫外线对皮肤的伤害，因此，现在已引起人们的广泛注意。

防晒剂是一类能够吸收紫外线的物质，它是添加于防晒类化妆品的主要原料。防晒剂的种类很多，按其防晒机制大体可分为两类：紫外线屏蔽剂和紫外线吸收剂。

紫外线屏蔽剂大多为无机粉体，如氧化锌、二氧化钛、滑石粉、高岭土等。这些粉体是通过散射作用减少紫外线与皮肤的接触，从而防止紫外线对皮肤的侵害。粉状散射物质的折射率愈高，散射能力愈强；粉体颗粒愈细，散射能力愈强。现在常应用的纳米级钛白粉、氧化锌粉有极强的散射力，是优良的紫外线屏蔽剂。紫外线吸收剂能吸收使皮肤产生红斑的中波紫外线或使皮肤变黑的长波紫外线，从而可防止皮肤晒成红斑或黑斑。它又可分为化学合成紫外线吸收剂和天然紫外线吸收剂。目前，防晒剂仍是以化学合成的紫外线吸收剂为主，因为它的品种多，产量大，易于获取，价格较低。主要有对氨基苯甲酸及其酯类、水杨酸酯类、对甲氧基肉桂酸辛酯和二苯甲硐类。

近年来，发现许多天然动植物（成分）具有吸收紫外线作用，如海藻、甲壳素、沙棘、芦荟、芦丁、黄芩、银杏、鼠李等都具有较好的紫外线吸收性能，有的天然紫外线吸收利在相同浓度下紫外线吸收能力不亚于合成防晒剂。

防晒类化妆品主要有防晒露、防晒油、防晒蜜、防晒霜等，其中以防晒蜜和防晒霜销量最多。防晒霜易于携带、使用方便，用于皮肤不仅有防晒效果，而且使皮肤光洁白嫩，防止皮肤起皱或老化，受到消费者的喜爱。

对于防晒化妆品的防晒效果的评定，在国际上统一采用测定产品的防晒指数即 SPF 值（sun protection factor，SPF）来评价。SPF 亦可称为防晒因子或日光保护系数等，它是用来表示防晒剂保护皮肤的相对有效性，是保护皮肤免受日光晒伤程度的定量指标，SPF 的定义是：

$$\text{SPF}=\frac{\text{使用防晒制品时的 MED}}{\text{未使用防晒制品时的 MED}}$$

式中 MED 为紫外线照射后皮肤产生最小可见红斑所需的能量，简称最小红斑量（minimal erythema dose）。其测量方法是以人体为测试对象，用日光或模拟日光逐步加大光量照射人体皮肤某一部位，当照射部位产生红斑时最小光量即为 MED。

我国最新发布的《化妆品卫生规范》2002 版中规定，防晒化妆品 SPF 值的范围是 2～30。在此范围内 SPF 值越小，防晒产品的防晒效果越差；SPF 值越大，防晒效果越好。根据 SPF 值可将防晒化妆品分成四大类（表 9-3-1）。

表 9-3-1　防晒化妆品的 SPF 与防晒效果

序号	防晒化妆品	SPF	防晒效果
1	低级防晒化妆品	2～9	允许晒黑
2	中级防晒化妆品	10～19	允许有限晒黑
3	高级防晒化妆品	20～30	不晒黑
4	超高级防晒化妆品	30 以上或 30＋	不晒黑

(3) 抗粉刺化妆品

抗粉刺类或抗痤疮类化妆品从作用机制上看应属于特殊用途化妆品，但是这类产品目前并不属于我国规定的九大类特殊用途化妆品之中。这是因为十多年前起草我国的《化妆品卫生监督条例》时，该类产品很少而未能收入。近年来我国卫生行政部门已经组织专家在对上述条例以及该条例的实施细则进行修改，拟将抗粉刺类化妆品划入特殊用途化妆品进行管理。

粉刺又称痤疮，是毛囊、皮脂腺组织的慢性炎症性皮肤病，是青年人群中最常见的影响美容的疾病。其发病机制尚未完全明了，可能与多种因素有关，如遗传、内分泌、毛囊皮脂腺内细菌的感染、皮脂排出增多、药物、化妆品、机械刺激等因素有关。青春期雄激素分泌增加，使皮脂腺增大，皮脂排出增多，皮脂腺性毛囊的毛漏斗部角质增生、剥离，造成毛孔堵塞，皮脂不能顺利排出，致使痤疮丙酸杆菌大量繁殖，继而引起毛囊炎。针对上述机制设计的抗粉刺类化妆品，一般含有以下活性物质：

1) 维生素类　　维生素 B_2、维生素 B_6 和维生素 A 等作为治粉刺的口服药，它们可减少皮脂的分泌。维 A 酸类具有抑制皮脂腺分泌、促进表皮细胞分化、抗痤疮丙酸杆菌和抑制炎症的作用。

2) 角质剥离剂　　水杨酸类、过氧化苯甲酰等具有抗菌、抑制皮脂腺分泌及溶解角质作用。

3) 生化物质　　国外已研制出一些抗粉剂的生化活性物质。如 Sebominne SB_{12} 是一种抗脂溢杀菌去粉刺活性剂，Sebososft 具有较强的渗透力和抗细菌活性，可减少皮脂腺分泌，抵抗表皮过角质化和微生物的大量繁殖。

4) 天然植物提取物　　丹参的提取物丹参酮具有雌激素功能，可使皮脂腺缩小而减少皮脂分泌。因此，丹参对皮脂分泌旺盛而产生粉刺也有治疗作用。此外，大蒜能有效抑制细菌生长，薏米提取物也有消炎、排脓、止痛效果，对痤疮有明显疗效。此外，具有清热解毒作用的中药如甘菊、黄芩、苦参、紫草、细辛 、杏仁等，都具有抗粉刺作用。

在抗粉刺化妆品中常用的活性添加剂除上所述外，还有硫磺、间苯二酚、硫酸锌复合剂等。

9.4　美容化妆品的历史及发展趋势

9.4.1　美容化妆品的发展史

美容化妆品作为一类化妆品，其发展历史可谓悠久，源远流长。美容化妆品在我国已有几千年历史。早在殷商朝代就已有美容化妆品的雏形，那时有人用“燕支”捣汁凝结做脂来饰面，这是最早的胭脂。秦汉之际的《神农本草经》收载了数十种具有美容护肤功效的药物，例如：白芷“长肌肤、润泽颜色、可做面脂”；白僵蚕可“灭黑䵟、令人面色好”等。书中还提出了美容药品的独特剂型——面脂，说明了当时的美容水平和研究美容护肤药物已有相当的高度。以后我国历代医学古籍中都有有关美容护肤药物及方剂的记载。例如，唐代的《千金要才》、《千金翼方》、《外台秘要》等，宋代的《太平圣惠方》、《圣济总录》等，元代的《御药院方》等，明代的《鲁府禁方》、《普济方》、《本草纲目》等。其中《千金要方》辟有“面药”专章，共收美容方剂 81 个。《外台秘要》列有美容专卷，分类极为详细，计有 28 类，200 多个方剂。特别是《本草纲目》集历代美容药方之大全，为我们研究和开发美容护肤药物提供了可靠的依据。

爱美是人类的天性，我国妇女在远古时代就喜爱妆扮与美容。据《国策》记载：“春秋时周郑之女，粉白墨墨，立于衢间”。即是用白粉敷面，用青黑颜料画眉。韩非子《显学篇》中有“故羡毛嫱西施之美，无益吾面，而用脂泽粉黛，则倍其初”之语。东汉梁冀的妻子孙寿会制各种各样的妆，妩媚称绝一时，那时连男人也大受感染。北魏贾思勰的《齐发要术》一书，介绍米粉的制作方法。是把米磨成细粉，以水浸泡后取白汁，待其澄清后，取其光淘部分，经干燥即能供妇女化妆使用。我国宫廷化妆美容术历代颇有研究，积累了丰富的经验，也为美容护肤品的开发和研究留下了许多宝贵的遗产。

美容化妆品的发展依赖于化妆品工业的发展。我国化妆品工业的发展，经历了漫长的历史时期。到了 20 世纪 30 年代，上海、云南、四川、辽宁等地均有小量的雪花膏生产，20 世纪 40 年代后，我国化妆品工业逐渐采用化学原料和半机械化操作，并逐渐形成规模。解放后，我国化妆品工业由于种种原因发展滞缓。1978 年，改革开放以后则呈现出欣欣向荣的局面。特别是近年来世界著名化妆品公司纷纷来华投资创办合资企业。当今，中国化妆品工业正处于方兴未艾的发展时代，化妆品生产已形成门类齐全的生产体系，前景十分诱人。

在国外，化妆品的出现应用起源于古埃及。古埃及人用香油及油质软膏抹皮肤以防暴晒和皮肤干燥。公元前，埃及女王克类巴特拉用驴乳沐浴，使皮肤增白滋润，用散沫花染指甲、手掌和脚底。化妆品最古老的生产者是罗马人佛郎杰伯尼，他首先制造一种香粉，是用鸢尾根末和 1% 的麝香或灵猫香配制而成的。以后，化妆品在阿拉伯国家取得很大的发展，并首先采用了香精蒸馏提取技术，取得突破性发展。到了欧洲文艺复兴时期，随着文化繁荣，人们对化妆品的需求也越来越大，化妆品工业同化学工业一样被人们所重视。尤其是在 19 世纪，由于印刷技术和工艺美术的飞速发展，对化妆品生产实现工业化创造了良好的条件，并逐渐形成了独立的化妆品工业。

9.4.2 美容化妆品的发展趋势

近 10 年来，随着经济全球化和市场国际化的进程，化妆品产业发生了十分明显的变化，化妆品产业的发展对各国经济的增长和人们生活质量的改变起到了十分重要的作用。从化妆品的分类看，护肤类产品仍然是化妆品的销售的主流，尤其是人们对美容护肤品的需求逐年增多，发展速度很快，市场前景广阔。目前美容化妆品的发展趋势显现以下四大特点：

（1）美容化妆品的高科技化

科学技术的高速发展，所有的高新技术不同程度地影响和渗透到美容护肤品产业，如生物工程技术、生物化学技术、美容医疗技术、医药科学技术、电子计算机技术、微生态工程技术和仿生学技术等,这些先进的高新技术引入到护肤品产业后,高科技美容护肤品应运而生,其产品结构、功能、品质发生了巨大变化,为美容护肤品的竞争赢得了一个制高点。例如,HA(透明质酸)化妆品、MT(金属硫蛋白)化妆品、NMF(天然保湿因子)化妆品、SOD(超氧化物歧化酶)化妆品、EGF(细胞生长因子)化妆品、PoT(生物抗衰因子)化妆品、DNA(脱氧核糖核酸)化妆品、果酸化妆品、液晶化妆品、微胶囊化妆品、脂质体化妆品等新型生物化妆品层出不穷。

(2) 美容化妆品向功能性方向发展

功能性美容化妆品是一类含有多种有效活性成分,使其具有多种功效作用的化妆品。目前,具有高保湿、抗衰老、防晒、美白和祛斑等功效的护肤品,是美容化妆品研究开发的重要方向。其中添加有效活性物质主要有两大类:生化活性物质和天然动植物提取物。两类物质的种类大约有70余种,并且每年都有新的成分被发现。我国的中草药是研制功能性化妆品的最好原料,也是最有前途的功能性化妆品,因此我们必须加强开发中国特色的功能性化妆品,真正树立起中国化妆品的民族品牌。

(3) 美容护肤品新产品的更新速度越来越快

随着化妆品原料和生产工艺上高新技术方法的广泛应用,美容护肤产品的研究开发周期越来越短,新产品进入市场的速度越来越快,其竞争也愈演愈烈。现在美容化妆品不再是简单的化妆品,需要多学科、多方面的人才。皮肤的生理和衰老机制的研究需要医学方面的专家,使用多功能添加剂要有生物工程、制药业的专家,还有精细化工的专家,只有多个学科、各个门类互相之间的协作,互相之间的交流才能成功。化妆品产业没有多学科的融合与渗透,将无法保证其新产品开发在激烈竞争中立于不败之地。

(4) 美容化妆品更注重其环保性、安全性和天然性

针对世界环境污染日益严重的现状,美容化妆品已列入环保主题。环保性有两层意思,一是要求生产企业对社会负责,即社会的环保,另外就是产品的环保。至于产品的安全性,由于使用群体中敏感皮肤的比例不小,说明产品的安全性将直接影响产品的市场,该项指数越来越被国内外生产厂家所重视。为了保证产品的环保性与安全性,产品的天然性很自然地提到了一个重要的议程,强调产品在系列开发中越来越多地利用天然资源。当今美容化妆品的品位已经是由天然成分所占有的比例来决定。高级美容化妆品无一不是以产品不含人工合成化学成分为荣,因此美容化妆品的成分趋向天然化。

(刘 玮 刘素鹏)

参 考 文 献

万勇,李宁. 2000. 美容应用化妆品学. 南昌:江西高校出版社

肖子英. 1999. 实用化妆品学. 天津:天津大学出版社

阎世翔. 1995. 化妆品科学(上册). 北京:科学技术文献出版社

阎世翔. 1998. 化妆品科学(下册). 北京:科学技术文献出版社

10 常用美容仪器及其操作规程

随着美容事业的不断发展,美容医疗设备的种类越来越多,现将常用美容仪器介绍如下。

10.1 皮肤测试仪

(1) 作用原理

皮肤测试仪由紫外线光管和放大镜构成,主要用于测试皮肤,以便鉴别皮肤性质,对皮肤的美容护理提供依据。

(2) 操作方法

清洁皮肤后,用湿棉片覆盖眼部,持测试仪灯管朝被测者,水平面置于被测者面部,测试仪与面部间距为15～20cm。测试时间不超过2min。仔细观察皮肤颜色特征,以便区别皮肤类型。检测完毕及时关闭开关。

(3) 结果判断

青白色:健康中性皮肤;青黄色:油性皮肤;青紫色:干性皮肤;深紫色:超干性皮肤;橙黄色:粉刺皮脂部位;淡黄色:粉刺化脓部位;褐色、暗褐色:色素沉着;紫色:敏感性皮肤;悬浮的白色:表面角质老化;亮点:灰尘或化妆品的痕迹。

(4) 注意事项

A. 测试前需用湿棉片覆盖被测者眼部,以防视觉疲劳。
B. 测试时间最多不能超过2min,以免出现色斑。
C. 面部色斑者不宜使用测试仪,以免加重色斑。
D. 测试距离不能近于15cm,以免引起光敏反应。

10.2 皮肤、毛发显微成像检测仪

(1) 作用原理

皮肤毛发诊断仪是利用光纤显微技术,采用新式的冷光设计,清晰的高效视像,透过鲜艳的彩色屏幕,观察检测皮肤与毛发的受损情况,通过足够的放大倍数,直视观察皮肤局部细微情况,微观放大,即时成像,被喻为皮肤的“CT”。

(2) 使用方法

接通电源,调整好镜头,将触头接近受检部位,轻触皮肤,即可出现高清晰图像。如需留资料,启动彩色影像印制机,形成相片。

(3) 注意事项

该机是光纤显微成像检测仪,价格昂贵,需认真仔细操作。检测时,皮肤应保持干燥,以免损伤镜头。检测时,受检区皮肤不得涂化妆品。轻放触头,避免碰撞,损坏机器。

10.3 离子喷雾机

(1) 作用原理

离子喷雾机又称奥桑喷雾仪,“奥桑”是臭氧“OZONE”的译音。它是由仪器中的高压电弧或高频电场将空气中的氧气激活转化成臭氧,臭氧极不稳定,可分解产生氧气和负离子氧(也称游离态氧)。游离态氧活性更大、更不稳定,它具有沉淀尘埃和杀菌消毒的作用。此外,游离态氧还极易复合成氧气,具有穿透能力,当其进入皮肤血管时,可增加血液的含氧量。

离子喷雾机的作用是:清洁皮肤,清除皮肤的老化角质细胞,促进血液循环,增加皮肤的通透性,利用皮肤排泄,补充细胞中水分。含有臭氧的奥桑蒸气可使微生物的核酸、原浆蛋白酶产生化学变化致其死亡。当含有臭氧的蒸气喷射于皮肤时,可杀死微生物,使破损部位的炎症得到控制,加快伤口愈合。对暗疮、黑斑具有辅助治疗作用,对皮肤有良好的护理效果。

(2) 使用方法

A. 将蒸馏水由进水孔注入蒸气瓶内,不可超过上限水位指标或低于下限水位指标。

B. 需做药物喷雾时,将电木盖揭起,拉开过滤塑料杯,在杯内放入药物再盖紧,推回蒸气室内。

C. 打开时控总开关,电源指示灯亮起,约 5min 左右雾气自喷雾器喷出。喷口距面部距离 30～40cm 左右。根据需要调节喷雾时间,正常皮肤喷雾为 10min 左右。

D. 如需杀菌消毒,打开紫外灯。

E. 蒸气应从颏部(下巴)均匀喷至全脸,一般时间为 10min,干性皮肤 5min,油性皮肤 15min。

F. 当水位下降到下限指标位时,应先关掉电源,加水后再开机使用。

(3) 注意事项

A. 调好喷口与面部的距离,避免雾体直射鼻孔,令人呼吸不畅而产生气闷的感觉。

B. 喷雾时间不能太长,以免皮肤出现脱水现象。

C. 对于敏感皮肤和色斑皮肤,不要使用奥桑蒸气,以免引起过敏和加重色斑。

D. 定时清洗玻璃杯,注水应按标准,注水不可超过上限水位,也不可低于下限水位,以免产生喷水现象造成烫伤等事故或烧坏垫圈。

10.4 冷 喷 机

(1) 作用原理

该机将正常饮用水通过物理水质软化过滤器，分离出水中的钙、镁等离子，使过滤的水质清纯而无杂质，再经过特殊设计的超声波震荡，产生带有大量负离子的微细雾粒，使美容就医者如同置于自然森林之境。20℃的温度使大量的低温负离子吸附和渗透至皮内，给皮肤以最佳的保湿滋润，充分软化皮肤角质层，利于皮肤吸收营养和护肤品的精华成分。

(2) 适用范围

冷喷适合于任何皮肤，尤其对黑斑、痤疮、过敏性皮肤和毛细血管扩张的皮肤效果更佳，有抑制黑色素细胞、淡化黑斑、降低皮肤表面温度、收缩毛孔、消炎及抗过敏等功效。

A. 黑斑皮肤热喷有使黑色素细胞增生的可能，而冷喷不会有此作用。

B. 暗疮皮肤加热会使皮肤炎症、红肿加重，而冷喷能消除炎症、红肿，使组织充血减轻。

C. 过敏皮肤热蒸气会使敏感性皮肤发生反应，冷喷则无。

(3) 使用方法

A. 在水箱内注满清水，1min 后，确认水已流进雾化室后插上电源插头。

B. 打开电源开关，约 2s 雾汽喷出，调节离子雾的大小，增大到所需的雾量。

C. 将喷雾方向对准面部进行操作，距离面部 30cm，一般喷雾时间 20min 左右。

D. 水箱无水时，仪器自动停机，这时需要重新注水。

(4) 仪器的保养及注意事项

A. 每周将水质软化器保养一次，用清洁剂擦拭发生片。

B. 每周将水箱清洗、消毒一次。

C. 注水后水箱的下盖要旋紧，保证无漏水。

D. 喷雾器置于平稳处，切忌碰撞机体，远离高热源。

10.5 真空吸附机

(1) 作用原理

主要是由真空泵和电磁阀构成，当机器工作时，产生一串脉冲，其周期由电位器调节，脉冲经二极管放大后，由集电极经电磁阀输出。正脉冲时电极有输出，使电磁阀移动，气流通过；负脉冲时电极无输出。电磁阀复位，气流截止，由此而产生真空吸喷功能。其作用是：①通过吸管的吸啜作用，清除毛孔中的污垢和堵塞毛孔的皮脂及毒素；②提供某种特殊方式的按摩，如淋巴的渗透性按摩；③促进血液循环，有利于表层细胞的营养吸收；④增加皮肤弹性，减少皱纹。

(2) 操作方法

A. 用 75%乙醇将所选用的真空吸管仔细消毒，将真空吸管套在塑料管上，与仪器相连。

B. 打开电源开关，右手拿住吸管，中指按在吸管壁的小孔上以控制吸管的密封程度，使吸管产生吸啜能力。

C. 操作者左手旋转吸力调节掣，并将吸管在自己的手背上试验，确定合适的吸啜强度，标准是既有吸啜效果，又不损伤皮肤。

D. 将吸管放置面部皮肤，吸啜面部具体方法有三种

a. 间断吸啜：用拇指和示指（食指）指腹捏住玻璃吸管，将管口对着皮肤，中指在玻璃吸管的透气孔上频繁地有节奏地闭放，形成间断吸啜效果。持吸管的手移动要快，吸放频率快而有节奏。方向是从下颏中部至右耳根分三层，嘴角至右耳门分三层，鼻翼到太阳穴分三层，左边与右边相同。额部纵向吸啜。

b. 连续吸啜：捏住玻璃吸管的方法同上，中指闭住吸管透气孔随着吸管移动到边缘时再放松透气，这样吸啜力较强。

c. 强力吸啜：闭住透气孔的中指始终不放松，管口对着多脂部位一吸一拔，吸啜力度很强。

E. 吸啜完毕以后，将吸管撤离皮肤，将吸力强度调节掣旋转至零。

F. 关闭电源，取下吸管，用75%乙醇溶液消毒以备后用。

(3) 注意事项

A. 吸管的吸啜能力应控制适中，过强会损伤皮肤，出现皮下淤血。

B. 对油性、较厚的皮肤应加强吸啜的频率，而对薄嫩的皮肤只能做轻度的间断吸啜。

C. 不能频繁使用真空吸啜，以免皮肤毛孔增大。

D. 禁止在眼部皮肤及面部炎症处使用。

E. 吸管要保持清洁，使用前后要用乙醇消毒。

10.6 超声波(美容)仪

(1) 作用原理

超声波是由特殊仪器发射的一种疏密交替、可向各周围介质传播的波形，有比一般声波更强大的能量。超声波具有频率高、方向性好、穿透能力强、张力大等特点。当传播到物质中会产生剧烈的强迫振动，并产生定向力和热能。超声波作用于人体皮肤时便会加强皮肤的血液循环，促进新陈代谢，改善皮肤的渗透性，同时促进药物或各种营养及活性物质经皮肤或黏膜透入而达到养护皮肤的美容目的，简称声透法。其作用主要有以下几点。

1) *机械作用* 超声波具有很高的能量，频率高，振动速度快，提供的动能大。当其作用于人体时引起细胞振动，增强细胞膜的新陈代谢和通透性，改善血液与淋巴循环，提高组织再生能力，使结缔组织变软。

2) *理化作用* 主要表现在聚合反应和解聚反应。聚合反应表现为对损伤组织的再生有较强的促进作用。解聚反应使大分子黏度下降，在超声波作用下药物解聚，药物黏稠度下降，有利于药物的渗透与吸收，增加药物疗效。

(2) 适应证

A. 消除暗疮及愈后瘢痕。

B. 改善皮肤质地,并帮助药物吸收。

C. 消除皮肤色素沉着,如外伤后、化学剥脱术后、激光治疗后色素沉着。

D. 淡化黄褐斑、晒斑、雀斑等。

E. 消除皮肤细小皱纹、眼袋和黑眼圈。

F. 治疗皮肤硬化症及蛇皮病。

(3) 操作方法

A. 将电源线与仪器连接好,并接通电源。

B. 选择探头:眼部、鼻部、口唇周围用细探头,1cm 探头主要用于皮肤的凸凹狭窄处,2cm 探头用于面积大且平坦处。

C. 将消毒过的探头插入输出端,清洁面部皮肤,皮肤表面涂抹润滑剂(如营养液、消斑霜、瘢痕软化膏等),并将药物涂附在探头表面。

D. 打开输出开关,根据需要调整频率大小,在探头表面,滴数滴蒸馏水、确认震荡正常。

E. 根据需要选用连续波或脉冲波,剂量 0.5～1.25W/cm^2 为宜,超声强度在 0.5～1.25W/cm^2,频率在 1200Hz 以上为宜。

F. 将声头置于需美容部位,均匀移动,速度约 0.5～3cm/s,也可根据需要固定不动。

G. 每次治疗时间 5～10min, 不超过 15min,每日或隔日治疗 1 次,或每周 2 次。10 次为 1 个疗程,每疗程间隔 1～2 周。

H. 超声美容治疗结束后清洁皮肤。仪器使用完毕,先关输出开关,再关电源开关,清洁探头以备下次再用。

(4) 注意事项

A. 注意保护声头,切忌碰撞与空载,否则易使声头中金属片破裂或过热损坏。

B. 避免烧灼伤,美容就医者如感局部有烧灼疼痛感或其他不适时,应立即关闭机器,在未查明原因之前不得继续使用。

C. 眼周只能采用小剂量超声治疗,不要超过 1W/cm^2,每眼时间不超过 5min。声波方向不要直对眼球,以免造成眼球的损伤。

D. 对皮肤有较强刺激性的药物禁用,注意药物过敏。

E. 有严重心、肺、肾疾病、血液病、孕妇禁止使用,X 线、放疗期间和治疗后 6 个月以内不宜使用。

(5) 仪器养护

A. 仔细阅读说明书熟悉操作程序。

B. 按下电源开关后,如仪器不工作,应立即关掉电源,检查电源线是否连接好。如没问题,请拔掉电源线之后,再检查仪器背面的保险丝是否熔断。如需要更换保险丝时,要与原保险丝的电流大小一致,切忌带电操作。

C. 仪器连续使用时间不要太长,每 1 个疗程结束时,应按下暂停键,休息片刻。定时一般设置在 20min 左右。

D. 使用仪器时,切忌长时间使用最大输出功率设置,可能损坏探头,同时刺激患部,产生灼热感和刺痛感。如需大剂量的输出功率时,应缩短设置时间,或两种工作方式交替使用。

E. 治疗时探头应轻柔紧密接触患部表面。功率过大,患部可能出现红肿或出现轻微头晕的现象,此时应当调低输出功率或暂停治疗,红肿及头晕会很快消失。

F. 仪器工作时,切忌探头长时间空载(探头表面无任何被作用物体而直接与空气相接触,即为空载),尤其当输出功率较大时,长时间空载会使探头很快过热而烧坏。

G. 严禁将工作时的探头置于患者眼部,以免伤害眼睛。

H. 探头用后需清洁消毒,以免交叉感染;将探头擦干保存。

10.7 电离子美容(导出、导入)仪

(1) 作用原理

直流电离子导入美容仪(简称电离子导入仪)是利用直流电的正、负电相斥的原理,将相同极性药物(或营养活性物质)通过汗腺孔,渗透到皮肤的深部,或利用直流电极性作用加强药物(或营养活性物质)对皮肤的渗透,以达到美化皮肤的作用。利用安全低电压并整流成恒定的直流电流来治疗疾病。当直流电通过某些含有酸及盐的溶液时,就会产生化学变化。同样,当直流电流通过身体的组织与流质时,也会产生化学反应。该机器借助直流电的作用以营养导入和杂质吸出两种方式进行皮肤护理。

(2) 电极的功效及用途

电极的功效及用途见表 10-7-1。

表 10-7-1 正极与负极的比较

项　目	阳　极(正)	阴　极(负)
媒　介	将碱性 pH 值的溶液导入皮肤内	将酸性 pH 值的溶液导入皮肤内
功　效	产生酸性反应	产生碱性反应
	安抚神经	刺激神经
	减少血液供应	增加血液供应
	强健纤维组织	软化纤维组织
用　途	收缩毛孔,消除皮肤炎症	刺激干性皮肤的血液循环
	将酸性物质带入皮肤	将碱性物质带入皮肤
手握极棒	病人手握正极棒,操作者用负极裹棉片蘸药液治疗,起溶解油脂作用	病人手握负极棒,操作者用正极裹棉片蘸药液治疗,起渗透电离作用
实　质	正极吸入碱性成分,分解皮脂,去除污垢	负极吸收酸性成分,刺激血液循环
适用范围	油性皮肤 7min	干性有斑皮肤 5min
	暗疮皮肤 10min	衰老有皱皮肤 5min

(3) 适应证

适应证为油脂分泌旺盛、面部痤疮、黄褐斑、色素沉着、老年斑、黑头、毛细血管扩张和干性皮肤。

1) 油脂分泌旺盛及多汗皮肤　用抗胆碱药物透入皮肤。

2) 色素性皮肤　用维生素 C 导入。

3) 毛细血管扩张　用阳极导入收缩血管或毛孔。

4) 干性皮肤　采用阴极导入,扩张血管。

(4) 操作方法

A. 根据不同治疗目的选择电极棒。

B. 接通机器电源,电流输出旋钮置零位。

C. 美容就医者手握另一电极。

D. 于治疗电极末端蘸上配制的药液,在皮肤上轻轻滑动,也可于皮肤上先涂抹药物或营养乳液。

E. 剂量一般为 0.1～0.2mA/cm^2,以操作者调节输出量到治疗处有轻微的麻、刺感为宜。

F. 每次 5～10min,每日一次或隔日一次,每周 1～2 次,每疗程数次到数十次不等。

G. 导出法在清洁皮肤后,选用消毒负压导出接头,调整输出功率,按照从鼻翼两侧—鼻尖—鼻唇沟—下颌的顺序进行导出排脂,用乙醇、棉签擦拭导出部位,既消毒又收缩毛孔。

(5) 注意事项

A. 由于两极的作用不同,应注意确定离子极性。带正电荷的药物要从阳极棒导入,带负电荷的药物要从阴极棒导入,否则药物不能导入。

B. 电流不可太强,以免过分刺激或灼伤皮肤。

C. 易引起变态反应的药物,导入前需做皮肤过敏试验。

D. 急性湿疹、出血性倾向疾病者、对直流电有变应性反应者禁用此法。

E. 负压导出时,不要停留时间过长,以免刺激皮肤发生红肿,眼睛周围禁用导出。

F. 导出、导入接头使用完毕,及时擦干消毒。治疗结束时,先将电流强度调节钮调至零,关闭电源。

G. 治疗时患者应取下所有金属饰物,捏好极棒;面部要保持清洁干燥;根据需要选择电极及强度,否则会适得其反。

H. 所有的介质应为液态,面霜不溶于水、分子结构大,无法渗入皮内,不宜使用。

I. 接通电源后如不能正常工作应查看导药夹子、电极棒的连接线是否有断裂、仪器与电源的连接是否接触不良、有无断线、保险丝是否烧断。仪器应轻拿轻放,最好固定在治疗车上。电极导线不可缠绕,用后应清洗擦干。

10.8 高频电美容仪

(1) 作用原理

采用安全的低电压通过震荡电路,在靶组织瞬间产生高温的电热火花,起到切割、干燥、凝结、气化、碳化、封闭小血管淋巴等作用。随机配套使用的“针”或“刀”，具有抗热、绝缘、超薄、高强度的绝缘区域，针刺入皮下时，进入皮肤的针杆部分是绝缘的，从而解决了电流在靶组织上的“集肤”现象，并能在内部病变皮下组织产生电干燥、电凝作用，达到既破坏病变组织，又不损伤表皮的作用，从而达到不留瘢痕或瘢痕不明显的目的。高频电美容仪的种类较多，结构功能大同小异，但一般均设有过流、过压、自动稳压保护系统。在此仅就常用的操作简单且损伤小的武汉春光 CHR 多功能美容仪为例，介绍其操作方法。

(2) 操作方法

接通电源，按下电源总开关，指示灯即亮，接好输出插头，旋转功率钮至所需输出档位，相应指示光栅亮，此时输出针极接触靶组织即工作。

(3) 注意事项

A. 更换输出插头、针极时，需在关机状态下进行。

B. 使用仪器环境温度不应超过 38℃，并注意内部散热，用后随手关机。

C. 治疗时，操作者不要接触输出针极部分，以防灼伤。

D. 治疗时最好用盐水棉球擦拭创面。

E. 操作时用棉签随时擦去针极尖端的碳化物，以免因碳化物聚集而影响输出功率。

(4) 常见故障与维修

A. 保险丝烧断，更换即可。

B. 因长时间空载工作，电流反馈聚集易烧坏大功率管，更换同型号大功率管即可，不用时随手关机。

C. 如输出导线折断，表现为电极尖端无输出电(用针极轻碰金属导体时有火花，说明工作正常，也可用万用表测证实)，应重新更换导线。

D. 针极尖端碳化组织积蓄，表现无气化或气化过小，此时应及时清除。

E. 遇有其他较为复杂的故障时，应请专业人员维修，以防损坏机器或触电。

10.9　微波治疗仪

(1) 作用原理

微波是采用磁控管振荡产生高频微波能，通过控制，使微波能按临床需要，进入人体病变组织，产生不同程度的变化，升温、凝固、止血、病变组织坏死脱落。其治疗机制是通过微波热效应、电磁场效应，从而达到治疗疾病的目的。

(2) 操作方法

A. 接通电源，按下总开关，指示灯亮，此时液晶显示器背景开始发光，显示初始状态。

B. 安好辐射头，消毒备用。根据病情与治疗需要，调整所用时间及功率，功率的大小与时间成反比。

（3）仪器的维护与保养

A. 应放置通风处，防潮、防湿、防高温。

B. 辐射器与部件避免过压、过度弯曲以防折断。

C. 严禁空载，以免损伤仪器部件。

D. 辐射器头用毕宜清洁后存放。

10.10 医用美容激光器

（1）作用原理

激光器是指受激光辐射放大而形成的光发生器，它由工作物质、激励系统和共振腔三部分组成。它的工作方式是由泵浦系统（激励系统）给激光材料（激光工作物质）输入能量，使其激活且使粒子反转，简称反转系统。受激状态的原子数量超过处于低能状态的原子数量，受激辐射产生后在光学共振腔中反射。从一定的泵功率开始，由激活的激光材料产生自激的无阻尼的固有振荡，形成谱线很近的一系列的波。在两个反射镜之间，形成光波柱，为了能输出相关的、高能量的激光束，在两个反射镜中应有一个是半透明的反射镜，激光就是从这个半透明的反射镜中输出光束。

（2）激光的生物效应

1）热效应　激光的热效应一般说首先是作用于皮肤，对组织的热作用和组织升温将随激光能量、照射的时间上升而上升。对强激光作用而言，当受热温度上升超过损伤阈时，则引起一系列的损伤后果。

2）光化效应　是利用光能作为激光能在组织或细胞内引起的化学反应。光化作用过程是非常复杂的，其中有激光照射光敏物质作用，或直接作用核酸和蛋白类的光化学改变。

3）刺激效应　激光的生物刺激效应是生物对低功能密度激光照射所表现出的复杂反应。弱激光照射能刺激或抑制细胞生长，提高细胞的吞噬作用，促进毛发生长，加速创伤、溃疡及骨折愈合，加速神经再生，增强肾上腺代谢和蛋白质活性。但大剂量照射，则作用相反，起抑制作用。

4）压强效应　激光照射进可产生两次压强，由激光直接在照射面而产生的压强，即自身压强，称为一次压强。当生物组织吸收强激光而出现瞬时高热和急剧温升时，将使生物组织发生热膨胀，这个由热肿胀造成的冲击波以及组织的沸腾、汽化而体积成千倍的增大，由此产生很大瞬时压强，称激光的第二次压强。

5）电磁效应　激光从本质上说也是光波，是一种具有特殊性质的光波。因此，和光波一样也属于电磁波，所以具有电磁效应。激光是强光，所以激光就是强的电磁波。

（3）常用激光器

1）氦-氖（He-Ne）激光器　其工作物质是氦原子和氖原子。其中最重要的是 632.8nm 谱线，由于 He-Ne 激光器输出的激光方向性好，单色性好，输出波长和功力控制稳定，结构简单，使用方便，工作可靠，重量轻，体积小，寿命长等优点。目前它广泛应用于内科、皮肤科、口腔科、外科、肛肠科。临床利用其对活体组织的光压、光热、光化学的生理作用，可取到局部消炎、镇痛、脱敏、消肿，促进肉芽组织生长，加速伤口愈合，促进血管舒张，加速新陈代谢，刺激和调整组织的生理变化。照射穴位，调节体内阴、阳平衡，气血运行，加速血液循环，达到治疗疾病目的。

2) CO_2 激光器　是气体分子激光器，其工作物质是 CO_2，由 CO_2 激光器件和机械两部分组成。其作用原理是利用 CO_2 分子的震荡和旋转状态的性质。CO_2 激光为中红外光谱，即不可见的红外波段，对生物组织的作用主要是热效应。其次，还有电磁、冲击波和光化学效应，使生物组织酶失活，蛋白质变性、凝固。

主要适应证为毛细血管瘤、纤维瘤、乳头瘤、囊肿、寻常疣、皮赘、汗管瘤、色素痣、老年斑、雀斑、不良文身、鸡眼、胼胝、腋臭、脂溢性角化病、蜘蛛痣、乳头状汗管瘤等。

3) Q 开关激光器　其设计是在谐振腔内放一光电开关，阻光子通过，储存能量，当能量达到一定值时，开关打开，发出一个单独而有力的脉冲。这种设计既可以获得高峰值功率，又可有效把握热驰阈时间，在有效治疗的同时又避免了正常组织受损。目前，这类新型激光已广泛应用于皮肤美容及整形外科。如 Q 开关红宝石激光、Q 开关翠绿宝石激光、Q 开关 Nd:YAG 激光等。可根据其不同波长，选择性治疗皮肤色素性损害和血管性疾病。

(4) 注意事项

A. 专职人员操作，开机后不能擅离职守，室外要有警示标志，表示危险，防止他人随意进入，室内保持清洁、干燥。

B. 凡瘢痕体质者，禁用激光治疗。

C. 保护眼睛，以防球结膜或角膜损伤。

D. 准确掌握深浅度，以防瘢痕形成；保持创面干燥，以防感染；皮损过多，面积过大，应分次治疗。

E. 提高保护意识，操作时操作者和美容就医者均佩戴防护镜，以防反射光束灼伤双眼。

10.11　远红外线机

(1) 适应证

适应证：痤疮、瘢痕、疖痈、油性皮肤。

(2) 操作方法

A. 接通电源，预热 3～5min。

B. 皮肤清洁后，患处涂抹药物，其他部位涂抹营养霜。

C. 眼部用眼罩或湿棉片保护。

D. 头、面部摆好位置后，再开定时开关，一般 10～15min。

E. 照射完毕，清洁皮肤，涂护肤品。

(3) 注意事项

A. 对严重痤疮者可每日一次或隔日一次，10 次为一疗程。

B. 远红外线照射时,嘱咐美容就医者不能睁眼。

C. 照射距离 15～20cm,不宜太近,以免引起头昏。

D. 有色素沉着者不宜使用,以免加重色斑。

(陈丽华 李 明)

10.12 光子嫩肤仪

(1) 作用原理

光子嫩肤仪的光为非连续性的强脉冲光,是一种较柔和的宽谱可视光,通过滤光器的截止限制低波长的输出,而拥有特殊的波长(515～1200nm)。其输出的波长中较短波长光谱的强脉冲光能穿透皮肤,被组织中色素团及血管优先选择吸收,在不破坏正常皮肤的前提下,使扩张的血管、色素团和色素细胞破坏分解,从而达到治疗毛细血管扩张、色素斑的效果。同时强脉冲光作用于皮肤组织产生光热作用和光化学作用,使深部的胶原纤维和弹性纤维重新排列,并恢复弹性,令面部皮肤皱纹消除或减轻,毛孔缩小。同时配备有皮肤冷却系统,由电热冷却的晶体滤片构成,在照射中通过直接接触保护表皮。

(2) 适应证

适应证:良性血管性病变(毛细血管扩张,酒渣鼻,红斑等);色素性病变(雀斑,老年斑,色素沉着斑,日光损伤性色素斑等);光老化(皱纹,真皮和表皮结构改变,皮肤弹性变化等);毛孔粗大等。

(3) 禁忌证

A. 近一个月内晒黑的皮肤。

B. 有皮损的部位(如溃疡、炎症等)或皮肤癌患者。

C. 孕妇、光敏感体质者、瘢痕体质者、近期(一个月内)服用光敏药物者。

D. 上睑和男性的胡须部位。

E. 对治疗期望值过高者。

(4) 操作方法

A. 清洁皮肤,在照射部位涂布冷透明凝胶。

B. 治疗时根据患者肤色深浅,血管粗细及分布深浅拟定合适的治疗参数。对肤色较白者,能量相对要大,较黑的皮肤所设能量相应较小,以免皮肤吸收过多的能量产生红斑或水疱。

C. 照射时照射头与皮肤轻微接触。在照射眼睑部位时,注意保护眼睛。

D. 对于毛细血管扩张,通过照射后扩张的血管即刻颜色变化来调整适当的脉宽。

E. 一般需治疗 4～6 次可获得理想疗效,每次间隔 3～4 周。

(5) 注意事项

A. 治疗时术者和患者应戴防护墨镜或眼罩。

B. 治疗时应根据患者的肤色和敏感程度适当调节能量大小,以免造成表皮灼伤、色素沉着及色素减退。

C. 治疗后应用清水洗去冷凝胶。

D. 治疗后避免日光暴晒。

(6) 机器使用与维护

1) *清洁机身*　至少一星期清洁一次机身,用柔软的布(要使用不掉毛的抹布),必要时使用清洁剂。清洁治疗头时先干擦一遍,然后用75%乙醇溶液擦,最后彻底晾干。治疗头上的白色保护罩可以取下放在水里清洗。

2) *如何更换治疗头*　更换治疗头时要关机或使治疗界面处于"更换治疗头模式"(change head mode);打开放置连接器的盖子;压下连接器两侧的按钮后将其拔出;检查要装入的治疗头是否正确;把新的治疗头连接器沿着凹槽插入基座直到听到"咔"的一声;重新效准新的治疗头。

3) *常见故障的检测*

A. 屏幕没有显示。可能有以下原因:电源没有插上;紧急开关被压下;机身后开关没有打开。如果排除上述问题仍不能解决,请联系专业工程师。

B. 系统没有启动。可能有以下原因:钥匙没有开启,可将钥匙充分顺时针扭转。

C. 如出现下列问题需与专业工程师联系:屏幕对按钮没有反应;启动后几分钟仍没有显示操作界面;屏幕变形。

D. 如果在操作时出现错误信息,请记下它的内容并及时与专业工程师联系,记下错误信息后按OK键关闭系统。

E. 如果发现治疗头上有水渗漏请不要开机或立即关机,重新更换治疗头。

4) *设备的使用要求*　Quantum SR使用时要求室内无易燃物(乙醇)、无反光性物体(如镜子)、无腐蚀性物质如酸性物质;室内要保持空气清洁,不能有大的粉尘,进入治疗时要换鞋;室温保持在20～25℃之间,保持空气干燥,相对湿度小于80%;要使用独立的电源插座,否则会影响设备的稳定性。

(曾维惠　王永贤　沈　军)

10.13　减肥仪器

10.13.1　溶解脂肪治疗仪

(1) 作用原理

交流电收缩肌肉及溶解脂肪治疗仪的基本原理是:由电机本身所发出的两度中频电流,在人体需要接受治疗的部位进行交流,从而达到溶解脂肪的效果。这种电流与人体本身的天然节奏十分相近,所以接受治疗者会觉得十分舒适。这种交流电治疗可以很自然地收缩肌肉,溶解脂肪。

(2) 操作方法

A. 将电流两端的两片垫子置于接受治疗部位的皮肤上,垫下放少许湿棉垫,并将两个垫子的距离尽量调远，使其治疗效果尽量大。

B. 将电流强度调至最小，打开开关，逐渐将电流调大至接受治疗者能承受的强度。20～30min 后关机。

10.13.2 电离子分解渗透治疗仪

(1) 作用原理

其主要作用是增加皮肤的通透性，溶解脂肪，帮助皮肤排泄，并帮助分解积聚于大腿、腹部、膝部等部位的脂肪。

(2) 操作方法

A. 对欲治疗部位进行 5～10min 的人工局部按摩。

B. 将减肥电疗膏涂于薄纱布，置于负极的金属垫下，贴于被治疗部位的皮肤上。

C. 另取一层棉布，蘸上温水，放在另一正极的金属垫下，贴于皮肤上。并将正、负极金属垫用橡筋带固定。

D. 正、负两块金属垫都由导线连接到治疗仪上。

E. 打开开关，逐渐增加电流强度。治疗过程中，在金属垫覆盖的部位，接受治疗者会觉得十分温热，若无不适的感觉，属正常现象。初次治疗，开机时间以 10min 为宜，逐渐可增至 20～25min，每周 2～3 次。

(3) 注意事项

A. 电疗所用的药物应有正、负极的明显标注，不可乱用，并要清楚所用药的性能。

B. 损伤或烫伤皮肤禁用；受阳光晒伤、敏感性皮肤禁用；经期禁用；皮肤血液循环失调、对热力敏感者禁用。

C. 肿胀或感觉迟钝的皮肤慎用。

10.13.3 电子肌肉收缩治疗仪

(1) 作用原理

电子肌肉收缩治疗仪的治疗是通过电流刺激肌肉收缩，接受治疗者最初会感到刺痒及麻痹，随着肌肉的活动，血液及淋巴腺会因而活跃，促进细胞功能，排泄多余的脂肪、废物。电子肌肉收缩治疗可用于全身个别的肌肉组织或多组肌肉组织，操作方便。

(2) 操作方法

电子肌肉收缩仪有不同的控制设置，如节奏调节，可控制肌肉收缩的时间长短，而强度调节可控制电流的强度。电子肌肉收缩仪机身带有 8 条不同颜色的电流输出带，每条均有 2 块导电的胶垫，因而叫十六片减肥治疗机，接 20 个金属垫片则叫二十片电子减肥治疗机。在电疗前，需先用水蘸湿胶垫，然后按于不同的肌肉组织上，蘸了水的胶垫可以使电流分布均匀。治疗后，应及时用消毒药水及清洁剂洗净胶垫。每一组由输送带连接的胶垫的电流频率及强度，均可个别操纵。有些轻型的肌肉收缩减肥仪，可用干电池，携带方便。胶垫的基本分布方法：通常情况下，胶垫的分配多采用全身分布法，身体的两边同时接受同样的治疗，从而利用肌肉的活动做组合的收缩。但可以将每组的两个胶垫做不同形式的放置：①背部肌肤一般采用多组橡筋带将胶垫分组系紧；②臂、臀及腿部一般采用对称分布，左右同时接受电疗的分布方法；③若胸部肌肤松弛，可将胶垫置于乳房之下及乳房之上端。电子肌肉收缩机收缩肌肉的方法，也适用于手臂两侧及身体其他部位。但应注意肌肉组织的活动原理，切忌将两组相连的肌肉做相反方向的收缩活动。

10.13.4　静止或跳动抽脂治疗仪

(1) 作用原理

静止或跳动抽脂治疗仪的输送系统有多组抽空胶杯，可安放于身体脂肪积聚处，这些胶杯内均可做不同程度的抽空，对局部肌肉脂肪进行不同程度的刺激。由于这种抽空吸杯只能吸住有过多脂肪的肌肉，所以只适用于有大量过多脂肪的肥胖者。抽脂治疗仪有多组抽空胶杯，每当胶杯吸住肌肉，便会做抽空的收缩活动，逐渐减除脂肪的堆积。

(2) 操作方法

A. 将仪器接通电源，并将抽空强度调至微量抽空。

B. 将胶杯内壁及杯口均匀涂抹一层按摩膏后，分置于被抽脂部位的皮肤上(因有微量抽空，故应放稳)。

C. 将抽空强度逐渐加大，至接受治疗者能承受。

D. 治疗时间及抽空强度：治疗初期，每次的收缩时间应较长，而程度较弱；随着接受治疗者的不断适应，可以逐渐减短收缩的时间而加大抽空强度。

E. 胶杯在被治疗部位的分布：仪器所配的胶杯有各种大小不同的型号，可供身体的不同部位选用。

10.13.5　抽脂按摩仪

(1) 作用原理

用抽脂按摩仪做抽脂按摩治疗，是利用抽空负压力的胶杯在身体淋巴系统上活动，刺激新陈代谢，消散脂肪。胶杯由胶管连接至抽脂机，皮肤由于抽空负压作用在杯内向上抽起，这种抽脂治疗还可以帮助排泄皮肤的废弃物。

(2) 操作方法

1) *准备工作*　接受治疗者在接受抽脂按摩前，最好先做桑拿浴或热身运动，使全身肌肉纤维温暖而松弛，以便收到良好的抽脂效果；选择适当型号的抽脂按摩杯；为接受治疗者被抽脂部位皮肤涂上一层按摩油。

2) *接通仪器电源，打开开关，调整强度*　右手持胶杯扣于需治疗部位皮肤上。

3）慢慢移向最近的淋巴做缓缓移动按摩　用1个手指伸入杯内，将杯移至另一部位继续按摩。

（3）注意事项

A．肌肤、脂肪抽起的程度不可超过胶杯高度的1/5，否则皮脂抽空作用而使皮肤过分隆起，会引起瘀肿或不适感。

B．抽脂的手法要有节奏，按摩部位可做轻微重复，以便减少不适及敏感。

C．如果胶杯将肌肤吸得太紧，则会引起毛细血管的破裂，所以操作时应引起注意。

D．身体的任一部位抽脂按摩均不能超过30min。

E．抽脂按摩治疗，每周2次为宜。如果接受治疗者身体状况较好，在能够适应的情况下，可增至每日治疗1次，对减肥及局部改善体型会收到显著的功效。

10.13.6 高震按摩仪

（1）作用原理

高震按摩仪是在做圆形按摩的同时做上下震动，因而产生与人手按摩相似的感觉。即使接受治疗者有舒适的感觉，又可运动肌肉，保持肌肉强健。高震按摩仪配有不同形状、质地的按摩头，以适合不同的按摩用途和适应不同部位的需要。高震按摩仪具有减轻人工按摩负担、适用广泛的特点。其效用为：①促进血液循环，改善肤质；②使肌肉做适当的运动，解除疲劳；③松弛肌肉，减轻肌肉疼痛；④分解脂肪，达到减肥的目的。

（2）操作方法

A．接受治疗者在按摩之前，应先进行桑拿浴或热身运动，以使全身肌肉松弛、温暖。将按摩油或爽身粉涂于欲按摩部位，以便于按摩头的移动。

B．选择合适的按摩头，置于仪器导管的另一端。接通电源，打开开关。

C．一手持按摩头做长圆形缓慢推拉动作，另一手辅助拉开或推动肌肉动作，以配合按摩头的移动。根据需要更换按摩头后，继续做移动式按摩。

D．不同部位的按摩方法

a．腿部按摩：腿部按摩可先选用曲型按摩头或擦头按摩头做表层按摩。然后转用圆粒按摩头做深入震按。震按时，应该与人手按摩交替进行。注意双手在震按时要互相配合。

b．腹部按摩：在脂肪积累的部位，用擦头或大圆头做圆形运动按摩。这种方式对消化系统失调及肤质粗糙，具有良好的效果。

c．背及上臂按摩：按摩上臂及背部的肌肉，可选用圆粒按摩头做较深层的刺激，会加速血液循环。但对较瘦削的体形，这些部位的按摩会过于刺激，因此应选择有脂肪堆积的部位进行按摩。背部按摩还可选用擦头或圆头按摩头，并采用滑动式的手法。但要避免在脊背上按摩，因为这样会带来不适的感觉。

d．臀部及腿部按摩：按摩时可选用擦头或圆头按摩头。开始时，可以做短时间的推进按摩，然后，加重力度增加刺激。在按摩时应注意避免刺激两股之间。因为这里有重要神经，过分刺激，会造成神经发炎、疼痛或下肢暂时性肌肉失调。

(3) 注意事项

患肿瘤、静脉曲张者禁用，女性孕期、经期禁用。

（陈丽华　李　明）

参 考 文 献

匡薇，郗虹．1999．常用美容技术与仪器．北京：学苑出版社
梁永茂．临床激光医学．长沙：湖南科学技术出版社

附录　修饰美容技术

一　整体形象设计

1　形象设计概念

形象就是样子，也是自我想像和他人印象的总和。设计是根据一定要求，对某项工作预先制定图样方案。形象设计师应根据每个人的内在因素，分析每个人的自身条件和不同特点，把内在美和外在美相互融合起来，构成形象设计。

2　整体形象设计两大要素

形与色是造型两大要素，是整体形象设计基本条件。形是物体形状，色是颜色，是物体外衣。没有色彩的存在也称不上整体设计，人们的第一视觉印象，也就是物体的形状和色彩。

3　人体的比例关系

人体的比例是以头长为单位，我国人体通常为7～7.5个头长。在古代画论中，曾有“立七，坐五，盘三半”的说法。比例大致如下：两肩之间的距离为2个头长，双肩距离比臀宽2～3cm，腿是身高的一半(腿的长度是从足跟到腿的分叉处)。头部较小，身体显高；头部较大，身材显得矮。一般模特标准身材是：头小，肩宽，腰细，腿长。不是每个人都具有这样的身材，我们只有知道了正常的标准，才能通过服装、化妆、发型的修饰来弥补不足，影响视觉效果，创造出身体匀称形象。

4　TPO原则

国际上共同应该遵循的服饰穿着的TPO原则，是指时间(time)、地点(place)、场合(occasion)，在整体形象设计中应灵活运用。在形象设计中应首先了解人的基本特征：年龄、性别、体形、肤色、性格、健康、智力情况；了解人的社会属性：职业、民族、阶层、风俗习惯；了解自然状况：季节、环境、气氛。然后，遵循“TPO”原则，这样才能使精心设计的形象得到广泛的认可。

二　专业化妆

1　程序

(1) 洁面

用清凉水(灌装软水)和洗面奶对面部由上往下顺毛孔方向清洗。

(2) 搽化妆水

化妆水的选择要根据皮肤性质而定,油性皮肤使用收敛性化妆水;干、中性皮肤可用润肤性化妆水。

(3) 擦润肤霜

选用时要根据自己皮肤类型、季节变化而定。

(4) 涂抹粉底

按照不同肤色、年龄、身份等来选择,一般来说,粉底的型号比肤色浅 1 号。肤色白的人,选用粉红色;皮肤偏黄的人,选用棕色;肤色黑的人,选用浅棕色或肉色。春夏季或生活妆选用湿粉底,秋冬季或浓妆选用膏状粉底。

(5) 修眉

将多余的长眉毛拔去或修剪,以便描画眉型。

(6) 定妆

定妆粉大体上可分为粉状、块状。一般选用透明蜜粉,没有色彩,适合任何肤色使用,效果自然透明。

(7) 画眉

将已修好的眉,勾描加深,眉头淡,中间深。长脸型的人画直线型眉毛,宽脸型的人画角型眉毛,圆脸型的人画上扬眉毛。

(8) 画眼影

先将淡色眼影在眼睑内侧至眼窝处刷匀,在上眼睑靠近睫毛边缘和眼尾处以色调较深的眼影涂抹;然后,将双眼皮内侧刷上深色,眼皮沟至眼窝涂刷中间色,眉骨下方刷上浅色;再在睫毛边缘至眼皮沟上涂抹深色眼影,形成"V"字形轮廓。其他部位不上色或涂抹浅色眼影。眼影的涂抹,无论使用何种方式或采用不同色系,都是顺着眼部眉骨眼窝的自然骨骼形状涂抹。眼影有时可以超过外侧眼角,但是以不超过眼睛宽度的 1/4 为原则。

(9) 画眼线

运用眼线笔或眼线液紧靠上、下睫毛际描画,眼线宜描得细且自然。

(10) 卷睫毛

通过美容技巧(烫或睫毛夹)将上睫毛卷曲,再刷睫毛膏。

(11) 勾鼻侧影

在鼻梁和鼻翼两侧,刷上眼影粉或鼻影粉,使鼻梁更加挺拔,使整个面容富有立体感。

(12) 搽胭脂

胭红不可刷得太多,要自然适中。以胭红刷蘸胭红,再以颧骨上的最高点为中心朝四周轻轻揉开。

(13) 涂口红

根据化妆者爱好、性格和肤色选择合适的口红,口红也应与服装色相协调。当画好唇线,用色时,靠内侧可淡一些,靠外侧可浓些。

2 类型化妆

(1) 日光型化妆

日光型化妆,首先应考虑出席的场合是在日光下,如集会、剪彩、上班、郊游等。日光的色温是 56℃,偏冷,是一种还原的,只能选用自然的与肤色、服装相吻合的颜色。在白天,彩妆选用淡粉红色系比较理想;傍晚黄昏时,采用咖啡色系的化妆最为理想。

(2) 灯光型化妆

灯光型化妆是指灯光下的化妆,一般为参加晚宴或晚间社交活动。

1) 新娘妆　灯光型和日光型相结合的条件下化妆,妆色要结合新娘服装的颜色来选择;妆的浓度可略深于生活,要充分体现明亮、喜庆、妩媚,以红色系为主。

2) 晚宴妆　重在表现女性的华美、典雅、艳丽。因此,妆色要亮丽,妆型应略夸张,五官轮廓要清晰、明显。妆色以黑、灰、蓝紫为重点。

三　发型设计

1 不同脸型的发型设计(图 1)

(1) 圆脸型的发式

此脸型的发式设计,应将顶部头发梳高,以使额部加长。

1) 盘发式　盘发较适合圆脸型,将顶部的头发向上梳高盘在脑后,外围吹高。

2) 直发式　适合梳理垂直向下的发型,由于直发的纵向线条,可以在视觉上减弱脸的宽度,额部刘海吹高,微微向上翘起,以增加脸的长度。

3) 不对称式短发　利用侧分头缝,将头发烫后,剪成不对称的头量和块形,以减弱圆脸的扁平感。

4) 烫发式　适合烫成上下翻卷的大波浪,顶部头发适当隆起,可使脸拉长。

(2) 长方脸型的发式

此脸型的发式设计,应考虑利用头发来增加脸的宽度,用刘海掩饰前额来缩短脸的长度。

1) 翻翘式和童花式短发　用圆刷将发卷吹成向外翻翘状，以压抑顶发的丰隆，前发下垂而略厚，两侧增加发密量。童花式短发，要求前额的头发齐眉，两侧头发逐渐加长，脑后头发剪至后发际线下。

2) 长直发式　将头发削出细细的层次，发梢自然飘拂在脸庞上，使额角、下颌角被隐约地遮掩着。

3) 波浪式　将刘海以大弧度向两侧垂泻，遮着前额角，再将发梢反翘，形成一种动态。

(3) 方脸型的发式

此脸型在发式设计上，应以圆破方，以柔克刚；利用发式来增加头部的长度，头发可梳留得长些，以遮住两腮，使脸形看起来呈圆形。

1) 波浪式　头发烫成自然的大波纹状，前额不留整齐的刘海，而是烫卷后形成自然发波，来破坏掉宽直的前额边缘线，以增强纵长感。

2) 短发式　来用不对称的发缝、翻翘的刘海，来增强发型的动感，头顶发要丰隆，但两耳边的头发不要有太大的变化。

(4) 正三角脸型的发式

此脸型的发式设计，应注意丰隆额部，缩小腮部；剪成中长发，将发帘薄薄垂下，剪成齐眉的长度，两侧头发自然流畅，使脸形看起来接近椭圆。

1) 短发式　可在耳朵以上部分将发根挺起，增加额部宽度，耳朵以下头发则可自然流畅地下垂，刘海采用不规则的部分遮盖发际线。

2)长发式　应有明显的层次感，上厚下薄的发式可以使顶部头发松软、丰满，改变脸型。

(5) 倒三角脸型的发式

此脸型的特征是上宽下窄，在发式设计上应注意两耳以下的发量。

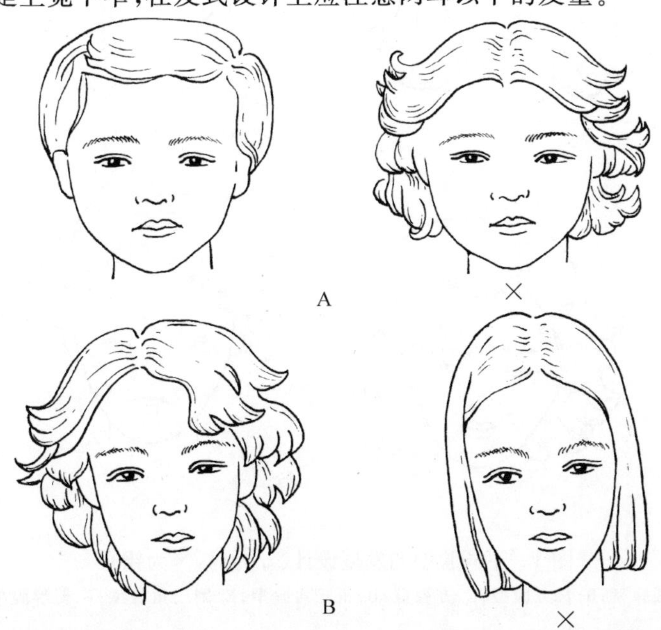

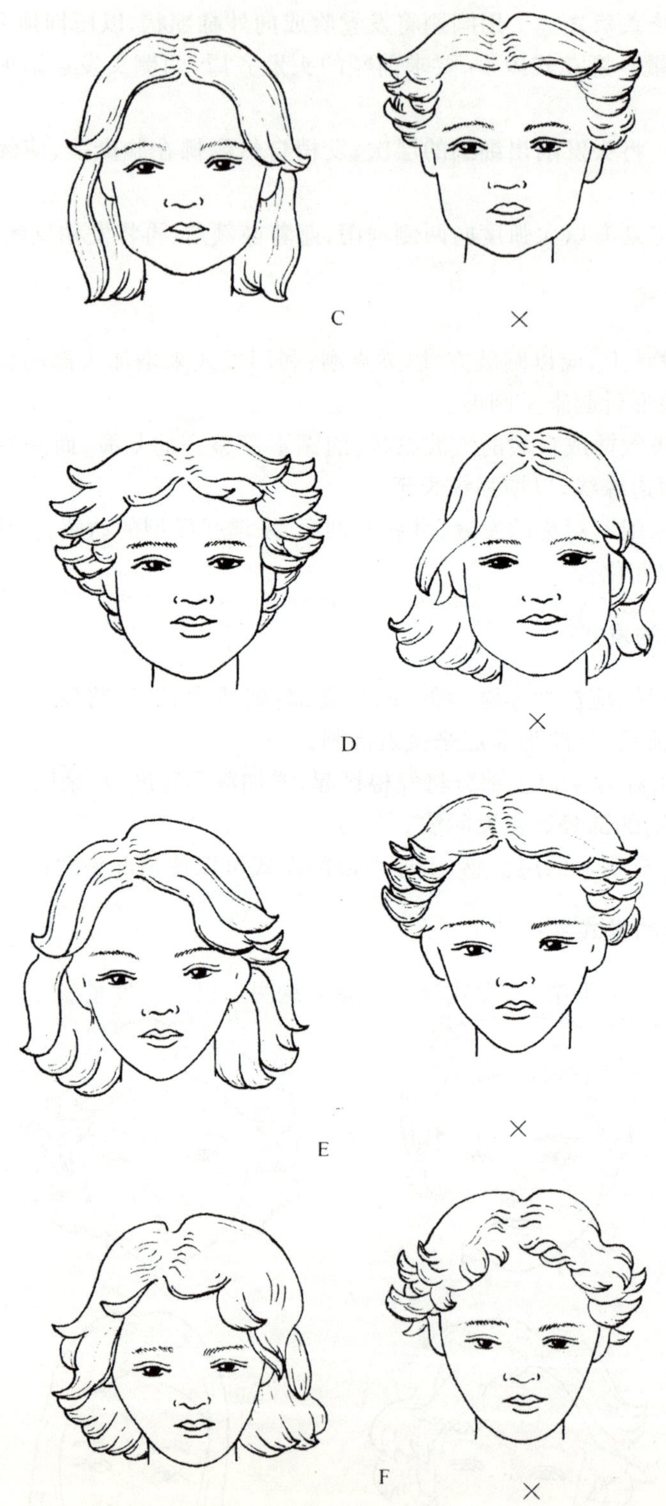

图 1　不同脸型的发型设计(√为对,×为错)

A.圆脸型;B.长方脸型;C.方脸型;D.正三角脸型;E.倒三角脸型;F.菱形脸型

1）短发式　适合留短发，头顶头发简洁、发梢处应蓬松。

2）长发式　避免用平坦的直发，可将头发烫成波浪形，前额充分暴露。

（6）菱形脸型的发式

此脸型的特征是两头小中间大，即颧骨高宽，下颏尖，前额略窄，因此在发式设计时，要利用发型来弥补额部和减弱颧骨部位。

1）短直发型　左侧的头发向下向前，右侧头发向上，形成不同线条走向。

2）短烫发型　整体发势松动、柔软，前发部稍微遮掩太阳穴。

3）长发式　以波浪为主，避免直发型，前发部分要有动感。

2　不同身材的发型设计

（1）身材矮小的发式

发式不宜蓬松，可以盘发，亮出脖子使身材显高。适合梳吹高刘海、别致精巧的短发和盘发。

（2）身材矮胖的发式

在发型梳理上应避免用精致花巧的卷发，发势向上尽可能向高度发展，亮出脖子。胖人一般颈部较短，因此不宜留长波浪，长直发，而适合留有层次的短发、前额翻翘式发型。

（3）身材高大的发式

发式造型避免花样繁多，适合留简单的短发、直长发、中短发式。

（4）身材高瘦的发式

适合留长发、卷曲的波浪式发型，不宜将头发削剪过短，也不宜盘高发髻。

四　服装色彩的搭配

1　服饰色彩对人心理的影响

服装的色彩不仅能以视错觉改变穿着者的体型与肤色，而且对于人的心理还具有不可抗拒的影响。有秩序、有规律的配色能满足人们心理平衡的要求，给人以和谐、安全的感觉；杂乱无章的配色则易使人疲劳，容易产生烦躁不安的感觉。

根据色彩对人的心理影响，可分为两大类：积极的色彩和消极的色彩。积极的色彩：以红色为代表的各种色彩，它们能够引起人们的兴奋、热烈的情绪；消极的色彩：以蓝色为代表的各种色彩，它们能够给人以沉着、平静的感觉。

总之，在选择和搭配服装时，服装本身各部分之间颜色的搭配是一个首先考虑的问题。其要点是：令自己心情舒畅，令旁观者赏心悦目；获得和谐美、陪衬美、反衬美的效果。人的心理受气候、环境的影响，冬季宜选择色度较深的暖色服装，如红、橙、黄、烟灰色等，给人以温暖、安详的感觉；夏季宜选择冷色调或色度较浅的服装，以及沉静、素雅的色彩和小花型的服装。如天蓝色、苹果绿、淡青莲、粉红、淡黄、白色等，给人以清凉、安逸的感觉；春秋季宜选择中间色调，如绿色、黄绿色、烟灰色、象牙色、驼色等，给人以舒适有生气的印象。

2 服装色彩能在视觉上改变人的体型

服装的款式和色彩能够给人造成视错觉，从而改变人的体型。浅色调服装给人以丰满感，深色调服装则给人以窄小感。因此，当我们选择一件服装时，必须考虑自己的体型这个非常重要的因素，以塑造自己优美的外在形象。

（1）身材瘦小者

身材瘦小者应选择浅色服装，即暖色调和亮度大的服装。因为浅然服装具有一种扩大物体体积的作用，使人显得高大、丰满。

（2）体态过胖者

体态过胖者最好选择冷色调的衣服；否则，会显得比其本来面貌更臃肿、更笨拙。

（3）体型过高者

体型过高者最好避免穿浅色调和大花朵等色彩鲜艳、亮度大的服装；而应选择深色、单色或色调柔和的衣服，这样显得稳重、娴静、安详可亲。

（4）矮个子者

矮个子者最好不要穿深色调或灰暗的衣服，不妨选择色调浅、亮度大的服装。

（5）窄肩身材者

窄肩身材者下身穿着应偏向较深的颜色，或者穿同一色调的服装。

（6）长腰节身材者

长腰节身材者应选择全身统一色调的服装，或者上装的颜色深于下装，这样会产生腿部增长的感觉，使人觉得体型匀称一些。

（7）臀部过大、胸部不丰满者

臀部过大、胸部不丰满者最好选择深蓝色的裙、裤，再配上浅粉色的上衣，这样可产生胸部扩大而臀部收缩的效果，使体型变得优美丰满。

（8）臀部窄小、腿部肌肉不甚发达者

此类人最好选择浅色的裙、裤，使臀部扩大、突出。

3　服饰色彩能调节人的肤色

服饰的色彩只有在适合穿着者的肤色时，才会有好的效果。色彩鲜艳漂亮的服装，穿在身上不一定好看，其效果因人而异，不同肤色的穿着技巧如下：

(1) 肤色较白的女性

肤色较白的女性穿深色服装，更显得白皙干净；而穿浅色的服装，则显得娴静舒雅，给人以超凡脱俗之感。

(2) 发红肤色者

发红肤色者配上浅色衣服，会显得更加红润，健康而有活力。

(3) 粉红肤色者

粉红肤色者穿浅黄色、白色、鱼肚白色，便可使衣服色调与肤色产生和谐的效果。

(4) 肤色又红又艳者

肤色又红又艳者应避免穿浅绿色和蓝色服装，否则会使皮肤显得过红而至发紫的程度。

(5) 肤色偏黄或近于褐色者

肤色偏黄或近于褐色者不适合穿亮度过大的蓝色、紫色等服装。

(6) 脸色偏黄者

脸色偏黄者最好选择浅粉色或白底小红花、白底小红格的衣服，可使面部显得富有色彩。

(7) 肤色发暗者

肤色发暗者若再穿上黑紫、深褐色的服装，会显得老气横秋；应选择黑色服装，它可使穿着者的皮肤显得比原来白皙纯净，因为黑红物体具有吸光、吸色的作用。

(8) 黑红脸者

黑红脸者最好不要选择浅粉、浅绿这两种色调的服装。

4　服饰配色的技巧

(1) 服饰配色应考虑的因素

1) 自我形象　　在选择服饰色彩以前，首先要对自己进行全面的了解。
2) 地区　　服装色彩应与环境色协调。
3) 场合　　办公室是较为严肃的场合，穿着中性色彩的服装就与工作气氛相协调。职业妇女办公室服装的色彩应比家居服或礼服严肃些;休假或上街时的服饰色彩可比上班时浪漫些。

4) 季节　不同的季节气候,相应地有不同的最佳服饰色彩。

5) 种类　精工细作的传统服装,应选较稳重的色彩,可以适合不同的季节穿用;精致的外套或套裙,色彩应慎重考虑;便装或女夜礼服,可用鲜艳新奇的色彩,连衣裙、短裙或衬衫的色彩可以更大胆一些。

6) 质地　在不同质地的衣料上,相同的色彩有不同的效果。

7) 价格　低价格,可以使用各种新奇的色彩;一般价格,选择适用范围大的服饰,以便于能在较多的场合穿着,并与较多的服饰搭配,较昂贵价格,应选择较优雅的色彩,并能与多种色彩相协调;高级时装的色彩,则要密切注视流行色的动向。

8) 流行　穿衣打扮,不可忽视色彩的流行趋势。流行预测与发布既是一种科学研究,又具有商业宣传的性质。盲从则会失去自己的个性,显示不出魅力;忽视则给人造成落伍、怪癖或与世隔绝的印象。

(2) 服饰配饰的步骤

首先,确定所有服装的基本色调;其次,考虑基本时装的色彩;再其次,决定衬衫和罩衫的色彩。

(3) 色调搭配

色调搭配可分为同种色搭配、相似色搭配和主色调搭配。

1) 同种色搭配　这种搭配是一种最简便、最基本的配色方法。同种色的概念是指一系列色相相同或相近的色,由明度变化而产生浓淡深浅不同的色调。其优点是,符合变化统一这一造型艺术规律,可以取得端庄、沉静和稳重的效果,适用于气质优雅的成熟女性。同色搭配应注意色与色之间的明度差异要适当:①相差太小、太接近的色调缺乏层次感;②相差太大、对比太强烈的色调,则易于分割整体;③同种色搭配时,最好有深、中、浅三个层次过渡。

2) 相似色搭配　相似色的概念是指色环大约在90度以内的邻近色。其优点是,比同种色搭配变化多,且仍能获得协调统一的整体效果,故特别受娴静秀丽的女性青睐。相似色搭配应注意:变化多,技巧难度大,需同时掌握明度、纯度和色相的变化。

3) 主色调搭配　这种搭配方法可采用各种对比色,但要确定一种起主导作用的主色。搭配思路是:①决定整套服饰的基调是偏冷还是偏暖。②选择某一色为主色,主色应与整套服饰的基调一致。主色在整套服饰中,应占有较大比例或占较重要的位置。③再选择辅色,大部分辅色要与基调的冷暖性质相同。其优点是,适合多种年龄阶段和气质的女性。主色调服饰搭配应注意:主色和其他较重要的对比色应具有相同或相近的明度。

五　服装款式的选择

1　服装款式与脸型

(1) 长脸型

长脸型应选择一字领、圆领、立领、中式领,不适合选择领口深、领叶长的领形。

（2）圆脸型

圆脸型应选择“V”形领、马鞍形领、方领口等，不适合圆铲状领口、铜盆领、高翻领套头衫或领子特别高的衣服，因脸会显得更圆。

（3）梯型脸

梯型脸应选择尖领、小圆领、长圆领，不适合方口领、菱角口领。

（4）瓜子型脸

瓜子型脸应选择圆领口、立领口、船形领、飘带领、方口形领等，会使面部显得秀气而丰满；不适合尖领口、海军领，因会使脸形更尖、更消瘦。

2　服装款式与脖颈

（1）脖颈长

脖颈长者应在脖子上系围巾、戴领圈或项链、扎飘带，选高领口服装，避免选择“V”形领口服装。

（2）脖颈短

脖颈短者应选择“V”形或铲形领口，衬衣领口不宜系扣，避免选择高领或硬领领口、褶子花边等。

（3）脖颈粗壮

脖颈粗者选择平直的领口或项链，不适合颈部两侧留空隙。

3　服装款式与肩膀

（1）平肩

采用“V”形领那样的深尖领口，双肩显得狭窄，平肩显得不那么方正了，肩缝应正中位于肩骨上；避免采用船形领那样的浅平领口，双肩显得宽阔，平肩显得更为方正。

（2）溜肩

肩缝可延伸至肩骨外，使双肩显得宽一些；不适合蝙蝠衫、和服、宽松衫。

（3）双肩过宽或过于方正

此时适合采用较深的圆形领口，选用开口较窄较深的领口，衣服尺寸要合体；不适宜选用过宽或浅平的领口、穿肥大或宽松的衣服或穿大垫肩的衣服等。

(4) 双肩太窄或过于下垂

此时适合采用较浅的领口,采用较宽阔而又浅平的领口,穿肩膀鼓泡或腋部很宽松的袖子,大垫肩式样。不适宜采用较窄而又较深的领口及上身配窄背心,可与直筒裙、长裤配穿,不适合下身穿下摆很大的裙子。

4 服装款式与身体各部

(1) 手臂

手臂标准位置是,双肩自然下垂,腕关节与两腿分叉点齐平,肘关节与腰部齐平。服装选择:①手臂长者,可在手腕处袖口上缝制宽阔的贴边,可使手臂显得短一些;②手臂短者,可选择中袖;③手臂粗者,双手较大或个子很高的女子不宜穿中袖服装。

(2) 胸部

其标准位置是,乳头位置一般位于第4肋间隙或第5肋骨水平。服装选择:①乳房小者,可穿束腰的上衣,不要穿袒胸的服装或太紧身的衣服;②乳房大者,袖子不能与胸围线齐平,胸部服装不宜用水平线条。穿衣时,让领口敞开,可用翻过的"V"形领,不宜穿高领,宜采用竖直的线条。

(3) 腰部

其标准位置是,处于腋部和双腿分叉点间连线的中点。服装选择:①腰身较细者,可佩用腰带。②腰身过于粗壮者,不宜束腰带,需用腰带时要尽量狭窄一些,衣服要合身,可选高腰身或低腰身的服装。③短腰身者,可使用固定在衣服上的窄腰带,甚至不用腰带。上下装分开时,腰带色彩应与上装一致。穿裙子和裤子时,最好不用腰带。④长腰身:做法与上相反,可用与裙子色彩相同的腰带,裙和裤子都要配腰带,而且腰带应宽一点。

(4) 腿部

其标准位置是,标准腿长等于身高的一半。服装选择:①双腿较短者,裤脚管上不宜缝制贴边,宜穿高跟鞋,上装短些,长度在双腿分叉处为宜,下摆不宜过低,适合穿腰身较高的款式;②双腿修长者,裤腿可以翻边,上衣做得长些可以超过双腿分叉点,腰身不宜过高。

(5) 臀部

其标准位置是,臀宽比双肩距离小2～3cm。服装选择:①肥大:宜选用比较宽松的裙子或"A"形裙子,不宜穿直筒裙,裤子一定要合身,裤裆不能下垂,腰身略宽些,上衣要柔软合身,上下变化较小为宜;②过于扁平:穿比较宽松的裙子或衣服,采用上下身分开的外衣,上衣不宜过于紧身。

六 饰物搭配

服装美是一种整体美,在讲究形象的今天,爱美的人自然对自己衣装的每一部分都格外地精心，各种饰物与服装的搭配可以反映出一个人的审美品格、文化素养和着装品味，在整个形象设计中饰物起着重要的作用。饰物包括帽子、围巾、手提包、腰带、鞋袜、首饰等。

1　袜子

丝袜配衬时装，首先应确定配什么款式的服装，穿于何种场合，务求能产生相互衬托，相映生辉的效果，所以在图案搭配上应尽量避免太过接近。职业女性选择单色素净的丝袜；双腿短粗者不宜穿颜色深和有花纹的袜子；腿部较瘦者宜穿浅色丝袜，不透明丝袜也很适宜。穿黑皮鞋时，不宜穿白色袜子。

2　鞋

在整体形象设计中，一双够品味、够档次的鞋可以为你的形象定下一个基础。在服装搭配时，黑、白、灰、棕色的鞋是你最适宜选择的颜色。挑选鞋子，应和职业、服装款式相和谐。身着西装，不宜穿旅游鞋，在办公室内不宜穿凉鞋、运动鞋。个子过于矮小的女士，不要盲目选择厚鞋底，它很可能破坏身体与鞋的比例反而不协调。无后帮鞋很受一些追求时尚的女性推崇，它更多的突出了脚的优美线条，也十分新颖。不过，脚型粗肥、皮肤粗糙的女士，最好放弃这项选择以免暴露缺陷。无后帮鞋也不适宜在会议、办公地点穿着。

3　腰带

腰带能给全身服装增添色彩，腰带要配合身型，才有相得益彰的效果。纤小的腰肢用任何类型的腰带都会好看，腰略粗者应避免阔边的腰带。上身长者可用阔边皮带强调腰部，颜色配合上身的衣服。臀部宽的人，避免用细腰带。

4　围巾

围巾是服装衣饰的一个重要组成部分，选择围巾要与体型、相貌、肤色相协调。身材矮小者，围巾的花色和款式以简朴、素雅为宜，色泽宜选用暖色调以增强活跃感；溜肩者，应选择加长围巾，将围巾两端斜搭在肩部向身后垂挂，视觉上可使肩部显得匀称些；宽肩者，应选用花形呈竖直的围巾，颜色以偏冷为主，使肩部有缩小感；短胖者，挑选花色简单的深色或单色针织围巾或丝绸围巾为宜。黑肤色者，避免用浅色调围巾，宜选用中性色偏深黄为好；白肤色者，避免选用刺激性强烈的色调，宜用淡紫罗兰色、淡天蓝、苹果绿、柠檬黄等色调。

5　帽子

帽子在整个形象设计中起着重要作用，通过帽子的配戴可以调整人的身体比例、脸盘大小。选择帽子应与脸型相配，长脸型的人选择方、圆、尖形式的有大帽沿的帽子比较合适，不宜戴帽顶很高的帽子；尖脸型的人戴圆形帽子最好；圆脸型的人以选高顶帽为佳，不宜戴圆形帽；方脸型的人除了方形帽以外，可以戴任何形状的帽子。选择帽子还应与体型相协调，身材高大的人，不宜戴高筒帽；帽型不宜小；身材矮小的人，帽型宜小，不宜戴平顶宽沿帽或绒毛长的皮帽。帽子还应与肤色协调，黄皮肤的人不宜戴黄、绿色帽子，选用深茶、米灰、藏青等色帽子效果较好。

6 提包

日常生活中每个女性应必备两个提包，一个在冬季用，一个在夏季用。颜色一般选用中性色，可以与鞋子色彩相同，也可以浅一点。冬季应选用颜色深一些的提包，夏季选用浅一点颜色的包。职业女性偏爱样式简单、朴实大方、质地上乘皮质提包。如果有条件可以多备几个包，以适应不同场合、不同服装的搭配。身材矮小的人不要背过大且包带过长的包；反之，身材高大的人也不要背太小的包。

7 首饰

首饰品种繁多，为大多数人所喜爱。在日常生活中戴首饰不宜过多，应与肤色、场合相协调。面孔小而皮肤黑的女性，不宜戴白色耳环、项链，穿着朴素的人不宜戴过于夸张的首饰，白天不宜戴发光耀眼的首饰，年轻女子最好不带长形耳环，不然会适得其反。

（吴起帆）

七 卷睫毛技术

浓密上翘的睫毛，使眼睛显得美丽动人，然而多数人睫毛平直不上翘，每天用睫毛夹卷睫毛，不仅费时、容易夹断睫毛，而且保留时间较短。烫睫毛是采用化学或物理的方法使睫毛上翘，一般能保持 2 个月左右(睫毛的生长代谢周期为 2～3 个月)。

1 烫睫毛技术

(1) 原理和用品

1) 原理　睫毛同人体其他毛发一样均为蛋白质构成，根据化学试剂(如碱性试剂)或物理方法(如加热)能使蛋白质变性的原理，烫睫毛是利用这两种方法使睫毛的蛋白质变性从而达到变形固定上翘的目的。烫睫毛可分为电烫(给上好卷的睫毛用红外线照射加热)和冷烫(用专用的化学制剂冷烫精来卷睫毛)。冷烫法简便易行，使用广泛。

2) 药水　冷烫精，护眼液，清洁水，定型液。其中护眼液和清洁水可用眼药水代替。

3) 用品　卷芯(分粗、中、细)，专用胶水，棉片，毛巾，牙签，棉签，小眉刷，塑料膜。

(2) 适应证、禁忌证及注意事项

1) 适应证　眼睛和睑缘健康无炎症和其他疾病者，睫毛长、浓密且下垂者，睫毛较短希望

上翘者,睫毛稀疏者。

2）禁忌证　眼部有疾患者,皮肤过敏及对冷烫精过敏者。

3）注意事项　①烫睫毛前首先检查药液是否过期;②一次未用完的药水,应防止污染,盖紧瓶口,冷藏保存,防止失效;③药水用量要适当,过多造成浪费,又易流入眼睛内损伤眼睛,过少影响效果。

(3) 操作程序

A. 眼部卸妆,消毒眼部皮肤(眼部健康者方可进行烫睫毛)。

B. 根据睫毛状况选择合适卷芯,长者选粗卷芯,中长者选用中粗度卷芯,较短者选细卷芯。

C. 将卷芯剪成与睑缘长度约相等长,顺着睑缘的自然弧度弯成一定弯曲状。

D. 利用卷芯自身的黏性,将其贴在睫毛根部处的睑缘皮肤上。

E. 在卷芯挨着睫毛的这一面上涂一薄层胶水,用牙签帮助,将睫毛一根一根呈放射状整齐地粘在卷芯上。每根睫毛不要交叉排列,尽量从靠近根部的地方粘起,不要只粘住睫毛尖。

F. 用两片干净棉片滴上护眼液盖在下眼袋处,对眼部皮肤加以保护。

G. 再将冷烫精均匀涂敷于黏好的睫毛上,等候 20～30min,注意冷烫精不能流入眼内,以免导致眼睛受损。在睫毛应翘起的部位,可略多涂一些冷烫精。

H. 有些冷烫精需要加热,可用干棉片保护所有可能受到加热的皮肤表面,再在上面盖一层塑料膜,然后用烫手的湿毛巾(以不往下滴水为准)盖上,在热毛巾上盖一层干毛巾防止热量散失。10～15min 更换一次热毛巾,以保持必要的温度。

I. 时间到后,用棉签蘸清洁水擦净冷烫精,涂定型水 10～20min。

J. 用棉签蘸清洁水清洗定型液,用牙签轻柔地将睫毛从卷芯条上剥离,再将卷芯揭下。不要硬拉卷芯,以免拉断睫毛。

K. 用眼药水冲洗眼睛,然后用小眉梳将卷好的睫毛梳理好。

2　假睫毛的配戴

(1) 步骤

A. 将各种形状尺寸的假睫毛修剪成所需长度,在上眼睫毛上缘画一道细细的黑色眼线后用镊子夹住其中间部位,再用木棒涂上黏胶,切勿将胶遗留在睫毛上。

B. 用镊子夹着眼睫毛,放在上眼睑的中央,并调整位置。

C. 用木棒或镊子的尖端将睫毛稳稳压黏定位,可用指侧面从睫毛底下向上拂拨,检查黏胶是否已干。

(2) 注意事项

假睫毛的配戴是化妆的最后步骤,在整个过程勿用手持拿假睫毛。

（陈晓玲）

八 粘贴法形成重睑(双眼皮)

粘贴美容重睑法不需手术,方便安全,可满足于某些特殊职业或演员临时形成重睑的需要。但其效果是暂时的,水洗后即可消失,需反复经常应用。胶膜对皮肤有一定的刺激性,长期使用可能造成过敏性皮炎,且形成的重睑皱襞较浅。仅适用于正力型单睑者,如坚持长期应用,可能促成重睑形成。

粘贴法有两种:①采用美容胶液涂于重睑设计线下方,继而定型、固定以助重睑形成;②将美容胶膜或美目纸按需要剪成一定形态,粘贴于重睑设计线与睫毛根部之间,借此薄膜支撑力量在睁眼时形成重睑。

(屈 晶)

九 染 发

染发可给头发带来活力,赋予它深度、特质和色彩。自古以来,人们就用各种植物、药液和洗液改变头发的颜色。染发只用来遮盖灰、白发的日子早已成为过去,当今染发顺应了时尚的变化,充分满足了人们的美容需要。随着越来越多的人们对色彩的大胆追求,使染发成为美发技术中不可缺少的重要部分。

1 染发前准备工作

(1) 发样测试

发样测试能检验颜色表现出的实际效果。在一小撮头发上使用打算采用的染发剂,看看头发所产生的变色效果,再确定全部染色。

(2) 皮肤测试

在耳后或手臂内侧用乙醇药棉清洁一小片皮肤,把少量打算使用的染发剂用于清洁过的皮肤上,第二天看看有无反应,再确定是否染发。

(3) 染发工具

1) *染碗* 要使用结实的塑料染碗或新陶瓷碗,不要用带金属边的碗,以免与金属染发剂(化学制剂)产生不良反应。

2) *染刷* 染刷一般由硬化橡胶或塑料制成,一端有方形扁状的毛,另一端往往是尖的,这样分发和染发可使用同一个工具。

3) *发夹* 固定头发使用,最好用塑料发夹。

4) *发梳* 梳理头发使用。

5) *箔片* 箔片是成卷包装的,可按照需要的大小剪裁,不同颜色的箔片可为染发增加些风采,也能为颜色分布提供标志。

6）手套、围裙 用以保护工作人员的手和染发者的衣服不受染发剂(化学制剂)的污染。

2 染发类型

(1) 半持久染剂

半持久染剂会使头发显出和自然基色深浅一样的颜色或深一些的颜色，但不能淡化头发。它们通常用增加金色、红色、铜色和酒红色的方法改变头发的色彩。半持久染剂应用于刚用洗发液洗过并用毛巾擦干的头发，以防止染剂的稀释，颜色形成的时间是10～30min。

1）优点

A．某些产品能有效地遮盖白发。

B．简便，不必做什么护理。

C．给头发增加亮度和光泽。

D．适合用于时髦颜色的创造。

E．很少引起头皮损伤和过敏。

F．可在烫发后安全地使用。

2）缺点

A．洗发6～8次后，颜色即被洗掉。

B．孔隙不均匀的头发，会出现着色不匀。

C．不能淡化头发。

3）染发操作

A．为染发者围染发用围布，染发操作者戴橡胶围裙和乳胶手套。

B．洗发、吹干、沿发际线涂隔离霜。

C．用梳子把头发分区、分层。

D．使用染刷把染发剂分层涂在头发上，从后发区开始向上涂至前发区，要求涂布均匀。

E．染剂涂好以后，充分按摩把头发拢上头顶。

F．发际再涂一遍隔离霜，置一条药棉或毛巾在上面。

G．让染剂显色。用塑料帽罩住头发，让颜色自然形成，或者加热，取得较深的染色效果。

H．按照要求用洗发液清洗头发，擦干净发际线以外皮肤上沾染的染发剂，梳理成型。

(2) 持久染剂

持久染剂的最大特点是，它可以把头发染成各种色彩，能够完全遮盖灰发。颜色形成时间是10～30min，可根据所需求的色彩，掌握时间长短。

1）优点

A．长期地改变头发颜色。

B．可淡化头发和染发，颜色选择面宽。

C．100%地遮盖白发。

D．适应性强。

E．软化头发，使头发变得柔韧。

F. 改善头发质地。

2）缺点

A. 需要定期染发，每 4～6 周需要加染发根部分。

B. 受到损伤的头发会褪色。

C. 有造成皮炎的危险，因此染发前一定要做皮肤测试。

3）染发操作　　同半持久染剂。

4）注意事项

A. 使用干净的干燥染碗和染刷，因为任何残留物都会影响染发效果。

B. 染发前梳顺头发清洗，吹干头发，以避免头皮损伤和染发不均匀。

C. 遵照染剂的使用说明，应注意染剂混合量和显色时间。

D. 在非金属染碗中混合染剂。

E. 戴手套操作，保护双手不受污染，并避免被化学制剂烧伤。

（3）箔片使用技术

运用箔片技术达到的优质效果是不可比拟的，整个头发分开来染，虽然费时，但效果极佳。箔片可以用于部分染发技术（挑染），能造成令人愉快而夺目的效果。

1）操作

A. 用尖尾梳，挑出你想染的一片或一束头发，把发束置于箔片上，箔片一定要置于发根部。

B. 用染刷涂抹染剂，一定要覆盖全部挑出的头发。

C. 将箔片从下向上中间对折，然后再对折一次。

D. 使用尖尾梳尖头把箔片从两边向中心纵向折起，固定。

2）注意事项

A. 在涂染剂的时候，一定要在发根稍微留一点间隙，这样当颜色氧化时就不会从箔片边沿流出。

B. 当使用两种以上颜色时，染完一种色再染另一种色。

C. 箔片要小心封闭好，以避免渗漏染花。

D. 确保排列间距一致，每片头发厚度应一样。

十　美甲技术

指（趾）甲是手、脚的“眼睛”，在整体造型上起着举足轻重的作用，靓丽、健康的甲给人以视觉上的美感，并表明身体处于良好的状态。

1　甲的养护及修甲

（1）甲的养护

健康是美的基础，甲由于其下的血管透色而呈微红、光亮的色泽，但由于化学、物理、生物、机械性刺激等原因，可致其变色、变形、变脆、撕裂，使甲与美无缘，故甲的养护尤为重要。

1）甲的清洁

A. 每天以温水洗甲和甲上皮两次，完全除去皮屑，用橙皮油为佳。

B. 勿使甲直接与化学洗涤用品（尤其洗洁精）接触，否则其表面将日益软化、不堪外力。

2）甲的营养

A. 使变色的甲变白，可用柠檬果肉按摩甲，并可使甲皮变得柔软。

B. 保证铁质、钙质的摄入，预防甲的软化，营养甲的食物有奶制品、酵母、豆类、粗粮、海味、蔬菜、维生素 E。

C. 睡前在甲根部涂指甲膏并按摩，刺激甲床的血液循环。

3）甲的保护

A. 对有裂纹的甲，每日用微温的橄榄油浸泡几分钟，使其有弹性。

B. 对撕裂甲，用羊脂甲皮贴在裂缝上，涂上填沟剂或下甲油，外涂含钙的硬质蜡，可使甲变硬，沟槽平坦。

C. 若甲质较软，且需经受外力，如弹钢琴、吉他及其他劳动，可使用人工指甲来保护。

D. 避免留甲过长，因易存污垢。

E. 经常按摩双脚，避免穿太高太尖的鞋，以减轻甲的负重。

F. 避免过度使用指甲油及去光剂，因为它可使甲脆弱、干燥。

（2）修甲

修甲的目的是美容和卫生，根据手形、脚形将甲修成一定形状，弥补指（趾）的缺陷，使其更具魅力。通常辅以按摩，使皮肤肌肉健美。

2 手指甲的修饰

（1）美甲工具及用品

专业美甲需严格、完善的无菌操作，所用工具应浸泡在无菌溶液中。

1）指甲磨光板　具有不同磨光表面，增加指甲的亮丽光泽。

2）橙木棒、蹄形棒　使甲根指肉向后推移的工具。

3）甲根指肉剪刀　修剪甲边的甲根指肉及肉刺。

4）指甲美疗油　保护指甲，去除污渍。①指甲油：含深色素，根据需要选用；②底层保护油：涂在指甲油下，保护指甲，预防指甲油脱落；③外层亮光油：涂在指甲油上，防止指甲油脱落。

5）指肉润肤霜　软化滋养甲根指肉。

6）速干喷雾剂　使甲油定型、速干。

7）指甲清洗器　浸洗指甲的容器。

8）锉指甲板　修整天然指甲的自由缘。

9）指甲剪刀　修剪所有类型的指甲，包括水晶指甲和天然指甲。

10）去光水　溶解旧的指甲油。

（2）修饰指甲的一般程序

1）剪甲　从两侧向中央剪至要保留的长度，不要顾及其最后的形状。

2）锉甲　从两旁向中央锉平每个角度，锉刀与指尖呈45°角，锉前端时锉刀与指垂直，向下锉磨，切忌来回锉磨，会使指甲皲裂，每次都由起点锉向终点。

3）磨光　用磨光板三个面磨光指甲表面，每次都由起点磨向终点，在甲根指肉上敷上一些油，除去产生的指甲屑，用一点去光水去掉油。

4）甲根指肉的护理　根据手指皮的厚、薄，确定肥皂水的比例、温度、时间，进行浸泡。用蹄形棒把指肉润肤霜敷在甲根指肉上，进行按摩。然后，用蹄形棒将甲根指肉向后推，再用甲根指肉剪小心修剪肉刺。

5）涂指甲油　涂上底层保护油，防止指甲油剥落。先在中央画上一条窄长的指甲油，再在两边各加一笔。为使颜色浓艳，第一层厚涂，与甲根指肉留一些缝隙；第二层薄涂，填满甲面。对留在甲廓上的甲油用橙木棒蘸上去光水刮掉，待晾干后涂上外层亮光油，以防甲油脱落。如有需要，可用速干喷雾剂。

6）修复剥落的指甲油　多因指甲油涂得太厚或无底层保护油或指甲干燥所致。先检查剥落部位的大小，是否值得补修。若剥落面较小，先用中等尺寸的磨光板将剥落处磨平，在剥落处薄涂一层指甲油，晾干后再在整片指甲上涂上一层。

3　脚趾甲的修饰

（1）主要美甲工具用品

1）脚趾分离器　将脚趾分开距离。

2）去角质霜　促角质细胞脱落，增加营养吸收。

3）防晒霜　阻挡、吸收紫外线，保护脚部皮肤。

4）润肤乳液　软化滋养皮肤。

5）金属脚锉刀　磨锉甲自由缘。

6）塑料锉刀　磨锉茧皮。

7）营养膜　敷于皮肤，营养滋润。

8）脚趾甲剪　优良的趾甲剪是修剪坚硬、角质化的趾甲所必需的。

9）浮石　磨掉脚跟部位所有茧皮。

（2）修饰趾甲的一般程序

1）软化皮肤　将脚放在温肥皂水里浸泡，分别用浮石或坚硬的金属锉磨板、塑料锉刀去除脚部茧皮，再擦上去角质霜按摩，洗净后敷上润肤乳液，避开脚趾间的区域，必要时敷手膜。

2）修剪　垂直剪断脚趾甲，以锉刀磨平，涂上甲根肉保护霜，并按摩使之吸收，以蹄形棒后推甲根指肉，修剪老化甲皮。

3）涂甲油　用脚距分离器分离脚趾，其余程序同指甲的修饰。

4　美甲技术

目前流行的美甲技术大致可分为纤维甲、法式晶甲、丝绸甲、彩绘甲和艺术镶嵌甲五种。其中丝绸甲、彩绘甲和艺术镶嵌甲都是在纤维甲和水晶甲的基础上才能完成的美甲方法。

(1) 美甲工具与用品

1) 水晶甲粉　配合水晶甲液制造出水晶指甲。颜色:加白、加粉、自然色、透明色等。

2) 水晶甲液　防黄、防紫外线、防起翘的蓝色水晶甲液。

3) 消毒水　防止和去除指甲及手部表面的细菌和真菌。

4) 洗笔水　清洗水晶笔,去除黏附的附着物。

5) 指皮软化剂　软化指甲周围的指皮,以便去除老化的指皮。

6) 消毒干燥黏合剂　非酸性的黏合剂,防起翘、不损伤皮肤,最适合皮肤敏感者。

7) 甲沟油　富含维生素 A、维生素 E,能使皮肤滋润柔软。

8) 亮油　防黄,防紫外线,能保护指甲并固定和保持指甲亮泽。

9) 甲液杯　密封的瓶塞配合防溅出的陶瓷瓶,能减少甲液蒸发和气体的飘逸。

10) 纸托板　水晶甲制作时,延长和校正指甲形状,能适合各种尺寸的指甲。

11) 指甲锉　分为粗、中粗、细三种锉面。

12) 甲片剪　用于修剪甲片长度。

13) 水晶笔　100%貂毛手工制造,防丙酮笔杆,防止腐蚀。

(2) 纤维甲操作程序

A. 皂液泡甲,软化甲,清洁指甲。

B. 喷消毒液。

C. 选好大小合适的甲片。

D. 修甲缘,推平整,剪掉多余的甲皮。

E. 打磨甲面,有利于粘贴甲片。

F. 涂一层连接剂。

G. 在甲片凹部涂上胶水,沿甲缘对准粘贴甲片(45°压贴)。注意要将气泡排挤出去,以防止甲片脱落。如发现有气泡,可在边缘处加入适量胶水。

H. 将甲片修剪至适当的长度(根据顾客喜好);用粗砂条打磨、修形;酌情使用助磨剂,可帮助打磨,将指甲交接处打平。

I. 铺纤维甲材料:先将笔放入水晶甲液中,拿出后,挤出多余的液体。在甲粉(透明/白色)中稍停 1～2s,蘸取约黄豆大小,迅速铺在甲板上,一般自甲尖部向甲根部铺。视指甲大小,取 2～3 粒黄豆大小纤维甲材料即可铺完。

J. 先用粗砂打磨,边缘用薄边砂条打磨,打磨中注意保护顾客的手指不被磨伤,可在甲沟处涂抹甲沟油,甲沟油具有保护甲沟和手指的作用。

K. 打磨好形状后,再用细砂条(斑马锉)打磨,使之更光滑。

L. 用抛光砂条(三面锉)利用三个不同的面磨光,使之光滑亮丽。

N. 涂甲沟油,保护甲沟。

M. 涂甲油:依次涂底油、色彩,再涂一层色(在第三步后,绘画/镶嵌),涂亮光油。最好涂上一层快速干燥剂(空气型/灯光型)。

(3) 水晶甲操作程序

A. 向指甲上喷消毒液。

B. 轻轻打磨甲床,便于甲粉附着。

C. 将纸托固定好。

D. 涂黏合剂。

E. 将水貂笔放入水晶甲液中,取出后挤出多余的液体。蘸取适量的白色水晶甲粉,铺于甲尖部分。在与后面相连的地方用笔尖画出一道自然的弧度,同时可根据顾客喜好将甲尖部塑成椭圆型或方型或尖状。

F. 用笔蘸取适量粉红色甲粉,铺甲床。可重复 2～3 次,直至铺满铺均匀,平整。

G. 用细砂条打磨,修形。

H. 用三面锉抛光。

I. 涂底油和亮油。

5 美甲造型设计

(1) 常见美甲形状

常见美甲形状包括人工指甲的修剪形状和美甲形状。

1) 方形　适合指甲偏窄的人。

2) 心形　适合手小、手指细的人,使其显得修长、玲珑秀美。

3) 自然形　适合手形手指很美或工作不宜留长甲的人,依甲的自然长势修剪,略过指尖。

4) 椭圆形　增加手指的长度感,改善粗短手指的形象。

(2) 指甲艺术装饰

随着人们文化素质的逐步提高,美的整体协调、至微至细的美甲造型装饰为美容业增添了新的内涵。水晶指甲和纤维指甲是目前最完美的人工指甲,兼有美甲和护甲双重作用。美甲造型实际上是人体绘画艺术,包括在人工指甲和真甲上施以色彩和图画。

1) 新娘妆的美甲造型　高贵典雅的彩绘指甲,可为精美的婚装造型锦上添花。

A. 宝石闪亮型:先将亮色指甲油涂在指甲上,用蘸有透明指甲油和亮光漆的毛笔,把喜爱的图样画在指甲上,再用橙木棒黏起心形饰物和宝石粒,置于指甲上,然后再以画笔蘸上粉红色颜料画在斜边角上,涂上两层亮光漆即可。

B. 珍珠型:先于指甲上涂两层金色透明油,在指甲前端用白色指甲油画出一斜角,粘上珍珠箔片,再以粉红色颜料在上面画几道斜线,最后将宝石粒撒于其上。

C. 花卉型:用白色指甲油画出斜角三角形,涂上两层米色指甲油,将画笔一侧蘸白色颜料,另一侧蘸绿色颜料，来回刷动出现明暗浓淡相间的效果；尔后勾出绿色叶片与桃色花朵，用细棒点出银色花蕾，再将宝石粒装点到指甲上，涂上亮光保护油即可。

D. 法国式：先在指甲尖端涂上白色指甲油，使中间留下一块空白三角区，然后用珍珠色勾画其轮廓，将宝石置于甲上，再以乳白色颜料画出花朵，以宝石做花蕾，再在指甲上涂一层透明保护油。

2) 不同场所的美甲造型

A. 日间造型：日间的颜色应易与服装配衬，首先将指甲修短呈长方形，以制造出一个实用而时髦漂亮的效果，涂上底层指甲油，然后再涂上两层有色指甲油，最后再用表面亮光油。

B. 舞会造型：可以尝试日间不敢采用的颜色，先涂上保护油，再涂上闪亮的银色指甲油，最后涂上表面保护油。宜于舞会场合，看起来充满活力，而一层闪亮的银色指甲油更为指甲带来完美修饰。

C. 华丽造型：将甲修成卵型，然后涂上底色指甲油，再涂上主要的两层指甲油，最后涂上表面亮光油。要得到一个华丽而成熟的效果，应选择深沉富有戏剧性的颜色。

D. 法式修甲：这是出席特殊场合的最佳选择，先涂底层保护油，再用白色指甲油涂于指尖，再涂一层极淡的粉红色或桃色在整片甲上，看起来指甲清新洁净，显出手指的自然光泽及颜色。

3) 丰富多彩的艺术造型

A. 圣诞老人：在绿色为底的指甲上绘上圣诞老人的图案分外可爱。

B. 雪花：以红色为底的甲面上用白线、白点画上雪花，要避免画得一致，夏季里雪花片的指甲给人以凉爽、清澈的感觉。

C. 棒棒糖：以白色画上一只手杖，并绘以红色斜纹，再画一个红色蝴蝶结，在上面添几道黑线，增加立体感。

D. 冬青：指甲上涂上红色，用绿色勾出冬青图案，用黑色勾出轮廓，缀以白点，突出立体感。

（陈晓玲）

十一　人体彩绘

人体彩绘就是在人体肌肤上作画，这门艺术在欧洲已十分盛行，近几年在我国开始流行，我们称之为“梦幻妆”。人体彩绘属于造型艺术，它是运用工笔画的技法及色彩颜料，在人体肌肤上创造出可视的，具有一定形式、体积、质感和真实感的艺术作品。它并不局限于一定的形式，完全是作者一种创意思维的产物，若想画好人体彩绘，则必须具备扎实的素描基础及工笔绘画的基本功，掌握人体的动态变化规律，才能运用好色彩语言。

1　工笔画的简介

工笔画属于工整细致一类的画法，工笔画表现形式多样，手法多种，风格各异，但归纳起来有白描、勾勒填色和没骨几种。

(1) 白描

它是以线条为主要表现手段、能独立存在的一种绘画形式，是运用各种变化线条来表现物体形象、神态、质、量感的空间关系而不着颜色的一种表现形式。白描非常讲究线条,线条在表现物体神、形、质等关系的同时,更具有自身审美价值。

(2) 没骨

它是不用黑线勾勒,直接用颜色描绘物体形象的一种表现形式。但没有骨干线,并不等于不勾线,除了勾轮廓线外,其他部位线条在染色之后仍要用线条勾画,并且做到线能融为一体。

(3) 勾勒填色

它是先勾物体的轮廓线,然后在轮廓线内填着颜色的一种表现形式,它是工笔运用最普遍的一种表现形式,在人体彩绘当中也是最常用的。

工笔画的几种表现形式各具艺术特色。但总的来讲,它们具有造型严谨,工整细致,填色艳丽,厚重华滋或清新淡雅的艺术特色。工笔画无论画面大小,都要注意大的气势和整体效果。

2 工笔画的绘画技法

线描是中国绘画的基础,也是学习工笔绘画需要掌握的基本技能。它是反映作者造型能力、技法功力、学识涵养、理解与感觉的综合载体。线描所反映出来的画面,不是完全对客观自然再现式的反映,它有很大的一部分是作者情感的显现,这就决定了它不是描绘"真实"的艺术,而是一个混合的有着多方位意味的带有强烈美感的艺术形式。

(1) 执笔方法

严格地说,执笔本无定法,只要能得心应手地使用,完全可以按照自己的个性和习惯执笔即可,但对于初学者来说,掌握一种基本的和公认的比较好的执笔方法是大有好处的。工笔绘画的执笔方法与毛笔书写的执笔方法相同,原则是指实掌虚,松紧适度。指实指的是手指捏住笔管要紧,便于使力量得到充分发挥。掌虚是说,手掌要空灵,让毛笔管在手中有较大的回旋余地,掌虚以指实为前提,而指端的灵活用力则全赖于掌虚,只要掌握了这两个要点,就算得到执笔方法的要诀了。

(2) 运笔方法

运笔的关键在"起、行、转、收"四个环节。起笔是指笔画的开端,也就是毛笔是如何落到纸上去的,收笔是指笔画的结束,指离开纸面、一起一收的过程中表现形体转折的要害所在,这根线条的效果就肯定是高质量了。

(吴起帆)

参考文献

童立. 1987. 健美手册. 济南:山东人民出版社

晓雅编译. 1991. 交际、美容、服饰. 海口:海南出版公司

徐君萱. 1986. 美术常识. 北京:中国青年出版社

后　记

本书是“新世纪美容医学继续教育丛书”六部之一。它将目前临床应用的各类美容医疗技术荟萃一体，是美容医疗技术人员的专业读物，可作为全国美容医学继续教育的教科书，是指导美容医学临床技术工作的重要参考著作。

本书第1版自2001年5月出版以来，受到广大读者的喜爱。此后，国家卫生部医政司又委托中华医学会医学美学与美容学分会就全国医疗美容事业管理问题进行调查研究，本书第一主编吴继聪同志有幸参加了此项工作。2002年1月22日“中华人民共和国卫生部令(第19号)”发布了《医疗美容服务管理办法》，并相继发布了《美容医疗机构与医疗美容科(室)基本标准》、《医疗美容项目》和《医疗美容技术操作规范》等三个配套文件。这三个文件明确地将“美容医疗应用技术”单列一类，采纳了本书(第1版)提出的“美容医疗应用技术可以由美容医师操作，也可以在美容医师的指导下由技师、护士或经过培养训练的医务人员操作”的观点，从而为“美容医疗技术”这一技术群的发展提供了专业化、规范化的政策依据和发展空间，为培养和建设一支美容医疗技术专业技术队伍提供了法规保障。

本书的再版工作从2002年春开始。吴继聪同志作为本书的第一主编，坚持按照上述卫生部的专业法规的基本精神指导再版工作。不幸的是，当完成部分再版工作之际，她却身患重病，在身体极度虚弱、说话极其吃力的情形下，她多次约我到病床边，交代再版的后续工作，细致地同我商谈本书再版的构想，从再版原则、内容的增删、调整，到和出版社及有关作者的联系，都一一交代，反复叮嘱。今天，在彭庆星教授的指导下，再版工作即将全面完成，而我的心情却十分沉重，吴继聪老师于两个月前与世长辞了！但她对专业、学术精益求精，对学科事业倾注心血的崇高精神永远定格在我的脑海中。

吴继聪老师生前为此书的首版和再版倾注了大量的心血。她对“美容医疗技术群”的学术定位和发展有许多深刻的思考和独到的见解，提出了许多新的理念。例如，她率先提出了美容医疗技术是修饰美容和医学美容的“结合部”或“连接的纽带”的新思考，率先提出了“美容医疗技术”是美容医学整体学科中的一个“应用技术群”的新概念，等等。在编撰此书的首版稿时，从纲目拟订、涵盖内容、学术定位和风格，到组稿、绘图、修改和校对等，她都要一字一句修改成篇，然后再输入电脑，做了大量繁复细致的工作，常常是夜以继日、废寝忘食。正是由于她的认真、努力与执著，才为出版修订工作打下了坚实的基础，使本书得以顺利出版。

在我上大学的时候，吴继聪就是我的老师，教我们口腔颌面部解剖学。她的睿智才华、勤奋追求和人格魅力给我留下了深刻的印象，她是许多学生的良师益友。她有许多的理想和追求，有许多的事情想要做，但是病魔却无情地夺去了她年轻的生命，因此，她又有太多的遗憾。在此书再版完成之际，谨以此书作为心香一瓣，慰藉她的在天之灵。

此书的修订再版过程得到本丛书总主编彭庆星教授的关怀、指导与帮助，得到第四军医大学口腔医学院胡先林政委的热情帮助，得到我的家人和许多朋友的大力支持，在此一并表示真挚的谢意。

张海霞

2003年6月于西安